TRAITÉ

DE

NOSOGRAPHIE

MÉDICALE.

I.

Paris. Imprimerie de Bourgogne et Martinet, rue Jacob, 30.

TRAITÉ

DE

NOSOGRAPHIE

MÉDICALE,

PAR

J. BOUILLAUD,

PROFESSEUR DE CLINIQUE MÉDICALE A LA FACULTÉ DE MÉDECINE DE PARIS,
CONSEILLER DE L'UNIVERSITÉ, DÉPUTÉ DE LA CHARENTE,
MEMBRE DE L'ACADÉMIE ROYALE DE MÉDECINE ET DE PLUSIEURS AUTRES SOCIÉTÉS SAVANTES,
NATIONALES ET ÉTRANGÈRES.

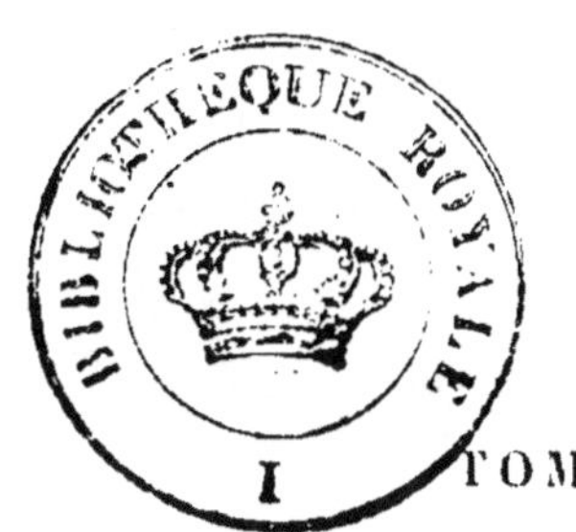

> La médecine fut longtemps repoussée du sein
> des sciences exactes : elle aura droit de leur être
> associée, au moins pour le diagnostic des mala-
> dies, quand on aura partout uni à la rigoureuse
> observation l'examen des altérations qu'éprou-
> vent nos organes.
>
> (BICHAT, *Anat. genér.*)

TOME PREMIER.

A PARIS,

CHEZ J.-B. BAILLIÈRE,

LIBRAIRE DE L'ACADÉMIE ROYALE DE MÉDECINE,
Rue de l'École-de-Médecine, 17;

A LONDRES, CHEZ H. BAILLIÈRE, 219, REGENT-STREET.

1846.

PRÉFACE.

I. La médecine est, sans contredit, au premier rang des sciences qui, dans les temps modernes, ont subi cette transformation fondamentale invoquée par l'illustre chancelier Bacon (1). C'est, d'ailleurs, un magnifique spectacle pour l'observateur philosophe que de contempler comment, sous l'empire suprême de la loi du progrès, les sciences en général, et la médecine en particulier, accomplissent, à travers des obstacles sans cesse renaissants, le grand œuvre de leur évolution. Il serait trop long de parcourir toutes les phases par lesquelles a passé la science des maladies avant d'arriver à l'ère nouvelle, c'est-à-dire à l'ère de la précision et de l'exactitude. Contentons-nous de quelques rapides considérations sur cette importante matière.

II. Il est beau de savoir rendre justice aux travaux et aux découvertes de l'antiquité médicale, et l'on doit, sans doute, saluer avec respect le nom presque divin d'Hippocrate, et s'incliner devant le puissant et vaste génie de Galien. Mais il ne faut pas que notre respect et notre admiration pour les anciens aillent, en quelque sorte, jusqu'à l'idolâtrie, et nous empêchent de rendre justice aux modernes. Ainsi donc, sans oublier d'honorer les siècles passés, osons louer aussi le grand siècle où nous vivons, ce véritable âge d'or de la médecine et des autres sciences naturelles. Nous proposer aujourd'hui pour type de la médecine, la *médecine hip-*

(1) *Frustrà magnum expectatur augmentum in scientiis ex superinductione et insitione novorum super vetera ;* SED INSTAURATIO FACIENDA EST AB IMIS FUNDAMENTIS, *nisi perpetuo libeat circumvolvi in orbem cum exili et quasi contemnendo progressu* (NOVUM ORGAN., *aph.* 31).

pocratique, c'est absolument comme si l'on nous proposait pour type de la physique et de la chimie, la physique et la chimie d'*Epicure*, d'*Aristote* ou de *Thalès*. L'esprit humain ne marche point ainsi à reculons, et nos hippocratistes modernes sont de vingt siècles en arrière de leur époque !

Qui ne voit, d'ailleurs, au premier coup d'œil, que, privée des lumières fournies par les ouvertures de cadavres, et dépourvue des méthodes exactes empruntées à la physique et à la chimie, la médecine ne serait, si j'ose le dire, qu'une espèce d'avorton scientifique auquel manqueraient presque tous les sens ? Or, telle était à peu près la triste condition de l'antique médecine.

Pour se constituer à l'état de véritable science, il ne fallait rien moins à la médecine que la grande révolution opérée dans les sciences naturelles, après la mémorable époque désignée dans l'histoire sous le nom de *renaissance des sciences, des lettres et des arts*. Pour connaître, en effet, les maladies, il était indispensable de connaître préalablement le *corps* où elles avaient leur siége ; et pour déterminer le siége des maladies dites internes, il était également indispensable d'employer une méthode d'exploration, une pratique sévèrement interdite aux anciens, savoir, l'ouverture des cadavres.

III. Le premier grand monument qui ait été élevé à cette médecine nouvelle, que nous appellerons *anatomique* ou *organique*, ne date guère que d'un siècle. C'est à Morgagni qu'appartient la gloire d'avoir élevé ce monument dans son admirable traité *De sedibus et causis morborum per anatomen indagatis*. Mais si l'Italie a été comme le berceau de l'école médicale moderne, la France peut revendiquer l'insigne honneur d'avoir été plus tard et d'être encore aujourd'hui le principal foyer de cette nouvelle école, qu'elle s'est, en quelque sorte, légitimement appropriée par les immenses développements dont elle a su l'enrichir. Et, circonstance vraiment digne d'être notée, c'est que notre immortelle patrie procédait ainsi à l'œuvre de cette régénération médicale, à peu près à la même époque où, travaillant au profit du monde entier, elle enfantait une révolution politique dont les siècles reconnaissants conserveront l'éternel souvenir, et sans laquelle les progrès en tout genre auraient manqué de la liberté nécessaire à leur accomplissement.

IV. C'est à la fin du siècle dernier que Ph. Pinel essaie de reconstruire l'édifice médical sur de nouvelles bases, et publie cette célèbre *Nosographie philosophique*, qui pendant de longues années a régné dans les écoles. Cet ouvrage marque, pour ainsi dire, la transition de l'ancienne médecine à la médecine nouvelle, sans inaugurer complétement cette dernière. La grande mission de cette inauguration était réservée à Bichat, lequel, plus que Pinel, fut le véritable continuateur de l'école organique fondée par Morgagni.

En effet, si, content d'avoir critiqué les doctrines de ses devanciers et d'avoir substitué son fameux pentateuque nosologique (1) aux anciennes classifications, Pinel s'inquiéta peu de formuler de nouvelles doctrines sur le fond même, le mécanisme ou la nature des maladies; si, comme il le répétait avec une sorte de complaisance, procédant à la manière des naturalistes, il lui suffit de décrire ce qu'il appelait les caractères extérieurs de ces maladies; si, conformément à cette méthode, il décrivit ses fièvres *essentielles*, sans les rallier formellement aux organes, sans les *localiser* en un mot, et encourut par là ce reproche d'*ontologiste* qui devait avoir bientôt un long retentissement; si Pinel, enfin, se montra trop souvent infidèle, même *en principe*, aux dogmes fondamentaux de l'école dont Morgagni peut

(1) On sait que Pinel avait distribué les maladies en cinq classes, savoir : 1° *fièvres essentielles* ou *primitives;* 2° *phlegmasies;* 3° *hémorrhagies;* 4° *névroses;* 5° *lésions organiques.*

être considéré comme le créateur, il n'en fut pas de même de Bichat, dont l'astre éclatant commençait à briller sur l'horizon médical, à l'époque où parut la première édition de la *Nosographie philosophique*.

Ce n'était pas assez pour ce puissant génie que d'avoir, en quelque sorte, créé une anatomie et une physiologie nouvelles, il entreprit de faire pour la médecine et la matière médicale elle-même ce qu'il avait déjà fait pour l'anatomie et la physiologie. Au reste, les doctrines médicales et thérapeutiques de Bichat sont intimement liées à ses doctrines physiologiques, et, sous ce rapport, jamais personne plus que lui ne put revendiquer le nom de médecin *physiologiste*. Voici dans quels termes l'auteur de l'*Anatomie générale* résume ses doctrines physiologiques, médicales et thérapeutiques : « La doctrine *générale* de cet ouvrage (l'*Anatomie générale*), dit-il, ne porte l'empreinte d'aucune de celles qui règnent en médecine et en physiologie. Opposée à celle de Boerhaave, elle diffère de celle de Stahl et de celles des auteurs qui, comme lui, ont tout rapporté dans l'économie vivante à un principe unique, abstrait, idéal et purement imaginaire, quel que soit le nom d'*âme*, de *principe vital*, d'*archée*, etc., sous lequel on le désigne.

» Analyser avec précision les propriétés des corps vivants (1), montrer que tout phénomène physiologique se rapporte en dernière analyse à ces propriétés considérées dans leur état naturel; que tout phénomène pathologique dérive de leur augmentation, de leur diminution ou de leur altération ; que tout phénomène thérapeutique a pour principe leur retour au type naturel dont elles s'étaient écartées : voilà la doctrine générale de cet ouvrage. »

(1) Ces propriétés, selon Bichat, se réduisent à cinq, qu'il désigne sous les noms suivants : *sensibilité organique*, *contractilité organique insensible*, *contractilité organique sensible*, *sensibilité animale*, *et contractilité animale*.

On découvre au premier abord en quoi pèche la *doctrine générale* qui vient d'être exposée. La profonde erreur de Bichat, c'est de n'avoir pas vu que parmi les propriétés fondamentales auxquelles il rapportait en dernière analyse tous les phénomènes physiologiques, il en était qui, loin d'être opposées aux propriétés physiques et chimiques, constituaient, au contraire, de véritables propriétés physiques et chimiques. Cette erreur de Bichat n'eût pas été de longue durée ; mais une mort prématurée ne permit pas à ce grand physiologiste d'en faire lui-même une éclatante justice. Quoi qu'il en soit, gloire éternelle à celui qui, dans sa marche rapide comme le vol de l'aigle, parcourut en quelques années la vaste étendue des champs de la médecine, laissant partout sur ses traces de brillants éclairs de génie, et qui, Alexandre d'un nouveau genre, avait fait en quelque sorte la conquête de tout un monde scientifique, lorsqu'il mourut avant d'avoir accompli sa trente-deuxième année !

Tous les beaux travaux d'observation et d'expérimentation de Bichat donnaient réellement un superbe démenti aux doctrines ultra-vitalistes qu'il avait proclamées. Il a bien soin d'ailleurs, comme nous l'avons vu, de faire remarquer que le vitalisme qu'il propose diffère de celui de Stahl. Plus loin, après avoir dit que l'art doit beaucoup à plusieurs médecins de Montpellier pour avoir laissé les théories boerhaaviennes et avoir plutôt suivi l'impulsion donnée par Stahl, il s'empresse d'ajouter : « Mais, en s'écartant du mauvais chemin, ils en ont pris de si *tortueux,* que je doute qu'ils y trouvent un aboutissant. »

Enfin, l'auteur de l'*Anatomie générale* n'oublie pas d'insister fortement sur ce point, savoir, qu'il procède en physiologie comme on procède dans les sciences physiques (1).

(1) Après avoir exposé les principes de la *doctrine générale* de son ouvrage, Bichat poursuit ainsi : « On dira peut-être que cette manière de voir est encore une théorie. Je répondrai que c'est donc

Laissons maintenant de côté les doctrines vitalistes trop exclusives de Bichat, et voyons de quel droit nous l'avons considéré comme le vrai continuateur de l'école de Morgagni. Or, le passage suivant de l'*Anatomie générale* est la plus belle démonstration que nous puissions donner de notre assertion : « Il me semble, dit Bichat, que nous sommes à une époque où l'anatomie pathologique doit prendre un essor nouveau. Cette science n'est pas seulement celle des dérangements organiques qui arrivent lentement comme principes ou comme suites, dans les maladies chroniques ; elle se compose de l'étude de toutes les altérations que nos parties peuvent éprouver à quelque époque qu'on examine leurs maladies. Otez certains genres de *fièvres* (1) et d'affections nerveuses, tout est presque alors, en pathologie, du ressort de cette science. Combien sont petits les raisonnements d'une foule de médecins grands dans l'opinion, quand on les examine non dans les livres, mais sur le cadavre ! La médecine fut longtemps repoussée du sein des sciences exactes : elle aura droit de leur être associée, au moins pour le diagnostic des maladies, quand on aura partout uni à la rigoureuse observation l'examen des altérations qu'éprouvent nos organes. Cette direction

aussi une théorie dans les sciences physiques que la doctrine qui montre la gravité, l'élasticité, l'affinité, etc., comme principes primitifs de tous les faits observés dans ces sciences ; le rapport des propriétés comme causes, avec les phénomènes comme effets, est un axiome presque fastidieux à répéter aujourd'hui, en physique, en chimie, en astronomie, etc. Si cet ouvrage établit un axiome analogue dans les sciences physiologiques, il aura atteint son but. »

Je ne juge pas ici la doctrine ou la philosophie physique et chimique sur laquelle Bichat a modelé pour ainsi dire sa doctrine ou sa philosophie physiologique. Je me borne à montrer que Bichat voulait, avec raison, qu'on procédât en physiologie comme on procède en physique, en chimie, en astronomie.

1) Si Bichat eût vécu quelques années de plus, il eût reconnu que les genres de fièvres auxquels il fait allusion ici sont eux-mêmes du ressort de l'anatomie pathologique.

commence à être celle de tous les esprits raisonnables;
elle sera sans doute bientôt générale (1). *Qu'est l'observation si l'on ignore là où siège le mal ?* Vous auriez pendant
vingt ans pris du matin au soir des notes au lit des malades,
sur les affections du cœur, du poumon, des viscères gastriques, etc., que tout ne sera pour vous que confusion
dans les symptômes, qui, ne se ralliant à rien, vous offriront
nécessairement une suite de phénomènes incohérents. Ou-
vrez quelques cadavres, vous verrez aussitôt disparaître
l'obscurité que la seule observation n'aurait pu dissiper. »

V. Bichat et Pinel s'étaient, en quelque sorte, donné le
mot pour juger de la manière la plus sévère la thérapeutique, telle qu'elle avait existé avant eux, et telle qu'elle existait encore de leur temps. Prouvons cette proposition par
quelques citations. Pinel s'exprime ainsi :

« Pour mieux appliquer à la médecine la marche suivie
maintenant dans les autres parties de l'histoire naturelle,
je me borne, *comme objet principal*, à la description gra-
phique des maladies considérées d'abord sous leurs complications réciproques et avec *quelques vues générales sur le
traitement.*

» La thérapeutique ou traitement méthodique des maladies est une partie de la médecine *qui doit éprouver une
réforme générale*, et on ne saurait trop inviter les vrais observateurs à en faire un objet sérieux de leurs recher-
cherches (2). »

Bichat n'est pas moins explicite. Voici ses propres expressions : « On dit que *la pratique de la médecine est rebutante; je dis plus : elle n'est pas, sous certains rapports,
celle d'un homme raisonnable, quand on en puise les principes dans la plupart des matières médicales de notre époque.* »

(1) La prédiction de Bichat s'est admirablement réalisée.
(2) *Nos. philos.*, p. LXXVI, 6e édit., 1818.

VI. Parmi les médecins qui, dans les vingt premières années de ce siècle, contribuèrent le plus puissamment aux progrès de l'école médicale nouvelle, personnifiée dans Bichat, brillent au premier rang les Prost, les Dupuytren, les Corvisart, les Broussais et les Laënnec (1). L'espace ne nous permet pas de nous arrêter sur les travaux des divers observateurs que je viens de citer ; mais je ne puis me dispenser de signaler les mémorables réformes que le plus illustre d'entre eux, Broussais, a fait subir aux doctrines médicales alors régnantes.

Ancien disciple de Pinel et de Bichat, Broussais, accomplissant une sévère et grande mission, ne craint pas de porter le dernier coup au système nosologique du vénérable auteur de la *Nosographie philosophique*, et d'opérer ainsi une véritable révolution médicale. Cette révolution date de 1816, époque à laquelle parut le fameux *Examen des doctrines*.

Mais si l'auteur de l'*Examen* renie et renverse les doctrines enseignées par Pinel, il reste fidèle à celles de Bichat. Que dis-je ? Broussais donne, en quelque sorte, une nouvelle vie à ce principe, savoir : que la médecine doit être ralliée à l'anatomie et à la physiologie, qu'il faut étudier

---

(1) Admirons ici un nouvel exemple des singulières contradictions de l'esprit humain ! Laënnec, qui s'est immortalisé par la découverte d'une nouvelle méthode d'observation, Laënnec, qui nous a pour ainsi dire dotés d'un nouveau sens médical, était aussi l'un des principaux représentants de la médecine *anatomique*, ou *organique*. La connaissance de l'anatomie pathologique et du diagnostic était pour lui comme pour nous la première partie de la médecine, et il déclarait expressément que sans elle « la thérapeutique ressemblerait à un combat dans lequel, en poursuivant, les yeux fermés et d'un glaive incertain, *des êtres de raison*, c'est-à-dire des *fictions de l'imagination* (ENTIA RATIONIS, PHANTASIÆ SCILICET FICTIONES), le médecin attaquerait la vie plus souvent que la maladie. » Eh bien, Laënnec ne tarde pas à se poser en adversaire décidé de Broussais, le plus implacable ennemi de ces *êtres de raison*, de cette *ontologie*, dont Laënnec avait lui-même voulu débarrasser la médecine !

les *organes souffrants* et localiser les maladies. Joignant la pratique à la théorie, l'application au précepte, il poursuit le grand travail de la localisation des fièvres continues, commencé par Prost, et détruit pour toujours ce dogme fameux de l'*essentialité*, sur lequel reposait la première classe du système nosologique de Pinel, c'est-à-dire la classe des *fièvres essentielles*. Broussais apporte aussi d'importantes réformes dans les deux classes des névroses et des maladies organiques.

Cet illustre réformateur partage donc avec Bichat la gloire d'avoir définitivement constitué l'ère de la médecine dite *organique* ou *physiologique*. Ils ont ainsi l'un et l'autre bien mérité de la postérité, et l'on n'a fait que rendre justice à leurs services, en élevant à ces deux grands représentants de la médecine française, telle qu'elle a été enseignée dans le premier quart de notre siècle, une statue dont l'airain sera moins durable que les monuments dus à leur génie.

VII. Pour compléter, en quelque sorte, la transformation que les temps modernes devaient faire subir à la médecine, il ne restait désormais qu'à l'unir, par une alliance de plus en plus étroite, aux sciences exactes proprement dites, et telle est précisément la nouvelle révolution à laquelle on travaille depuis quinze à vingt ans.

On peut le proclamer hardiment : Depuis l'époque où les doctrines de Broussais furent prédominantes, la médecine a continué le cours de ses découvertes et a pris un caractère toujours croissant de précision et d'exactitude. Favorisée par d'heureuses circonstances, cette science, grâce aux travaux d'hommes dont les noms seront cités dans le cours de cette Nosographie, a, depuis une vingtaine d'années, fait plus de progrès *réels* qu'elle n'en avait jamais accompli dans le même espace de temps, et les conquêtes dont elle s'est enrichie ont eu lieu dans toutes les divisions dont son vaste empire se compose. La philosophie médicale a été formulée.

Les anciennes méthodes d'observation et d'exploration se sont perfectionnées, en même temps que de nouvelles ont été inventées. A la lueur de toutes ces méthodes réunies, et surtout à la clarté si vive des méthodes exactes proprement dites (physiques et chimiques), la médecine de nos jours est parvenue à découvrir un bon nombre de maladies, soit générales, soit locales, soit des solides, soit des liquides, et elle a précisé l'histoire de la plupart des maladies déjà connues.

L'art de guérir les maladies n'a pas fait de moins heureux progrès que l'art de les connaître.

VIII. Que le lecteur veuille bien me permettre quelques détails plus explicites sur quelques uns des récents progrès de notre science.

A l'époque où je fus nommé à une chaire d'enseignement clinique (1831), les principes fondamentaux de la grande réforme que Broussais avait fait subir à la *doctrine la plus généralement adoptée* avant lui, avaient fini par remporter une victoire décisive. Mais qu'il restait à faire encore pour appliquer à toutes les maladies déjà connues les principes généraux que nous avons exposés plus haut ! Que de maladies dont les éléments divers n'avaient pas été suffisamment analysés et précisés, sans compter celles qui n'avaient pas encore été découvertes !

Le principe même de la *localisation*, pour une foule de maladies, était en défaut et comme non avenu. Sous le double rapport du diagnostic et du traitement, l'hésitation, le doute, l'incertitude, et quelquefois même plus, siégeaient pour ainsi dire au lit des malades. Avant la découverte de l'endocardite rhumatismale, l'un faisait une sorte de fièvre *essentielle nouvelle* d'un état fébrile, dont quelques autres auraient placé le point de départ dans une gastro-entérite, non moins imaginaire que la nouvelle *fièvre essentielle*. Presque tous les médecins, quelque différente que fût d'ailleurs l'école à laquelle ils appartenaient, prenaient pour des maladies *chroniques-organiques*, ou pour des inflammations, soit aiguës, soit lentes, des groupes symptomatiques dépendant essentiellement de l'insuffisance de la masse sanguine tout entière, ou de quelques uns de ses éléments (anémie, chlorose, chloro-anémie, etc.).

Tel praticien préconisait les émissions sanguines là où tel autre s'applaudissait de l'emploi des toniques, là où un troisième vantait les purgatifs répétés, là où un quatrième, se posant en *Fabius Cunctator* d'un nouveau genre, prêchait la méthode *expectante* ou *temporisante*, là où un cinquième préconisait le sulfate de quinine à haute dose, là où un sixième proclamait les avantages de l'émétique également à haute dose, etc., etc.

A cette époque, le diagnostic n'avait pas été suffisamment précisé, et les méthodes thérapeutiques n'avaient pas été assez positivement formulées dans les diverses catégories de cas, pour que l'on pût constituer une école médicale vraiment exacte, et organiser une doctrine essentiellement scientifique. En effet, sans précision, sans démonstrations rigoureuses, sans distinctions suffisantes, sans catégorisation méthodique des cas, sans formules enfin, point d'unité de doctrine, soit en matière de diagnostic, soit en matière de thérapeutique, et sans unité de doctrine point de médecine réellement digne du nom de science.

Jusqu'ici la médecine avait donc, sous plusieurs rapports, varié suivant les lieux, suivant les médecins, à peu près comme autrefois chaque province, chaque parlement avait sa législation spéciale, ses *coutumes*, son *droit coutumier*, pour parler le langage des jurisconsultes. Toutes ces législations *locales* ont enfin été ramenées à l'unité. Il faut en agir ainsi à l'égard des diverses doctrines, j'ai presque dit des diverses *coutumes* médicales. L'auteur de cette Nosographie a fait tous ses

efforts pour concourir à l'avénement de l'heureuse époque
où l'*unité* régnera dans les doctrines médicales, comme
elle règne dans les sciences naturelles qui ont atteint le plus
haut degré d'exactitude. La conquête de cette unité médicale ne saurait être l'œuvre d'un jour. Il faut, d'ailleurs,
être bien convaincu que l'*unité* de doctrine ne s'introduira
pas dans toutes les parties de la médecine à la fois. Chacune
de ces parties, sous le rapport qui nous occupe, aura pour
ainsi dire son tour. Cette grande œuvre une fois accomplie,
il n'y aura plus de médecine *coutumière*, et notre science
aura en quelque sorte son code, comme le droit. Alors on
ne verra plus appliquer aux lois et aux doctrines médicales,
les paroles fameuses de Pascal : *Vérité en-deçà des Pyré-
nées, erreur au-delà.*

Quoi qu'il en soit, dans les ouvrages qu'il a publiés antérieurement, et dont celui-ci n'est que le complément, le
but essentiel que s'est constamment proposé l'auteur, ç'a
été d'imprimer à toutes les branches de la médecine une
direction de plus en plus conforme à celle que suivent les
sciences physiques et chimiques (1), bien persuadé que
travailler dans toute autre direction serait peine perdue.
Dans l'*Essai sur la philosophie médicale*, il s'est efforcé
de constituer la médecine sur les mêmes bases que les
sciences ci-dessus nommées ; et dans ses divers ouvrages
cliniques (2), il croit avoir prouvé que, non seulement
sous le rapport du diagnostic, mais encore sous le rapport
du traitement, l'histoire des maladies de la plus importante
des diverses classes du cadre nosologique (fièvres continues et

(1) Je regrette que l'espace et le lieu ne me permettent pas de signaler ici les nombreux et importants progrès que la chimie *animale*
a faits dans ces derniers temps, et dont les principaux sont dus à
MM. Dumas et Liébig.

(2) *Traité* CLINIQUE des maladies du cœur ; CLINIQUE MÉDICALE de
l'hôpital de la Charité ; *Traité* CLINIQUE du rhumatisme articulaire, et
de la loi de coïncidence des inflammations du cœur avec cette maladie.

inflammations des auteurs) était enfin entrée dans cette ère d'exactitude que Bichat avait prédite à la médecine.

Avant l'époque actuelle, on le sait, les maladies inflammatoires du cœur et des autres parties du système sanguin étaient ou peu et mal connues, ou même à peu près complétement ignorées. Mais des maladies d'un autre genre de ce grand système se trouvaient exactement dans le même cas. Antérieurement à des recherches qui ne datent pas de plus de quinze ans, que nous apprenait-on, par exemple, sur ces affections constitutionnelles désignées sous les noms d'états *anémique, chlorotique, hydrémique,* qui sont néanmoins tellement communes qu'elles encombrent, pour ainsi dire, et la ville et les hôpitaux? A peine leur existence avait-elle été vaguement entrevue, et cela ne doit pas nous étonner, quand nous réfléchissons que dans les écoles régnantes avant l'ère actuelle, les affections *générales* ou constitutionnelles échappaient presque entièrement à l'observation des médecins (1).

Aujourd'hui même, que depuis bientôt quinze années les caractères de ces états morbides constitutionnels ont été si clairement signalés, et qu'il suffit d'avoir des yeux et des oreilles pour constater les principaux de ces caractères (2), que de milliers de cas d'anémie et de chloro-anémie ne sont-ils pas annuellement méconnus! Et ce qu'il y a de plus déplorable, c'est que, comme nous l'avons noté un peu plus haut, très souvent confondus avec des maladies dites organiques ou des maladies inflammatoires, ces états, dans

(1) Quand les auteurs s'occupaient de l'*anémie*, par exemple, ils citaient l'*anémie* des mineurs d'Anzin, et ne se doutaient pas que chaque jour, au milieu d'eux, il existait d'innombrables individus affectés d'un état anémique ou chloro-anémique plus ou moins prononcé.

(2) Il suffit, en effet, d'examiner attentivement l'*habitude extérieure,* et d'écouter les bruits du cœur et surtout des artères, pour établir le diagnostic des états anémique, hydrémique et chlorotique.

lesquels la masse du sang est *insuffisante*, ou privée de quelques uns de ses éléments essentiels, et qui réclament impérieusement un régime substantiel et réparateur, un bon air et de l'exercice, sont traités par des émissions sanguines plus ou moins répétées, un régime plus ou moins sévère, et le repos. Combien de fois n'ai-je pas insisté, depuis quinze ans, sur ce contre-sens thérapeutique, et que n'ai-je pas fait, j'ose le dire, pour apprendre à l'éviter désormais !

Mais revenons un moment sur ce que j'ai avancé précédemment à l'égard des progrès de la thérapeutique des maladies aiguës les plus communes, savoir, les fièvres continues et les phlegmasies.

Jusqu'à ces derniers temps, le prince des antiphlogistiques employés contre ces maladies, je veux dire les émissions sanguines, n'avait obtenu que des succès assez précaires, contestés, de telle sorte que des praticiens, dont le nom faisait autorité, lui préféraient même le tartre stibié à haute dose dans des maladies inflammatoires par excellence, telles que la pneumonie et le rhumatisme articulaire aigu.

Qui ne sait aussi que l'un des observateurs les plus célèbres de notre époque déclarait solennellement, dans un mémoire ex-professo, que les saignées avaient un effet très borné dans le traitement des inflammations, et que dans la pneumonie elle-même, *l'étude des symptômes généraux et locaux, la mortalité et les variations de la durée moyenne de cette maladie suivant l'époque à laquelle les émissions sanguines furent commencées, tout déposait des bornes étroites de l'utilité de ce moyen de traitement.*

Eh bien ! grâce à une nouvelle formule des émissions sanguines, éprouvée aujourd'hui par quatre à cinq mille faits authentiques, exactement recueillis en quinze ans environ, nous avons pu établir en principe ou poser en loi que :

chez les adultes et les jeunes gens (1) *, dans les phlegmasies
aiguës en général traitées à temps par cette nouvelle formule,
convenablement exécutée, la guérison est la règle et la
mort l'exception.*

Certes, pour imaginer et mettre en pratique une nouvelle formule des émissions sanguines, sous le règne de
la médecine de Broussais, il me fallait être bien convaincu,
avec M. Louis, que les saignées, telles qu'on les employait
alors, étaient impuissantes contre les phlegmasies un peu
graves, qu'elles n'en arrêtaient pas le cours, et qu'elles
n'empêchaient pas que la mortalité ne fût très considérable (2). Je me demandai donc si, employées suivant une
autre formule et dirigées par une autre tactique, les émissions sanguines n'obtiendraient pas plus de succès. Je soumis,
avec toute la prudence et toute la circonspection convenables, cette idée à l'épreuve de l'expérience, infaillible *pierre*
DE TOUCHE de toutes les doctrines médicales, et les succès que
nous avons obtenus depuis bientôt quinze ans sont si étonnants,
j'ai presque dit si merveilleux, qu'on ne peut y ajouter foi
pleine et entière sans en avoir été longtemps témoin.

La constance avec laquelle ces heureux résultats se reproduisent dans des cas bien déterminés, nous a permis de
soumettre alors la thérapeutique, cette partie jusque-là si
conjecturale de la médecine, à un *calcul de probabilités* qui se
rapproche de la certitude (3).

(1) La nouvelle formule, convenablement modifiée, réussit aussi chez
les vieillards, ainsi que nous l'avons prouvé par de nombreuses observations. Mais il est clair néanmoins qu'un âge très avancé constitue une
circonstance *aggravante* contre laquelle l'art n'a parfois aucune prise.

(2) Cette mortalité était, en effet, au moins d'un sur trois, dans la
pneumonie et l'entéro-mésentérite typhoïde (fièvre typhoïde des modernes).

(3) Nous avons donné à la nouvelle formule des saignées les noms
de *formule des saignées coup sur coup* ou de *formule des saignées
suffisantes.* Nous avons proposé la première dénomination, parce que,
en effet, ce qui distingue la formule nouvelle des pratiques antérieures,

IX. C'est, au reste, un rude et pénible métier que celui d'un professeur de clinique, jaloux de remplir dignement le grave ministère qui lui est confié. Examiner, explorer tous les malades, en ne négligeant aucune des nombreuses méthodes d'observation que la science possède; recueillir et dicter, au lit de ces malades, les observations particulières; consigner, d'une manière précise, le diagnostic et le pronostic sur les feuilles consacrées aux observations; formuler exactement le traitement; dans les cas où les malades succombent, faire écrire sur les feuilles d'observations les résultats détaillés de l'autopsie cadavérique à laquelle on a du moins présidé, quand on ne l'a pas faite soi-même; classer et résumer exactement, sous tous leurs rapports, les cas particuliers recueillis dans le cours de l'année, et quand il s'agit du traitement, indiquer, d'après les calculs les plus rigoureux, les doses *moyennes* ou *extrêmes* des agents employés dans un espace de temps exactement déterminé (1); faire tout ce qui précède, mettre, en un mot, à contribution toutes les facultés, toutes les ressources de l'esprit et des sens, et répéter chaque jour, pendant de longues années, les mêmes travaux, les mêmes opérations, voilà de quoi se compose le fond de la vie d'un véritable professeur de clinique. C'est en lisant et en relisant ainsi le grand livre de la nature souffrante, que l'on apprend solidement la médecine

c'est que nous avons fait, dans l'espace d'un, de deux, de trois ou de quatre jours, le nombre de saignées qu'on ne faisait que dans l'espace d'un à deux septénaires. Quant à la seconde dénomination (celle de *saignées suffisantes*), elle est fondée sur ce que, dans les pratiques usitées à l'époque où nous conçûmes l'idée de la nouvelle formule, les émissions sanguines péchaient essentiellement par leur *insuffisance*, insuffisance qui tenait bien moins, d'ailleurs, à ce que l'on ne retirait pas une assez grande quantité de sang, qu'à ce que cette quantité n'était pas enlevée dans un espace de temps assez court.

1) Il ne faut pas se contenter de faire ce travail pour l'ensemble des cas relatifs à une maladie donnée, mais il faut le faire pour les diverses catégories des cas que comprend cette maladie.

pour son propre compte, et c'est après l'avoir apprise à cette école qu'on peut l'enseigner utilement aux autres.

Pour faire quelque chose de grand et de durable en médecine plus qu'en toute autre science, il faut donc d'énormes sacrifices de temps, c'est-à-dire de tout ce qu'il y a de plus précieux au monde, et une certaine dose de ce feu sacré, dont le ciel seul distribue, à son gré, les étincelles inspiratrices (1).

X. De ce qui précède, on doit conclure aussi que pour oser entreprendre, aux temps où nous vivons, un traité de médecine, il faut nécessairement avoir consacré de longues années à la pratique de cette science dans les hôpitaux. En effet, là seulement peuvent être recueillis les matériaux dont on a besoin pour reconstruire, à certaines époques, l'édifice de la médecine. Quant aux travaux, aux difficultés de tout genre que présente la composition d'un traité de médecine, même aux médecins qui s'y sont préparés par une longue et attentive expérience au lit des malades, ces travaux, ces difficultés sont tels, qu'il est réellement bien permis d'en être effrayé. Affronter les obstacles sur lesquels nous appelons ici l'attention, ce n'est pas les vaincre. L'auteur de cette Nosographie ne se flatte pas d'une telle victoire. Il sait tout ce qui manque à son ouvrage,

____

(1) Me pardonnera-t-on, puisque j'ai prononcé le mot de feu sacré, de citer, à cette occasion, les paroles de celui qui, nouveau Prométhée, dut expier sur le rocher de Sainte-Hélène l'irrémissible tort d'avoir été le plus grand homme des temps modernes? Dans les conseils à son fils, que Napoléon dictait à l'un de ses compagnons d'exil, l'immortel captif s'exprimait ainsi :

« Que mon fils lise et médite souvent l'histoire, c'est la seule véritable philosophie; qu'il lise et médite les guerres des grands capitaines. c'est là le seul moyen d'apprendre la guerre. *Mais tout ce que vous lui direz, tout ce qu'il apprendra, lui servira peu, s'il n'a pas au fond du cœur ce feu sacré, cet amour du bien, qui seul fait faire les grandes choses.* »

et il le recommande sincèrement à l'indulgence des lecteurs (1).

Tel quel, si cet ouvrage peut être utile aux élèves, son auteur aura reçu la plus douce des récompenses, et il remerciera la Providence de lui avoir permis de l'achever (2). D'autres feront mieux que lui, et s'il vit, il ne sera pas le dernier à les applaudir. Il sera toujours heureux de rendre justice à ses contemporains comme il l'a rendue à ses devanciers. Désormais, l'âge, les fatigues et les ennuis lui commandent la retraite, et il aspire au repos. Mais il lui reste encore assez d'énergie pour encourager, du geste et de la voix, tous ceux dont les ouvrages tendront à fixer le sceptre des sciences, des lettres et des arts dans les mains de notre glorieuse France, cette terre chérie du dieu des progrès, cette mère-patrie des institutions libérales, cette reine enfin de la civilisation.

Paris, 20 mars 1846.

(1) Puisque je réclame l'indulgence des lecteurs sur le fond même de cet ouvrage, je profite de cette occasion pour la réclamer aussi sur les fautes de rédaction et les erreurs d'impression qui s'y trouvent.

(2) J'aurais voulu citer ici tous les noms de ceux qui m'ont secondé dans mes travaux cliniques. Je ne le puis. Mais il m'est bien doux de mentionner spécialement, parmi mes anciens chefs de clinique, MM. les docteurs Andry et Lemaire, mes bons et fidèles amis.

PROLÉGOMÈNES.

I. Avant d'aborder l'histoire ou l'étude de chacune des nombreuses maladies que comprend le cadre de la pathologie médicale ou interne, il nous a semblé nécessaire de présenter aux lecteurs quelques considérations et sur la médecine en général, et sur les différentes parties dont elle se compose.

II. Pinel, en tête de sa *Nosographie*, a cru devoir exposer des *principes généraux sur la méthode d'étudier et d'observer en médecine*, et il a consacré 100 pages à ce travail. Il suffirait, à quiconque est au courant de l'état actuel de la science, d'avoir lu et médité cette partie de l'ouvrage de Pinel pour rester convaincu que, depuis un quart de siècle environ qu'a paru la dernière édition de la *Nosographie philosophique*, la médecine a réellement changé de face (1).

(1) Dans cette partie de sa *Nosographie*, Pinel commence par déclarer que ce serait un *grand bienfait pour le genre humain si on pouvait faire adopter le doute philosophique de Descartes par l'universalité de ceux qui exercent la médecine*. Puis, dans deux articles séparés, il développe les deux points suivants : 1° *étudier avec choix, ne point séparer l'étude des maladies de celle des auteurs;* 2° *quelques notions particulières sur l'application des principes précédents* (ceux exposés dans le premier article) *à l'étude des maladies aiguës et des maladies chroniques.*

Ni dans ces généralités, ni dans aucune autre partie de sa *Nosographie*, Pinel ne s'est occupé de définir soit la médecine, soit les maladies, soit les autres objets moins généraux sur lesquels roule tout entier l'ouvrage qu'il a composé.

Ces remarques n'ont d'autre but que de montrer comment, aux différentes époques de la médecine, les auteurs sont forcés de donner à leurs œuvres un cachet spécial, et pour ainsi dire une couleur caractéristique de ces époques.

III. Pour nous, dans ces prolégomènes, nous n'examinerons point, avec Pinel, *comment on peut concourir à se former un goût sûr par l'étude approfondie de la médecine antique, et à distinguer les ouvrages légitimes d'Hippocrate d'avec ceux qu'on doit regarder comme supposés.* Un tel examen n'est pas d'une grande importance en matière de diagnostic et de traitement, et nous croyons que les lecteurs nous en dispenseront volontiers.

Nous avons exposé dans un autre ouvrage les principes auxquels la *méthode d'observer* en médecine doit être soumise. Cette partie de la philosophie de la médecine ne peut être traitée ici que d'une manière tout-à-fait accessoire. Mais il est bon de rappeler que l'observation, soit simple, soit expérimentale, et le raisonnement sont les deux grands instruments à l'aide desquels s'élève et se construit l'édifice de la médecine.

SECTION PREMIÈRE.

DÉFINITION ET IDÉE GÉNÉRALE DE LA MÉDECINE ET DE LA MALADIE.

Le mot *médecine* n'est pas toujours employé dans le même sens. Tantôt, en effet, on s'en sert pour désigner l'ensemble des connaissances que comprend la science de l'homme sain et malade (1); tantôt, au contraire, employé dans une acception plus restreinte, il signifie la connaissance des maladies et de leur traitement.

En tant que synonyme des mots *pathologie, nosographie,*

___

(1) Considérée sous ce point de vue, la médecine est une science vraiment immense, composée d'un grand nombre d'éléments soit *médiats,* soit *immédiats.* Les éléments immédiats de cette vaste science sont : 1° l'anatomie et la physiologie normales, et l'anatomie et la physiologie pathologiques ou anormales ; 2° l'hygiène, ou la connaissance des innombrables modificateurs, soit physiques, soit moraux, sous l'influence bien ordonnée desquels l'homme conserve la santé, et sous l'influence *désordonnée* desquels se manifestent, au contraire, les maladies ; 3° la thérapeutique et la matière médicale, ou la connaissance des divers moyens par lesquels on peut prévenir ou combattre les maladies.

celui de *médecine* signifie donc science des maladies, c'est-à-dire des lésions survenues, soit dans les conditions matérielles, soit dans les conditions dynamiques, en d'autres termes, soit dans les organes (1), soit dans les forces de notre économie (2).

La médecine proprement dite (3) ou la *pathologie* est par conséquent pour l'homme *malade*, ou à l'état de maladie, ce qu'est la *physiologie* pour l'homme *sain* ou à l'état de *santé*. En un mot, la médecine est la *physiologie pathologique*, si l'on peut se servir d'une dénomination dont les deux termes sont, d'après ce qui précède, contradictoires. La physiologie et la pathologie ne sont réellement, au fond, que deux formes différentes d'une seule et même science. L'étude de la première doit *naturellement* précéder celle de la seconde. En effet, comment avoir une idée exacte et précise de la *maladie*, si l'on ne sait pas d'abord ce que c'est que la *santé?* La physiologie est donc bien évidemment le fondement immédiat sur lequel repose l'édifice de la médecine ou de la pathologie.

De même que l'art de conserver la santé, ou l'*hygiène*, constitue une des parties intégrantes de la science complète de l'homme sain ou de la physiologie, ainsi l'art de traiter et de guérir la maladie est un des éléments fondamentaux de la pathologie ou de la science complète de l'homme malade.

La maladie consiste, avons-nous dit, en un changement quelconque dans les conditions soit matérielles, soit dynamiques de l'organisme en général, ou de chacun des

---

(1) Par *organes*, j'entends ici toutes les parties, quelles qu'elles soient, solides ou fluides, qui concourent à la composition matérielle du corps de l'homme.

(2) Je comprends sous ce mot de *forces*, et les forces que l'organisme vivant possède en commun avec tous les autres corps de la nature, et les forces qui lui *appartiennent en propre*.

(3) Le mot *médecine*, employé sans adjectif, équivaut, pour nous, à celui de *médecine humaine*, la seule qui soit l'objet de cet ouvrage.

éléments immédiats ou médiats dont cet organisme se compose. Ce changement, quelle que soit sa nature, quelle que soit la période de la vie (1) à laquelle il soit survenu, est pour moi une *maladie*, un état anormal ou pathologique.

La précédente définition est au fond la même que celle d'après laquelle on donne le nom de maladie à tout *dérangement* de la santé. En effet, tout dérangement de la santé suppose nécessairement un dérangement dans les conditions matérielles ou dynamiques de l'organisme.

Comme la science de l'homme sain se partage en anatomie et en physiologie, de même la science de l'homme malade (abstraction faite ici de la thérapeutique) comprend l'anatomie pathologique et la physiologie pathologique, et c'est par la connaissance des caractères tirés de ces deux sciences que nous pouvons nous faire une idée exacte de ce qu'on appelle la nature des maladies.

SECTION DEUXIÈME.

CONSIDÉRATIONS GÉNÉRALES SUR LES CARACTÈRES ANATOMIQUES ET PHYSIOLOGIQUES DES MALADIES.

ARTICLE PREMIER.

DU SIÉGE, DE LA LOCALISATION ET DES CARACTÈRES DITS ANATOMIQUES DES MALADIES.

I. On a donné le nom d'anatomie *pathologique* à la connaissance des lésions matérielles de l'organisation, par opposition à celui d'*anatomie*, sous lequel on désigne la connaissance des conditions normales de cette même organisation (2). Or, de même que l'étude des phénomènes physiologiques exige impérieusement la connaissance préliminaire du corps ou des organes sains qui sont les instruments de ces phénomènes, ainsi l'étude

(1) Sous le nom de *vie*, je comprends ici et la vie extrà-utérine et la vie intrà-utérine.

(2) Il n'est pas besoin de répéter que l'organisation résulte du concours des solides et des fluides, et que par conséquent les lésions d'organisation comprennent celles des fluides comme celles des solides.

des phénomènes pathologiques doit être précédée de la connaissance du corps ou des organes *lésés* qui sont le siége de ces phénomènes pathologiques.

II. Depuis l'ère nouvelle seulement, on a su faire la part réelle des caractères anatomiques pour la détermination de la connaissance des maladies. Pinel et Richerand lui-même, esprit d'ailleurs si judicieux et si exact, avaient à peine signalé cet élément de diagnostic pour les maladies *internes*, et insistaient particulièrement sur les signes *extérieurs*. D'ailleurs Richerand, sous la dénomination de *signes*, comprenait certains caractères anatomiques, comme on le verra par le passage suivant de sa nosographie.

« Nous ne *connaissons* les maladies, écrivait ce dernier, que par les signes *extérieurs;* et parmi ces signes, ceux qu'on acquiert par l'exercice immédiat des sens, par la vue, l'ouïe, le toucher, etc., appliqués au corps du malade, les signes *sensibles*, en un mot, sont les plus propres à nous fournir des notions certaines. Le sens de la vue, par exemple, suffit souvent à lui seul pour reconnaître la maladie et déterminer son *espèce*, et les lumières que nous puisons dans l'inspection des malades, les signes tirés de leur habitude *extérieure*, sont d'une telle importance, qu'une suite de tableaux où se trouveraient fidèlement représentés un épileptique, un maniaque, un malade atteint d'une fièvre adynamique, bilieuse, inflammatoire, du scorbut, des écrouelles, ferait mieux connaître ces diverses maladies que les descriptions les plus détaillées. Une semblable galerie serait à coup sûr une très bonne école de séméiotique. Il est vrai qu'il faudrait le talent d'un *Gérard Dow* (1) pour exécuter une pareille entreprise. »

III. Il est évident que Richerand ne distingue point ici les *caractères anatomiques* de ce qu'il appelle les signes *extérieurs*. Mais, dans la plupart des maladies qu'il énumère,

____

(1) Auteur, comme on sait, du célèbre tableau de la *Femme hydropique*.

ce ne sont pas seulement les signes fournis par l'inspection de l'*habitude extérieure* qu'il faudrait, en quelque sorte, peindre, pour que le tableau fût complet. Il faudrait peindre aussi les signes fournis par l'inspection des organes intérieurs, j'ai presque dit de l'*habitude intérieure*.

§ Iᵉʳ. Siége et localisation des maladies.

I. S'il est un axiome en médecine, c'est assurément cette proposition, savoir, qu'il n'existe point de maladie sans siége, ou, ce qui revient au même, sans lésion d'un organe ou d'un élément organique. Soutenir le contraire, ce serait soutenir implicitement qu'il peut exister des fonctions sans organes, c'est-à-dire une palpable absurdité.

Ce n'est pas seulement dans les organes et appareils proprement dits (solides et fluides compris), c'est dans les éléments, dans les principes immédiats des organes eux-mêmes qu'il faut quelquefois chercher le siége des maladies. Cette *localisation* en quelque sorte intime et moléculaire ne peut, d'ailleurs, être constatée que par la méthode d'exploration connue sous le nom d'*inspection microscopique*.

II. A l'étude du siége des maladies se rattache la fameuse question des maladies *locales* et *générales*, question qui a été la source de nombreuses controverses. On verra la fin de ces disputes vraiment surannées, lorsque les médecins ne se serviront que de termes parfaitement définis, et qu'ils apporteront à l'examen du sujet dont il s'agit ici, un esprit attentif et libre de toute opinion préconçue. Nier les maladies *générales*, ce serait nier les systèmes ou appareils *généraux*, tels que l'appareil sanguin et l'appareil nerveux. Une maladie quelconque qui, primitivement ou secondairement, affecte ces systèmes tout entiers, est nécessairement générale, puisque partout il y a du sang et des vaisseaux d'une part, des nerfs et un influx nerveux d'autre part.

Quant au mécanisme par lequel se développent, *primitivement* ou *consécutivement*, *rapidement* ou *lentement*, ces affections universelles, ces états morbides généraux ou *constitutionnels*, nous tâcherons de l'exposer lorsque, dans le cours de cette Nosographie, nous aurons à nous occuper des diverses maladies des deux grands appareils sanguin (le sang compris) et nerveux (l'influx nerveux compris).

III. La localisation des maladies dans les organes proprement dits eux-mêmes, offrait encore de grandes et nombreuses lacunes parmi lesquelles il en est quelques unes que nous avons essayé de combler, laissant à d'autres le soin de rectifier, au besoin, et de compléter notre ouvrage. Que savait-on, par exemple, sur la localisation d'une foule de maladies désignées sous le nom de *névroses*, telles que la *chorée*, l'*épilepsie*, l'hystérie, la catalepsie, etc.? Que savait-on sur le siége précis d'un grand nombre de paralysies, telles que la perte de la parole, la paralysie connue sous le nom de *paralysie générale des aliénés*, etc.?

On trouvera dans cette Nosographie le résultat de nos longues et laborieuses recherches sur ces questions fondamentales, dont la solution se liait si étroitement à celle des problèmes relatifs à la détermination des fonctions des nombreuses parties que comprennent les grands centres nerveux (cerveau , cervelet, protubérance annulaire , moelle allongée et moelle épinière). Mais qu'il reste encore à faire sur un sujet si vaste, si compliqué, si difficile !

§ II. Des caractères dits anatomiques des maladies.

I. L'anatomie pathologique embrasse la connaissance de tous les changements qui peuvent survenir dans les parties dont traite l'anatomie normale , laquelle , comme on sait, n'étudie le corps qu'à l'état de repos, et, pour ainsi dire, à l'état de cadavre, tandis que la physiologie, cette sorte d'anatomie vivante (*anatome animata*), suivant une heureuse expression de Haller, l'étudie à l'état de *mouvement*, d'*activité*, de *vie*.

II. L'anatomie pathologique, ainsi restreinte (1), n'en constitue pas moins une science très étendue, tant sont nombreuses les conditions matérielles dont elle a pour objet d'étudier les changements dans les diverses parties, soit solides, soit fluides, dont le corps est composé, et tant sont nombreux eux-mêmes ces changements.

III. Lorsque les maladies ont leur siége dans les organes *extérieurs*, on peut, pendant la vie, constater *directement* l'existence d'un certain nombre des changements matériels, des altérations anatomiques de ces organes. Mais quand il s'agit des organes *intérieurs*, c'est après la mort seulement que la plupart des altérations anatomiques sont constatées, et l'on donne le nom d'*ouverture du cadavre* ou d'*autopsie cadavérique* à l'ensemble des opérations ou des investigations pratiquées à cet effet (2).

IV. Que de genres de recherches un examen cadavérique exact et complet ne réclame-t-il pas aujourd'hui !

(1) Pour que l'anatomie pathologique aspirât à connaître des changements relatifs aux conditions dynamiques elles-mêmes, il faudrait, contrairement à l'usage reçu, que ces conditions dynamiques, *vitales* ou *animatrices* fussent elles-mêmes du ressort de l'anatomie normale. Quoi qu'il en soit, si l'on veut, avec quelques auteurs, appliquer, par une généralisation extrême, le nom de *lésions de l'organisation*, *lésions organiques* aux changements morbides qui ne sont ni *visibles*, ni *tangibles*, ni *pondérables*, il est clair que par le mot *organisation* il faudrait comprendre à la fois et les conditions *matérielles* proprement dites ou qui tombent directement sous nos sens, et les conditions dynamiques, vitales, qui se dérobent à l'observation immédiate, et ne tombent pour ainsi dire que sous le sens de la raison. Mais il y a toujours quelque inconvénient à changer la signification que les mots ont reçue, et, à mon avis, le changement dont il s'agit ici ne serait pas heureux.

(2) Nous verrons, à l'article *Diagnostic*, comment, par *induction* ou par voie de *raisonnement*, on parvient, pendant la vie, à reconnaître les altérations anatomiques des organes soustraits à la portée de nos sens. Les sens internes, et, si j'ose le dire, les yeux de l'esprit, remplacent alors les sens externes, les yeux du corps.

L'analyse mécanique ou la dissection proprement dite ne constitue plus qu'un des éléments de cet examen. Ce n'est pas, en effet, par elle, mais bien par l'analyse, et, si l'on ose le dire, par la dissection physique et chimique, faite avec un soin extrême, que nous pouvons connaître les modifications survenues dans la composition des solides et des fluides, ainsi que dans les proportions des éléments constituants de ces parties.

Une ouverture de cadavre, même en laissant de côté les délicates opérations de physique et de chimie qui en constituent au moins le complément, est encore une œuvre difficile à bien faire, surtout si l'on ne s'y est pas familiarisé par une longue habitude.

L'exploration doit porter à la fois sur les solides et sur les fluides (liquides ou gazeux), et toutes les lésions doivent être décrites, non d'une manière vague, approximative, mais, autant que faire se peut, d'une manière précise. Ces lésions sont relatives au nombre, à la forme, à l'étendue, au volume, au poids, à la consistance, à la position, à la couleur, à la sonoréité, à la composition, en un mot, à toutes les conditions de ce qu'on appelle la *structure externe* et la *structure interne* des organes et des éléments médiats ou immédiats de ces organes. Les méthodes et les procédés mathématiques, mécaniques, physiques et chimiques, sont donc, je le répète, les sources de tout ce que nous pouvons savoir en matière d'anatomie pathologique.

ARTICLE II.

SYMPTÔMES, LÉSIONS FONCTIONNELLES, OU CARACTÈRES PHYSIOLOGIQUES
DES MALADIES.

I. La physiologie pathologique proprement dite est la connaissance des lésions ou des changements survenus dans l'exercice normal des actes et des fonctions dont l'ensemble constitue la vie.

On a donné le nom de *symptômes* ou de *signes* des maladies aux changements dont il s'agit. Mais comme les lésions anatomiques ont également été placées parmi les symptômes et les signes des maladies (1), il importe de ne pas confondre sous un seul et même nom ces deux ordres de signes ou de symptômes. Si, comme l'a fait Laënnec, on donne le nom de *caractères anatomiques* aux changements que *certaines* maladies déterminent dans l'état anatomique, matériel, ou *statique* des parties, on pourrait désigner sous le nom de caractères *physiologiques* les changements que ces mêmes maladies font subir aux actes, aux fonctions de la vie, c'est-à-dire à l'état *dynamique* des parties.

La distinction signalée ci-dessus avait été déjà poposée, dans des termes un peu différents, par Bayle. Cet auteur donnait le nom de symptômes *physiques* aux symptômes qui consistent en un changement appréciable survenu dans les organes et *persistant après la mort*, tandis qu'il désignait sous le nom de symptômes *vitaux* les symptômes qui proviennent d'un dérangement des fonctions, sans lésion *sensible* dans la disposition des organes, et disparaissant complétement avec *la vie* (2).

(1) L'auteur d'un *Traité de pathologie générale* a donné le nom de symptôme à *tout changement perceptible aux sens survenu dans quelque organe ou dans quelque fonction, et lié à l'existence d'une maladie.* Or, les altérations ou les *caractères* anatomiques des maladies ne consistent-ils pas en *un changement perceptible aux sens, survenu dans quelque organe?* La *tumeur*, la *rougeur*, la *chaleur*, sont considérées par tous les auteurs comme des symptômes de l'inflammation, et figurent également parmi les caractères anatomiques de cet état morbide. Si la définition citée tout-à-l'heure confond ensemble les caractères anatomiques et les lésions fonctionnelles, elle pèche encore en ce qu'elle ne s'applique pas à tous les symptômes. Auquel des sens de l'observateur la douleur d'un malade, par exemple, est-elle perceptible?

(2) Il ne faut pas perdre de vue ce principe, savoir, que les changements de l'état anatomique des organes constituent réellement en eux-mêmes des *maladies sui generis*. Mais le nom de *caractères anatomiques* ne leur convient pas moins dans les cas où ces changements se manifestent sous l'influence de certaines lésions de l'*action dite vitale*.

II. La question des symptômes vitaux soulève naturellement celle des *forces vitales*. Nous avons discuté cette dernière dans l'*Essai sur la philosophie médicale*, et nous avons alors signalé toutes les difficultés dont la solution d'un pareil problème est pour ainsi dire hérissée. L'étude des *forces vitales*, prises dans leur ensemble, ne saurait être séparée de l'étude des forces mécaniques, physiques et chimiques qui régissent les phénomènes des corps inorganiques; car, dégagée de son élément *psychologique*, la médecine n'est, au fond, que la mécanique, la physique et la chimie de l'économie vivante. Sous ce dernier point de vue, il importe donc aujourd'hui d'appliquer dans toute sa rigueur à l'étude de la physiologie la méthode d'observer et de philosopher, suivie dans les sciences physico-chimiques. Constatons, analysons les phénomènes physiologiques, rattachons-les aux organes qui en sont les instruments et sous l'*espèce* desquels se révèlent à nous, si l'on peut ainsi dire, les forces mystérieuses de la nature. S'il existe un bon nombre de ces phénomènes (je fais toujours abstraction des phénomènes purement psychologiques) que nous ne puissions pas encore complétement *expliquer*, ce n'est point une raison suffisante pour les retrancher tous indistinctement de la sphère immense des phénomènes régis par les forces et les lois mécaniques, physiques et chimiques, attendu que nous sommes bien éloignés de l'époque où tous les phénomènes de cet ordre seront susceptibles d'une rigoureuse *explication*.

Avouons, d'ailleurs, qu'il ne nous est pas plus donné de pénétrer la nature intime ou l'essence même de ce qu'on appelle les forces mécaniques, physiques et chimiques, telles que le principe du mouvement, en général, de l'attraction, de l'affinité, etc., que celle des forces *vitales* ou des forces *nerveuses* (1).

(1) Nous disons forces *nerveuses*, parce que, en effet, les phénomènes propres aux animaux, et en quelque sorte *sur-ajoutés*, se passent dans le système nerveux.

I.   c

En dernière analyse, nous ne pouvons donc en physiologie connaître *expérimentalement* autre chose que les phénomènes et les lois qui les régissent. Quant aux forces qu'on imagine pour expliquer les phénomènes divers de cette science, ce n'est réellement que par la *pensée*, et par une sorte de *foi physiologique*, qu'il nous est possible d'en admettre l'existence.

III. Laissant donc de côté les forces vitales considérées en elles-mêmes, étudions les phénomènes organiques soumis à leur empire, et revenons aux modifications de ces phénomènes connues sous le nom de symptômes ou de lésions fonctionnelles, qu'il faut bien distinguer des symptômes physiques, derniers symptômes dont quelques uns, avons-nous dit, peuvent être considérés comme autant de *caractères anatomiques* des maladies (1).

Les divers actes fonctionnels peuvent être *augmentés*, *diminués*; quelques uns peuvent de plus être *altérés*, ou s'exercer suivant un rhythme différent du rhythme normal. Éclaircissons cette proposition générale par quelques exemples. La calorification, la nutrition, les sécrétions peuvent être augmentées ou diminuées; les battements du cœur, les mouvements nécessaires à la respiration, les mouvements des membres, etc., ne sont pas seulement susceptibles d'augmentation ou de diminution dans leur force et leur rapidité, ils peuvent aussi offrir des intermittences, des irrégularités, des inégalités dans leur rhythme, dans leur coordination; les sensations, les fonctions intellectuelles et morales peuvent offrir le triple mode de lésion qui vient d'être signalé.

(1) Les changements physiologiques ou les modifications fonctionnelles peuvent être les effets, tantôt d'une lésion des conditions dynamiques, tantôt d'une lésion des conditions matérielles, tantôt enfin de la lésion simultanée de ce double ordre de conditions. C'est une grave question de diagnostic que de distinguer ces trois cas les uns des autres. Nous essaierons plus loin de présenter toutes les données au moyen desquelles on peut résoudre ce problème.

IV. Ajoutons que les diverses espèces de douleurs, les sentiments de malaise, de gêne dans l'exercice de certaines fonctions, etc., ces véritables *cris des organes souffrants*, tous les dérangements, ou les désordres sensitifs, moraux et intellectuels, ne se révèlent pas à nous de la même manière que les lésions des fonctions purement physiques, mécaniques ou chimiques, c'est-à-dire par l'*observation* extérieure. Quand ils existent chez nous-mêmes, les notions de ces changements nous arrivent par le sens spécial connu sous le nom de *sentiment*, de *conscience* et d'*observation intérieure*. Et quand ils existent chez les autres, nous ne pouvons les connaître que par la *déclaration* que ceux-ci nous en font, soit d'eux-mêmes, soit pour répondre à notre *interrogation* (1).

SECTION TROISIÈME.

DIAGNOSTIC ET PRONOSTIC DES MALADIES.

ARTICLE PREMIER.

DIAGNOSTIC.

I. On a répété, comme par écho, dans ces derniers temps, que le diagnostic constitue la base de la médecine; que sans lui la pratique est incertaine, vacillante et, pour ainsi dire, privée de sa boussole naturelle, et, certes, rien n'est plus vrai que cette assertion. En effet, peut-on bien traiter une maladie que l'on ne connaît pas ?

Grâce aux méthodes précises d'exploration dont la médecine s'est enrichie de nos jours, la partie de cette science que l'on désigne sous le nom de *diagnostic* a fait des progrès immenses, et est parvenue à un degré d'exactitude vraiment admirable.

II. En quoi consiste essentiellement le diagnostic ? A

(1) Certains désordres sensitifs, intellectuels et moraux impriment, il est vrai, divers changements à la physionomie, et déterminent des mouvements et des attitudes au moyen desquels ils se traduisent, comme on dit, au dehors.

reconnaître quels sont le siége et la nature d'une maladie donnée; en d'autres termes, quelle est la partie lésée, et comment cette partie est lésée.

La solution du premier problème, c'est-à-dire la détermination du siége de la maladie, est d'une importance qui ne saurait échapper à personne; car, comme l'a dit Bichat, *qu'est l'observation, si l'on ignore là où siège le mal?*

Lorsque les maladies affectent des organes extérieurs, la détermination du siége est, pour ainsi dire, toute faite : ces maladies, selon une expression vulgaire, *sautent aux yeux*, ou frappent directement nos sens. Mais dans les cas où les organes malades ne sont pas situés à la portée de nos sens externes, c'est par une opération de l'esprit, c'est par voie de raisonnement que l'on parvient à déterminer le siége du mal.

Au reste, il ne faut pas s'imaginer que par cela seul qu'ils ne sont point, à rigoureusement parler, extérieurs, qu'ils ne sont ni *visibles* ni *tangibles*, certains organes sont inaccessibles à tous nos sens. L'ouïe, par exemple, nous met, en quelque sorte, en rapport avec des organes qui se dérobent à la vue et au toucher, et l'oreille remplaçant les yeux nous fait, pour ainsi dire, voir ces organes. C'est pour cela qu'en signalant ailleurs l'importance de la découverte de l'auscultation, j'ai cru pouvoir dire que l'auteur de cette précieuse et féconde méthode d'exploration nous avait, jusqu'à un certain point, dotés d'un nouveau sens médical.

La détermination du siége des maladies, soit dans les solides, soit dans les fluides, au moyen des signes physiques et des symptômes, étant un simple corollaire des connaissances anatomiques et physiologiques, il n'est pas nécessaire d'insister longtemps sur cette première partie de la question du diagnostic. Je ferai seulement remarquer ici, qu'en ce qui concerne le siége des maladies dans les organes proprement dits, il ne s'agit pas seulement de savoir quel est l'organe malade, mais aussi quelle est la partie précise de cet organe qui est affectée. Or, plus la structure d'un organe est compliquée, plus il est difficile et plus il est important néanmoins de bien préciser le siége du mal.

Ce n'est pas assez, tant s'en faut, que d'avoir déterminé le siége du mal, il reste à reconnaître quelle est la *nature* de ce mal, c'est-à-dire le mode de lésion subi par les parties, soit solides, soit fluides, soit par les solides et les fluides réunis.

Quelques médecins ont reproché à l'école dite *organique* de ne faire consister le diagnostic que dans la détermination des lésions anatomiques; de ne faire, en un mot, que du diagnostic *anatomique* et non du diagnostic *médical*. Ce reproche serait effectivement fondé, si l'on se contentait toujours de reconnaître et de déterminer les lésions matérielles ou anatomiques, sans remonter jamais à la lésion *vitale* ou *physiologique*, à la maladie enfin dont certaines lésions matérielles constituent les *caractères anatomiques*. Mais il n'en est pas ainsi dans l'école à laquelle nous appartenons. Dans cette école, en effet, toutes les fois que les altérations matérielles ne sont pas le résultat de causes purement physiques et mécaniques, et qu'elles sont, au contraire, des conséquences d'un *état vital anormal*, c'est la détermination de cet état vital anormal que le diagnostic se propose pour objet essentiel, et les lésions anatomiques figurent uniquement alors au nombre des caractères ou des éléments qui servent de données au diagnostic *médical*. C'est ainsi, par exemple, que, dans la maladie connue sous le nom de *pneumonie*, le diagnostic ne consiste pas assurément à reconnaître uniquement l'état anatomique du poumon, aux diverses périodes de la maladie (*engouement, hépatisation*), mais à reconnaître la nature *inflammatoire* de la maladie. Mille exemples pareils au précédent pourraient être cités à l'appui de la proposition que nous avons émise tout-à-l'heure.

Les signes physiques proprement dits ne suffiraient pas toujours pour nous faire reconnaître l'*état vital* sous l'influence duquel les organes ont éprouvé des altérations plus ou moins graves. Il faut en appeler alors aux signes *vitaux*. C'est ainsi que la douleur de côté, la toux, l'expectoration, la dyspnée, la fièvre, etc., sont les véritables signes à l'aide desquels on reconnaît l'*état vital anormal* auquel on donne le nom de pneumonie, tandis que le râle crépitant, l'absence de la respiration vésiculaire, etc., la matité, le souffle bronchique, la bronchophonie, etc., nous apprennent seulement l'état anatomique ou physique des parties enflammées.

Les signes au moyen desquels se révèlent à nous certaines altérations matérielles produites par diverses *actions vitales anormales*, sont très souvent, d'ailleurs, les principaux éléments du diagnostic de ces actions anormales. En effet, lorsque les organes sont profondément situés, si l'on faisait abstraction complète des signes physiques, il serait absolument impossible de diagnostiquer avec quelque certitude les *actions vitales anormales* dont ils peuvent être le siége.

III. Pour parvenir à bien distinguer entre elles les affections purement dynamiques et les affections à la fois dynamiques et matérielles, qui peuvent donner naissance à certaines lésions fonctionnelles communes aux unes et aux autres, il est réellement indispensable d'être profondément initié aux méthodes d'exploration au moyen desquelles on recueille les signes physiques. Ces signes, en effet, se rencontrent dans les affections organico-vitales, tandis qu'ils manquent dans les affections purement vitales ou dynamiques, telles que les véritables névroses. Que d'erreurs journalières de diagnostic se commettent par des médecins auxquels leur éducation médicale n'a pas permis de s'exercer suffisamment aux méthodes exactes usitées aujourd'hui !

IV. Pour remonter de la connaissance des *symptômes physiques* et *vitaux*, à la connaissance du siége et à la nature des maladies, il faut nécessairement admettre un rapport rigoureux et, pour ainsi dire, mathématique entre ces dernières et les premiers, rapport qui n'est autre chose que celui de la *cause à l'effet* et de l'*effet à la cause*. Cependant quelques auteurs enseignent que *souvent il existe une parfaite identité de symptômes, bien que les lésions découvertes par l'anatomie soient très différentes, ou que même on n'en découvre aucune*. Si cette philosophie était réellement bonne, c'en serait fait du diagnostic : il serait, en quelque sorte, sapé par sa base même. Mais la doctrine dont il s'agit est heureusement aussi peu conforme à la saine pratique, à la saine observation, qu'à la saine théorie, à la saine logique. Il ne saurait exister de contradiction réelle entre la nature des maladies et les symptômes physiques et vitaux qui sont la base du diagnostic soit *anatomique*, soit *vital*. Quand une telle contradiction se rencontre, on peut donc affirmer qu'elle n'est qu'*apparente* et non *réelle*. C'est ce dont il sera bien facile de donner la démonstration, quand on examinera sérieusement les faits sur lesquels se fonde l'espèce de *paralogisme* ou de *paradoxe médical* que nous venons de signaler. Il est vrai, par exemple, que *certains* symptômes sont communs à des maladies différentes, à la fois, et par leur siége et par leur nature ; qu'ainsi une douleur de poitrine, une gène dans la respiration, etc., peuvent exister, soit par l'effet d'une simple névralgie des nerfs intercostaux, soit par l'effet d'une pleurésie, d'une pleuro-pneumonie ; mais la douleur et la dyspnée ne sont pas les *seuls symptômes* de la pleurésie ou de la pleuro-pneumonie. Elles présentent l'une et l'autre des symptômes, des signes physiques qui n'existent point dans la névralgie intercostale , signes *particuliers* , *spéciaux* , au moyen desquels rien n'est plus facile aujourd'hui que de distinguer les premières de la dernière. Mille exemples pareils se trouvent dans le cours de cette Nosographie. Qu'il nous suffise d'ajouter ici que privés , pour ainsi dire, du lumineux flambeau des signes fournis par les méthodes physiques ou exactes , les médecins antérieurs à la découverte et à l'application de ces méthodes, sont *forcément* restés bien loin des médecins de notre nouvelle ère, en matière de diagnostic (1). Grâce aux nouveaux signes fournis par l'auscultation, la percussion , les réactifs chimiques, etc. , les *lésions organiques internes* , comme l'a dit Laënnec, *ont été mises, sous le rapport du diagnostic , sur la même ligne que les maladies chirurgicales les mieux connues.*

On peut voir dans mon *Essai sur la philosophie médicale* (page 288) quels sont aussi les étroits rapports qui existent entre le diagnostic et la thérapeutique, rapports déjà bien signalés, d'ailleurs, par d'illustres praticiens (2), à une époque où l'art du diagnostic était beaucoup moins avancé qu'il ne l'est aujourd'hui.

ARTICLE II.

PRONOSTIC.

I. Le pronostic n'est, en quelque sorte, qu'un mode de diagnostic : c'est le diagnostic de l'avenir dans un cas donné de maladie.

(1) Il ne faut pas oublier d'ailleurs que les médecins de la haute antiquité ne pouvaient *ouvrir* les cadavres, et que par conséquent ils ignoraient la plupart des altérations *anatomiques* dont le diagnostic repose essentiellement sur la connaissance des signes physiques.

Les médecins modernes auxquels leur éducation médicale n'a pas permis de se familiariser suffisamment avec la pratique des méthodes exactes d'exploration, se trouvent, jusqu'à un certain point, dans le même cas que les anciens.

(2) Hippocrate, Baglivi, Sydenham, entre autres (consultez à ce sujet la note de la page 288 de l'*Essai sur la philosophie médicale*).

On sait que le divin vieillard excellait, pour son temps, dans cette espèce de *prédiction* ou de *prophétisation médicale*. Hippocrate possédait, en effet, les deux grandes conditions nécessaires pour réussir dans cet art si difficile et d'un ordre si élevé, savoir, une intelligence haute, profonde, complète, et une vaste expérience. Malheureusement, à l'époque où vivait le père de la médecine, le diagnostic manquait de bases précises, exactes. Or, comme le diagnostic est évidemment le point de départ fondamental du pronostic, celui-ci participait nécessairement de l'incertitude et du vague de celui-là.

II. On chercherait vainement dans les auteurs les plus modernes les vrais éléments ou les principes de l'art du pronostic. On n'y trouve que des assertions sans preuves concluantes, des à-peu-près insignifiants : point de formules précises, point de règles sûres, point de lois, point de véritable science par conséquent. C'est que pour poser les principes de l'art du pronostic, il fallait avoir résolu une foule de problèmes de diagnostic et de thérapeutique dont jusqu'ici les auteurs ne s'étaient pas assez sérieusement occupés.

III. Les principaux objets sur lesquels roule le pronostic sont les divers degrés de gravité, la mortalité ou la curabilité et la durée des maladies (1). De combien de données précises n'a-t-on pas besoin pour résoudre de tels problèmes! Quelle justesse d'esprit, quelle habitude de calculer les nombreuses chances dont la clinique nous offre chaque jour de nouveaux exemples, et que de faits bien observés, sous tous les rapports, bien pesés, bien comptés, bien catégorisés, bien résumés, ne faut-il

---

(1) Je dis que ce sont là les principaux objets dont s'occupe le pronostic ; mais je ne dis pas que ce sont les seuls. Pour exposer et discuter tous les points qui constituent la matière du pronostic, il faudrait plus d'espace que je n'en ai ici. Un volume entier y suffirait à peine.

pas pour accomplir un travail aussi délicat, aussi difficile, aussi compliqué! Cependant, à force de patience, de zèle et de recherches faites avec toute l'exactitude que comporte l'état actuel de la science, nous sommes parvenu, en ce qui concerne les maladies aiguës les plus communes, à pronostiquer, avec une somme de probabilités qui, dans bien des cas, se rapproche de la certitude. Depuis plus de douze ans, nous avons, sur les feuilles d'observations, consigné le pronostic à la suite du diagnostic, et sur quelques milliers de faits que nous avons recueillis dans l'espace de temps indiqué, on en trouverait bien peu dans lesquels l'événement ait été contraire au pronostic établi.

IV. En présence de ces résultats, qu'importe que certains *praticiens nient* la possibilité de tout pronostic un peu exact et s'approchant même souvent de la certitude? En vain un paralytique dirait-il à un homme bien portant que le mouvement et la marche sont impossibles; pour toute réponse cet homme marcherait. Eh bien, à ceux qui, paralytiques d'un nouveau genre, nient la possibilité des pronostics dont nous venons de parler, pour toute réponse nous *marchons*, c'est-à-dire que nous portons ces pronostics. Cette partie de la science a des bornes, sans doute; mais enfin elle existe, elle se perfectionne chaque jour, et ses progrès, on le comprend aisément, se rattachent étroitement à ceux des autres parties de la science.

V. La science du pronostic *rationnel* suppose que les phénomènes, les événements morbides dans des conditions données, sont, à l'instar des autres phénomènes, des autres événements naturels, soumis à des lois *constantes*. S'il en était autrement, le pronostic serait ruiné jusque dans sa base la plus profonde. Il est vrai que les conclusions tirées des faits passés ne sont applicables aux faits futurs du même genre, qu'avec certaines restrictions réclamées par les différences qui existent toujours entre deux *grandes* séries de faits médicaux appartenant à la même catégorie. Mais ces différences ne portent que sur des conditions accessoires, et n'empêchent pas qu'on ne puisse, en procédant avec toute l'attention et les lumières convenables, calculer les éléments sur lesquels porte le pronostic médical avec une *probabilité* qui, nous le répétons, va quelquefois bien près de la certitude (1). On en verra des exemples dans le cours de cette Nosographie.

Si dans les maladies aiguës en général, aujourd'hui comme du temps d'Hippocrate (2), *les prédictions, soit de mort, soit de guérison*, ne sont pas tout-à-fait sûres, c'est que la rigoureuse détermination de toutes les conditions de ces maladies, dans un cas donné, est parfois extrêmement difficile.

Ce serait, d'ailleurs, une grande erreur que de professer, avec certains praticiens, que le pronostic doit être le même, quelles que soient les méthodes employées contre les maladies aiguës en général ; en d'autres termes, que la durée et la mortalité de ces maladies ne changent pas sous les diverses méthodes de traitement. J'affirme, au contraire, de la manière la plus formelle, et sur la foi de plus de douze années d'une expérience comparative qui ne saurait me tromper, j'affirme, dis-je, que la diversité des méthodes et des formules thérapeutiques exerce une immense influence sur la durée et la mortalité des maladies aiguës. C'est ainsi, par exemple, que la pneumonie et l'affection dite fièvre typhoïde, *traitées à temps*, d'une part

(1) « La probabilité d'un événement quelconque consiste, comme l'a dit le célèbre auteur du *Calcul des probabilités*, dans le rapport du nombre des cas favorables à celui de tous les cas possibles. C'est une fraction dont le numérateur est le nombre des cas favorables, et dont le dénominateur est le nombre de tous les cas possibles; quand tous les cas sont favorables à un événement, *sa probabilité se change en certitude*, et son expression devient égale à l'unité. »

(2) *In acutis morbis*, a dit Hippocrate, *non omnino tutæ sunt predictiones, neque mortis, neque sanitatis.*

par les méthodes et les formules généralement suivies jusqu'à nous, et d'autre part par la méthode que nous avons formulée, feront périr dans le premier cas le tiers au moins des malades et auront une durée moyenne de trois à quatre septénaires au moins chez les malades guéris (1), tandis que, dans le second cas. elles ne feront pas périr un malade sur vingt, et n'auront qu'une durée moyenne d'un septénaire environ. Par cela même que la diversité du traitement contribue si puissamment à faire varier la durée et la mortalité des maladies aiguës (2), il est clair que pour obtenir les succès dont il vient d'être mention, il importe que le traitement auquel sont dus de tels succès soit ponctuellement exécuté. J'ai vu quelques cas où le défaut de cette dernière condition a été funeste aux malades.

Pour de plus amples détails sur le grave sujet qui vient de nous occuper, je renvoie le lecteur à l'*Essai sur la philosophie médicale*, et à la *Clinique médicale* de l'hôpital de la Charité.

SECTION QUATRIÈME.

MARCHE, COURS, DURÉE ET TYPE DES MALADIES.

I. Sous le rapport de leur marche, les maladies ont été divisées en *aiguës* et en *chroniques*. Les premières sont celles qui parcourent rapidement les diverses phases de leur évolution, et les secondes celles qui, sous le rapport qui nous occupe, se comportent en sens inverse. Une seule et même maladie peut, suivant les circonstances,

(1) La durée dont je parle ici est celle qui mesure l'intervalle qui sépare l'époque où le traitement a commencé de celle où la convalescence est confirmée.

(2) Parmi les malades traités par les anciennes méthodes qui ne succombent pas dans le cours de la *période d'acuité*, il en est un grand nombre chez lesquels les maladies passent, comme on dit, à l'état chronique : or, pour peu que l'organe malade soit essentiel à la vie, les maladies, sous cette nouvelle forme, deviennent nécessairement mortelles au bout d'un temps plus ou moins long.

affecter ces deux espèces de marche. Au reste, comme cette division des maladies en *aiguës* et en *chroniques* s'applique surtout aux maladies connues sous les noms de *fièvres continues* et de *phlegmasies*, nous ne faisons que l'indiquer ici, nous réservant d'y revenir quand nous nous occuperons de la classe des maladies que nous venons d'indiquer. Nous verrons alors que la transformation commune de certaines maladies aiguës en maladies chroniques peut être prévenue dans l'immense majorité des cas par l'emploi d'un traitement d'une *juste et suffisante* énergie.

II. On peut dire du *cours* et de la *durée* des maladies ce que nous venons de dire de leur marche. Ces trois choses se tiennent si étroitement, qu'elles n'en forment au fond qu'une seule (*voyez* encore le premier livre de cette Nosographie, consacré aux *Pyrexies*, et l'*Essai sur la philosophie médicale* et les *généralités de la Clinique médicale*).

III. Lorsqu'une maladie parcourt sans aucune interruption les diverses phases de sa durée, on dit qu'elle présente un *type continu*. Lorsque, au contraire, une maladie se manifeste sous forme d'accès, qui se succèdent à des intervalles plus ou moins réguliers, on dit qu'elle affecte un *type intermittent* ou *périodique*. Enfin, lorsqu'une maladie, d'ailleurs *continue*, offre, à des intervalles divers, des exacerbations, des paroxysmes qui constituent comme des accès d'une autre maladie sur-ajoutée à la première, on dit que cette maladie offre un *type rémittent*.

Toutes les maladies ne sauraient affecter indifféremment les trois types que nous venons de signaler. Toutes celles qui, comme les inflammations parfaitement caractérisées, entraînent dans les parties solides et liquides des organes de profondes altérations, sont essentiellement continues. Les *névroses* proprement dites sont réellement les seules maladies qui puissent, à rigoureusement parler, revêtir le type *intermittent*. La combinaison d'une névrose avec une phlegmasie peut donner lieu à ce type *mixte* qu'on appelle rémittent (1).

SECTION CINQUIÈME.

DES CAUSES MORBIFIQUES ET DE LEUR MÉCANISME, OU DE L'ÉTIOLOGIE ET DE LA PATHOGÉNIE (2).

ARTICLE PREMIER.

ÉNUMÉRATION SOMMAIRE ET RAISONNÉE.

I. Tous les agents, soit physiques, soit moraux, dont le concours est indispensable à la vie, peuvent, quand leur influence ne s'exerce pas dans la mesure *normale*, devenir autant de causes de maladies. Ces agents ne sont donc pas nuisibles en vertu même de leur *nature*, mais seulement en vertu de l'*excès* ou du *défaut* de leur action accoutumée. D'autres agents, au contraire, constituent par *eux-mêmes*, et en raison de leur nature, de véritables causes de maladies, et tels sont, par exemple, les miasmes putrides, soit animaux, soit végétaux, les virus, les poisons proprement dits, etc., etc.

II. Il n'existe point, à proprement parler, de maladies *spontanées*, et ce n'est pas sans quelque surprise que l'on voit tous les jours désigner sous ce nom des maladies dont les causes tombent pour ainsi dire sous nos sens, comme, par exemple, les pleurésies, les pneumonies, les rhumatismes, etc., nés sous l'influence de vicissitudes atmosphériques parfaitement connues.

Les maladies dont nous ne pouvons pas toujours *saisir* les causes ne sont point elles-mêmes *spontanées*, car *il ne saurait exister un effet sans cause*. Or, comme l'expression de *spontanées*, appliquée aux maladies, est, philosophique-

---

(1) Pour de plus amples détails, voyez le premier et le second livres de cette *Nosographie*.

(2) En traitant des diverses maladies en particulier, nous aurons soin de démontrer que certaines *prédispositions* favorisent singulièrement l'action des causes *occasionnelles* ou *déterminantes*.

ment parlant, un véritable *non-sens*, il serait à souhaiter qu'elle disparût du langage *étiologique*.

III. Quoi qu'il en soit, la détermination des causes des maladies est une des opérations les plus délicates de l'esprit humain (1). Comme toutes les autres opérations intellectuelles, celle-ci ne s'exerce pas avec la même facilité chez tous les hommes, et, d'ailleurs, comme toutes les autres opérations intellectuelles encore, elle ne s'exerce dans toute sa plénitude qu'après avoir subi une véritable *éducation*.

IV. Parmi les causes *physiques* et matérielles, les unes, celles des maladies les plus nombreuses, les plus communes, sont accessibles à nos moyens actuels d'observation exacte, tels que le thermomètre, le baromètre, l'hygromètre, l'électromètre, l'eudiomètre, et les divers procédés d'analyse chimique, tandis que les autres se dérobent à ces moyens. En tête des causes de cette dernière catégorie, on doit placer les causes de la variole, de la rougeole et de la scarlatine, de la rage, de la syphilis, du choléra, des typhus, etc. (2).

Au reste, de ce que nous ne pouvons ni voir, ni toucher, ni peser le principe *direct et immédiat* de certaines maladies, on aurait tort d'en conclure que l'expérience et l'observation ne nous apprennent jamais rien sur les conditions au milieu desquelles on voit survenir quelques unes de ces maladies. Ainsi, par exemple, nous ne connaissons point encore le principe *essentiel* et en quelque sorte *prochain* des typhus ; cependant, l'expérience et l'ob-

----

(1) La faculté *spéciale* au moyen de laquelle l'homme *conçoit* le rapport général de *cause à effet* et procède à la recherche, à la découverte des *causes* particulières, est connue sous le nom d'*esprit de causalité.*

(2) Nous verrons plus loin que les virus, comme les miasmes septiques, paraissent agir à l'instar des *ferments :* aussi, d'après la remarque de M. Mialhe, les agents qui annulent l'action spécifique des virus sont-ils précisément ceux qui anéantissent le plus aisément l'action spécifique des ferments.

servation nous ont clairement appris que l'encombrement d'une grande masse d'hommes dans un espace étroit, que des foyers de matières animales en putréfaction, etc., sont les véritables conditions sous l'influence desquelles sévissent les épidémies de typhus. Aucun de nos instruments ne nous a fait constater le principe *réel* et *spécifique* auquel la variole doit son origine; mais l'expérience nous a parfaitement démontré que cette maladie se communiquait des individus infectés aux individus sains (non variolés ou non vaccinés).

V. Ainsi que nous le disions tout-à-l'heure, les causes les plus communes sont, du moins pour la plupart, physiquement et chimiquement connues, et se trouvent dans l'air que nous respirons et qui nous environne de toutes parts, dans nos aliments et nos boissons, dans l'action des puissances mécaniques sur notre corps, etc., etc. Tous les grands observateurs, tant anciens que modernes, ont signalé les causes de l'ordre qui nous occupe, et spécialement les intempéries, les vicissitudes atmosphériques, les vices, les écarts de régime, pour ce qui renferme les maladies dites *internes*. Hippocrate et Sydenham brillent au premier rang des médecins qui ont le plus insisté sur cette matière.

Tout le monde connaît cet aphorisme d'Hippocrate : *Mutationes anni temporum maximè pariunt morbos, et in ipsis temporibus,* MUTATIONES MAGNÆ, TUM FRIGORIS, TUM CALORIS.

Voici ce que nous lisons dans Sydenham : *Ut enim jam mittamus contagium, quod quidem non nunquàm febrium stationarium aliquibus ansam exporrigit, et crapulam taceamus, quâ matre proseminantur tùm istæ febres, tùm intercurrentes; causa evidens externa febrium quam plurimarum inde petenda est, quod quis scilicet vel præmaturiùs vestes abjecerit; vel ab exercitio incalescens se frigori objecerit... Et sanè existimo plures modo jàm designato, quàm peste, gladio, atque fame simul omnibus, perire. Etenim si quis ægrum medicus de morbi primâ occasione paulo minutiùs interrogaverit (modo ex acutorum istorum morborum numero sit quos suprà tractavimus (1)), audiet quasi semper vel eum vestem aliquam temerè deposuisse cui pridem assueverat ; vel corpus motu excalefactum subito frigori permisisse, atque ab alterutrâ harum Προφαϛα incidisse in morbum. Quam ob causam familiares meos semper moneo, ut nullo alio anni tempore quidquam vestium, quibus assuevère, sibi detrahant, nisi mense uno ante solstitium æstivum : nec minori cum studio eosdem hortor, ut ab exercitio calescentes frigus sedulo evitent.*

Depuis bientôt quinze années que je suis chargé d'un enseignement clinique, il n'est pour ainsi dire pas de jour où je n'aie montré aux élèves des cas qui confirmaient les doctrines d'Hippocrate et de Sydenham ci-dessus exposées.

Il nous a même été donné de faire voir que les vicissitudes du chaud et du froid exerçaient leur influence sur des organes qu'on avait cru pouvoir considérer comme étant à l'abri de cette influence, organes parmi lesquels il faut citer le cœur. Corvisart, en effet, avait dit : « Le cœur, dans la région qu'il occupe, est *à l'abri de toute impression et de toute modification immédiate de la part de l'air et de ses intempéries variables, brusques et multipliées ; on peut affirmer, en général, qu'il n'en est point sensiblement modifié, et qu'il n'en contracte point de maladie.* » Or, les recherches cliniques de l'auteur de cette Nosographie ont démontré de la manière la plus évidente que, à l'instar de la plèvre, des membranes synoviales, etc., la membrane interne du cœur (*endocarde*) et les valvules d'une part, le péricarde d'autre part, s'enflamment très souvent et très facilement sous l'influence des grandes et brusques vicissitudes de chaud et de froid. Et comme, dans beaucoup de cas, les

(1) Les maladies auxquelles Sydenham fait allusion ici sont la pleurésie, le rhumatisme, l'angine, etc.

brusques refroidissements portent à la fois et sur les synoviales, et sur la plèvre, et sur l'endocarde, et sur le péricarde, on ne doit pas être étonné si l'endocardite et la péricardite coïncident très fréquemment avec le rhumatisme articulaire aigu, avec la pleurésie, la pleuro-pneumonie, etc.

Les agents que nous venons de signaler, c'est-à-dire l'air, les aliments, etc., exercent, d'ailleurs, des influences très variées, et au lieu de produire les maladies aiguës dont il vient d'être question, ils en déterminent souvent d'autres à marche lente, chronique. Parmi ces dernières, nous mentionnerons particulièrement ces *états constitutionnels*, ces affections générales ou *totius substantiæ*, pour parler l'ancien langage, que l'on désigne sous les noms de *pléthore*, d'*anémie*, de *chlorose* (1), de *scrofules*, de *scorbut*, de *diathèse calculeuse* et *goutteuse*, etc.

IV. Lorsque des maladies d'un ordre déterminé se manifestent en nombre plus ou moins considérable sous l'empire de certaines causes spéciales, on dit que ces maladies proviennent de la *constitution médicale régnante*. Tout ce qui a été écrit sur ce sujet important ne doit pas être adopté sans réserve, et manque trop souvent aussi de la précision scientifique. Nous y reviendrons en traitant des fièvres continues et des phlegmasies, à l'occasion desquelles on a plus particulièrement agité la grave question des constitutions médicales.

VII. Lorsque les causes occasionnelles ou déterminantes agissent sur un petit nombre d'individus, on donne le nom de *sporadiques* aux maladies qu'elles engendrent. Lorsque ces mêmes causes sévissent, au contraire, sur

(1) On compterait difficilement tous les cas d'anémie, de chlorose, de chloro-anémie qui reconnaissent pour cause *occasionnelle* principale une alimentation mal entendue, incomplétement réparatrice, surtout chez les personnes qui ne respirent pas un air suffisamment riche en principes réparateurs, l'air étant lui-même le premier des aliments, le *pabulum vitæ*, comme on l'a dit.

une grande masse d'individus, on appelle *épidémiques* les affections qu'elles déterminent, et on réserve le nom d'*endémiques* à celles qui dépendent de causes particulières à telle ou telle contrée.

VIII. Lorsque les individus atteints d'une certaine affection peuvent la communiquer à d'autres individus, on dit que cette maladie est *contagieuse*. Dans l'un des livres de cette Nosographie , nous étudierons les divers modes de contagion.

IX. Les causes ont été divisées en *locales* et en *générales*, expressions qui emportent avec elles leur définition. Les mêmes causes peuvent être tantôt *locales* et tantôt *générales*. C'est ainsi, par exemple , qu'une seule partie du corps peut être exposée à l'action d'un air trop chaud ou trop froid, et que d'autres fois cette action peut s'exercer sur le corps tout entier, bien qu'à différents degrés pour chacune de ses parties.

Les aliments de mauvaise nature , les virus, les miasmes , les poisons , etc., introduits dans la masse du sang, sont autant de causes *générales*.

ARTICLE II.

DU MODE D'ACTION OU DU MÉCANISME DES CAUSES PATHOGÉNIQUES.

I. On ne saurait attacher trop d'importance à la connaissance exacte et rigoureuse de l'influence des divers agents mécaniques, physiques et chimiques dans la production des maladies. Grâce aux découvertes non interrompues de la saine observation, il a été démontré qu'il fallait rapporter à cet ordre d'agents une foule de maladies qu'on avait attribuées à des causes tout-à-fait chimériques et même surnaturelles.

Mais il ne suffit pas de rapporter une foule immense de maladies à des agents physiques ou chimiques; il faut encore s'efforcer de déterminer positivement la manière dont se comportent ces agents mis en contact avec les parties solides et liquides de notre économie. W. Edwards, dans son ouvrage intitulé : *De l'influence des agents physiques*, et quelques autres observateurs modernes peuvent servir de modèle en ce genre.

II. Ce n'est pas afin de satisfaire une vaine curiosité que nous devons ne rien négliger pour parvenir à la connaissance des diverses modifications physiques et réactions chimiques, qui s'opèrent au sein de l'organisme sous l'influence de certaines causes de maladies. En effet, comme on le conçoit aisément, et comme nous le développerons plus loin, cette connaissance est de la plus haute importance sous le rapport de la thérapeutique, puisque, sans elle, cette partie capitale de la médecine manquerait de toute base rationnelle, et marcherait, pour ainsi dire, en aveugle. Les chimistes les plus célèbres de l'époque actuelle, tels que MM. Dumas et Liébig, entre autres, et plusieurs de leurs nombreux disciples, parmi lesquels MM. Mialhe, Bouchardat, etc., méritent une mention spéciale, s'appliquent avec succès à nous dévoiler quelques unes des innombrables opérations chimiques dont le corps, j'ai presque dit le *laboratoire* vivant, est incessamment le siége. (Tout récemment, dans son *Traité de l'art de formuler*, M. le docteur Mialhe a présenté les considérations les plus intéressantes sur les réactions chimiques opérées au sein de nos organes sous l'influence des aliments, des médicaments et des poisons.)

III. Mais, diront quelques uns, que nous importe la connaissance des actions physiques et chimiques des causes des maladies? Ce que nous avons besoin de savoir, c'est l'action de ces causes sur les *forces vitales*, sur les conditions dynamiques du corps vivant. Nous répondrons que l'une de ces connaissances n'empêche pas l'autre, et qu'il faut étudier l'action des causes sous tous les rapports. Nous ajouterons que bien souvent les effets qu'on appelle *dynamiques* ou *vitaux* des agents morbifiques ou pathogéniques, paraissent subordonnés aux actions physiques et chimiques de ces agents, ainsi que nous le verrons dans le cours de cette Nosographie , et comme l'a très clairement prouvé M. Mialhe dans l'ouvrage cité tout-à-l'heure.

Au reste, il importe de ne pas confondre l'action chimique *locale* de certains agents morbifiques avec l'influence qu'ils exercent sur l'ensemble de l'économie, une fois qu'ils ont été introduits, en tout ou en partie, dans le torrent circulatoire. Sous ce rapport, on peut , avec les modifications convenables , appliquer à une foule de ces agents les considérations suivantes de M. *Giacomini* sur les poisons corrosifs :

« Les expériences qui nous sont propres, dit cet auteur, éclairent singulièrement l'action mécanique, chimique des poisons dits corrosifs; elles prouvent jusqu'à l'évidence que l'action chimique n'est pas la seule que ces substances possèdent, et que cette action n'est pas celle qui produit les phénomènes de l'empoisonnement et la mort immédiate. Les effets chimiques sont, à circonstances égales , en raison inverse des effets dynamiques; la mort est toujours due à ces derniers. Un acide concentré quelconque, un alcali caustique, le plomb en fusion, le verre en poudre, l'huile bouillante, le fer rouge, peuvent produire des effets mécanico-chimiques pareils à ceux du sublimé, ou même plus prononcés, et pourtant on ne peut, à la rigueur, les considérer comme des poisons. Il est vrai de dire que l'inflammation traumatique, la cautérisation à l'œsophage, à l'estomac, que ces substances occasionnent comme le sublimé corrosif, l'arsenic , le nitrate d'argent, la cantharide, etc., peuvent entraîner dans quelques cas des conséquences funestes, indépendamment de leur action dynamique; mais cela n'a pas lieu subitement comme après le véritable empoisonnement. Il y a ordinairement, dans ces circonstances, une réaction fébrile dont la marche et la terminaison exigent un certain temps comme à la suite de certaines blessures de l'estomac. Ajoutons que l'inflammation dont il s'agit est de *nature maligne*, car elle est accompagnée de gangrène dans l'estomac: aussi peut-elle causer la mort, mais jamais aussi rapidement que la véritable intoxication...... Il est certain qu'on ne peut regarder la mort produite par l'arsenic, le sublimé, etc. , comme celle qu'occasionnent les acides concentrés, le verre en poudre et l'huile bouillante, etc. (1). » (*Traité de mat. médic.*; trad. en français , Paris , 1839, p. 116.)

Le fond de la doctrine de M. Giacomini est à l'abri de toute objection sérieuse; mais on se tromperait fort si l'on croyait que l'action *mécanico-chimique* des poisons ou autres agents morbides ne s'exerce que sur les parties où ces agents sont immédiatement appliqués. La portion de ces agents introduite dans le sang peut, à son tour, exercer une action de ce genre sur quelques uns des éléments de ce liquide vivant si compliqué, action qui n'empêcherait pas celle qu'on appelle *dynamique*.

IV. La connaissance du mécanisme des divers agents

---

(1) Pour compléter ce que dit ici M. Giacomini de l'action *locale* des caustiques, nous y joindrons ce qu'en a écrit M. Mialhe. Il divise d'abord ces caustiques en *coagulants* ou *plastifiants* (acides minéraux puissants , chlorure d'antimoine, de zinc, nitrate d'argent, de mercure, etc.), et en *fluidifiants* (potasse, soude et ammoniaque caustiques, acide arsénieux , etc.). Chacune de ces espèces de caustiques *désorganise* les tissus à sa manière. Les *coagulants*, selon M. Mialhe, *produisent, avec les éléments protéiques ou albumineux de l'économie animale un composé insoluble plus ou moins plastique; les fluidifiants ramollissent et gléifient en quelque sorte les tissus.*

M. Mialhe ajoute : 1° que, parmi les caustiques coagulants, il en est dont le coagulum peut être rendu soluble, et, par suite, absorbable, à la faveur des agents de dissolution contenus dans les humeurs vitales; 2° que *tous les composés absorbés contractent avec le sérum du sang une combinaison plus ou moins stable, qui est très certainement l'une des causes (peut-être même la cause unique) de l'action générale ou dynamique des agents dont il s'agit.* Cette dernière opinion de M. Mialhe ne saurait être toutefois pleinement adoptée qu'après plus ample informé.

morbifiques est précisément cette partie de la médecine qui mérite le nom de *pathogénie*.

C'est d'après leur manière d'agir sur les divers éléments de l'économie vivante que les agents pathogéniques doivent être classés. Par conséquent, leur classification se confond avec celle des maladies elles-mêmes dont nous nous occuperons plus loin (1).

(1) A la connaissance de l'action des agents pathogéniques se rattache étroitement celle de l'action des matières organiques qui concourent à l'alimentation, à la réparation des pertes incessantes de l'économie animale. Cette action a, dans ces derniers temps, été l'objet de recherches utiles. Toutefois, les expériences des modernes ont plus particulièrement porté sur les réactions chimiques des matières inorganiques. Telles sont, entre autres, les expériences de M. Mialhe : « Le point de départ de mes expériences, dit-il, a surtout été l'étude de l'action des sels inorganiques les uns sur les autres, envisagés au point de vue de l'art de formuler, c'est-à-dire que je n'ai point étudié l'action réciproque de ces divers composés, comme on le fait en chimie générale, en opérant leurs réactions dans des vases inertes, *mais bien en les plaçant dans les mêmes circonstances où ils se trouvent quand ils réagissent dans le sein de l'économie vivante de l'homme, alors que le fait chimique qui nous occupe s'accomplit en présence de matières organiques, en présence de sels, d'acides ou d'alcalis.* »

Parmi les résultats les plus intéressants des travaux de chimie *animale* entrepris dans ces derniers temps, qu'il nous soit permis de citer encore ceux relatifs à l'*assimilation* et aux *excrétions*, tels que nous les trouvons indiqués dans le précieux ouvrage de M. Mialhe.

L'albumine, la fibrine, la caséine, le gluten, l'amidon modifié ou dextrine, le sucre de raisin ou glucose, les corps gras, l'alcool, certaines huiles essentielles, le phosphate calcaire, les oxides de fer, etc., constituent autant de substance *assimilables* ou destructibles par l'oxigène ou les alcalis contenus dans le sang. Toutes ces substances étant décomposables en produits ultimes, on ne saurait les rencontrer dans les divers émonctoires de l'économie vivante que lorsqu'il y a viciation dans nos humeurs. C'est ainsi, par exemple, que, chez les diabétiques, l'absence dans le sang des alcalis libres ou carbonatés en lesquels réside la cause de l'assimilation des matières saccharoïdes, rend possible la présence du sucre dans tous leurs liquides excrémentitiels et autres.

Les substances *non assimilables* se divisent en deux grandes espèces.

Les substances de la première espèce ne sont pas précipitables par l'albumine et les alcalis contenus dans le sang (alcalis et carbonates, sulfates,

SECTION SIXIÈME.

TRAITEMENT DES MALADIES, ART OU TACTIQUE THÉRAPEUTIQUE.

ARTICLE PREMIER.

IDÉE GÉNÉRALE DE LA THÉRAPEUTIQUE; ESPRIT OU SENS THÉRAPEUTIQUE; FORCE MÉDICATRICE DE LA NATURE.

I. La science des maladies et des causes qui les ont produites n'est qu'une partie des connaissances médicales. L'autre partie de ces connaissances est la thérapeutique ou l'*art de traiter*, l'*art de guérir* les maladies. Cette partie de la médecine est tellement importante, tellement capitale, que c'est du nom sous lequel on la désigne, *mederi*, que dérive celui de *medicus* ou de médecin.

II. Quelque étroit que puisse être le nœud par lequel la connaissance des maladies et la connaissance des moyens de les traiter et de les guérir sont unies entre elles, ces deux parties de la science de l'homme malade n'en sont pas moins essentiellement distinctes. Elles sont tellement distinctes au *fond*, que l'instrument intellectuel dont il faut se servir pour élever l'édifice de l'une n'est pas le même que celui auquel on doit avoir recours pour construire l'édifice de l'autre. En effet, pour trouver ou pour découvrir un agent, un moyen, un procédé, une méthode

nitrates alcalins, etc., etc.). Ces substances arrivent très promptement dans tous les émonctoires et notamment dans l'urine.

Les substances de la seconde espèce sont précipitables par l'albumine ou par les alcalis contenus dans le sang (sels de chaux, de baryte, etc., etc.). Ces substances se partagent ainsi :

1° Substances produisant avec les alcalis du sang un composé à peu près complétement insoluble dans l'eau (sels de manganèse, de bismuth, de cuivre, etc.);

2° Substances produisant, avec les alcalis du sang, un composé assez sensiblement soluble dans l'eau (sels de chaux, de magnésie, etc.);

3° Substances produisant, avec les chlorures alcalins du sang, un composé assez aisément soluble dans l'eau (sels de plomb, de mercure, etc.).

thérapeutique et pour bien l'appliquer, il faut être doué d'un esprit *spécial*, et, si j'ose le dire, d'une sorte de sens *thérapeutique* (1).

Ce n'est pas assez, d'ailleurs, que de connaître les moyens de traiter et de guérir les maladies, il faut encore posséder, dans une *juste* mesure, cette force de volonté et ce principe d'*action* sans lesquels nul ne saurait être un véritable praticien. Or, ce qu'il faut dépenser de courage, de résolution et de persévérance dans une foule de cas, pour obtenir la guérison, est tel, qu'on ne doit pas s'étonner si les bons praticiens ne sont rien moins que communs.

III. Ainsi que nous l'avons déjà dit, le véritable fondement de toute thérapeutique rationnelle est la connaissance du siége et de la nature de la maladie. Sous ce rapport, *quoi qu'on en ait dit*, la thérapeutique n'*est* qu'une sorte de *corollaire de la pathologie* (2). Tous les médecins dont le nom fait autorité, tels que Hippocrate (3), Baglivi (4), Sydenham (5), etc., sont unanimes à cet égard. Bichat avait bien senti cette vérité, lorsqu'il a écrit que *chaque système pathologique a reflué à son tour sur la matière médicale*. Puisque, en raison de la nature même des choses, et des dispositions inhérentes à l'esprit humain,

(1) Comme tous les autres sens, soit *internes* ou intellectuels, soit *externes*, le sens ou l'esprit thérapeutique se perfectionne et se développe par l'exercice ou la *pratique*.

(2) J'entends ici par le mot *pathologie* la connaissance *du siége*, *de la nature et des causes des maladies*.

(3) Hippocrate a dit : *qui ad dignoscendum sufficit medicus, ad sanandum etiam sufficit.*

(4) Suivant Baglivi, celui qui *juge* bien la maladie la traite bien : *qui bene judicat, bene curat.*

(5). Voici comment Sydenham s'exprime à ce sujet : « Non minus certo etiam a minutissimis morbi circum-tanciis INDICATIONES CURATIVAS potest medicus desumere, quam ab iisdem sumpsit DIAGNOSTICA. ATQUE ADEO NON SEMEL MIHI IN MENTEM SUBIIT, QUOD SI MORBI CUJUSLIBET HISTORIAM DILIGENTER PERSPECTAM HABEREM, PAR MALO REMEDIUM NUMQUAM NON SCIREM ADFERRE, VARIIS EJUSDEM PHOENOMENIS VIAM, QUA MIHI INCEDENDUM FORET HAUD DUBIAM PERMONSTRANTIBUS.

la thérapeutique est ainsi calquée et comme moulée sur le *diagnostic*, on conçoit combien il importe de ne pas se tromper en matière de ce diagnostic. Tout contre-sens diagnostique ou pathologique est, en effet, presque fatalement suivi d'un contre-sens thérapeutique.

Mais, objectera-t-on, dans les cas où l'on ne connaît pas les maladies, comment appliquer le principe ci-dessus énoncé? Il est bien certain que, dans les cas où nous ne connaissons pas les maladies, nous ne pouvons *déduire* le traitement de la connaissance de ces maladies. Alors la thérapeutique est, comme on le dit, *empirique*, et non *rationnelle*.

Nous examinerons bientôt plus à fond en quoi diffèrent essentiellement l'une de l'autre les deux espèces de thérapeutique ainsi désignées.

IV. Quoi qu'il en soit, dans les cas, trop nombreux encore, où les maladies ne sont pas assez complétement connues dans leur nature intime pour qu'on puisse leur appliquer un traitement qui découle en quelque sorte comme de lui-même de cette connaissance, c'est par l'expérience exacte que l'on apprécie la valeur propre et la valeur comparée du traitement employé. Cette expérience exacte est la véritable pierre de touche de toutes les méthodes thérapeutiques, et c'est à son tribunal qu'il faut toujours en appeler quand il s'élève des dissidences sur la valeur ou l'efficacité, soit absolue, soit relative, des méthodes dont il s'agit.

V. Il est une foule de maladies dans lesquelles la *nature* concourt avec l'*art* à la guérison. On a désigné sous le nom de *force*, de *puissance médicatrice* de la nature (*vis naturæ medicatrix*) l'ensemble des actions, des *opérations* au moyen desquelles la *nature* vient ainsi au secours de l'art, puissance qui, dans certains cas, en général peu graves, suffit toute seule à l'œuvre de la guérison. Comme c'est particulièrement à l'occasion des fièvres continues et des inflammations que les auteurs ont signalé les efforts médicateurs de la nature, nous nous réservons de revenir sur cette grave matière au moment où nous étudierons les maladies ci-dessus indiquées.

ARTICLE II.

DE LA THÉRAPEUTIQUE DITE EMPIRIQUE ET DE LA THÉRAPEUTIQUE DITE RATIONNELLE.

I. La thérapeutique *empirique* proprement dite est celle où l'on traite une maladie sans en connaître le fond ou la nature, en se servant de moyens ou de recettes dont on ignore complétement le mode d'action (1). La thérapeutique *rationnelle*, au contraire, consiste à prescrire des moyens thérapeutiques en rapport avec le genre et la nature de la maladie. Par conséquent, la thérapeutique purement *empirique* n'est applicable que dans les cas où l'on ne connaît ni le siége ni le genre de la maladie.

II. La thérapeutique est rationnelle *par excellence*, quand elle se sert de moyens tirés de la connaissance parfaite de la *nature intime* de la maladie. Malheureusement, il est bien des maladies auxquelles on ne peut, dans l'état actuel de la science, appliquer une thérapeutique aussi rationnelle. Les lésions physiques et mécaniques proprement dites (déplacements ou solutions de continuité, dilatations, rétrécissements, obstructions, corps étrangers, etc.) sont presque les seules qui comportent cette thérapeutique modèle. Malheureusement encore, la plupart des organes intérieurs ne sont pas à sa portée.

(1) Dans son *Traité de l'expérience*, Zimmermann, prenant le mot *empirisme* en très mauvaise part, a défini ainsi qu'il suit un *empirique* : « Un *empirique*, en médecine, est un homme qui, sans songer même aux opérations de la nature, aux signes, aux causes des maladies, aux indications, aux méthodes, et surtout aux découvertes des différents âges, demande le nom d'une maladie, administre ses drogues au hasard, ou les distribue à la ronde, suit sa routine et méconnaît son art. »

Toutefois, les maladies vitales elles-mêmes, bien que leur nature intime nous échappe encore en grande partie, et, par exemple, celles désignées sous les noms de phlegmasies et de fièvres continues, nous sont assez connues sous leurs principaux rapports, pour que nous puissions, jusqu'à un certain point, *rationaliser* leur traitement. D'autres maladies, en quelque sorte *chimico-vitales*, telles que la *gravelle*, le *diabète* (*glucosurie*), etc., tendent chaque jour à passer de la classe des maladies dont le traitement était purement *empirique*, dans la classe des maladies dont le traitement est *rationnel*.

III. Par un rare bonheur, quelques uns des médicaments employés d'une manière essentiellement *empirique* ne laissent rien à désirer sous le rapport de leur efficacité. Qui ne connaît, par exemple, les admirables succès des préparations de quinquina, c'est-à-dire d'un médicament dont le mode d'action nous échappe, contre les fièvres intermittentes, c'est-à-dire contre des maladies dont la *nature intime* ne nous a point encore été clairement révélée?

IV. Il est en thérapeutique des circonstances où l'*expérience* et la *raison* se trouvent, dit-on, en flagrante contradiction. Je ne veux point nommer ici les singuliers systèmes thérapeutiques modernes, au sujet desquels on a signalé cette prétendue contradiction. Pour faire disparaître une preille contradiction, qui ne saurait jamais être qu'*apparente*, il suffirait de *bien expérimenter et de bien raisonner*. Qu'on fasse subir l'épreuve d'une enquête sérieuse aux déplorables pratiques auxquelles nous faisons allusion, et l'on ne tardera pas à voir ce qu'elles valent.

V. L'expérience en thérapeutique n'est pas exactement la même chose que l'expérience en pathologie ou en diagnostic. Celle-ci consiste uniquement à *observer* les phénomènes divers par lesquels se révèlent à nous les maladies, et constitue l'observation proprement dite, l'observation pure et simple. L'autre, composée d'un élément de plus, étudie les phénomènes, les effets, les résultats, produits par une médication donnée. A cette opération plus complexe convient spécialement le mot d'*expérience* ou d'*expérimentation*, qui vient d'*experiri*, *essayer*, puisque toute médication est un *essai*, une *épreuve*, un *expériment*. Pour exprimer la différence sur laquelle nous insistons ici, Zimmermann disait que le *médecin observateur écoute la nature*, et que *celui qui expérimente l'interroge*. Au reste, ce n'est pas en thérapeutique seulement qu'on a recours à l'*expérimentation*. On expérimente aussi pour connaître les fonctions des organes (physiologie *expérimentale*), pour déterminer le siége, les causes et la nature de certaines maladies, etc.

En résumé, on pourrait dire que l'art d'observer comprend deux modes, deux formes particulières : l'observation en quelque sorte *passive*, et l'observation *active*, ou celle qui s'applique à des phénomènes provoqués par l'observateur.

Il est vrai que les phénomènes par lesquels les maladies se traduisent à nous ont été provoqués aussi, et, sous ce rapport, les maladies elles-mêmes sont de véritables expériences. Mais ce n'est pas le médecin, c'est, en quelque sorte, la nature elle-même qui a provoqué ces phénomènes.

VI. Pour que les expériences thérapeutiques ne laissent rien à désirer, il faut qu'elles aient été faites avec la plus scrupuleuse exactitude et qu'elles aient été répétées un nombre suffisant de fois.

J'ai longuement exposé ailleurs (1) les règles qui doivent présider à la collection, à la rédaction et à la catégorisation des faits ou des cas particuliers par le moyen des-

____

(1) *Essai sur la philosophie médicale*, p. 185 et suiv., et p. 304-305; *Clinique médicale* de l'hôpital de la Charité.

Voy. aussi le savant ouvrage de M. le professeur Gavarret sur le même sujet.

quels on peut résoudre les questions, souvent si difficiles, qui s'agitent incessamment dans le monde thérapeutique. J'ai fait voir alors en quoi consistait réellement la méthode dite numérique, et quelles conditions elle devait remplir pour être appliquée, avec l'assentiment de tous les vrais praticiens, à la solution des problèmes thérapeutiques.

Qu'il me suffise de consigner ici le passage suivant de l'*Essai sur la philosophie médicale* :

« Dans l'état actuel de la thérapeutique, la méthode numérique ne saurait être trop employée, en se conformant aux règles que nous avons posées précédemment. En effet, comme, dans un bon nombre de maladies, les médecins ne s'accordent ni sur la nature de ces maladies, ni sur la valeur des moyens par lesquels elles sont traitées, ni sur le véritable mécanisme de ces moyens, la comparaison du nombre des malades guéris et morts sous l'influence de chaque méthode rivale, est alors un document de la plus haute importance. Avant de porter un jugement définitif sur la supériorité de telle ou telle méthode, de telle ou telle formule thérapeutique, on aura grand soin de répéter et de multiplier les expériences comparatives. En procédant ainsi par la *voie des grands nombres* dans l'appréciation de la valeur absolue ou relative des méthodes thérapeutiques, on est sûr d'éviter les graves erreurs. Quiconque suivra cette marche, pour peu qu'il soit doué d'un esprit juste et dégagé de préventions, ne tardera pas à savoir à quoi s'en tenir sur la valeur d'un traitement donné. Dans tous les temps, je le sais, on a jugé les méthodes thérapeutiques par leurs œuvres, et chaque praticien apportait à l'appui de la sienne le *grand nombre de ses guérisons* (1). Mais on ne comptait alors que d'une manière

(1) Sydenham est au premier rang des praticiens qui ont invoqué le secours d'un nombre suffisant d'*expériments* pour la démonstration de l'efficacité d'une méthode thérapeutique. « *Eam intelligo*, dit-il en parlant d'une bonne méthode, *quæ satis magno experimentorum numero corroborata suffultaque, huic vel illi morbo devincendo suppar invenitur.* »

vague et par de simples *à-peu-près* (1). Or, la véritable et bonne méthode numérique ne consiste pas à dire : *j'ai guéri beaucoup de malades, j'en ai guéri plus que tel ou tel de mes confrères*, mais bien à exposer le chiffre *précis* des morts et des guéris, chez un nombre *déterminé* de malades soumis à l'influence d'un certain traitement, dans des conditions spécifiées aussi rigoureusement que possible , et à compar r ce chiffre avec celui fourni par un nombre égal de malades traités par une autre méthode, et placés dans des conditions semblables à celles où se trouvaient les premiers. »

On dira sans doute qu'il est bien difficile, qu'il est impossible même de trouver des cas assez semblables pour qu'on puisse en faire des *unités* comparables. Ceux qui diront cela sont des médecins qui ne se sont pas livrés aux travaux de la clinique , avec toute l'exactitude et toute la persévérance convenables. Quant à nous, qui, depuis quinze ans, n'avons cessé de nous exercer à ces travaux, nous oserons affirmer qu'il est parfaitement possible de *catégoriser*, d'*égaliser* assez les cas pour qu'ils soient comparables, et nous ajoutons qu'il n'est aucune méthode dont on ne puisse apprécier clairement la valeur, soit absolue, soit relative, en l'expérimentant conformément aux préceptes et aux règles que nous avons rapidement indiqués ici, et que nous avons exposés avec plus de détails dans l'*Essai sur la philosophie médicale* d'abord, puis dans la *Clinique médicale* de l'hôpital de la *Charité*. Mais nous déclarons volontiers que pour vaincre toutes les difficultés dont la thérapeutique est environnée, il faut s'armer d'une grande patience et être animé d'un zèle infatigable pour la vérité.

---

(1) Ajoutez à cela qu'on ne recueillait pas les observations particulières avec tout le soin convenable, ou que même on ne les recueillait pas du tout. Or, comme les faits doivent être *pesés* en même temps que *comptés*, comment *peser* des faits quand ils n'avaient pas été recueillis?

ARTICLE III.

DE LA THÉRAPEUTIQUE EXPECTANTE ET DE LA THÉRAPEUTIQUE AGISSANTE.

I. Il est évident que les discussions sur la question de savoir s'il fallait préférer la méthode *expectante* ou la méthode *agissante* (1) dans le traitement des maladies, n'ont trait qu'à certaines maladies et non à toutes les maladies indistinctement. Les maladies au sujet desquelles ces discussions ont eu lieu, sont particulièrement celles qu'on désigne sous le nom de maladies aiguës ou les *fièvres et les inflammations.*

II. La méthode *expectante* ou *quasi-expectante* était en grande faveur sous le règne de la nosographie philosophique. Marchant en cette matière sur les traces d'Hippocrate, de Fréd. Hoffmann (2) et de tant d'autres, plein de confiance dans la *force médicatrice de la nature*, cette sorte de providence intérieure, suivant une heureuse expression de Broussais, Pinel glisse, en général, très rapidement sur le traitement des maladies, et professe une répugnance marquée pour toute méthode un peu active. Aussi, après avoir loué le talent observateur de Sydenham, il s'exprime ainsi sur la pratique de cet illustre médecin : « Sa pratique est bien loin de mériter les mêmes éloges ; et comment concilier avec les principes éternels de la FORCE MÉDICATRICE DE LA NATURE ce que dit Sydenham du traitement de la pleurésie, qui, suivant lui, ne peut

(1) Ces expressions d'expectante et d'agissante n'ont jamais été strictement définies par ceux qui les ont employées. Il est vrai qu'elles emportent en quelque sorte avec elles leur *signification*. Il faut avoir bien soin néanmoins de ne se servir, dans les sciences, que de termes clairement définis.

(2) Fréd. Hoffmann a dit : VIS MEDICATRIX NATURÆ *profusa medicamina non requirit, vis medicatrix naturæ quæ ægritudines valde periculosas, ut pestem, exanthematicas, variolosas, morbillosas et inflammatorias febres, depellit quam optime.*

Combien de ces maladies la *force médicatrice de la nature* ne laisse-t-elle pas se terminer d'une manière funeste !

être guérie dans un adulte qu'en lui faisant perdre quarante onces de sang par des saignées successives ? »

Nous verrons plus loin, en étudiant la pleurésie, combien est peu mérité le reproche adressé par Pinel à Sydenham, puisque, loin d'être exagérée, la quantité de sang que Sydenham prescrivait d'enlever pour le traitement d'une pleurésie *confirmée* chez l'adulte, est réellement au-dessous de la moyenne, surtout en n'abrégeant pas l'espace de temps fixé par Sydenham pour l'émission totale des quarante onces de sang.

La prédilection de Pinel pour la méthode expectante est en harmonie parfaite avec l'esprit de doute qu'il voulait qu'on apportât dans l'exercice de la médecine (1). Assurément d'ailleurs, il est telle méthode *agissante* qui serait plus fatale encore que la méthode *expectante*, dans certaines graves maladies aiguës, où néanmoins il est de la dernière importance d'*agir*, mais d'agir bien. C'est ainsi, par exemple, que, dans la fièvre dite typhoïde, il vaudrait mieux, en général, s'en tenir à la diète, aux boissons gommeuses, délayantes, aux lavements et aux cataplasmes émollients, que de recourir aux méthodes *agissantes*, qui consistent soit à faire prendre des purgatifs pendant huit, dix, quinze jours consécutifs, soit à administrer les toniques et les excitants. Mais, comme nous le démontrerons de la façon la plus convaincante, on abrégera singulièrement la durée de la maladie dont il s'agit, et on en diminuera la mortalité d'une manière vraiment merveilleuse, en substituant à la méthode expectante la méthode *agissante*, qui consiste à pratiquer, pendant la première période de la maladie, un nombre déterminé de saignées

______

(1) Le doute philosophique de Descartes, dit-il, peut souvent s'appliquer à la pathologie interne ; *et quel bienfait pour le genre humain, si on pouvait le faire adopter par l'universalité de ceux qui exercent la médecine !* » (NOS. PHILOS., 6ᵉ édit., 1818, t. I. p. 23.)

I.   e

générales et locales dans un espace de temps également déterminé.

Depuis quinze ans consacrés à l'étude la plus attentive et la plus consciencieuse, des milliers de faits exactement recueillis m'ont profondément démontré que, dans le traitement des maladies aiguës les plus communes offrant un certain degré d'intensité, la méthode dite *expectante* serait un véritable fléau, si l'on en compare les résultats avec ceux obtenus par une méthode *agissante* appropriée et convenablement formulée. Au contraire, lorsque ces maladies n'existent qu'à un très léger degré, et que leur cause productrice a été éloignée, souvent elles se guérissent en quelque sorte d'elles-mêmes, c'est-à-dire sous l'empire des simples moyens hygiéniques.

Au reste, une discussion plus étendue sur la médecine *expectante* et sur la médecine *agissante* serait tout-à-fait superflue. Nous aurons, en effet, à nous occuper plus bas des différentes espèces d'*actions médicales* ou de médications, et de la mesure ou de la *formule* qui doit présider à leur emploi.

III. Les moyens hygiéniques proprement dits sont les adjuvants naturels des moyens thérapeutiques. Assurément, les médications les mieux appropriées à certaines maladies aiguës resteraient impuissantes, si elles n'étaient secondées par une heureuse et habile direction des modificateurs hygiéniques. Il ne faut rien moins qu'une expérience consommée et, comme on le dit, qu'un véritable *tact* médical, pour faire ainsi concourir harmoniquement, et en quelque sorte fraternellement, les agents de l'hygiène et les instruments plus énergiques de la matière médicale. Aussi, que d'accidents éclatent chaque jour par l'effet d'une imprudence de régime, de certaines influences atmosphériques, d'un exercice prématuré, de diverses affections morales, etc., etc.!

On a dit depuis bien longtemps, et avec raison, que la diète et l'eau, ces simples moyens hygiéniques, étaient deux grands médecins. Toutefois, lorsque les maladies dans lesquelles ces deux moyens sont indiqués ont acquis un certain degré de gravité, ils échoueraient le plus souvent, ainsi que nous l'avons déclaré plus haut, s'ils n'avaient pour appui les méthodes *actives* dont nous aurons plus tard à formuler l'application.

ARTICLE IV.

DES INDICATIONS THÉRAPEUTIQUES (1).

I. Les indications thérapeutiques dérivent évidemment du diagnostic de la maladie. En effet, lorsque la nature de celle-ci est exactement connue, elle *indique* comme d'elle-même le remède. Ainsi, par exemple, il faut *réunir* les parties *divisées*, *replacer* dans leur position normale les parties *herniées*, *luxées*, *extraire* les corps étrangers, *neutraliser* les poisons ou en provoquer l'expulsion par les moyens appropriés, saigner dans la pléthore, opposer un régime pythagorique à la gravelle produite par l'abus des aliments azotés, etc., etc.

Richerand s'exprime ainsi qu'il suit sur les indications : « Lorsque l'on connaît la maladie et son issue probable, il importe d'examiner ce qu'il faut faire pour favoriser une issue heureuse ou prévenir une fin fatale. On appelle indication ce *jugement* (2) que porte le médecin sur les moyens qu'il convient d'employer. C'est là le commencement de la thérapeutique et le point de contact de cette partie de la médecine avec la pathologie ou l'art de connaître les maladies. »

II. *Contraria contrariis curantur :* tel est, en effet, le

(1) La connaissance des *contre-indications* étant un corollaire de celle des indications, je me dispenserai d'en parler.

(2) Le mot *jugement* ne caractérise pas assez nettement ce qu'on entend par *indication.*

dogme qui domine toute la thérapeutique. De là ces déno-minations de moyens ou médicaments antiphlogistiques, antiputrides, antiscorbutiques, antiscrofuleux, antisy-philitiques, d'agents contre-stimulants, de contre-poi-sons, etc., etc.

Dans les cas où la nature intime de la maladie ne nous est pas connue, toujours est-il que le diagnostic *différen-tiel* de cette maladie est encore la base de l'*indication*. Nous ne savons pas comment le quinquina guérit les fiè-vres intermittentes, mais le diagnostic d'une fièvre inter-mittente est une *indication* pour l'administration de ce médicament. En dernière analyse, toutes les circonstances propres à nous faire connaître le fond ou la forme d'une maladie, fournissent par elles-mêmes des *indications* plus ou moins précieuses.

ARTICLE V.

DES MÉTHODES THÉRAPEUTIQUES (1) ET DES MÉDICATIONS; DU MODE D'ACTION ET DE LA CLASSIFICATION DES MÉDICAMENTS.

On donne le nom de méthode thérapeutique à un en-semble, une association, une combinaison de moyens des-tinés à combattre une classe déterminée de maladies, moyens qui, considérés chacun à part, constituent autant d'*éléments thérapeutiques*.

---

(1) Ce mot *méthode* n'a pas un sens rigoureusement défini en théra-peutique. On ne s'en sert pas, en effet, toujours pour désigner l'ensemble des moyens par lesquels on combat une classe déterminée de maladies, comme, par exemple, quand on dit *méthode antiphlogistique*. Dans beau-coup de cas on applique le mot méthode à chacun des actes spéciaux dont une méthode thérapeutique se compose, et de là les mots *méthode révulsive*, *méthode vomitive*, *méthode purgative*, dans des cas où les ré-vulsifs, les vomitifs, les purgatifs sont employés pour combattre cer-taines maladies inflammatoires. On a aussi donné le nom de méthode à la *manière* dont on administre certains médicaments, à la *voie* par la-quelle on les introduit dans l'économie; et de là le nom de méthode *en-démique*, etc.

L'action que ces moyens exercent sur l'économie est désignée sous le nom de *médication*. On donne le nom d'*o-pérations chirurgicales* aux actions thérapeutiques mécaniques ou *manuelles*.

Les médications et les médicaments *internes* ont, comme les maladies elles-mêmes, subi de nombreuses révolutions, soit sous le rapport de leur nomenclature, soit sous le rapport de leur classification.

I. Écoutons d'abord Bichat sur la question dont il s'agit, et nous comparerons sa doctrine à celles qui règnent aujourd'hui sur le même sujet (1).

« A quelles erreurs ne s'est-on pas laissé entraîner dans l'emploi et dans la *dénomination* des médicaments ! On créa des désobstruants quand la théorie de l'obstruction était en vogue. Les incisifs naquirent quand celle de l'épaississement des humeurs lui fut associée. Quand il fallut envelopper les âcres, on créa les invischants, les incrassants, etc. Ceux qui ne virent que relâchement et tension des fibres dans les maladies, que *laxum* et *strictum*, employèrent les astringents et les relâchants. Les rafraichissants et les échauffants furent mis en usage par ceux qui eurent spécialement égard, dans les maladies, à l'excès ou au défaut de calorique, etc.

» Des moyens identiques *ont eu* souvent des *noms dif-férents*, suivant la manière dont on croyait qu'ils agissaient : désobstruant pour l'un, relâchant pour l'autre, rafraîchissant pour un autre, le même médicament a été tour à tour employé dans des vues toutes différentes et même opposées, tant il est vrai que l'homme marche au hasard quand le vague des opinions le conduit.

» Il n'y a point eu en matière médicale de systèmes généraux ; mais cette science a été tour à tour influencée par ceux qui ont dominé en médecine ; chacun a reflué

(1) Sous plusieurs rapports la doctrine de Bichat en matière de thérapeutique ne diffère pas notablement de celle de Pinel.

sur elle, si je puis m'exprimer ainsi. De là le vague, l'incertitude qu'elle nous présente aujourd'hui. Incohérent assemblage d'opinions elles-mêmes incohérentes, elle est peut-être de toutes les sciences physiologiques celle où se peignent mieux les travers de l'esprit humain. Que dis-je? ce n'est point une science pour un esprit méthodique; c'est un ensemble informe d'idées inexactes, d'observations souvent puériles, de moyens illusoires, de formules aussi bizarrement conçues que fastidieusement assemblées.

» On dit que la pratique de la médecine est rebutante; je dis plus, elle n'est pas, sous certains rapports, celle d'un homme raisonnable, quand on en puise les principes dans la plupart de nos matières médicales. Otez les médicaments dont l'effet est de stricte observation, comme les évacuants, les diurétiques, les sialagogues, les antispasmodiques, etc., ceux par conséquent qui agissent sur une fonction déterminée, que sont nos connaissances sur les autres ?

» Sans doute il est extrêmement difficile de *classer* encore les *médicaments* d'après leur manière d'agir ; mais certainement il est incontestable que tous ont pour but de *ramener les forces vitales au type naturel dont elles s'étaient écartées dans les maladies.* Puisque les phénomènes morbifiques se réduisent tous, en dernière analyse, *à des altérations diverses de ces forces, l'action des remèdes doit évidemment se réduire aussi à ramener ces altérations à l'ordre naturel.* D'après cela chacune de ces propriétés a son genre de remèdes appropriés.

» 1° Nous avons vu que, dans les inflammations, il y a exaltation de sensibilité organique et de contractilité insensible : eh bien ! diminuez cette exaltation par les cataplasmes, les fomentations, les bains locaux, etc. Dans certaines infiltrations, dans les tumeurs blanches, etc., il y a diminution de ces propriétés ; exaltez-les par les applications de vin, de toutes les substances qu'on appelle fortifiantes, etc. Dans toutes inflammations, suppurations, tumeurs de nature diverse, ulcères, engorgements, dans toute altération de sécrétions, d'exhalation, de nutrition, les *médicaments* agissent donc spécialement sur la contractilité insensible, etc., pour l'augmenter, la diminuer ou *l'altérer d'une manière quelconque.* Autour de cette propriété se rallie tout ce qu'on nomme *résolutifs*, *fortifiants*, *excitants*, *émollients*, etc. Remarquez que ces médicaments sont de deux sortes : 1° généraux ; ainsi le vin, les *substances ferrugineuses*, souvent les acides, etc., *raniment la contractilité* insensible et la tonicité dans tout le système ; 2° particuliers : ainsi cette propriété est isolément exaltée par le nitre dans les reins, par le mercure dans les salivaires, etc.

» 2° Plusieurs médicaments sont particulièrement dirigés sur la contractilité organique sensible : tels sont les émétiques, qui font soulever l'estomac ; les purgatifs, les drastiques surtout, qui font fortement contracter les intestins. L'art n'emploie pas, en général, l'excitation du cœur comme celle de ces viscères : on n'augmente pas artificiellement son mouvement, comme on le fait pour celui de l'estomac dans les maladies gastriques ; peut-être un jour en sera-t-on tenté, s'il est vrai que souvent la fièvre soit un instrument de guérison ; et alors il ne sera pas difficile, je crois, d'en trouver les moyens. D'autres fois nous avons à diminuer la contractilité organique sensible trop exaltée, et alors divers médicaments sont employés pour agir en sens inverse des précédents, comme pour calmer les vomissements, pour diminuer l'*irritation* intestinale, etc.

» 3° La sensibilité animale a aussi des médicaments qui lui sont appropriés. Or, ces médicaments agissent de deux manières : 1° en diminuant la douleur dans la partie où elle a son siége, comme le font les applications diverses faites sur les tumeurs, les engorgements, etc.; 2° en agissant sur le cerveau, qui perçoit la douleur. Aussi toutes les préparations narcotiques, prises intérieurement, empêchent-elles de percevoir le sentiment douloureux dont la cause subsiste toujours. Il est essentiel de distinguer ces deux actions du médicament sur la sensibilité animale : elles sont absolument différentes l'une de l'autre.

» 4° Les substances médicamenteuses ont aussi leur influence sur la contractilité animale. Tout ce qui produit une vive excitation à l'extérieur, comme les vésicatoires, les frottements divers, l'urtication, etc., ranime souvent cette propriété assoupie dans la paralysie. Toutes les substances qui engourdissent l'action cérébrale l'empêchent d'influencer les muscles de la vie animale : lors donc que ces muscles sont agités convulsivement, ces substances sont de véritables antispasmodiques.

» En présentant ces réflexions, je n'entends point offrir un plan nouveau de matière médicale ; les médicaments sont trop compliqués dans leur action pour être soumis, sans d'amples réflexions, que j'avoue n'avoir point encore assez faites, à une distribution nouvelle. D'ailleurs, un inconvénient commun à toute classification se présenterait ici : le même médicament agit souvent sur plusieurs propriétés vitales ; l'émétique, en mettant en jeu la contractilité organique sensible de l'estomac, excite la contractilité insensible de ses glandes muqueuses, et souvent la sensibilité animale de ses villosités nerveuses; même observation pour les *stimulants* de la vessie, des intestins, etc. *Mon unique but est de montrer que dans l'action des substances appliquées au corps pour le guérir, comme dans les phénomènes du corps malade, tout se rapporte aux propriétés vitales, et que leur augmentation, leur diminution ou leur altération sont, en dernière analyse, les buts invariables de nos méthodes curatives.*

« Quelques auteurs n'ont vu dans les maladies que force ou faiblesse, et par conséquent dans les médicaments que débilitants ou fortifiants. Cette idée est vraie en partie, mais elle est fausse quand on la généralise trop. Chaque *force* vitale a des moyens propres à la relever dans ses diminutions, et à la rabaisser dans ses augmentations. Certainement il n'y a pas de fortifiants et de débilitants applicables à tous les cas. Vous n'affaiblirez pas la contractilité animale augmentée dans les convulsions, comme la contractilité organique insensible accrue dans l'inflammation; vous ne les augmenterez pas non plus par les mêmes moyens. Jamais les troubles morbifiques qu'éprouvent la contractilité organique et la sensibilité animale ne s'apaiseront par les mêmes moyens. *Chaque force vitale a ses médicaments qui lui conviennent.* D'ailleurs, non seulement c'est en plus ou en moins qu'elles pèchent, mais elles sont encore *dénaturées.* Des diverses modifications que la contractilité insensible et la sensibilité organique peuvent éprouver, naissent, dans les plaies et les ulcères, la diversité de suppuration, dans les glandes la diversité de sécrétion, dans les surfaces exhalantes la diversité d'exhalation, etc. Donc il faut que les médicaments, non seulement diminuent ou augmentent chacune des forces vitales, mais encore la ramènent à la modification naturelle dont elle s'était écartée.

» Ce que je viens de dire s'applique encore au *strictum* et au *laxum* de plusieurs médecins, qui ne voient partout que ces deux choses. Le *strictum* peut bien s'appliquer aux phénomènes inflammatoires, le *laxum* aux hydropisies, etc.; mais qu'ont de commun ces deux états des organes avec les convulsions, avec le trouble des fonctions intellectuelles, avec l'épilepsie, les affections bilieuses, etc.? C'est le propre de tous ceux qui ont une idée générale, en médecine, de vouloir ployer tous les phénomènes à cette idée. Le défaut de trop généraliser a peut-être plus nui à la science que celui de ne voir chaque phénomène qu'isolément (1). »

II. Le passage qu'on vient de lire montre assez que le système pathologique de Bichat *avait*, pour me servir des expressions de cet illustre auteur, *reflué* sur sa doctrine en matière médicale.

Pour les médicaments, comme pour les maladies, rien de *mécanique*, de *physique*, de *chimique*. Tout médicament agit sur la *contractilité* et la *sensibilité*, soit *organiques*, soit *animales*, et rien de plus.

Que penser aujourd'hui d'une classification qui s'appuie sur un système pathologique, d'après lequel toutes les maladies consistent en des lésions de propriétés qui n'ont rien de commun avec les propriétés mécaniques, physiques et chimiques?

Sans doute, comme l'a dit Bichat, toute classification thérapeutique doit reposer sur la classification des maladies. Or, puisque nous avons clairement démontré que parmi les maladies les unes étaient mécaniques et physiques, les autres chimiques ou organico-chimiques, les autres vitales ou dynamiques, il doit en être ainsi des médications, leur action devant être inverse de celle qui constitue l'état morbide, et qu'il s'agit de guérir.

Si nous faisons abstraction des moyens purement moraux, il est évident que les agents thérapeutiques dits internes ne modifient l'économie ou l'organisme vivant qu'en vertu de leurs propriétés physiques, mécaniques, chimiques et dynamiques. Qu'on étudie avec exactitude, qu'on analyse avec précision (autant que le comporte l'état actuel de la science) les actions des divers agents

(1) Pourquoi faut-il que Bichat n'ait pas toujours mis en pratique les excellentes maximes par lesquelles il termine ses considérations générales sur la matière médicale? Pourquoi ce grand physiologiste n'a-t-il pas vu qu'il *voulait ployer tous les phénomènes* à son idée générale des forces ou des propriétés vitales, et qu'une foule de phénomènes ne pouvaient rentrer dans cette *idée générale?*

thérapeutiques dits *internes,* et l'on ne tardera pas à reconnaître la vérité de la proposition précédente. Les agents dont l'ensemble est connu sous le nom d'appareil ou de méthode antiphlogistique, l'eau, la diète, les émissions sanguines, etc., ne modifient-ils pas les conditions physiques, chimiques et mécaniques de l'économie vivante? Les émissions sanguines, combinées avec la diète et l'usage abondant des boissons aqueuses, ne changent-elles pas de la manière la plus palpable les conditions physiques et chimiques du sang? La glace et les autres réfrigérants n'agissent-ils pas physiquement, et ne pratique-t-on pas, en quelque sorte, par leur emploi, des *saignées* de calorique? Les moyens qu'on emploie aujourd'hui pour guérir la gravelle d'acide urique, le diabète sucré ou glucosurie, etc., n'exercent-ils aucune action chimique? N'en est-il pas de même des moyens qu'on emploie contre la chlorose, les empoisonnements, etc.?

Et les spécifiques, dira-t-on, qu'en faites-vous? Par cela même que nous avons admis des causes et des maladies *spécifiques,* assurément nous admettons l'existence des moyens du même nom. Ces agents se partagent même en deux ordres principaux, savoir: les *spécifiques* de maladies et les *spécifiques* d'organes. Mais les moyens auxquels on a donné le nom de *spécifiques* n'en agissent pas moins, sans doute, en vertu de propriétés inhérentes à leurs conditions physiques, chimiques et dynamiques.

Sous quelque point de vue qu'on examine la médecine, toujours on trouve que l'on ne pourrait, sans commettre un énorme contre-sens, isoler cette belle partie des connaissances humaines des sciences physiques et chimiques. Il est digne de notre ère de sceller enfin leur pacte de fraternelle alliance.

III. Parmi les recherches qui, dans ces derniers temps, ont le plus contribué à démontrer ce qu'il y avait de chimique dans l'action d'un grand nombre de médicaments.

on doit surtout citer celles de M. Mialhe. Qu'il nous soit permis, avant de terminer cet article, de consigner ici un extrait des recherches dont il s'agit.

1° *Règles générales sur l'absorption des médicaments et des poisons.* C'est bien aux médicaments que s'applique l'adage si connu : *Corpora non agunt nisi soluta.* Mais il est des corps insolubles qui, par suite de réactions chimiques opérées dans le sein de nos organes, deviennent solubles. Ils deviennent alors *absorbables,* condition commune à toutes les substances actives.

De ces substances, les unes, naturellement solubles, sont absorbées directement (1). Les autres, insolubles par elles-mêmes, ont besoin de l'intervention soit d'un acide, soit d'un alcali, soit d'un composé salin, pour pouvoir être absorbées (2).

Plus les médicaments et les poisons sont facilement et rapidement absorbés, plus prompte est leur action.

Pourquoi l'acide oxalique, ingéré dans l'estomac, fait-il périr bien plus promptement que l'acide nitrique? C'est qu'il est immédiatement absorbable, et que l'autre ne l'est

(1) Aux *substances immédiatement absorbables,* c'est-à-dire absorbables sans aucune intervention chimique, appartiennent la potasse, la soude, les sels alcalins, etc.

Les huiles volatiles, l'extractif des végétaux, enfin le sucre, l'amidon modifié, la gomme, l'albumine, la caséine, sont très certainement immédiatement absorbables, bien que le plus ordinairement ces substances n'éprouvent le phénomène de l'absorption qu'après avoir subi quelques réactions chimiques prédisposantes à l'assimilation. (M. MIALHE, *Art de formuler.*)

(2) « Ainsi, par exemple, les métaux, la plupart des oxides et certains sels demandent l'intervention des acides pour être absorbés; les métalloïdes, les acides insolubles, certains sels insolubles, les huiles, les résines, les baumes, l'intervention des alcalis; et enfin certains sels insolubles, l'intervention des sels solubles. Ces acides, ils les trouvent intérieurement dans le suc gastrique, et à l'extérieur du corps dans la sécrétion cutanée; ces alcalis dans le suc intestinal, et ces composés salins dans toutes les humeurs de l'économie animale. Mais, comme la quantité d'acides, d'alcalis et de sels contenue dans les liquides de l'homme

pas. (L'acide nitrique s'introduit lentement dans le torrent sanguin, parce qu'il exerce sur le sang une action coagulante des plus marquées.) Pourquoi le cyanure de mercure détermine-t-il une mort incomparablement plus prompte que ne le fait le bichlorure ou sublimé corrosif? Par la même raison, c'est-à-dire parce que le chlorure mercurique fait partie de la classe des substances coagulantes, tandis que le cyanure n'en fait point partie (1).

2.º *Action de divers médicaments sur le sérum du sang.* — Il résulte des recherches de M. Mialhe que la plupart des substances introduites dans l'économie animale agissent chimiquemeut sur le sérum du sang , soit *immédiatement* , soit *médiatement.* Les unes *coagulent* l'albumine que cette

est très bornée, il s'ensuit que l'action médicale des médicaments insolubles est, en général, bornée aussi, et rarement en rapport avec la quantité de matière agissante ingérée. »

I. *Agents absorbables par l'intervention des acides du suc gastrique :*

Tous les métaux, excepté ceux de la dernière classe, de M. Thénard; presque tous les oxides métalliques insolubles, les alcalis végétaux, l'albumine cuite, le tissu cellulaire animal, etc.

II. *Agents absorbables avec l'intervention des alcalis des sucs intestinaux :*

Soufre, phosphore, iode; acides végétaux insolubles ; résines, huiles grasses, extractif modifié, santonine, la plupart des matières colorantes, etc.

III. *Agents absorbables dans toute la longueur du canal digestif avec l'intervention des chlorures alcalins :*

Oxides et sels du plomb, du mercure, de l'argent, de l'or et du platine. (M. MIALHE, *ouv. cit.*)

(1) M. Mialhe, à qui nous empruntons ces faits, a soin d'ajouter que « si l'on enlève au sublimé ses propriétés coagulantes, en le combinant avec un excès de sel marin ou de sel ammoniac, et qu'on l'ingère ensuite dans l'estomac d'un animal, on remarque à la fois, et que ses effets délétères se manifestent plus tôt, et que l'estomac de l'animal empoisonné n'offre plus la couleur grise-blanchâtre signalée par M. Orfila, couleur qui , selon M. Mialhe, résulte de l'union du sublimé avec les éléments albumineux de cet organe. »

humeur renferme; les autres, au contraire, la *fluidifient* (1).

3° *Principes auxquels il convient de rapporter l'action immédiate ou prochaine des modificateurs de l'économie vivante.*

« Lors de l'administration d'un agent modificateur, dit

(1) Voici, d'après M. Mialhe, une liste des divers agents de cette double catégorie :

1° *Coagulants ou plastifiants.*

Parmi les métalloïdes : le chlore, le brome et l'iode.

Parmi les acides minéraux : les acides sulfureux, sulfurique, nitrique, chlorhydrique, etc.

Parmi les composés salins : la plupart des sels de zinc, de plomb, d'étain, de bismuth, de cuivre, d'antimoine, de mercure, d'argent, d'or, de platine, etc.

Parmi les composés organiques : l'acide tannique ou tannin, l'acide acétique concentré, l'alcool, la créosote, l'huile de croton tiglium, etc.

Tous les véritables astringents appartiennent à la classe des *coagulants.*

Le coagulum protéique pouvant toujours être rendu soluble à la faveur des agents de dissolution que nos humeurs renferment, le tissu organique dans lequel il s'était formé ne tarde pas à reprendre ses fonctions.

Les agents *plastifiants* produisent, avec les éléments *protéiques* de l'économie animale (l'albumine, la fibrine et la caséine du sang et des tissus vivants), des combinaisons insolubles plus ou moins plastiques et plus ou moins stables ; de sorte que, hormis les trois métalloïdes qui sont volatils, le premier effet de ces modifications est toujours purement local.

2° *Fluidifiants ou désobstruants.*

Les oxides alcalins et leurs carbonates, sulfates, nitrates, phosphates, tartrates, citrates, iodures, chlorures, sulfures, etc.; l'ammoniaque et tous ses composés salins; les acides arsénieux, arsénique, phosphorique hydraté ; tous les acides organiques étendus d'eau.

Les alcalis et leurs carbonates, l'ammoniaque et ses sels sont antiplastiques au plus haut degré. Il en est de même des sels alcalins à acides organiques, lesquels sont décomposés dans le sang et transformés en carbonates. Les acides organiques étendus d'eau sont, au contraire, plutôt de simples agents non coagulants que de véritables agents fluidifiants.

Les coagulants *médiats* ou après absorption (alcool faible, infusion de seigle ergoté, etc.) seraient, selon M. Mialhe, les seuls agents hémostatiques qui auraient la propriété, inappréciable en certains cas, de pouvoir pénétrer dans la circulation générale, et d'agir consécutivement sur

M. Mialhe, à quel principe chimique doit-on rapporter la cause de son action modificatrice? Est-ce au composé lui-même ou bien à l'un de ses principes constituants?

» Il est bien difficile de répondre catégoriquement à cette question dans l'état actuel de la science...

» Quand on introduit dans l'économie un corps composé, médicamenteux ou toxique, de deux choses l'une : ou bien ce corps complexe est indécomposable par les acides, les bases, les sels et les éléments organiques azotés que nos humeurs renferment, et dès lors l'action médicamenteuse ou toxique, ou, si l'on veut, l'action dynamique est produite par ce composé lui-même; ou bien l'agent modificateur composé, introduit dans l'économie vivante, est *réactionné* par une ou plusieurs des substances susmentionnées, et dès lors c'est presque toujours un seul des produits de la réaction inter-viscérale qui est la cause de son action générale ou dynamique. Le premier cas se présente très rarement dans la pratique, contrairement aux idées ayant cours dans la science; il n'en est pas de même du second : le premier cas est l'exception, le second constitue la règle.

» Mais, dira-t-on, comment savoir à l'avance si la substance composée introduite par l'absorption dans la circulation générale est ou n'est pas décomposée dans le sang?

» Deux moyens se présentent pour répondre à cette question, l'un théorique, l'autre pratique. Le premier

le sérum du sang, de le coaguler partiellement, de manière à intercepter l'abord de ce liquide dans les capillaires où s'effectue l'hémorrhagie.

Aux fluidifiants *médiats* ou après absorption, appartiennent tous les sels métalliques susceptibles d'être transformés en chlorures doubles par les chlorures alcalins : tels sont les sels de plomb, de mercure, d'argent et d'or.

M. Mialhe ajoute que les composés chimiques chlorurés appartenant à ce groupe constituent, selon les doses auxquelles on les administre, les médicaments les plus précieux ou les poisons les plus énergiques.

consiste à examiner mentalement si le corps complexe est accessible à l'action décomposante des corps réactionnels contenus dans les liquides des animaux; et si l'on trouve qu'il est décomposable, on peut assigner à l'avance quel sera le principe agissant. Ce *criterium* fait rarement défaut. Le second moyen consiste à soumettre à l'analyse chimique le corps composé, après que son action a été produite, c'est-à-dire après qu'il a été expulsé de l'économie animale par les émonctoires qui lui sont propres.

» C'est à l'aide de ces deux méthodes que je suis arrivé à connaître la véritable nature du principe actif d'un grand nombre de substances médicamenteuses et toxiques (1). »

4° *Action intime des médicaments et des poisons.* — Tous les agents médicamenteux et toxiques agiraient, selon M. Mialhe, de quatre manières principales :

a. En arrêtant la circulation du sang, soit en coagulant ce liquide, soit par précipitation d'un corps insoluble dans ce même liquide;

b. En activant la circulation du sang qu'ils *fluidifient.;*

c. En empêchant les réactions chimiques qui peuvent se faire dans le sang (asphyxie par défaut d'oxidation);

d. En produisant dans le sang des réactions chimiques anormales (2).

----

(1) Voyez l'énumération de ces substances dans l'ouvrage de **M. Mialhe,** p. 293.

(2) Le virus rabique et le venin du serpent à sonnettes agiraient de cette manière. « Nul doute, selon M. Mialhe, que ces virus n'agissent sur l'économie à la manière de certains ferments; nul doute que ces produits morbides ne se comportent avec les éléments organiques du sang comme le fait la synaptase sur l'amygdaline, la diastase sur l'amidon, etc.; et la preuve que l'action des virus est tout-à-fait analogue à celle des ferments, c'est que tous les agents médicamenteux qui annulent l'action spécifique des virus sont précisément ceux qui anéantissent le plus aisément l'action spécifique des ferments; tels sont la chaleur, les acides puissants, les alcalis caustiques. On objectera peut-être que deux substances chimiques qui empêchent le plus complétement le développement de toute espèce de fermentation, le *tannin* et la *créosote*, ne sont pour-

IV. La classification de M. Mialhe ne s'applique, comme on voit, qu'à un certain nombre de médications. Terminons par quelques considérations sur une classification plus générale des médications. Chacune des douze classes de maladies que nous avons admises (1) réclame une médication qui lui soit appropriée. Or, ces médications, ces actions thérapeutiques peuvent, comme les maladies auxquelles elles correspondent, être ramenées à trois grandes familles, savoir : 1° les médications *organico-vitales* ou *chimico-vitales*; 2° les médications essentiellement *dynamiques*; 3° les médications physiques et mécaniques, lesquelles comprennent les opérations chirurgicales.

a. Aux médications très variées de la première famille se rapportent : 1° la médication antiphlogistique proprement dite ou débilitante, et la médication opposée, c'est-à-dire fortifiante, stimulante, réparatrice (2); 2° la médication antiseptique; 3° les médications si diverses appelées *altérantes*, *spécifiques* (antisyphilitique, antiscorbutique, antiscrofuleuse, antitoxique, etc., etc.). Ces médications, parmi les éléments desquelles se rangent les médicaments *plastifiants* ou *coagulants* et les médicaments fluidifiants de

tant pas comptés au nombre des agents anticontagieux. Mais à coup sûr le tannin et la créosote agiraient infailliblement sur tous les genres de virus comme ils agissent sur toute espèce de ferment. »

(1) Voyez la section huitième de ces *prolégomenes.*

(2) Il y a dans les deux médications désignées par les auteurs sous les noms ci-dessus ou autres analogues, deux ordres de conditions qu'il importe de distinguer, savoir, les conditions dynamiques et les conditions matérielles. L'addition ou la soustraction pure et simple de calorique, d'électricité, du principe de *l'innervation*, par exemple, voilà réellement une médication *dynamique.* Au contraire, augmenter ou diminuer la masse du sang, augmenter ou diminuer la dose des aliments, etc, voilà évidemment une médication matérielle. Mais comme le sang et les aliments qui en fournissent les matériaux, influent puissamment sur les conditions dynamiques de l'économie vivante, il est évident que leur soustraction dans les maladies inflammatoires et dans la pléthore, leur augmentation dans les états opposés à l'inflammation et à la pléthore, constituent une médication à la fois matérielle et dynamique.

M. Mialhe, ne pourront être rigoureusement classées qu'à l'époque où chacune d'elles aura été l'objet de recherches chimico-organiques exactes et suffisamment répétées.

b. Les médications de la seconde famille comprennent les médications *stimulante* et *sédative pures*, celles qui augmentent ou diminuent l'influence nerveuse, et celle qui régularise cette même influence, médications essentiellement opposées aux hypernévries, aux hyponévries et aux ataxonévries.

c. Les médications ou les actions thérapeutiques de la troisième famille se composent de celles qu'on appelle mécaniques, et dans lesquelles se placent les opérations chirurgicales. Elles sont aussi variées que les dérangements mécaniques ou physiques auxquels elles sont applicables. Richerand les a divisées ainsi qu'il suit :

I. Remédier à un dérangement mécanique.	Réunions. Divisions. Réductions. Évacuations. Dilatations. Extractions.
II. Retrancher une partie nuisible à la conservation du tout.	Cautérisations (1). Résections. Extirpations. Amputations.

La classification de Richerand ne renferme pas tous les moyens, ou, si l'on aime mieux, toutes les opérations que réclament les nombreux états ou dérangements anormaux dont se compose notre troisième famille de maladies. C'est ainsi qu'on n'y trouve pas les moyens ou opérations qu'il faut opposer aux distensions et dilatations, les moyens ou opérations nécessaires dans les cas de perte de certaines parties, de certains organes (*prothèse, autoplastie*). Mais c'en est trop sur un sujet dont il appartient aux chirurgiens plus qu'aux médecins de s'occuper.

(1) Les cautérisations font essentiellement partie des médications organico-chimiques.

ARTICLE VI.

DE LA NÉCESSITÉ DE FORMULER EXACTEMENT LES MÉTHODES THÉRAPEUTIQUES, SOUS LE DOUBLE RAPPORT DE LA DOSE DES AGENTS CURATIFS ET DE L'ESPACE DE TEMPS DANS LEQUEL ILS DOIVENT ÊTRE EMPLOYÉS.

I. Il y a deux choses, deux données fondamentales à considérer, quand il s'agit de la formule d'une méthode thérapeutique, savoir : 1° la dose des remèdes quels qu'ils soient (et j'entends ici par remède tout ce qui peut guérir une maladie, soit que cela consiste à donner, soit que cela consiste, au contraire, à retrancher); 2° l'espace de temps dans lequel doit être administrée cette dose.

Assurément, une dose déterminée d'un remède quelconque ne produira pas exactement les mêmes effets, selon qu'elle sera administrée dans l'espace de quelques heures ou dans l'espace de plusieurs jours. On peut dire que , dans des circonstances données , une médication quelconque agit en raison directe de la masse des éléments dont elle se compose et de la rapidité avec laquelle cette médication a été appliquée.

Ce principe trouve une éclatante confirmation dans les résultats si différents qu'on obtient des émissions sanguines, selon qu'on les emploie conformément aux anciennes pratiques ou conformément à la *nouvelle formule*, laquelle, dans les cas où les saignées doivent être répétées un certain nombre de fois, consiste à laisser entre elles un espace de temps beaucoup moins long qu'on ne le faisait avant nous. Grâce, en effet, à cette nouvelle formule, convenablement appropriée aux différentes catégories de cas que présente la pratique , la mort est devenue une exception très rare dans les *graves* maladies inflammatoires qui, traitées par les anciennes pratiques, font périr le *tiers au moins* des malades.

Dix nouvelles années d'expérience ont confirmé de la manière la plus heureuse les succès que nous avions annoncés dans l'*Essai sur la philosophie médicale*, ouvrage publié quatre ans après les premières épreuves de la formule nouvelle (1).

II. On conçoit à merveille que plus les méthodes mises en usage sont énergiques, plus il importe de les formuler de manière à ne pas dépasser le point *précis* au-delà duquel elles ne manqueraient pas d'être nuisibles, et en-deçà duquel elles seraient *insuffisantes*. C'est à la recherche de ce vrai *juste-milieu*, si difficile à fixer en toutes choses, que nous avons *constamment* consacré nos faibles efforts.

(1) On trouvera tous les détails relatifs à cette formule dans la partie de cette *Nosographie* que nous avons consacrée à l'étude des phlegmasies (*voy. la classe première de maladies*).

Au moment où j'écris (mars 1846), plus de quatre mille faits exactement et authentiquement recueillis depuis quatorze ans, ont démontré de la manière la plus évidente que la nouvelle formule des émissions sanguines *appliquée à temps* est vraiment *toute-puissante* contre les maladies inflammatoires et en réduit la mortalité presque à zéro. Qu'il me soit permis de consigner ici le passage suivant de l'*Essai sur la philosophie médicale*, relatif à la thérapeutique en général, et au traitement des maladies aiguës en particulier.

« La thérapeutique est, au fond, un art qui se rapproche de celui de la guerre : c'est une sorte de guerre contre les maladies. Or, comme l'art de la guerre proprement dit, celui qui consiste à combattre les maladies doit être soumis à des règles précises, et la *tactique* thérapeutique, si j'ose ainsi parler, doit être formulée comme la *tactique* ordinaire. Les principes généraux de cette tactique thérapeutique doivent s'accommoder, d'ailleurs, se plier aux différentes circonstances au milieu desquelles se développent les diverses maladies.

Dans les maladies aiguës, violentes, qui compromettent d'une manière plus ou moins prochaine la vie des malades, on doit avoir pour premier principe d'agir le plus promptement possible, et d'opposer au mal, c'est-à-dire à l'ennemi, des moyens qui le surpassent en *force* et en *rapidité*. Les moyens généralement employés jusqu'à ces derniers temps étaient bien au-dessous de ce que réclamaient souvent l'*intensité* et la *marche* rapide de la maladie. Aussi ces moyens échouaient-ils dans un très grand nombre de cas C'est pour éviter de pareils échecs que nous avons agi avec plus de force et de rapidité que ne le faisaient nos devanciers, et, grâce au ciel, le succès a couronné nos efforts au-delà de toutes nos espérances. »

III. Étant donnés les principes généraux de la formule au moyen de laquelle on doit employer une méthode thérapeutique quelconque, il reste à bien déterminer, ainsi que nous l'avons fait pour la nouvelle formule des émissions sanguines, quelles sont les modifications que la formule doit subir selon une foule de circonstances, telles que l'âge, la constitution, la *force* des sujets, l'étendue, l'intensité de la maladie, les complications, etc., etc.

Voilà qui est bien difficile sans doute, et pour vaincre les difficultés de tout genre que présente l'art de guérir, il ne faut rien moins que ce travail *opiniâtre* au moyen duquel on vient à bout de tout : *labor omnia vincit improbus.*

SECTION SEPTIÈME.

NOMENCLATURE DES MALADIES.

A. Il y a seize ans passés que, dans le *Journal hebdomadaire de médecine* (N° du 16 janvier 1830), l'auteur de cette Nosographie publia quelques réflexions sur le sujet de la présente section (1). Il croit devoir les reproduire à peu près textuellement ici.

« I. Le sujet que nous nous proposons ici d'effleurer plutôt que d'approfondir est beaucoup plus important que ne le pensent certaines personnes.

» Tel est, en effet, le rapport qui existe entre la langue d'une science et cette science elle-même, que Condillac est allé jusqu'à dire qu'une science se réduisait à une langue bien faite. Il y a dans cette pensée l'exagération d'une grande vérité. Une autre vérité, c'est qu'une langue bien faite suppose une science très avancée, cette langue n'étant réellement que l'image de la science

______

(1) Ces réflexions furent ensuite insérées dans ma *Dissertation sur les généralités de la clinique médicale, et sur le plan et la méthode à suivre dans cette science; présentée au concours ouvert, le 20 juin 1831, pour une chaire de clinique médicale, vacante à la Faculté de médecine de Paris.*

elle-même. Au lieu donc de soutenir uniquement, avec le célèbre auteur de la *Langue du calcul*, que la perfection des langues est le meilleur moyen de concourir à la perfection des sciences, il ne faut pas oublier de dire en même temps que les progrès des sciences sont la condition *sine quâ non* du perfectionnement de leurs langues. Examinez les diverses branches des connaissances humaines, et vous verrez que leur langue est d'autant plus claire, précise, rigoureuse, que ces connaissances le sont elles-mêmes davantage, soit par suite de leurs progrès, soit en raison de la nature même du sujet auquel elles s'appliquent. Comparez sous ce point de vue les sciences mathématiques et les sciences métaphysiques, et vous ne tarderez pas à vous convaincre de la vérité de ce qui vient d'être énoncé.

» On a dit, non sans raison, que les disputes scientifiques ne sont souvent que des disputes de mots. Ce qu'il y a de certain, c'est que pour faire cesser une foule de ces disputes, il suffit de répandre plus de clarté sur les choses dont on parle. Plus les objets dont on s'occupe sont clairs, plus les termes qui les représentent sont nettement définis, et plus les disputes scientifiques sont rares, ainsi qu'on le voit dans le monde mathématique.

» II. Mais occupons-nous spécialement de la langue médicale. Comme toutes les autres, cette langue doit reposer sur des principes sanctionnés, non par l'arbitraire, mais par ce suprême législateur que nous appelons la *raison*. Après les sciences métaphysiques proprement dites, la médecine est peut-être celle dont le langage doit coûter le plus de temps et de travail à l'esprit humain pour arriver à sa perfection. C'est qu'en effet, après ces sciences, il n'en est guère de plus difficile que la médecine.

» Si les formes morbides dont l'organisation est susceptible étaient moins variées et présentaient toujours à l'observateur des caractères bien tranchés; si elles existaient toujours à l'état simple; si les organes et leurs éléments constitutifs étaient moins nombreux, il serait assez facile de construire l'édifice de la nomenclature médicale ; mais malheureusement il n'en est pas ainsi.

» III. On conçoit que les noms des maladies peuvent être puisés dans des sources différentes. Les symptômes et les altérations anatomiques ont tour à tour servi de base à la nomenclature de certaines maladies. Toutefois, c'est la nature même des maladies qui, d'après les règles d'une saine logique, doit être le fondement de toute bonne nomenclature de ces maladies. Mais comme la nature des maladies ne se traduit à nous que par les symptômes et les alérations anatomiques, ces symptômes et ces altérations anatomiques fournissent des données plus ou moins directes à la nomenclature des maladies.

» IV. Au reste, chaque époque n'a pas pu consulter indifféremment ou la symptomatologie ou l'anatomie pathologique pour la construction des noms des maladies. L'étude de l'anatomie pathologique ayant été interdite aux médecins des premiers âges de la médecine, ils furent obligés de créer des noms *symptomatologiques* à toutes les maladies internes. Au contraire, depuis que l'anatomie pathologique est cultivée avec une sorte de prédilection, il y a de la part de certains médecins une tendance toujours croissante à donner aux maladies des dénominations *anatomiques* (1).

(1) Parmi les mots *anatomiques* dont on s'est le plus servi, j'ai presque dit dont on a le plus abusé, sous le rapport qui nous occupe, figure au premier rang celui de *ramollissement*.

Déjà, en 1825, dans la préface de mon *Traité de l'encéphalite*, à l'occasion de la substitution du mot *ramollissement* du cerveau à celui d'*inflammation* du cerveau, j'avais signalé le vice de ce nouveau système de nomenclature, et j'écrivais que *ce n'est, en effet, ni dans les symptômes, ni dans les altérations anatomiques, mais bien dans la nature intime, dans la physiologie des maladies qu'il faut chercher les bases d'une classification et d'une nomenclature rationnelles.*

La contradiction qui existe entre la première partie de ce passage et ce

» Une foule de maladies ont reçu des noms tirés des plus grossières comparaisons : telles sont celles appelées *cancer*, *lupus vorax*, *éléphantiasis*, etc. D'autres, en cela semblables à certains personnages, ont pris pour nom distinctif celui des lieux qui les ont vues naître : tels sont le *mal de Siam*, la *maladie des Barbades*, la *fièvre des Antilles*. D'autres fois, pour désigner une maladie, à son nom *symptomatique*, on a joint le nom de la cause qui la produit : de là les dénominations de *colique de plomb*, *colique de cuivre*, *fièvre mercurielle*, etc. Que penser des dénominations de *noli me tangere*, de *miserere*, de *trousse-galant*, portées par quelques maladies ?

» Je suis loin de prétendre que quelques unes des dénominations vicieuses que je viens de signaler n'aient pas été nécessaires à une certaine époque de la science. Je dis seulement qu'elles ne sauraient être conservées , lorsque les progrès de la médecine ont procuré le moyen de leur en substituer de plus conformes à la véritable nature des choses.

» V. Il n'est aucune maladie qui, à rigoureusement parler, ne puisse être désignée par un nom apte à en indiquer, soit le principal symptôme, soit le principal caractère anatomique. Il est des cas où, pour plus de clarté, le nom de la cause des maladies doit faire partie de la dénomination qu'on leur impose.

» On objectera peut-être que dénommer les maladies d'après leurs symptômes, leurs caractères anatomiques et leur cause, ce n'est pas les désigner d'après leur nature intime, c'est-à-dire que, de notre aveu même, ce n'est pas faire usage du meilleur système de nomenclature. A

que nous avons dit plus haut, savoir, que les symptômes et les altérations anatomiques peuvent servir de base de nomenclature, cette contradiction est plus *apparente* que réelle, puisque si nous approuvons cette dernière nomenclature, c'est que les symptômes et les altérations anatomiques nous révèlent la *nature* des maladies. Nous reviendrons tout-à-l'heure sur ce point.

cela nous répondrons que la nature d'une maladie ne peut être connue que par ses symptômes, ses caractères anatomiques et la cause productrice de cette maladie, et que par conséquent nous ne nous écartons point du principe que nous avons posé plus haut. Le nom d'inflammation lui-même vient du principal symptôme de la maladie qu'il représente, maladie dont la nature intime ne nous est point encore exactement connue (1).

» VI. Le premier principe qui doit servir de base à un système vraiment philosophique ou rationnel de nomenclature médicale, c'est donc de dénommer les maladies d'après leur nature connue ou présumée. Et comme la modification anatomique ou physiologique en laquelle consiste cette nature est le plus souvent de l'ordre des actions qui sont du ressort des sciences physiques ou chimiques, il s'ensuit que c'est réellement la langue de ces sciences qu'il faut alors transporter dans la médecine. Aussi, dans tous les temps, plusieurs maladies ont-elles reçu des noms purement chimiques, physiques, mécaniques(2). En se servant de ce langage, les nomenclateurs n'ont fait qu'obéir aux lois de cette analogie qui, selon Condillac, serait l'unique principe que l'on doive invoquer dans la création d'une saine nomenclature.

» Conformément au principe ci-dessus posé, il faut créer

(1) Lorsque nous n'avons pas encore déterminé la nature *intime* d'un acte ou d'un phénomène quelconque, nous comparons cet *acte*, ce *phénomène*, à quelque autre acte, à quelque autre phénomène que nous connaissons mieux et avec lequel il offre une ressemblance plus ou moins complète. Cela fait, nous donnons au premier la même dénomination qu'au second, et nous considérons alors cette dénomination comme étant fondée sur la nature même du phénomène ou de l'acte auquel elle a été appliquée. Le sens de la dénomination, ainsi déterminé, ne saurait induire en erreur.

(2) Les mots *inflammation*, *putridité*, etc., sont des exemples des dénominations *chimiques* ou *physico-chimiques*; les mots anévrisme, phlébectasie, cardiectasie, etc., sont des exemples de dénominations *mécaniques*.

autant de noms essentiellement différents qu'il y a de maladies de nature essentiellement différente.

» Quand les maladies sont complexes, leur nom doit l'être également. Par conséquent, ce serait commettre une grave erreur que de désigner une foule de maladies dans lesquelles existe un élément inflammatoire, combiné avec d'autres éléments morbides, par un nom qui rappellerait *uniquement l'idée d'inflammation :* telles sont, entre autres, celles connues sous le nom de peste, de fièvre jaune, de syphilis, de variole, de rougeole, de scarlatine, etc. Il est évident que ces maladies *ayant quelque chose de spécifique,* surajouté à l'élément *inflammatoire,* ce serait un contre-sens de nomenclature que de leur donner le même nom qu'aux inflammations pures et simples. Désigner aussi les différents typhus sous le simple nom de *gastro-entérite,* ce serait évidemment violer les principes de toute saine nomenclature.

» VII. Indiquons rapidement quelques autres principes subordonnés en quelque sorte au précédent.

» 1° Il convient de donner aux diverses maladies des noms d'autant plus analogues que les maladies ont entre elles plus de ressemblance.

» 2° Une maladie de même nature pouvant affecter des organes différents, il faut que son nom, variable en raison de la diversité des organes, ait aussi quelque chose d'invariable comme sa nature, afin que ce nom représente bien à la fois et le *siége* et la *nature* du mal : c'est conformément à ce principe qu'ont été créés les mots *gastrite, entérite, encéphalite, phlébite,* etc. En effet, grâce à leur *désinence* commune, ces mots indiquent tous une inflammation, tandis que la différence du siége de cette inflammation est représentée par celle du *radical* de ces divers mots.

» 3° Le solidisme ayant régné presque seul en médecine pendant la dernière période de cette science, il est urgent, aujourd'hui que l'humorisme a reconquis ses légitimes droits, d'introduire dans la nomenclature pathologique des mots spécialement consacrés à la désignation des maladies des liquides, et mieux choisis que ceux proposés par les anciens humoristes.

» 4° Quant aux maladies compliquées, leur dénomination devrait, comme nous l'avons dit, indiquer les divers éléments morbides qui les constituent. Pour éviter la longueur des mots qui résulteraient, dans certains cas, de l'application de ce principe, les nomenclateurs pourront, sans doute, imaginer différents artifices. Toutefois, la nomenclature des diverses combinaisons morbides est, à notre avis, l'un des sujets les plus difficiles sur lesquels puisse s'exercer l'intelligence humaine. Elle prépare de véritables tortures à quiconque voudra s'en occuper sérieusement.

» 5° Il ne faut pas introduire ou conserver dans la langue de la médecine plusieurs mots qui aient une seule et même signification, et c'est avec le même soin qu'il faut en retrancher les mots à double sens ou à sens mal déterminé, qui ne s'y rencontrent encore qu'en trop grand nombre, et qui sont si propres à perpétuer les disputes (1).

» 6° Pour apporter dans la nomenclature médicale toutes les améliorations dont les révolutions que la médecine a subies récemment la rendent susceptible, il serait, selon nous, indispensable que ce sujet fût confié à une réunion de médecins les plus distingués sous le rapport de leur capacité, et dégagés de tout esprit de secte ou de système. »

B. Ce que je proposais de confier à une société de médecins, M. le professeur Piorry vient de l'exécuter à lui

____

(1) Parmi les noms vicieux de maladies dont il importerait de purger en quelque sorte le vocabulaire de la médecine, on doit signaler ceux de *cancer*, de *lupus*, d'*éléphantiasis*, de *mal de Siam*, de *fièvre des Antilles*, de *noli me tangere*, de *trousse-galant*, etc. On peut en dire autant des dénominations dans lesquelles on fait entrer, comme élément essentiel, le nom d'un auteur. Exemple : *maladie de Pott, maladie de Bright, maladie de Corrigan*, etc.

seul. C'était le moyen le plus expéditif; car, on le sait assez, une société procède, en général, avec bien plus de lenteur qu'un seul homme possédant toutes les connaissances nécessaires à l'accomplissement d'un travail donné.

Je ne puis que féliciter M. Piorry de la persévérance avec laquelle il a poursuivi la tâche difficile qu'il s'était imposée. On trouvera dans cette *Nosographie* un certain nombre de dénominations conformes aux principes de nomenclature indiqués plus haut. Nous serons heureux d'adopter quelques unes des dénominations nouvelles proposées par M. Piorry, dont la vaste réforme embrasse d'ailleurs jusqu'au nom même de la médecine.

SECTION HUITIÈME.

DE LA CLASSIFICATION DES MALADIES OU DES ÉTATS MORBIDES ÉLÉMENTAIRES.

1. Une classification vraiment philosophique et rationnelle des maladies doit reposer sur la *nature* même de ces maladies. Tout édifice nosologique construit sur une autre base est nécessairement fragile et pour ainsi dire ruineux.

Il est de toute évidence que la connaissance de la *nature* des maladies se confond réellement avec celle du mode d'action, ou du mécanisme des agents morbifiques, des causes pathogéniques. Or, comme il est malheureusement vrai que le mécanisme d'un bon nombre de causes est encore enveloppé de profondes ténèbres, il est également vrai que la *nature intime* des maladies produites par ces causes ne nous est pas bien connue.

Pour connaître les divers états morbides élémentaires, ou, si l'on veut, les éléments morbides, il faudrait donc avoir analysé complétement tous les modes d'action des nombreux modificateurs, soit moraux, soit physiques ou matériels, sous l'influence desquels se développent les maladies.

II. Toutefois, en attendant que les recherches de nos successeurs aient comblé les profondes et nombreuses lacunes que présente la médecine sous le rapport qui nous occupe, dès aujourd'hui, en prenant pour base les *affinités* et les *différences* que l'observation nous apprend à saisir, nous pouvons ranger dans trois grandes familles les nombreuses maladies de l'organisme en général et de chacune de ses parties.

La première famille se compose des maladies organico-vitales ou chimico-vitales, lesquelles portent essentiellement atteinte à la constitution chimique, ou, comme on le dit, à la *structure interne* des parties. Dans la seconde famille se rangent les maladies purement dynamiques, les névroses proprement dites, ou les lésions des forces vitales, des forces nerveuses elles-mêmes. A la troisième famille enfin appartiennent tous les changements survenus dans les conditions purement physiques, statiques, anatomiques, ou, suivant une expression reçue, dans la structure *externe* des parties (1).

III. Chacune de ces trois grandes familles se partage en diverses classes, classes qui comprennent elles-mêmes plusieurs genres.

Ainsi la famille des maladies purement physiques et mécaniques renferme les changements dans la continuité, dans la contiguïté, dans les connexions, dans le nombre, l'étendue, la configuration des organes, les corps étrangers, etc.

Ainsi la famille des maladies *organico-chimiques* comprend tous les changements de composition dont les solides et les fluides organiques sont susceptibles, changements qui constituent en quelque sorte la base des maladies si diverses connues sous les noms d'inflammation,

(1) Les changements de nombre et d'étendue, ou les changements de l'ordre mathématique rentrent dans les états anormaux dont cette troisième famille est la réunion.

de scorbut, de scrofules, de fermentation septique, de diabète sucré (*glucosurie*), d'*albuminurie*, de diathèse *calculeuse,* de chlorose, etc.

Ainsi la famille des maladies vitales proprement dites, ou dynamico-nerveuses, comprend les *excès*, les *diminutions* et les déviations, ou les ataxies des forces dont le grand système nerveux est le dépositaire et le conducteur.

IV. Il importe, d'ailleurs, de bien insister sur ce point savoir, que les divers modes morbides se trouvent souvent réunis les uns aux autres. Les changements dans les conditions dynamiques, par exemple lorsqu'ils sont portés à un certain degré, ne manquent jamais de donner naissance à des changements chimiques, à des lésions de composition ou de *structure interne*, et ces derniers, à leur tour, entraînent des changements dans la *structure externe* ou dans les conditions physiques et mécaniques des parties. Parmi les maladies les plus propres à faire ressortir la vérité de ce que nous venons de dire, on peut choisir l'état morbide connu sous le nom d'inflammation, étudié à ses différentes périodes. Il nous offre, en effet, de l'aveu de tous les auteurs, le type de l'exaltation de ce qu'on appelle les *forces vitales*. Mais, en même temps, les parties qui en sont le siége présentent dans leurs éléments solides et liquides des altérations organico-chimiques plus ou moins profondes, et des changements physiques d'une grande importance.

Quoi qu'il en soit, sous ce rapport, comme sous tant d'autres, il n'est point de problème plus difficile à résoudre que celui de la classification *naturelle* et vraiment philosophique des nombreuses maladies, soit simples, soit compliquées, dont le corps humain est susceptible.

V. La plupart des classifications ou des systèmes de nosologie sont presque tous entachés de ce défaut capital, savoir : de ne comprendre que les maladies vitales proprement dites, de laisser de côté les nombreuses maladies dites *chirurgicales*, physiques et mécaniques ou de *structure externe* (1).

En prenant ainsi pour unique base de classification les lésions de ce que les auteurs appellent les forces ou les propriétés vitales, les nosologistes, depuis Thémison jusqu'à Brown et Broussais, ont forcément réduit les maladies à un très petit nombre de classes, et à une sorte de système dichotomique. Ainsi, les maladies *sthéniques* et *asthéniques* remplacent le *strictum* et le *laxum* de Thémison. Ainsi, les maladies par excès et par défaut d'irritation, par excès ou par défaut de *stimulus*, succèdent aux affections *sthéniques* et *asthéniques*. Bichat élargissant un peu la base de classification qui nous occupe, aux deux précédentes classes (augmentation et diminution des forces ou des propriétés vitales) en ajoute une troisième sous le nom d'*altération* des propriétés vitales. Mais qu'est-ce réellement que cette *altération* de *forces* ou de *propriétés vitales?* Bichat ne formule rien de clair et de précis à cet égard.

Je le demande maintenant à tous les bons observateurs, à tous les esprits sérieux : que nous apprennent ces divisions purement dynamiques, *exclusivement vitalistes,* sur le fond même de la plupart des maladies auxquelles elles sont appliquées? Qu'on les réserve pour les *névroses* proprement dites, à la bonne heure. Mais des classes particulières doivent être instituées pour les maladies qui, comme l'inflammation d'une part, la décomposition putride d'autre part, en même temps qu'elles atteignent les organes dans

---

(1) Cette remarque n'avait point échappé à l'auteur de la *Nosographie chirurgicale*. « Le nosologiste le plus moderne (Pinel), dit Richerand, en excluant de son plan les maladies chirurgicales, était tombé dans l'erreur capitale qui frappe de vice radical la plupart des systèmes nosologiques. »

L'auteur que nous venons de citer a proposé une classification bien préférable à toutes celles qui lui étaient antérieures, et, sous certains rapports, conforme à celle que nous allons développer tout-à-l'heure.

leurs conditions *vitales*, déterminent dans leurs conditions *matérielles* des changements, qui rentrent dans l'ordre de ceux qu'on appelle chimiques ou physico-chimiques.

VI. Le système nosologique de Pinel, cette sorte de *pentateuque* médical, qui, pendant près d'un quart de siècle, a régné dans nos écoles, n'a pu se relever des coups qui lui furent portés, en 1816, par le célèbre auteur de l'*Examen des doctrines*.

La classe des fièvres *essentielles* ou *primitives* était établie sur des fondements essentiellement fragiles.

La troisième classe, sous le nom d'*hémorrhagies*, laissait aussi beaucoup à désirer.

La quatrième classe, celle des *névroses*, et surtout la cinquième, celle des *lésions organiques*, réclamaient de grandes réformes (1).

Combien de maladies physiques et mécaniques Pinel n'avait-il pas, d'ailleurs, oublié de comprendre dans son cadre nosologique !

VII. Depuis la chute de l'édifice nosologique que Pinel avait élevé, aucun autre ne s'est encore établi sur ses ruines. Justement effrayés des difficultés dont la construction d'un pareil édifice est environnée, un bon nombre d'auteurs ont renoncé à toute classification philosophique ou rationnelle des maladies.

Malgré tous les efforts que, depuis plus de dix ans, j'ai tentés presque chaque jour pour trouver une classification nosologique qui satisfît aux conditions fondamentales d'un œuvre de ce genre, je n'y suis point encore parvenu au gré de mes propres désirs. Je m'empresserai donc de profiter de toutes les améliorations qui pourraient

---

(1) Nous ne faisons ici qu'énoncer l'opinion de Pinel lui-même. En effet, voici comment il s'exprime sur cette dernière classe de maladies : « Je me suis borné à une distribution purement artificielle dans la *cinquieme classe*, qui a pour objet les *lésions des fonctions organiques*, en attendant des perfectionnements ultérieurs de la clinique, que tout semble nous promettre. » (*Nos. phil.*, p. 118-119, dern. édit., 1818.)

m'être proposées, et je ne cesserai pour ma part de travailler au perfectionnement de cette partie de mon ouvrage.

Douze classes de maladies ont été admises dans notre cadre nosologique (1).

Les cinq premières classes sont consacrées aux maladies de la première et de la seconde des trois grandes familles que nous avons établies plus haut.

Les sept dernières classes renferment les maladies de la dernière de ces trois grandes familles.

Les tableaux ci-joints feront connaître les détails de cette classification.

(1) Ce cadre comprend à la fois et les maladies appelées *chirurgicales* et les maladies *médicales*, ainsi que doit le faire tout système complet de nosologie. Mais nous avons eu soin de ne point décrire, dans le cours de cette *Nosographie*, les maladies sur lesquelles, d'après les usages reçus, roulent les ouvrages de chirurgie.

TABLEAU SYNOPTIQUE

DES DOUZE CLASSES DE MALADIES COMPRISES DANS CETTE

NOSOGRAPHIE.

CLASSE Ire.

Fièvres et inflammations,
ou pyrexies.

CLASSE II.

Affections consistant en un défaut
d'excitation, d'action vitale.

APPENDICE

AUX DEUX PREMIÈRES CLASSES.

Excès et défaut d'hématose.

CLASSE III.

Ataxies des centres nerveux.

CLASSE IV.

Maladies miasmatiques et virulentes.

CLASSE V.

Hétérotrophies, hétérocrinies
et hétérogénies, d'origine non inflammatoire.

CLASSE VI.

Épanchements en général, et épanchements de sang
ou hémorrhagies en particulier.

CLASSE VII.

Solutions de continuité et communications anormales.

CLASSE VIII.

Changements de position
et de direction, ou déplacements
et déviations.

CLASSE IX.

Adhésions, connexions et insertions
anormales.

CLASSE X.

Changements d'étendue, de volume
et de capacité.

CLASSE XI.

Corps étrangers et retenta.

CLASSE XII.

Changements relatifs
à la configuration, au nombre
et à l'existence même des organes et
de leurs parties constituantes.

TABLEAU SYNOPTIQUE DE LA PREMIÈRE CLASSE.

FIÈVRES ET INFLAMMATIONS (OU PYREXIES).

ORDRE PREMIER.

PHLEGMASIES PROPREMENT DITES ET FIÈVRES CONTINUES.

I. Inflamm. de l'appareil sanguin.
- Angio-cardite { simple. / typhoïde.
- Endocardite.
- Péricardite.
- Cardite.
- Artérites.
- Phlébites.

II. . . . . . . Arthrite rhumatismale.

III. Infl. de l'appareil lymphatique.
- Adénites { extérieures. / intérieures.
- Lymphangites { extérieures. / intérieures.

IV. Infl. de l'appareil nerveux.
- Méningite { cérébrale. / spinale.
- Encéphalite, { cérébrite. / cérébellite.
- Myélite.
- Névrites.
- Névrilémites.

V. Infl. de la peau.
- Infl. exanthémateuses,
  - rougeole.
  - scarlatine.
  - roséole.
  - urticaire.
  - érythème.
  - érysipèle.
- Infl. bulleuses et vésiculeuses,
  - pemphigus.
  - rupia.
  - ampoules.
  - vésicatoire.
  - zona.
  - herpès phlycténoïde
  - eczéma.
  - gale.
  - suette miliaire.
- Infl. pustuleuses,
  - variole, varioloïde, varicelle.
  - vaccine, vaccinelle.
  - ecthyma, acné, sycosis, impétigo, favus.
- Infl. papuleuses,
  - lichen.
  - prurigo.
  - lèpre.
  - psoriasis.
  - ichthyose.

TABLEAU SYNOPTIQUE DE LA PREMIÈRE CLASSE.

(SUITE.)

ORDRE PREMIER.

PHLEGMASIES PROPREMENT DITES ET FIÈVRES CONTINUES.

VI. Infl. de l'appareil respiratoire.

- Rhinite (morve)
  - simple.
  - contagieuse.
- Laryngite
  - laryngite muqueuse (croup).
  - laryngite phlegmoneuse.
  - épiglottite.
- Trachéite.
- Bronchite
  - ordinaire.
  - capillaire.
- Pneumonie.
- Pleurésie.
- Ganglionnite pulmonaire (tuberculisation pulmonaire).

VII. Infl. de l'appar. digestif et de ses annexes.

- Stomatite
  - érythémateuse.
  - pseudo-membraneuse.
  - vésiculeuse.
  - pustuleuse.
  - gangréneuse.
- Glossite.
- Amygdalite.
- Pharyngite
  - simple.
  - folliculeuse.
  - pseudo - membraneuse.
- OEsophagite.
- Péritonite.
- Gastrite.
- Duodénite.
- Entéro-mésentérite
  - simple.
  - typhoïde.
- Colite.
- Choléra-morbus.
- Hépatite, hépato-cystite, splénite, pancréatite.

VIII. Infl. de l'appar. génito-urinaire.

- Métrite.
- Ovarite.
- Infl. des trompes utérines.
- Néphrite,
  - néphrite ordinaire.
  - périnéphrite.
  - néphrite albumineuse.
- Pyélite.
- Urétérite.

TABLEAU SYNOPTIQUE DE LA PREMIÈRE CLASSE.

(SUITE.)

ORDRE II.

IRRITATIONS PROPREMENT DITES ET FIÈVRES INTERMITTENTES, OU NÉVROSES ACTIVES (HYPERNÉVRIES).

I. Névroses actives du système nerveux ganglionnaire.

1° *Générales.*
Fièvres intermittentes bénignes.
Fièvres intermittentes pernicieuses.
2° *Partielles.*
Palpitations et spasme du cœur et des artères.
Asthme.
Névr. act. des plexus et nerfs ganglionnaires des intestins, du foie, de la rate, du pancréas, des reins, etc.

II. Névroses actives du système nerveux cérébro-spinal.

Névr. act. des nerfs cérébro-spinaux, nerfs sensitifs spéciaux ; nerfs du sentiment (névralgies) ; nerfs du mouvement (convulsions).

Név. act. des centres cérébro-spinaux, spino-névralgie, tétanos ; satyriasis, priapisme, nymphomanie, hystérie ; épilepsie ; chorée ; manie, monomanie (aménomanie, lypémanie, hypochondrie, nostalgie, érotomanie, monomanie suicide, fureur, monomanie homicide, monomanie incendiaire, monom. d'ivresse).

ORDRE III (compl. des Ord. I et II).

PROD. DES IRRITAT. ET DES INFLAMM. CONSIDÉRÉS EN EUX-MÊMES.

I. Produits fournis par les simples irritations.

Produits *hypercriniques* en général, et épanchements séreux actifs en particulier.
Produits hypertrophiques (hypertr. des appareils sanguin, lymphatique, nerveux, dermoïde, respiratoire, digestif et annexes, et génito-urinaire).

II. Prod. fournis par les phlegmas. proprement dites (tissus fibreux, squirrheux, encéphaloïdes, etc.).

Product. et dégénérescences (d'origine inflammatoire) des appareils sanguin, lymphatique, nerveux, dermoïde, respiratoire, digestif et annexes, et génito-urinaire.

TABLEAU SYNOPTIQUE DE LA DEUXIÈME CLASSE

ET DE L'APPENDICE AUX 1re ET 2e CLASSES.

Maladies qui consistent en un défaut d'excitation ou d'action vitale.

ORDRE PREMIER. — Abolition complète, ou simple diminution de la vie nutritive commune à toutes les parties.

Ier SOUS-ORDRE. Gangrènes et asphyxies locales.

- Gangrènes de l'appareil sanguin.
- — — lymphatique.
- — — nerveux.
- — — dermoïde.
- — — respiratoire.
- — — digestif et annexes.
- — — génito-urinaire.

IIe SOUS-ORDRE. Simple diminution des actes de la vie dite organique.

- 1° Diminution des divers actes de la vie organique en général.
- 2° Diminution de la nutrition en particulier.
- Atrophies de l'appareil sanguin.
- — — lymphatique.
- — — nerveux.
- — — dermoïde.
- — — respiratoire.
- — — digestif et annexes.
- — — génito-urinaire.

ORDRE II. — Abolition complète, ou simple diminution des forces qui président à l'action spéciale des divers organes.

Ier SOUS-ORDRE. Névroses passives, paralysies (*anévries, hyponévries*).

- Névroses passives du système nerveux ganglionnaire.
- Névroses passives du système nerveux cérébro-spinal.
- Névroses passives des cord. nerveux.
- Névroses passives des centres nerveux (anaphrodisie, impuissance, extase, catalepsie, paralysie générale des aliénés, démence générale et démences partielles).

IIe SOUS-ORDRE. Diminution ou cessation d'actions organiques spéciales par défaut de forces purement physiques, ou par privation de certains agents extérieurs.

- Atonie ou diminution des forces élastiques de divers organes (systèmes sanguin, lymphatique, etc.).
- Diminution des absorptions, des exhalations, des sécrétions, etc.
- Aménorrhée et dysménorrhée.
- Asphyxie par défaut d'air atmosphérique.
- Inanition par insuffisance ou privation complète d'aliments.

APPENDICE AUX DEUX PREMIÈRES CLASSES.

Excès et défaut d'hématose, ou pléthore sanguine, anémie et chlorose.

TABLEAU SYNOPTIQUE DES TROISIÈME, QUATRIÈME ET CINQUIÈME CLASSES.

CLASSE III (1).
Ataxies des centres nerveux.

I. Ataxies des centres nerveux ganglionnaires. (Irrégularités dans le rhythme des battements et des bruits du cœur.

II. Ataxies des centres nerveux encéphaliques.
- Irrégularités, incohérence dans les mouvements coordonnés de la locomotion, de l'articulation des sons, etc.
- Irrégularités, incohérence dans les fonctions morales et intellectuelles.

CLASSE IV.
Maladies miasmatiques et virulentes en général, et typhus en particulier (infection, contagion).

Maladies septiques ou typhus.
- Typhus dit nostras ou européen.
- Typhus américain (fièvre jaune).
- Typhus oriental (peste).

CLASSE V.
Hétérotrophies (2), hétérocrinies et hétérogénies, d'origine non inflammatoire (*cachexies, diathèses* de certains auteurs).

I. Hétérotrophies.
- 1° *Hétérotrophies générales ou constitutionnelles, d'origine non toxique.*
- Scrofules, ou diathèse et cachexie scrofuleuses.
- Cancer, ou diathèse et cachexie cancéreuses.
- Scorbut, ou cachexie scorbutique.
- Diabète (glucosurie), ou cachexie diabétique.
- 2° *Hétérotrophies générales ou constitutionnelles, d'origine toxique.*
- Cachexie, ou intoxication saturnine.
- . . . .
- . . . .

II. Hétérocrinies.
- Altérations de la sécrétion urinaire (variation dans la proportion des éléments de l'urine ; altérations provenant de la présence de principes accidentels, gravelle et calculs urinaires).
- Altérat. de la sécrétion biliaire (calculs biliaires, etc.).
- Production de gaz accidentels, ou pneumatoses (pneumopéricarde, pneumothorax, tympanite, etc.).

III. Hétérogénies, ou générations d'entozoaires.
- Helminthes, ou entozoaires proprement dits.
  - Vers développés dans l'épaisseur des organes (*vermes viscerales*).
  - Vers intestinaux (*vermes intestinales*).
- Ectozoaires, ou animalcules développés à l'extérieur du corps.
  - *Pediculi.*
  - *Pulex.*
  - *Acarus scabiei.*

(1) J'ai cru devoir placer ici les ataxies des centres nerveux, bien que, dans le corps de cette Nosographie, elles forment (par erreur) la cinquième Classe. Par suite de ce changement, les Classes III et IV deviendront les Classes IV et V.

(2) A cet ordre appartiennent les altérations proprement dites de l'hématose (hétérémies) ou les lésions de composition du sang.

TABLEAU SYNOPTIQUE DE LA SIXIÈME CLASSE.

Épanchements des fluides naturels de l'économie hors de leurs réservoirs et de leurs canaux, et épanchements de sang ou hémorrhagies en particulier.

HÉMORRHAGIES.

Hémorrhagies de l'appareil circulatoire sanguin.
- Hémorrhagies du cœur.
- Hémorrhagies des artères.
- Hémorrhagies des veines.

Hémorrhagies du système lymphatique.
. . . .

Hémorrhagies des centres nerveux cérébro-spinaux.
- Cérébro-hémorrhagie.
- Cérébello-hémorrhagie
- Hémorrhagies du méso-encéphale, de la moelle allongée et de la moelle épinière.

Hémorrhagies de la peau.
- Pétéchies, ecchymoses, taches scorbutiques.
- Purpura hemorrhagica.

Hémorrhagies de l'appareil respiratoire.
- Épistaxis.
- Hémorrhagie de la membr. muqueuse bronchique.
- Apoplexie, ou hémorrhagie pulmonaire.
- Hémothorax.

Hémorrhagies de l'appareil digestif et de ses annexes.
- Gastro-hémorrhagie.
- Entéro-hémorrhagie.
- Flux hémorrhoïdal.
- Hémorrhagie dans le péritoine.
- Hémorrhagies du foie, de la rate et du pancréas.

Hémorrhagies de l'appareil génito-urinaire.
- Métro-hémorrhagie.
- Néphro-hémorrhagie.
- Pyélo-hémorrhagies.
- Urétérohémorrhagies.

TABLEAU SYNOPTIQUE DES SEPTIÈME, HUITIÈME ET NEUVIÈME CLASSES.

CLASSE VII.

Solutions de continuité et communications anormales (ulcérations, perforations, fistules, etc.).

Solutions de continuité par causes internes ou vitales (ulcérations), et par causes traumatiques (plaies , blessures, etc.).
- 1° De l'appareil nerveux.
- 2° De l'appareil sanguin.
- 3° De l'appareil respiratoire.
- 4° De l'appareil digestif et de ses annexes.
- 5° De l'appareil génito-urinaire.

CLASSE VIII.

Déplacements et déviations.

I. Déplacements simples et déplacements herniaires.
- 1° Des centres nerveux.
- 2° Du cœur.
- 3° Des poumons.
- 4° De l'appareil digestif et de ses annexes.
- 5° De l'appareil génito-urinaire.

II. Extroversions , introversions et invaginations.
- Extroversion des paupières , de la vessie, de l'utérus, etc.
- Invaginations intestinales.

III. Transposition de côté des organes et des parties dont ces organes sont composés (hétérotaxies de M. Isid. Geoffroy-Saint-Hilaire).
- Inversion splanchnique { partielle. générale.
- Inversion générale.

CLASSE IX.

Adhésions, connexions et insertions anormales.

I. Changements de connexion.
- 1° Anomalies d'articulation.
- 2° Anomalies d'insertion.
  - Implantations anomales des dents, des poils et autres parties analogues; attaches anomales des muscles, des ligaments.
  - Embranchements anomaux des vaisseaux, des canaux excréteurs et des nerfs.

II. Adhésions anormales, unions vicieuses.
- Adhérences des feuillets opposés des membranes séreuses; adhérences des valvules du cœur; adhérences des doigts, des paupières, etc. (adhérence réciproque et congénitale de deux fœtus ?).

III. Anomalies par cloisonnement.

TABLEAU SYNOPTIQUE DES DIXIÈME ET ONZIÈME CLASSES.

CLASSE X.

Changements d'étendue, de volume et de capacité.

I. Dilatations et distensions
- 1° Des cavités encéphalo-rachidiennes et des ventricules cérébraux.
- 2° Des cavités et des orifices du cœur, des artères et des veines.
- 3° Des lymphatiques.
- 4° Des bronches, des vésicules bronchiques.
- 5° De la cavité pectorale.
- 6° De l'estomac, des intestins, de la vésicule et des canaux biliaires.
- 7° Des canaux excréteurs de l'urine.
- 8° De la cavité abdominale.

II. Rétrécissements et oblitérations
- 1° Des cavités encéphalo-rachidiennes et des cavités ventriculaires des centres nerveux.
- 2° Des cavités et des orifices du cœur, des artères et des veines.
- 3° Des lymphatiques.
- 4° Des bronches, des vésicules bronchiques.
- 5° De la cavité pectorale.
- 6° De l'estomac, des intestins, de la vésicule et des canaux biliaires, des canaux excréteurs de l'urine.
- 7° De la cavité abdominale.

CLASSE XI.

Corps étrangers et retenta.

I. Corps étrangers venus du dehors, n'exerçant qu'une action purement mécanique.
- Leur étude appartient spécialement à la chirurgie.

II. Retenta (rétentions, engouements, embarras).
- 1° Rétention des matières stercorales (embarras intestinal, constipation).
- 2° Embarras gastrique.
- 3° Rétention de la bile et de l'urine.
- 4° Rétention des mucosités bronchiques (embarras, engouement bronchiques, asphyxie par l'écume bronchique).
- 5° Rétention et stase du sang.

TABLEAU SYNOPTIQUE DE LA DOUZIÈME CLASSE.

Changements dans la configuration et le nombre des organes et de leurs parties constituantes; anomalies congénitales d'organisation en général.

I. Changements relatifs à la configuration et au nombre des organes.
- 1° Vices de configuration du crâne, du rachis, du visage, du cœur, de la poitrine, des poumons, de l'estomac, des intestins, de la rate, des reins.
- 2° Augmentation et diminution du nombre des parties constituantes de certains organes (lobes des poumons, cavités, valvules du cœur, etc.). — Augmentation et diminution dans le nombre des organes (poumons, reins, cœur, rate, vésicule biliaire, etc.).

II. Anomalies primordiales d'organisation (1).
- Simples. Hémitéries.
  - Variétés.
  - Vices de conformation.
- Complexes.
  - Hétérotaxies.
  - Hermaphrodisme.
  - Monstruosités.

(1) Division empruntée à M. Isid. Geoffroy-Saint-Hilaire.

NOSOGRAPHIE

MÉDICALE.

LIVRE PREMIER.

CLASSE PREMIÈRE DE MALADIES.

DES FIÈVRES ET DES INFLAMMATIONS

ou

DES PYREXIES.

—

Je réunis dans une seule et même classe les maladies qui forment les première et seconde classes de la *Nosographie philosophique* de Pinel. En effet, comme je le démontrerai plus loin, il n'est plus permis de séparer ainsi les phlegmasies et les *fièvres* dites *essentielles continues* (1), telles qu'elles sont décrites dans le célèbre ouvrage que nous venons de citer : ce serait violer les principes d'une classification vraiment naturelle. Toutefois la révolution pyrétologique dont Broussais a jeté les fondements, n'ayant pas encore été consacrée par le temps et l'assentiment unanime des médecins, je n'ai pu me dispenser,

---

(1) Pinel et Broussais ont cru devoir traiter des *fièvres continues* et des fièvres intermittentes comme de maladies tout-à-fait identiques, ou du moins comme de maladies formant de simples *espèces* d'un même *genre*, pour ne pas dire de simples *variétés* d'une seule et même espèce. Sans nier les analogies naturelles qui existent entre les fièvres continues et les fièvres intermittentes, aujourd'hui, comme précédemment, j'ai cru ne pouvoir les *identifier*. Je me réserve de faire ressortir en temps et lieu les importantes différences qui existent entre les unes et les autres.

dans un ouvrage tel que celui-ci, d'en exposer et d'en discuter les raisons. Cette discussion préliminaire était d'autant plus indispensable, que la plupart des élèves et même des médecins ne connaissent que très imparfaitement tout ce qui se rattache à l'histoire de la grande réforme dont il s'agit. Elle sera, d'ailleurs, d'autant plus à l'ordre du jour, que tout récemment des auteurs dont le nom fait autorité, revenant en quelque sorte sur leurs pas, ont essayé de distinguer de nouveau en deux classes des maladies qu'ils avaient autrefois comprises dans une seule et même classe.

Pour procéder avec ordre et clarté dans une matière aussi compliquée, je traiterai successivement et à part : 1° de l'inflammation et de l'irritation en général; 2° de la fièvre en général, et des différents *ordres* de fièvres continues dites essentielles, que je diviserai en celles d'origine ordinaire ou commune, et en celles d'origine miasmatique; et je démontrerai que ces maladies ne sont que des phlegmasies locales et générales longtemps ignorées, soit simples, soit compliquées d'un élément septique ou typhoïde; 3° de la fièvre et des fièvres dites essentielles intermittentes, que je distinguerai également en celles qui naissent sous l'influence de causes non miasmatiques, et en celles qu'engendrent des causes miasmatiques; j'essaierai d'établir que ces fièvres constituent de simples irritations nerveuses générales ou locales, les premières sans infection miasmatique, les secondes avec complication de ce dernier élément.

Ce travail préliminaire étant accompli, je passerai à l'histoire particulière de chacune des phlegmasies et des simples irritations nerveuses, qui sont du ressort spécial de la médecine ou de la pathologie interne.

PREMIÈRE PARTIE.

DE L'INFLAMMATION ET DE LA FIÈVRE EN GÉNÉRAL.

—

CHAPITRE Ier.

DE L'INFLAMMATION, DE L'IRRITATION EN GÉNÉRAL ET DE LA FIÈVRE DITE SYMPTOMATIQUE.

Les deux états ou *éléments* morbides connus sous les noms ci-dessus indiqués, jouent un rôle si important dans notre science ; à plusieurs époques, mais de notre temps surtout, ils ont été l'inépuisable sujet de tant de discussions, qu'on ne saurait s'appliquer avec trop de soin à en étudier tous les phénomènes, toutes les conditions, toutes les lois. Mais il importe désormais de ne se livrer à cette étude qu'en s'éclairant du lumineux flambeau de ces méthodes exactes dont la conquête définitive sera l'éternelle gloire de notre siècle.

Ces méthodes n'ont point été employées par la plupart des médecins qui ont abordé les graves questions qui se rattachent à notre sujet : c'est ce que nous allons voir, au reste, dans la première section de ce chapitre.

PREMIÈRE SECTION.

EXPOSITION RAISONNÉE DES THÉORIES OU DES DOCTRINES DE DIVERS AUTEURS SUR L'INFLAMMATION ET L'IRRITATION CONSIDÉRÉES EN ELLES-MÊMES, C'EST-A-DIRE DANS LEUR NATURE INTIME AINSI QUE DANS LEURS DIVERS MODES. — EXAMEN DES ATTAQUES DE QUELQUES AUTEURS CONTRE LE MOT *inflammation*.

Il est à regretter que jusqu'ici les auteurs n'aient pas étudié séparément les deux grands états morbides généralement connus sous les noms métaphoriques d'*irritation* et d'*inflammation* (1). En effet, s'il est vrai que l'*irritation* soit un des éléments essentiels de l'*inflammation*, la réciproque ne saurait être admise, car toute irritation proprement dite ne constitue point une *inflammation*. Cette remarque étant posée, nous allons examiner ce que nous enseignent les principaux auteurs sur le mécanisme et sur le fond même de ces deux modes pathologiques ou anormaux.

I. John Hunter est un des premiers auteurs qui aient essayé d'étudier en véritables observateurs l'inflammation et ses divers modes (2). Il considère l'*irritation* comme la cause immédiate ou prochaine de l'inflammation; mais malheureusement il ne s'explique nullement sur ce qu'il entend par *irritation*, et dans plusieurs endroits de son ouvrage, il considère évidemment celle-ci comme un premier degré d'inflammation.

Dans ses remarques générales sur la résolution de l'inflammation, il déclare formellement qu'il désigne, sous le terme générique d'IRRITATIONS, *les actions naturelles en trop*, et sous celui d'*actions particulières* ou *spécifiques*, les actions morbides qu'on appelle communément *vicieuses, anormales*, telles que celles produites par les poisons, etc.

Du reste, il appelle *inflammation tout ce qui produit les effets locaux suivants, savoir : de la douleur, du gonflement et de la chaleur* (il ne parle pas de rougeur), *dans un temps donné, et sous l'influence et comme effets d'une cause immédiate.*

Selon lui, « l'inflammation semble être produite par un

---

(1) Je dis que les mots *irritation* et *inflammation* sont employés dans un sens *métaphorique* ou *figuré*. Cependant il y a dans l'état morbide connu sous le nom d'*inflammation* quelque chose de *physico-chimique* qui permettrait, *jusqu'à un certain point*, de prendre cette expression dans son sens propre autant que dans son sens *figuré*.

(2) Voyez son beau *Traité du sang et de l'inflammation.* (Œuvres complètes, traduction de M. Richelot. Paris, 1840, t, III, p. 1 et suiv.)

accroissement d'action des vaisseaux; mais très probablement cet accroissement d'action a son siége dans les plus petits vaisseaux, car l'inflammation peut être presque entièrement renfermée dans un espace où il n'y ait que des vaisseaux du plus petit calibre. » Mais Hunter ne *détermine* point quelle est cette *action morbide* des plus petits vaisseaux, ou quelle est la *cause immédiate* qui donne naissance aux effets produits par l'inflammation.

Il ne partage pas l'opinion de Boerhaave sur l'obstruction des petits vaisseaux considérée comme cause de l'inflammation. Cette cause lui paraît trop restreinte. Toutefois, il admet que le *sang*, retenu dans les petits vaisseaux par une cause déterminée, doit *irriter* les parties; assertion qui n'est rien moins que démontrée.

Il divise d'abord le *genre* inflammation en deux *espèces*, l'inflammation *saine*, et l'inflammation *malsaine* ou de mauvaise nature. Cette dernière comporte de nombreuses variétés.

Au reste, ajoute-t-il, l'acte même de l'inflammation ne peut être appelé *spécifique*, car il est en lui-même une action uniforme ou simple; mais une particularité ou une action *spécifique* peut lui être surajoutée.

Relativement à trois grands effets qu'elle peut produire, Hunter divise l'inflammation en *adhésive*, *suppurative* et *ulcérative*, chacune de ces trois formes étant, suivant lui, susceptible de divers *degrés*.

Un peu plus loin, il établit cinq formes ou espèces d'inflammation sous les noms suivants : 1° *inflammation adhésive*, avec ses divers effets, tels que la suppuration, etc.; 2° *inflammation œdémateuse*, qui se rapproche le plus de l'inflammation adhésive; 3° l'*inflammation érysipélateuse;* 4° le *charbon;* 5° l'*inflammation qui mène immédiatement à la gangrène*. Il ajoute qu'il y a une autre inflammation qui ressemble beaucoup à l'engelure.

Rien n'est au fond moins philosophique, *moins naturel,*

on l'avouera, que cette division. Elle ne repose point, en effet, sur de simples différences de forme.

Les *causes* des différences que présentent les états morbides mentionnés par Hunter ne pouvaient être rigoureusement déterminées à l'époque où il écrivait. Hunter s'est uniquement occupé d'ailleurs de l'étude spéciale de l'inflammation *adhésive*, qu'il considère comme le type même de l'inflammation ; *acte qui paraît être*, répète-t-il, *un accroissement d'action des vaisseaux*. Le premier acte des vaisseaux sous l'influence du *stimulus* qui excite l'inflammation est, selon Hunter, exactement semblable à celui en vertu duquel le visage rougit (1).

Après sa division, fort incomplète d'ailleurs, des parties organiques en deux classes suivant l'ordre de succession des périodes (il place le tissu cellulaire et les cavités circonscrites dans la première, et dans la seconde tous les conduits qui font communiquer le dedans du corps avec l'extérieur), Hunter fait remarquer que, dans la première classe, l'inflammation adhésive survient d'abord, ce qui est très avantageux, puis la suppurative et l'ulcérative, tandis que dans la seconde classe, où l'adhésion serait nuisible, l'inflammation est suppurative ou ulcérative. Cette remarque, en faveur de laquelle déposent de nombreuses observations, est tout entière en l'honneur des *causes finales*.

(1) Il ne faut pas oublier que Hunter ne considère pas l'inflammation, quelle qu'elle soit, comme l'agent unique ou même comme le moyen nécessaire, indispensable, de toute *adhésion*. En effet, en traitant de la réunion par première intention (*Voy.* l'introduction de son ouvrage), il dit expressément que *cette réunion*, dans les plaies, *a lieu par l'intermédiaire du sang coagulé qui adhère aux deux surfaces*. Il a seulement soin d'ajouter que *quelquefois il survient une inflammation, laquelle est extrêmement utile, en ce qu'elle augmente la puissance d'union dans les parties divisées*, pourvu que cette inflammation *n'aille pas plus loin qu'il n'est nécessaire pour cela*. Si l'inflammation est très violente, poursuit Hunter, elle semble sauter en quelque sorte par-dessus l'action adhésive, pour arriver d'emblée à l'action suppurative. Mais cette inflammation fournit à son tour les éléments de la *réparation* organique.

Mais les exceptions à la règle ici posée sont malheureusement très nombreuses. En effet, combien de fois ne s'établit-il pas, à la suite de l'inflammation suppurative et ulcérative des conduits indiqués, des adhérences, des cicatrices dites *vicieuses*, et par suite un obstacle plus ou moins insurmontable à leurs fonctions !

Il est vrai que ces accidents n'arrivent, pour les conduits tapissés par une véritable membrane muqueuse, qu'après la destruction de celle-ci, ce qui, jusqu'à un certain point, justifie la loi posée par Hunter. Quant à l'adhésion qui survient dans les cavités circonscrites, elle n'est pas toujours exempte de graves inconvénients, comme quand elle a lieu dans les articulations, par exemple. Il est d'autres cavités, celles du cœur et des vaisseaux, entre autres, dans lesquelles l'*adhésion* ne s'opère jamais impunément, à moins qu'il ne s'agisse de vaisseaux d'un très petit calibre.

II. Dans le chapitre de son *Anatomie générale*, où il traite des systèmes capillaires, Bichat s'exprime ainsi sur le siége et le principe de l'inflammation (1) : « L'inflammation a

---

(1) Pour faciliter l'intelligence de ce qui va suivre, rappelons d'abord la doctrine de Bichat sur le mouvement des fluides dans le système capillaire.

En ce qui concerne le sang, il dit :

« La moindre *irritation* le fait reculer, avancer, dévier à droite, à gauche, etc. Ces oscillations irrégulières du mouvement du sang dans le système capillaire sont sensibles à l'œil armé d'un microscope; elles se sont présentées cent fois à Haller, à Spallanzani et à d'autres. Ils ont vu les globules avancer, reculer, se mouvoir en une foule de directions opposées, sur les animaux à sang rouge et froid, dont ils irritaient le mésentère ou toute autre partie transparente. Tous les phénomènes des inflammations sont spécialement fondés sur cette susceptibilité du sang de se porter en une infinité de directions différentes, suivant les endroits où l'*irritation* l'appelle. »

Bichat fait acte d'un vitalisme exagéré et fort mal entendu en attribuant à la *sensibilité* des capillaires le passage de tel ou fluide dans leur cavité. « Ils admettent ou rejettent les fluides, suivant qu'ils peuvent ou non en supporter la présence. *Toute disproportion de capacité est étrangère à ce*

pour *siége* le système capillaire, pour *principe* une altération dans la *sensibilité organique*, pour effet l'afflux du sang dans des vaisseaux auxquels il était étranger, un accroissement consécutif de calorique, etc...

» Ce qui constitue l'essence de l'inflammation, c'est, 1° l'*irritation* de la partie *enflammée;* 2° les modifications nouvelles que ses forces vitales ont prises en vertu de cette irritation ; 3° la stase consécutive des humeurs autour d'elle...

Ailleurs, voici, dit-il, ce qui se passe dans les phénomènes inflammatoires considérés en général :

» Une partie est-elle *irritée* d'une manière quelconque, aussitôt sa *sensibilité organique* s'altère, elle augmente ; étranger jusque là au sang, le système capillaire se met en rapport avec lui, il *l'appelle* pour ainsi dire; celui-ci y afflue et y reste accumulé, jusqu'à ce que la *sensibilité organique* soit revenue à son type naturel. La pénétration du système capillaire par le sang est donc un effet secondaire dans l'inflammation. Le phénomène principal, celui qui est la cause de tous les autres, c'est l'*irritation* locale qui a changé la *sensibilité organique*... Ce changement dans la

phénomène ; un vaisseau en aurait quatre fois plus que les molécules d'un fluide, qu'il refuse de les admettre si ce fluide est hétérogène à sa sensibilité. C'est sous ce point de vue que la théorie de Boerhaave offrait, dit-il, un grand défaut. » Poursuivant en quelque sorte à outrance les théories physiques appliquées aux phénomènes vitaux, il ajoute : « Que diriez-vous si, pour expliquer le mouvement des planètes, des fleuves, etc., on se servait de l'*irritabilité*, de la *sensibilité?* Vous ririez : riez donc aussi de ceux qui, pour expliquer les fonctions animales, emploient la gravité, l'impulsion, l'inégalité de la capacité des conduits, etc. » Sans doute, il faudrait rire de ceux qui expliqueraient par la gravité ou par l'impulsion les phénomènes de la perception, de l'intelligence, de la volonté, etc.; mais il ne faut point rire de ceux qui considèrent les phénomènes du mouvement du sang et des autres liquides comme étant soumis à certaines forces physiques, et qui, pour les expliquer, emploient la gravité, l'impulsion, l'inégalité de la capacité des vaisseaux, etc. Il faudrait, au contraire, en rire, si, méconnaissant l'influence de ces forces générales, ils en imaginaient d'autres dont rien ne prouve ni l'existence ni la nécessité.

sensibilité organique *constitue l'essence et le principe* de la maladie ; c'est lui qui fait qu'une douleur plus ou moins vive est bientôt ressentie dans la partie : alors *sa sensibilité, d'organique qu'elle était, devient animale...*

» Il arrive, dans l'inflammation, exactement l'inverse de ce que Boerhaave croyait. En effet, le sang accumulé, suivant lui, dans les vaisseaux capillaires, et poussé *à tergo* par le cœur, était vraiment la cause immédiate de l'affection, au lieu que, d'après ce que je viens de dire, il n'est que l'effet. Le sang n'est pas mécaniquement arrêté dans les organes ; donc, quand vous saignez, ce n'est pas pour que le *vis à tergo* diminue. Dans une inflammation du poumon, par exemple, vous tireriez dix palettes au malade, que le poumon ne se dégorgerait pas le plus communément ; il serait moins fatigué par l'abord moindre du sang ; mais celui qui stagne dans le système capillaire y resterait toujours. Tant qu'il y aura un point *d'irritation, ce point sera pour ainsi dire un aimant qui attirera le sang, et qui changera complétement sa direction.* La saignée agit donc alors, 1° en diminuant le sang qui aborde au poumon ; 2° en diminuant *l'irritation du solide qui appelle le sang et le retient autour d'elle.*

» C'est une grande erreur de vouloir se représenter l'inflammation comme étant partout la même, comme offrant toujours les fluides, ainsi que leurs vaisseaux, dans le même état. Boerhaave croyait, par exemple, qu'il ne pouvait y avoir d'inflammation sans erreur de lieu. Il y a, suivant l'état des parties, leur structure, leurs propriétés vitales, mille modifications diverses dans le *nouvel ordre anatomique* que cette affection donne aux organes. Mais de quelque manière que les humeurs se trouvent arrêtées, qu'elles séjournent dans le système capillaire, qu'elles s'engagent dans les exhalants, qu'elles soient versées dans les aréoles voisines, en s'extravasant, etc., ce sont des effets différents qui tiennent à la différente organisation des parties ; mais le principe est toujours le même, c'est toujours la même maladie. Si nous pouvions bien analyser l'état de tous les systèmes enflammés, nous verrions que dans aucun, peut-être, l'inflammation ne se ressemble. D'ailleurs, la diversité des symptômes qu'elle présente prouve bien que l'état des solides et des fluides n'est point le même (1). »

Voici maintenant ce que nous lisons dans Bichat relativement aux différences de l'inflammation :

« Pour peu que nous réfléchissions aux innombrables variétés des causes qui peuvent altérer la *sensibilité organique* du système capillaire, il sera facile de concevoir de quelles innombrables variations l'inflammation est susceptible, depuis la rougeur momentanée survenant et disparaissant dans les joues, par une influence directe ou sympathiquement exercée sur leur système capillaire, jusqu'au phlegmon ou l'érysipèle les plus considérables. On pourrait faire une échelle d'intensité pour les inflammations...

____

(1) Nous avons vu plus haut à quoi Bichat attribue l'accroissement de la chaleur dans l'inflammation. Il est curieux de mettre sous les yeux du lecteur le passage suivant, où il revient sur ce phénomène :

« Chaque système a son mode particulier de chaleur, en vertu duquel chacun fait naître, pour ainsi dire, un sentiment différent dans son inflammation. Comparez la chaleur âcre et mordicante de l'érysipèle à celle du phlegmon... appliquez la main sur la peau dans les différentes fièvres, vous verrez que chacune est presque marquée par un mode particulier de chaleur. *Les corps animaux seuls présentent ces variétés de nature dans la chaleur;* les minéraux n'offrent que des variétés d'intensité. »

Il fallait que le beau génie de l'auteur de l'*Anatomie générale* fût le jouet d'un système bien exclusivement vitaliste, pour qu'une telle hérésie physique lui ait échappé. Admettre ainsi que dans chaque inflammation il y ait une chaleur d'une nature particulière, c'est confondre avec la sensation de chaleur d'autres sensations morbides qui en sont essentiellement différentes. Dans les corps organisés, dans les *animaux* en particulier, comme dans les minéraux, la chaleur ne peut présenter et ne présente, en effet, que des variétés d'intensité, variétés que le thermomètre fait exactement connaître.

» Quand l'altération de la *sensibilité organique* qui produit l'inflammation n'offre des variétés que dans son *intensité*, l'inflammation elle-même ne diffère que par des degrés divers d'intensité. Mais souvent la *nature* de l'altération est différente ; un caractère adynamique s'y mêle fréquemment... d'autres modifications s'y remarquent également ; or, toutes dépendent de la différence des altérations qu'éprouve la sensibilité organique : au moins ces altérations précèdent toujours.

» L'influence de ces altérations n'est pas moins marquée quand l'inflammation se termine que quand elle commence. Si la *sensibilité organique* a été si exaltée qu'elle se soit pour ainsi dire épuisée, alors le solide meurt, et le fluide, qui n'est plus dans un organe vivant, *se pourrit* bientôt. Examinez les phénomènes de toute gangrène : certainement la putréfaction n'est que consécutive ; il y a toujours, 1° abandon des solides par les forces vitales ; 2° putréfaction des fluides... Il en est de ce phénomène local comme du général qui a lieu dans la fièvre adynamique ; il est incontestable que, dans cette fièvre, le sang tend à se décomposer, à se putréfier, je dirai plus, qu'il présente souvent une putréfaction commençante. Eh bien, l'indice de l'altération de ce fluide est toujours l'état général des *forces* des solides : ceux-ci ont préliminairement perdu leur ressort ; les symptômes de faiblesse se sont annoncés avant ceux de putridité...

» A mesure que les *forces* diminuent dans les solides, il se manifeste dans les fluides une tendance à la putréfaction. Un commencement de putréfaction dans les humeurs, pendant la vie, n'est donc pas un phénomène général plus invraisemblable que ce phénomène local, savoir, que le sang d'une partie enflammée commence à se putréfier, et la partie à devenir fétide, par conséquent avant que la *sensibilité organique* ait entièrement abandonné le solide. Ce n'est que quand elle n'y existe plus que cette putréfaction devient complète ; mais alors elle est extrêmement rapide, parce qu'elle avait commencé pendant la vie. De même, le cadavre, après certaines fièvres adynamiques, se putréfie avec une promptitude étrangère aux cadavres d'individus morts d'autres maladies, parce que la putréfaction avait réellement commencé avant la mort.

» Les inflammations à teinte livide, à chaleur peu marquée, à prostration de *forces* dans la partie, à terminaison par gangrène, sont visiblement à la fièvre adynamique très prononcée ce que le phlegmon est à la fièvre inflammatoire, ce que l'*irritation* des premières voies qu'on appelle disposition bilieuse est à la fièvre méningo-gastrique, etc. (1).

» Je crois que, si l'on examinait attentivement les affections locales et les fièvres générales, on trouverait qu'il y a encore *altération* nouvelle de la *sensibilité organique* pour *produire du pus*. Même phénomène dans l'*induration*. Examinez bien les phénomènes inflammatoires dans leur succession, vous verrez que toujours un état particulier dans cette propriété précède les changements qu'ils nous offrent.

» Quand nos médicaments sont appliqués sur une partie enflammée, *ce n'est pas sur le sang qu'ils agissent;* ce n'est pas en tempérant la chaleur, ce n'est pas en la relâchant. Les expressions *ramollir, détendre, relâcher* les solides, sont inexactes *parce qu'elles sont empruntées des phénomènes physiques*. On relâche, on ramollit un cuir sec, en l'humectant ; mais on n'agit sur les organes vivants qu'en modifiant leurs propriétés vitales. Remarquez que, quoiqu'on commence déjà à reconnaître l'empire de ces propriétés dans les maladies, le langage médical est encore tout emprunté des théories qui dérivaient des principes physiques pour l'explication des phénomènes morbifiques. Nous sommes à une époque où la manière de s'exprimer sur ces phéno-

(1) On reconnaît là le puissant génie de Bichat.

mènes doit être changée. Certainement tout médicament émollient, astringent, résolutif, relâchant, fortifiant, etc., employé dans différentes vues sur une partie enflammée, n'agit qu'en modifiant différemment de ce qu'elle était la sensibilité organique. *C'est comme cela que nos médicaments guérissent ou souvent aggravent les maladies* (1).

» Si elle se termine par suppuration, il est évident que ce sont les solides qui jouent le premier rôle dans l'inflammation, et que les fluides n'y sont que secondaires. Les auteurs modernes ont bien senti cette vérité, et tout de suite ils ont fait jouer, sous ce rapport, un grand rôle aux nerfs. Mais nous avons vu que ceux-ci paraissent étrangers à la sensibilité organique, qu'ils le sont même en effet d'après la plus rigoureuse observation. L'influence nerveuse, celle au moins que nous connaissons dans les autres parties, est, dans l'inflammation, comme dans la sécrétion, l'exhalation et la nutrition, presque entièrement nulle. *Il y a dans cette affection altération de la sensibilité organique, et voilà tout.*

» L'espèce de sang varie dans l'inflammation. Toutes les fois que la *sensibilité organique est très exaltée, que la vie est augmentée, qu'il y a un surcroît de forces dans la partie enflammée,* c'est le sang rouge qui séjourne dans le système capillaire : alors il y a toujours chaleur très vive. Au contraire, quand l'inflammation se rapproche du caractère adynamique, elle devient terne, livide, les capillaires paraissent remplis de sang noir ; la chaleur est moindre. En général une couleur vive, rutilante, dans toutes les éruptions analogues aux tumeurs inflammatoires, annonce l'exaltation de la *sensibilité organique ;* toute couleur livide, au contraire, indique la prostration... la lividité est, dans ces tumeurs, l'avant-coureur de la gangrène... le sang noir

(1) Cette doctrine *ultra-vitaliste* se réfute aujourd'hui, pour ainsi dire, d'elle-même ; et si Bichat eût vécu plus longtemps, il n'aurait pas laissé à d'autres le soin de corriger de telles erreurs.

interrompt partout les fonctions, qu'il affaiblit, anéantit
même le mouvement des parties, lorsqu'il y arrive
par les artères. »

Appliquant aux maladies en général ce qu'il a dit de
l'inflammation considérée sous le rapport de ses différences, Bichat ajoute :

« Le vice essentiel de toute doctrine médicale est de
considérer les maladies trop abstractivement : elles se
modifient tellement dans chaque système, que leur aspect
est tout différent. Qu'on me passe cette expression, dit-il,
c'est bien toujours le même individu ; mais en entrant dans
chaque système il prend un masque différent, au point
souvent que vous ne le reconnaîtriez pas. »

Bichat termine ses considérations sur les capillaires et
le rôle qu'ils jouent dans l'inflammation et l'irritation, par
le passage suivant, nouvelle preuve de l'esprit antiphy-
sique dont malheureusement ce grand physiologiste était
trop souvent animé :

«Les chimistes et les physiciens ont transporté leur esprit de calcul dans les théories qu'ils ont imaginées sur les
phénomènes qui régissent les lois vitales. Mais ce n'est
plus cela. Dans les corps organisés, l'esprit des théories
doit être tout différent de l'esprit des théories appliquées
aux sciences physiques. Il faut dans celles-ci que tout phénomène soit rigoureusement expliqué. Au contraire, toute
explication physiologique ne doit offrir que des aperçus,
des approximations ; elle doit être vague, si je puis me
servir de ce terme. Tout calcul, tout examen des proportions des fluides, les uns avec les autres, tout langage
rigoureux, doivent être bannis, parce que nous connaissons encore si peu les lois vitales, elles sont sujettes à
tant de variations, que ce qui est vrai dans le moment où
nous étudions un fait cesse de l'être dans un autre moment, et que l'essence des phénomènes nous échappe toujours : leurs résultats généraux seuls et la comparaison de

ces résultats les uns avec les autres doivent nous occuper. »

Ce n'est plus ainsi qu'on étudie aujourd'hui la physiologie normale et la physiologie pathologique.

Une salutaire et profonde révolution s'est opérée sous ce rapport dans le monde médical. Non, certes, dans les corps organisés *l'esprit des théories ne doit pas être tout différent de l'esprit des théories appliquées aux sciences physiques.* Dans les deux cas, les théories doivent être également la rigoureuse détermination, et pour ainsi dire la *formule générale* des causes qui interviennent dans la production des phénomènes observés. Or, appliquant ce principe à la doctrine de Bichat et de ses disciples sur l'inflammation, nous voyons qu'elle n'en soutient pas un seul instant la légitime épreuve, et l'on peut rétorquer contre cette doctrine un des arguments de l'immortel physiologiste, qu'il est si pénible d'avoir à combattre : « Vous ririez, dit-il, si, pour expliquer le mouvement des planètes, des fleuves, etc., on se servait de l'irritabilité, de la sensibilité.» Eh bien ! c'est précisément à de pareilles causes, à la *sensibilité organique* enfin, que Bichat demande l'explication d'une foule de phénomènes qui dérivent de causes purement physiques et chimiques. De bonne foi, que nous apprend Bichat en rapportant à je ne sais quelles lésions de la *sensibilité organique*, et sur les phénomènes mécaniques de l'inflammation, tels que l'afflux ou l'arrêt du sang dans les parties enflammées, les changements d'état de ce liquide ; et sur les phénomènes chimiques de cette même inflammation, tels que la formation de liquides anormaux, la décomposition, la destruction, la putréfaction des parties qui ont été le siége de l'état morbide indiqué, etc.? N'est-ce pas évidemment se payer d'un mot que d'expliquer ainsi des phénomènes pour la production desquels interviennent nécessairement des conditions qui sont du ressort de la physique et de la chimie, sans préjudice de celles qui pourraient être d'un ordre purement physiologique ou vital? Mais au milieu de ces erreurs, dont Bichat, sacrifiant aux systèmes de son époque, ne put se préserver d'abord, et dont plus tard son génie n'eût laissé à personne le soin de faire une éclatante justice, que d'aperçus heureux, que d'éclairs lumineux, précurseurs des grandes découvertes qui devaient s'accomplir quelques années plus tard! Aussi, malgré ses erreurs, le glorieux auteur de l'Anatomie générale méritait-il, au plus haut titre, la statue que la France vient de lui élever dans la ville qui donna le jour à ce grand homme (1).

III. Dans la dernière édition de sa *Nosographie philosophique*, publiée en 1818, Pinel, comme s'il fût resté étranger aux travaux de ses contemporains, ne dit presque

----

(1) Au moment où je corrige les épreuves de cet article, je lis dans un *Traité de pathologie médico-chirurgicale* une sorte d'apologie de la doctrine de Bichat qui vient d'être combattue par nous. « C'est à tort, y dit-on, que l'on tente d'expliquer les phénomènes de la santé et de la maladie par les lois de la chimie et de la physique; autant vaudrait prétendre trouver la raison des phénomènes célestes, celle des ondulations lumineuses ou sonores et celle des combinaisons des corps, dans les lois qui régissent les actes de la vie. »

Comme Bichat, dont il reproduit ici presque textuellement le système, notre savant confrère, M. le docteur Roche, l'un des auteurs de l'ouvrage dont nous venons de citer le titre, oublie que sous ce mot si complexe de *vie*, il faut entendre deux grands ordres de phénomènes essentiellement distincts. De ces phénomènes, les uns sont tout-à-fait spéciaux, exclusivement propres aux êtres vivants en général, tels que ceux de l'irritabilité, de la nutrition, etc., ou bien aux animaux seulement, tels que les mystérieux phénomènes des perceptions, de l'intelligence, de la volonté, etc. Assurément ce serait un contre-sens grossier que d'expliquer de tels phénomènes par les lois qui régissent les phénomènes des corps inertes, que de les faire rentrer dans l'ordre des phénomènes mécaniques, physiques ou chimiques. Mais les phénomènes du second ordre, au contraire, tels que certains actes de la circulation, de l'absorption, de la respiration, de la locomotion, de l'action des organes des sens, etc., doivent, à l'état normal comme à l'état anormal, être rapportés à ceux qui relèvent de la mécanique, de la physique et de la chimie, et obéissent par conséquent aux lois générales qui président à ces derniers.

rien sur le siége, la nature et les différents modes de l'inflammation.

Après avoir noté que l'inflammation en général est un sujet sur lequel le stérile langage de l'école s'est exercé avec tant de profusion et si peu de succès, que nul autre objet n'a donné lieu à plus d'écarts d'imagination, à plus de suppositions arbitraires; après avoir attaqué les théories de Van-Swiéten, de Sauvages, de F. Hoffmann, de Cullen, et celle de Boerhaave en particulier, connue, comme on sait, sous le nom de théorie de l'obstruction; après ces préliminaires, dis-je, Pinel ne propose aucune théorie qui lui soit propre. Il s'en tient aux remarques suivantes : « La cause de l'*inflammation* paraît tenir à un principe irritant, interne ou externe; c'est ce qui se manifeste aux yeux mêmes dans toute inflammation visible. Mais toute *irritation* ne produit point une inflammation ; car si la première est prompte et courte, elle est souvent sans effet, ou n'occasionne que de la douleur; si au contraire elle est prolongée, comme lorsqu'un corpuscule est entré sous la paupière, ou lorsqu'un corrosif est resté appliqué sur cet organe, alors il survient, suivant les lois générales de l'économie animale, de la douleur, un afflux de sang, de la tension et de la rougeur. »

On le voit, ces remarques ne nous apprennent rien de positif sur le fond même ou la nature de l'inflammation ; et les mots principe *irritant, irritation*, qu'on lit dans ce passage, représentent eux-mêmes des choses dont on chercherait vainement la définition dans l'ouvrage de Pinel. Un peu plus loin, nous lisons : « Si une cause quelconque *irritante*, interne ou externe, agit assez vivement sur une partie de la surface du corps, sur une membrane muqueuse ou séreuse, sur le parenchyme d'un viscère, sur le tissu d'un muscle ou une surface articulaire, il se produit dans la partie *irritée* une affection marquée par une douleur plus ou moins vive, une tension ou intumescence locale, un sentiment plus ou moins intense de chaleur; et, si le siége en est extérieur, une rougeur plus ou moins vive. Cet état, d'ailleurs, lorsqu'il constitue proprement une maladie, passe aussi, après certains préludes, par deux périodes distinctes, celle d'*irritation* ou d'acrisie, et celle de déc in ou de *coction*. »

Bien qu'un peu moins implicite dans cet endroit que dans le précédent, Pinel y reste encore pour ainsi dire à la surface de la chose, et n'en sonde pas le fond même, n'en détermine pas le caractère essentiel. On y voit encore figurer les mots non définis de partie *irritée*, d'*irritation*, c'est-à-dire qu'on répond à la question par la question : non pas que le mot *irritation* soit synonyme de celui d'*inflammation*; mais, de l'aveu de Pinel lui-même, la première période, ou, si l'on veut, le premier *degré* d'une inflammation, n'est autre chose que l'état désigné sous le nom d'*irritation*. Donc, pour avoir une idée complète de l'inflammation ainsi considérée, il aurait fallu commencer par définir l'*irritation* elle-même, ce que, je le répète, Pinel n'a fait en aucune manière.

IV. Dans ses *Etudes sur l'état inflammatoire et ses divers modes*, Richerand (1), fidèle aux doctrines de Bichat, définit ainsi qu'il suit cet état :

« L'inflammation peut être définie l'augmentation des propriétés vitales, ordinairement annoncée par la douleur, la rougeur, le gonflement et la chaleur de la partie enflammée. De l'accroissement qu'ont éprouvé la *sensibilité et la contractilité* dérivent tous les symptômes qui dénotent l'état inflammatoire. »

Non contra sed præter naturam, dit Richerand avec Galien, en parlant de l'état phlegmasique. Il montre que plusieurs degrés conduisent à cet état d'exaltation; que la *vie* peut être augmentée dans toutes les parties, sans que cette augmentation soit portée jusqu'à l'état inflammatoire. Il

(1) *Nosog. chirurgie*. Paris, 1841, t. I, p. CLXVIII.

cite l'érection en exemple, et rappelle que cet état est une véritable phlogose qui peut se convertir en inflammation, comme dans certains cas de priapisme. Selon lui, l'excitation préliminaire de tout organe qui se dispose à agir est le premier degré d'*excitation inflammatoire*.

V. Dans les généralités de l'*inflammation* que Broussais a consignées dans son *Histoire des phlegmasies chroniques*, voici l'*idée* qu'il se fait de cet état pathologique :

« *Tumeur, rougeur, chaleur, douleur*, tels sont les phénomènes que l'on regarde comme les caractères fondamentaux de l'état inflammatoire. La modification vitale qui produit ces quatre phénomènes a son siége dans les vaisseaux capillaires de la partie malade, et dépend manisfestement de *l'augmentation de leur action organique. L'inflammation est donc primitivement l'effet d'un surcroît de cette action.*

» Comme les capillaires de la partie malade donnent passage à des fluides différents, et que leur degré de *susceptibilité* varie beaucoup, la couleur du faisceau tuméfié, qui dépend de l'accumulation des fluides, et la douleur, qui n'est que l'altération de la sensibilité, sont également très variables. Lorsque les capillaires *irrités* peuvent admettre le sang tout entier, la tumeur est rouge et chaude. La rougeur et la chaleur ne sont donc point des caractères essentiels de l'inflammation en général, mais plutôt des signes qui marquent le degré de l'*inflammation sanguine* (des capillaires sanguins). Puisque le fluide sur lequel agissent les capillaires *irrités* n'est pas toujours le même; puisque le degré d'*irritation* varie, les changements chimiques, qui sont subordonnés à ces deux conditions, doivent offrir de grandes différences. Les produits matériels de l'inflammation doivent donc aussi nous paraître sujets à beaucoup de variétés. »

En dernière analyse, selon Broussais, qui veut qu'on *envisage l'inflammation sous un point de vue infiniment plus étendu qu'on n'avait encore osé le faire*, on doit considérer comme une inflammation *toute exaltation locale des mouvements organiques assez considérable pour troubler l'harmonie des fonctions et pour désorganiser le tissu où elle est fixée.*

VI. Dans la première partie de son ouvrage sur *l'Inflammation* (1), là où il s'occupe de la *nature* de cette maladie, le célèbre Tommasini ne s'éloigne guère des idées de Broussais et des autres auteurs dont nous venons de parler.

Après avoir indiqué les *premiers et les plus simples* phénomènes de l'inflammation (2), il pose en principe qu'ils sont manifestement le produit d'un excès de *stimulus* et d'*excitement*. Voici, d'ailleurs, ses propres expressions : *Coteste prime condizioni sono per me manifesto, e simplicissimo prodotto di stimolo et di eccitamento accresciùto.* D'une part, selon cet observateur, l'état inflammatoire, considéré dans ses produits extrêmes (l'*induramento irresolubile*, la *suppurazione*, la *cancrena*), représente une manière d'être des parties aussi éloignée que possible de celle qui leur est naturelle, et constitue un *vice organique*, tandis que, d'une autre part, étudié dans ses premiers degrés, et pour ainsi dire à l'état rudimentaire ou naissant, ce même état inflammatoire nous offre une affection qui s'éloigne le moins possible de l'état naturel; de telle sorte qu'il est assez dif-

---

(1) *Dell' infiammazione e della febbre continua considerazioni patologico-pratiche. Seconda edizioni, Pisa*, 1826-1827, 2 vol. in-8. Déjà, dès 1805, dans son *Traité de la fièvre jaune d'Amérique*, Tommasini avait exposé les idées fondamentales qu'il développa plus tard dans son *Traité de l'inflammation.*

(2) Ces phénomènes primitifs, ces conditions constitutives de l'inflammation, consistent, selon Tommasini, dont je vais rapporter les expressions : «in *colore, pulsazione, rubore* maggiori del grado naturale, *turgore, tensione, ed ingrossamento*, parimente maggiori di quel che competa al salute; delle quali condizione la *distensione dolorosa* de' nervi e una necessaria consequenza, siccome della diffusione maggiore o minore di cotesto parziale stato è consequenza la *febbre.* »

Ailleurs, il substitue aux mots accroissement du *stimulus*, de l'*excitement*, ceux d'accroissement de l'*impetus vitæ.*

ficile de tracer la limite rigoureuse qui sépare l'une de l'autre. Il soutient que l'inflammation constitue un état indépendant, *sui generis,* toujours identique à lui-même. Il consacre une étendue considérable de la première partie de son ouvrage à la démonstration de cette proposition, et combat avec énergie la doctrine de Brown et de ses sectateurs sur l'inflammation *asthénique.* Il attribue justement les phénomènes d'après lesquels cette *espèce* d'inflammation a été établie, à des conditions morbides particulières surajoutées à l'état inflammatoire. Il conclut en ces propres termes : « L'infiammazioni, qualunque sia l'universale condizione del corpo in cui si accenda, qualunque i fenomeni che l'accompagnino, qualunque lésito che le succeda, *l'infiammazione, dissi, per cio che è in se stessa, e ne' luoghi che ne sono idiopaticamente attacati, è sempre un processo di stimolo accresciùto,* è non è altronde curabile, che con rimedj antiflogistici o deprimenti. » Il établit d'ailleurs que tous les pathologistes, tant anciens que modernes, antérieurs à Brown, se sont accordés à considérer l'inflammation comme un *processus* (qu'on me permette de me servir de cette expression, qui est en quelque sorte sacramentelle, dans l'école italienne), comme un *processus,* dis-je, de l'*action* organique ou vitale *augmentée.* Il n'excepte ni Boerhaave ni ses disciples, qui ne différaient des autres pathologistes qu'en ce qu'ils voyaient le principe, la cause prochaine de l'inflammation dans l'*obstruction* ou l'*oblitération des capillaires artériels.*

Ainsi que je l'ai dit plus haut, la théorie de Tommasini concorde avec celle de Broussais, comme il le déclare lui-même dans le passage suivant, par lequel je terminerai cette courte analyse : « Conformi sott' altro linguaggio alle mie massime furono i pensamenti dell' illustre Broussais nella sua bell' opera, *Histoire des phlegmasies* ou *Inflammations chroniques,* publicata à Parigi nel 1808, della quale duolmi ancora di non aver potuto far menzione nella mia

prolusione alla nuova dottrina medica, perchè non era da
me conosciùta in quell' epoca.» Tommasini fait observer
que le mot *irritation* des Français est l'équivalent de celui
d'excès de *stimulus* ou d'*excitement* des Italiens.

Au reste, les doctrines de Broussais et de Tommasini
ne sont au fond que celles de Bichat et de son école. Elles
ne nous enseignent rien de positif sur le mécanisme intime, sur la nature de l'inflammation ou de l'irritation. Ce
n'est pas sur ce point que portent les progrès réels dont ces
deux illustres pathologistes ont été les promoteurs, et sur
lesquels nous aurons à nous expliquer ailleurs.

VII. Dupuytren, et l'un de ses élèves les plus distingués,
Marandel (1), soumirent l'*irritation* à une division que
M. Roche a conservée, avec quelques légers changements,
dans le *Dictionnaire de médecine et de chirurgie pratiques*
(art. *Irritation*), et dans les *Nouveaux éléments de pathologie médico-chirurgicale* (2).

« L'irritation est susceptible de six modifications ou formes principales, savoir : 1° l'*inflammation*, la *phlegmasie*, ou
l'*irritation* avec appel plus considérable de sang que des
autres fluides ; 2° l'*hémorrhagie*, ou l'*irritation* avec issue du
sang à la surface ou dans la substance des tissus ; 3° la
subinflammation, ou l'*irritation* avec appel plus considérable
de fluides blancs que de sang ; 4° la *némose*, ou l'*irritation*
sans appel appréciable de fluides, et paraissant, par conséquent, bornée aux seules extrémités nerveuses ; 5° l'*irritation nutritive*, laquelle, à peine élevée au-dessus du degré
physiologique, borne ses effets à augmenter à l'excès, par

______

(1) Voyez la remarquable dissertation inaugurale de cet auteur, *Essai sur
les irritations*, soutenue, en 1807, à l'École de médecine de Paris. Marandel
admet avec Dupuytren quatre grandes formes d'irritation : 1° irritation
inflammatoire, 2° irritation hémorrhagique, 3° irritation sécrétoire, 4° irritation nutritive. Nous signalerons tout-à-l'heure les graves objections que
soulève cette théorie, ingénieuse sans doute, mais établie sur des rapprochements de faits dissemblables.

(2) Quatrième édition. Paris, 1844, t. I. p. 36 et suiv.

sa continuation, la nutritio : du tissu où elle siège; 6° l'*irritation sécrétoire*, ou celle qui ne se manifeste que par la sécrétion du tissu qu'elle occupe.

» Ces formes particulières de l'*irritation* dépendent de ce que l'*action organique* étant une action très complexe, peut s'*exalter* dans chacun des actes qui la composent, ou s'*exalter* dans plusieurs, ou enfin dans tous à la fois. Mais il est évident que la nature de l'*irritation* ne change pas pour cela; *elle consiste toujours dans l'augmentation de l'action organique : seulement elle est modifiée dans son mode de manifestation.»

C'est encore là, si l'on peut ainsi dire, une transformation de la doctrine de Bichat; savoir, cet excès d'action tour à tour désigné par les noms d'*excitation*, de *stimulation* (excès de stimulus ou d'excitement des Italiens), d'*irritation*, etc. : les lésions de l'*action organique* y remplacent les lésions de la *sensibilité organique*. Mais outre que cette théorie ne fournit aucune donnée nouvelle pour l'intelligence de la nature de l'inflammation, elle est entachée du grave défaut de confondre sous une seule et même dénomination des modes ou éléments morbides tout-à-fait différents. En effet, peut-on dire qu'une véritable inflammation, avec suppuration, ulcération, etc., et une simple hémorrhagie, ou bien une pure *névrose*, ne constituent qu'un seul et même état morbide, variant seulement dans son mode de manifestation?

Toutefois, malgré cette remarque critique, dont la justesse ne saurait être contestée, il n'en est pas moins vrai que plusieurs des divers états morbides précédemment exposés se rapprochent les uns des autres par un élément commun. Nous ne l'attaquons donc pas sous tous les rapports. La seule chose sur laquelle nous devions insister en ce moment, c'est que l'inflammation proprement dite consiste en une *modification* d'action *sui generis*, dont tous les éléments ne se rencontrent pas dans tous les degrés de ce qu'on appelle une irritation ; et comme dans la forme dite *inflammation* on observe une sécrétion anormale, non moins que dans la forme dite irritation *sécrétoire,* cette dernière distinction, assez satisfaisante au premier abord, manque pourtant de base solide.

VIII. Depuis les vives et longues discussions que fit naître au milieu de nous la *doctrine* dite de l'*irritation*, formulée par Broussais, on s'est moins occupé du fond même de cette *irritation* et de l'*inflammation*, que du rôle plus ou moins étendu qu'elles doivent jouer dans diverses maladies qui, jusque là, avaient été généralement regardées comme n'appartenant point à la classe des phlegmasies. Trois auteurs modernes de l'École de Paris ont cependant publié sur l'*irritation* et l'*inflammation*, considérées en elles mêmes, des idées qu'il importe de faire connaître. Ces auteurs sont MM. Andral, Dubois (d'Amiens) et Magendie. Tous les trois ont combattu, à leur manière, les doctrines de Broussais ; et s'il fallait les en croire, on devrait rayer du vocabulaire médical les mots *irritation* et *inflammation*. Ce ne serait sans doute là qu'un bien petit inconvénient, ce serait même un véritable progrès, si ces auteurs avaient donné des noms plus exacts aux états morbides jusqu'ici désignés sous les dénominations d'irritation et d'inflammation. Mais malheureusement ils ne l'ont point fait.

Commençons par M. Andral, qui s'exprime ainsi dans la préface de son précis d'*Anatomie pathologique :*

« Lorsque l'augmentation de l'excitabilité normale, ou l'*irritation*, est accompagnée de rougeur, de tumeur, de douleur, on l'a appelée *inflammation*. Créée dans l'enfance de la science, cette expression, toute métaphorique, était destinée à représenter un état morbide, dans lequel les parties semblent brûler, s'enflammer, comme si elles avaient été soumises à l'action du feu. Reçue dans le langage, sans qu'aucune idée précise lui ait jamais été attachée sous le triple rapport des symptômes qui l'annoncent, des lésions qui la caractérisent, et de sa nature intime, l'expression d'*inflammation* est devenue une expression tellement vague, son interprétation est tellement arbitraire, qu'elle a réellement perdu toute valeur ; elle est comme une vieille monnaie sans empreinte, qui doit être mise hors de cours, car elle ne causerait qu'erreur et confusion. L'*inflammation* ne peut plus être considérée que comme l'expression d'un phénomène complexe qui comprend plusieurs autres phénomènes dont la dépendance n'est ni nécessaire ni constante.

« Dans ce qui va suivre, je ne décrirai donc pas l'*inflammation*, car ce mot, à force de tout embrasser, finit par ne plus rien représenter. Il n'importe pas de déterminer si tel ou tel groupe de lésions doit être ou non rapporté à ce qu'on appelle une inflammation ; ce qu'il importe, c'est de bien étudier chacune de ces lésions, c'est d'essayer de remonter à leur cause et de pénétrer leur nature. »

M. Andral pense qu'en théorie l'irritation ne doit être considérée que comme préexistant fréquemment, mais jamais nécessairement, aux diverses lésions organiques ; en fait, dit-il, voilà aussi ce qu'une observation attentive nous conduit à admettre.

Il compare ce qu'on a dit de l'irritation *transformée* pour expliquer toutes les lésions organiques, à ce qu'on a dit de la sensation *transformée* pour expliquer tous les phénomènes intellectuels et moraux, et il lui est facile de montrer ce qu'il y a de trop *exclusif*, et par conséquent de faux dans ces deux doctrines. On regrette seulement que M. le professeur Andral, après avoir si légitimement attaqué des systèmes erronés, n'ait pas lui-même élevé sur leurs débris une doctrine à la fois plus large et plus exacte. Il faut même avouer que ce savant médecin n'a pas toujours clairement et nettement formulé ses opinions, ainsi qu'on peut le voir par la simple lecture de la préface déjà indiquée de son *Précis d'anatomie pathologique.*

Malgré tout ce qu'il a dit contre le mot *inflammation*, M. Andral n'en a pas moins continué à s'en servir dans ses ouvrages cliniques et dans ses cours. Qu'il ne l'ait pas employé dans un ouvrage d'*anatomie pathologique*, c'est tout simple, car on ne trouve pas assurément d'inflammation dans un cadavre : on n'y constate que les lésions auxquelles elle a pu donner naissance ; mais en médecine ou en *physiologie* pathologique, on ne saurait se passer de cette dénomination jusqu'à ce qu'on lui en ait substitué une autre plus convenable. Le besoin de cette réforme dans la nomenclature ne se fera sérieusement sentir qu'à l'époque où l'on aura démontré que les phénomènes à l'ensemble desquels on est *convenu* jusqu'ici de donner le nom d'*inflammation*, diffèrent essentiellement de ceux que produit l'*acte* dont elle tire son nom, étudié dans l'organisme vivant.

IX. Après les expériences faites par lui pour modifier de diverses manières les propriétés physiques et chimiques du sang, ce qui a toujours *troublé* la circulation capillaire, déterminé des épanchements, des obstructions, M. Magendie poursuit ainsi (1) :

« Sans avoir prononcé le mot inflammation, nous marchons depuis longtemps sur son terrain, et les principales formes qu'elle revêt nous sont déjà à peu près connues. Ce n'est pas parce qu'il sonne mal à mon oreille ou qu'il m'inspire la moindre antipathie que j'ai à peu près *proscrit* ce mot, c'est à cause des idées absurdes qu'il représente. Nous sommes loin de nier l'existence des phénomènes dits inflammatoires, mais nous ne pouvons accepter la dénomination consacrée car elle sanctionne une théorie qui est loin d'être la nôtre.

« *Ubi stimulus, ibi fluxus. — Stimulus,* le rendrez-vous en

(1) Tous les passages que nous allons citer sont extraits des *Leçons sur les phénomènes physiques de la vie, professées au Collège de France.* Paris, 1842, 4 vol. in-8.

français par *irritation* ? Convenez que la traduction est un peu libre. C'est bien autre chose quand il s'agit du mot *fluxus*. J'y cherche en vain l'idée d'inflammation, c'est-à-dire d'un feu, d'une flamme, consumant les tissus par un subit incendie. L'explication de cet axiome, dont le sens a été dénaturé par nos modernes réformateurs, c'est encore aux lois physiques qu'il faut la demander. Si vous soumettez au foyer du microscope le mésentère d'une grenouille, et que vous *stimuliez*, c'est-à-dire piquiez un capillaire avec la pointe acérée d'un stylet, voici ce que vous observez : à peine l'instrument a-t-il percé la paroi du vaisseau, qu'aussitôt les molécules liquides s'échappent par ce petit pertuis, et de toutes parts *affluent* vers ce point les colonnes sanguines les plus voisines du tuyau blessé. Il se passe là un singulier phénomène d'hydraulique : tant que les parois vasculaires ont opposé une résistance uniforme à la force expansive du liquide, les courants se sont mus d'une manière régulière, sans rétrograder, sans se heurter, sans se confondre. La résistance cesse-t-elle en un point, il se forme là un centre de fluxion, et aussitôt les globules accourent les uns dans le sens de l'impulsion de la pompe, d'autres en sens opposé, d'autres enfin en croisant la direction des premiers. Voilà la véritable explication du fameux axiome : *ubi stimulus, ibi fluxus.*

» Affirmer qu'il ne se passe rien de vital dans les capillaires, ce serait substituer une exagération à l'exagération que l'on reproche aux autres. Nous nous flatterions en vain de dire quelle est la nature intime du phénomène si mal nommé inflammation. Nous avons montré qu'une disproportion entre le volume des particules liquides et le diamètre des tuyaux déterminait une obstruction locale, et par suite tous les signes de ce qu'on est convenu d'appeler l'*inflammation*, mais cette cause mécanique ne peut pas toujours être invoquée ; il y a là quelque autre chose, physique ou vitale, je n'en sais rien, qu'on doit prendre en grande considération. »

Assurément, jusqu'ici, nous ne voyons pas sur quelles raisons solides se fonde M. Magendie pour attaquer le mot inflammation. En effet, ce n'est point, comme il le pense, à un simple *afflux de sang* que s'applique le mot dont il s'agit, mais bien à un acte morbide qui, s'il n'est pas étouffé à son origine, altère, décompose les parties solides et liquides, avec production de chaleur plus que normale, etc. Quant à l'explication de l'afflux du sang, qu'elle soit parfaitement exacte ou non, cela ne change absolument rien au fond de la question : nous la retrouverons plus loin en exposant les recherches de M. Dubois (d'Amiens).

Mais poursuivons l'examen des considérations de M. Magendie sur le sujet qui nous occupe.

« Assistez à un cours de pathologie interne ou externe, à Paris, à Londres, à Copenhague : partout les idées sont les mêmes. Qu'un individu tombe dans le feu, on l'en retire vivant : n'allez pas croire qu'il en sera quitte pour une *lésion physique*, qui a plus ou moins carbonisé ses téguments, obstrué ses vaisseaux, amené des secrétions anormales ; l'*inflammation*, toujours l'inflammation est là pour tout expliquer, et pourtant qu'explique-t-elle (1)?

» Dans une partie si bizarrement dite *enflammée*, les petits vaisseaux se dilatent par l'afflux d'une plus grande quantité de sang dans leurs cavités ; ils passent de l'état de capillaires à l'état de ramuscules plus volumineux, et les liquides en les traversant marchent d'une manière saccadée ; de là ces pulsations isochrones au pouls dont le malade a la conscience, et qui souvent même deviennent appréciables pour le médecin. »

(1) Certes, il faut que M. Magendie en veuille bien au mot inflammation pour en proscrire ainsi l'emploi, même quand il s'agit d'une lésion qui a *carbonisé* les téguments.

A l'occasion de quelques inflammations en particulier, M. Magendie revient sur les idées générales ci-dessus exprimées: dans un cas d'*hépatisation* (1) *pulmonaire* désignée sous le nom de grippe, une injection d'eau poussée dans l'artère pulmonaire ne revient pas par les veines du même nom. Il insiste sur cette imperméabilité, sur cette obstruction du réseau capillaire des poumons ; de là des épanchements, des extravasations, des infiltrations du sang altéré, ou du moins de ses principaux matériaux (globules, fibrine, sérum, matière colorante), puis il continue ainsi :

« Appellerez-vous cet état morbide (hépatisation) une *inflammation ?* Non seulement vous n'apprenez rien par cette expression métaphorique, mais même vous détournez l'attention de la cause mécanique qui a produit la lésion. Ce n'est pas l'irritation des vaisseaux capillaires, c'est leur obstruction qui a déterminé l'arrêt du sang dans ces tuyaux, sa transsudation à travers leurs parois, et son infiltration dans le parenchyme pulmonaire. »

» Demandez à un de nos cliniciens ce que c'est qu'une pneumonie, il vous répondra que c'est une inflammation du poumon. Comment sait-on que le poumon est enflammé ? parce qu'il offre telles altérations : pourquoi offre-t-il telles altérations ? parce qu'il est enflammé. C'est donc un cercle vicieux dans lequel on tourne sans s'en apercevoir. Pour en sortir, dit-il, il faut faire autrement l'anatomie pathologique, et non pas à l'*instar* d'un garçon d'amphithéâtre. »

Ces nouvelles réflexions de M. Magendie prouvent de plus en plus qu'il ne comprend pas le mot inflammation dans le sens qui lui a été généralement donné. Tout ce que le savant physiologiste nous rapporte ici de l'anatomie pathologique des parties qui ont été *enflammées*, n'a rien

---

(1) M. Magendie plaisante, en passant, sur ce mot. *Que ce mot est bien trouvé!* dit-il.

qui puisse légitimer l'antipathie que lui inspire le mot *inflammation* en général, et celui d'*inflammation* du poumon en particulier. L'*obstruction* des vaisseaux capillaires, sur laquelle insiste M. Magendie, après tant d'autres, n'est point la *cause*, mais l'un des *effets* de ce qu'on appelle inflammation. Ce serait d'ailleurs se faire une singulière idée d'un acte aussi compliqué, que de le réduire ainsi à une simple oblitération des vaisseaux capillaires, oblitération qui peut avoir lieu dans une foule de cas où il n'existe aucune inflammation.

Citons un dernier passage de M. Magendie :

« La pathologie des membranes séreuses est encore à faire. Il n'est pas rare de trouver des liquides accumulés dans leur cavité, des fausses membranes disposées, soit par couches, soit sous forme de filaments, des dépôts purulents entre les mailles de leur parenchyme. Or, il n'y a qu'une seule cause capable de produire tous ces désordres ; cette cause, vous l'avez déjà nommée : c'est l'inflammation. Oui, c'est elle qui fait que le sérum, l'albumine, la fibrine, s'échappent de leurs vaisseaux. Comment expliquer autrement que par l'action d'un feu subtil ces extravasations liquides ?... Voilà pourtant où on en est aujourd'hui relativement à ces questions... »

C'en est assez pour faire connaître les doctrines de M. Magendie sur l'inflammation. Que conclure, en dernière analyse, des passages qui viennent d'être rapportés ? Que le mot inflammation *irrite* beaucoup M. Magendie, mais que le célèbre physiologiste n'a pas encore été assez heureux, sans doute, pour en trouver un meilleur, puisqu'il n'en propose aucun à la place de l'ancien. Quant à l'*obstruction* des vaisseaux de la partie dite enflammée, je répéterai qu'il ne nous la donne pas, je pense, pour quelque chose de nouveau, et que nous ne comprenons pas trop en quoi cette circonstance, qui nous paraît d'ailleurs jouer un si grand rôle dans certains phénomènes observés au sein des parties enflammées, peut être invoquée pour prouver la nécessité de *proscrire* le mot *inflammation*. Apparemment que M. Magendie ne s'imagine pas que l'obstruction dont il s'agit constitue réellement toute l'inflammation. Ce n'est là qu'un de ses effets possibles, une de ses suites, et non son principe essentiel; et on ne saurait nier que les mêmes conditions physico-chimiques propres à produire ce qu'on appelle inflammation dans les corps inorganiques ne pourraient pas, lorsqu'elles se rencontrent dans les parties organisées et vivantes, y déterminer la coagulation du sang et l'obstruction indiquée.

X. Nous allons terminer l'exposition qui est l'objet de cette première section, par les recherches récentes de M. Dubois (d'Amiens), publiées en 1840 dans le journal *l'Expérience* (1).

Comme le mécanisme des *actes* morbides connus sous les noms d'*irritation* et d'*inflammation* ne peut être bien compris sans la connaissance préliminaire de l'organisation et de l'action normales des capillaires, nous avons consigné, dans une note placée à la fin de ce volume, un résumé du travail de M. Dubois (d'Amiens) sur cette délicate matière; renvoyant pour de plus amples détails à ce travail lui-même, ainsi qu'aux recherches de M. Poiseuille et des divers auteurs qui, dans ce siècle et le siècle dernier, ont soumis à l'examen microscopique les phénomènes si curieux et si importants de la circulation dite capillaire (2).

De ses expériences avec les agents dits *irritants*, *vulnérants* ou *traumatiques*, M. Dubois (d'Amiens) conclut, avec

---

(1) Recherches expérimentales, 1° sur l'organisation du système capillaire; 2° sur la propulsion du sang dans ce système; 3° sur le mode d'action des agents dits *irritants* sur ce même système (ou examen expérimental de la théorie de l'irritation); 4° sur le degré de certitude de la théorie de l'irritation. Ces divers mémoires sont réunis à la fin de l'ouvrage : *Préleçons de pathologie expérimentale*. Paris, 1841, in-8, fig.

(2) Voyez la note ʳ à la fin de ce volume.

M. Magendie et d'autres, que si les globules se précipitent vers le point où ils sont appliqués, c'est qu'en raison des *blessures* faites aux capillaires la pression est moindre là que partout ailleurs, et qu'il n'y a dans les phénomènes observés rien qui ressemble à ce qu'on appelle *irritation*. Le ralentissement qui succède à la précipitation, les oscillations, les mouvements de va-et-vient constatés par l'observation microscopique, dépendent de l'oblitération des ouvertures faites aux capillaires au moyen d'un coagulum sanguin.

Passant à l'*irritation* par les agents dits physiques et chimiques, M. Dubois (d'Amiens) conclut de ses expériences, sans en donner la démonstration : 1° que l'accélération des courants capillaires, provoquée *quelquefois* par les agents indiqués, tient à un surcroît d'action de la part du centre circulatoire ; 2° que le ralentissement et même l'arrêt presque subit de ces courants, déterminés aussi *quelquefois* immédiatement par les agents indiqués, ou bien survenant après l'accélération, proviennent de l'*affaiblissement* de la force d'impulsion du cœur et de l'augmentation des résistances qui existent dans le point soumis à l'action des agents dits irritants, lesquels modifient la constitution du sang. Dans tout cela, M. Dubois (d'Amiens) ne voit rien qui soit le fait de l'*irritation*.

Au reste, voici le résumé que l'auteur donne lui-même de ses expériences :

« Nous croyons, dit-il, pouvoir poser en *loi* que quand une congestion a lieu dans le système capillaire, ou même quand une inflammation tend à s'établir graduellement, mais complétement, dans une partie *quelconque,* les choses se passent de la manière suivante :

» Il y a d'abord, non pas toujours, mais quelquefois, mais accidentellement et en vertu de conditions indiquées déjà par nous (1) ; il y a, disons-nous, une accélération notable

(1) J'avoue que j'ai vainement cherché dans le travail intéressant de

dans les courants capillaires; puis, et dans *tous* les cas, on voit ces mêmes courants éprouver un retard, un ralentissement qui devient de plus en plus manifeste; puis on observe, dans le mouvement circulatoire, une rémittence plus ou moins marquée, au lieu d'une projection uniforme et continue.

» Il y a des propulsions saccadées, mais pas encore d'arrêt; les colonnes sanguines avancent toujours sans interruption aucune; ensuite on remarque une véritable intermittence : c'est-à-dire qu'après chaque propulsion, il y a un temps de repos, d'arrêt. Ce n'est pas tout encore : bientôt on peut voir qu'après chaque propulsion, il se manifeste un mouvement de recul qui alterne avec le mouvement de progression, phénomène que nous avons désigné sous le nom de mouvement de *va-et-vient*. Et alors ont lieu les oscillations *ultimes*. Peu à peu, l'amplitude de ces oscillations diminue, tandis que les temps de repos qui les séparent vont en augmentant; de sorte que les oscillations finissent par devenir imperceptibles et cessent totalement. Il y a donc, pour dernier terme, suspension complète, cessation absolue de tout mouvement dans cette partie du système capillaire. C'est à ce point que se prononce fortement l'état de congestion sanguine. Celle-ci ne commence à se manifester qu'à partir du moment où l'obstacle à la circulation faisant équilibre à la force impulsive du cœur, les globules, poussés d'un côté et retenus de l'autre, finissent par encombrer les vaisseaux capillaires.

Tant qu'il y a accélération dans la marche du sang, le diamètre des capillaires reste invariable (1).

M. Dubois (d'Amiens) la détermination précise, rigoureuse, des conditions dont il s'agit ici. Je n'oublie point ce qu'il a dit de l'influence des blessures faites aux capillaires. Mais cette *condition* est bien loin de résoudre toutes les questions qui se rattachent au phénomène de l'accélération des courants capillaires

(1) Ce diamètre, selon M. Dubois (d'Amiens), ne peut être donné qu'approximativement; il varie, pour les deux ordres de capillaires, dans

« Malgré des observations attentives et répétées, M. Dubois (d'Amiens) n'a jamais vu, même dans l'état de congestion le plus prononcé, que les petits courants se laissassent pénétrer par plusieurs globules de front (on sait qu'à l'état normal, dans les courants de ce genre, dépourvus de parois vasculaires, les globules passent un à un, sans laisser d'espace bien distinct entre leur périphérie et les limites appréciables des gouttières qui les circonscrivent, tandis que, dans ceux qui admettent plusieurs globules de front, il y a un espace libre, ou du moins rempli seulement de sérosité, entre les colonnes de globules et les parois des capillaires). Hastings et Wedemeyer ont signalé l'ampliation générale des capillaires dans les cas de congestion et d'inflammation, mais ils ne sont pas entrés dans des détails suffisants pour qu'on puisse leur attribuer une opinion contraire à ce qui vient d'être avancé. Quant à tout ce qu'on a prétendu dire sur de petits capillaires à fluides blancs qui se laisseraient alors pénétrer de fluides rouges, ce sont là des idées qui n'ont aucune espèce de fondement. Tout ce qu'on peut voir dans les plus petits capillaires, c'est que les globules s'y pressent, s'y entassent, s'y empilent, mais toujours les uns après les autres. Dans les principaux capillaires artériels, à mesure que l'encombrement se prononce, tout espace entre les colonnes de globules et les parois capillaires disparaît; les globules se tassent inégalement, indifféremment; ils touchent immédiatement les parois; bien plus, ils les pressent latéralement, ils les distendent, les éloignent de l'axe, les amplifient, les déforment, et semblent même parfois les bosseler; ils peuvent ainsi doubler et tripler leur diamètre.

les limites de 1/200 de millimètre à 2 et 3/100 de millimètre. Ces mesures, prises par l'auteur, ne diffèrent pas notablement de celles indiquées par Müller et Weber. Toutefois, elles ont été contestées dans ces derniers temps, ainsi que M. Dubois (d'Amiens) en a fait lui-même la remarque, en ajoutant qu'il les *maintient pour exactes.*

»Que devient le sérum qui se trouvait interposé entre les globules dans les petits courants, et qui, dans les principaux capillaires, séparait les globules des parois de ces mêmes tubes? Il est probable que ce sérum, pressé de toutes parts, transsude à travers la substance animale, et que c'est ainsi qu'il infiltre les tissus dans les cas de congestion et d'inflammation. Rien de plus facile, du reste, à constater que cette congestion progressive; tant qu'il se manifeste des mouvements, et quelque ralentie que soit la marche des globules, il reste encore du sérum entre eux et les parois : c'est ce qu'on remarque, même quand il n'y a plus que des mouvements de va-et-vient; mais comme on peut suivre les progrès de la stagnation des globules, on voit que leurs colonnes, arrêtées par les obstacles que viennent de créer les prétendus irritants, se condensent et s'épaississent graduellement, on voit qu'elles finissent par remplir toute la capacité des tubes, qu'elles finissent même par les agrandir. Dans un seul capillaire, on peut souvent observer ces dispositions ; du côté du cœur, la colonne paraît encore distante des parois, tandis que, du côté des petits réseaux, cette colonne s'est élargie et encombre déjà tout le diamètre du vaisseau.

»Ainsi, pas d'augmentation du diamètre, pas d'encombrement, de congestion enfin, tant que les courants sont libres, surtout tant qu'il y a précipitation; ce qui est tout-à-fait contraire à l'axiome de l'école : *Ubi stimulus, ibi fluxus ;* car, en témoignage de ce *fluxus*, on invoquait surtout la tuméfaction des parties ; or, dans ce cas, je l'ai démontré, il y a dans les réseaux capillaires, non pas précipitation, *fluxus*, mais arrêt, stagnation plus ou moins complète.

»Toutefois, dans la portion enflammée, il y a autre chose encore qu'une simple stagnation : les îles de substance animale, naturellement limitées par les courants réticulés, tendent à se confondre avec ceux-ci par le fait d'un *ramollissement*, et ce ramollissement est ici le *criterium* du travail phlegmasique : c'est ce que J. Muller a très bien vu, quand il a dit (1) qu'à la suite d'une stagnation complète dans les rameaux capillaires, il s'opère bientôt une véritable désorganisation, attendu que la condition de laquelle dépend l'organisation d'une partie, c'est-à-dire la répartition de la substance organique en petits courants et en îles de substance solide, est détruite.

Si la partie est parenchymateuse, ajoute Muller, les choses peuvent en demeurer à l'abolition de toute distinction entre les petits courants et les îles de substance organique; c'est alors l'état auquel on donne le nom d'*induration*. »

Voici maintenant comment, dans les cas de stagnation et d'arrêt, ou de congestion et d'inflammation, va s'opérer, selon M. Dubois (d'Amiens), ce genre de terminaison que l'on désigne sous le nom de *résolution*. « La durée respective des phénomènes qui ont amené la congestion des capillaires est très variable; l'effet des agents employés peut être si énergique, que la stagnation a lieu presque immédiatement; de sorte que les autres phénomènes n'ont pas eu le temps de se manifester. Dans tous les autres cas, ces phénomènes constituent une courte période, qui ne peut exister qu'au début des *hyperhémies;* car, pendant toute la durée de celles-ci, ce qu'il y a de stable, de permanent, c'est la suspension, l'arrêt des courants capillaires. Mais est-ce à dire que ces phénomènes doivent tous se suivre inévitablement? Non, assurément; tel est l'ordre dans lequel ils se succèdent quand l'*hyperhémie* doit atteindre son summum; mais si les causes, d'ailleurs peu actives, cessent d'agir, voici ce qui peut arriver : après une simple accélération, les courants reviennent à l'état normal; de même pour un simple ralentissement. L'hyperhémie peut encore ne pas aller au-delà des propulsions rémittentes ou saccadées; on observe alors de nouveau le ralentissement, puis le retour à l'état normal. Que si l'hyperhémie va jusqu'aux propulsions intermittentes, la cause cessant d'agir,

(1) C.-F. Burdach, *Traité de physiologie*, trad. par A.-J.-L. Jourdan. Paris, 1837, t. VII, p. 26.

il peut y avoir retour aux propulsions saccadées continues, auxquelles succèdent le simple ralentissement, puis l'état normal. Rien de plus fréquent que de voir des mouvements de va-et-vient faire place à de simples propulsions intermittentes, puis à des propulsions saccadées, puis au ralentissement, puis à l'état normal.

« Enfin, et c'est ici le cas des congestions proprement dites et des inflammations, quand il y a suspension complète de tout mouvement dans le réseau capillaire, voici comment s'opère le retour à l'état normal : après un temps extrêmement variable (qui peut aller de quelques minutes à quelques jours, et même beaucoup plus), au milieu des réseaux jusque là complétement immobiles, quelque léger mouvement commence à se manifester. Mais quel est ce mouvement? est-il régulier, rapide, uniforme? se montre-t-il dans un ou plusieurs capillaires? Dans les premiers moments, on ne peut constater que de faibles oscillations, puis des mouvements de va-et-vient qui vont se prononcer de plus en plus. Ces mouvements de va-et-vient s'opèrent, chose bien remarquable, suivant un mode diamétralement opposé à celui observé quand ils devaient se terminer par un arrêt, par une suspension complète. Dans ce dernier cas, l'amplitude de ces oscillations devient de plus en plus petite, et les temps de repos, les intervalles, deviennent de plus en plus grands. Au contraire, quand la résolution se fait dans un tissu engorgé, l'amplitude des oscillations, d'abord à peine perceptible, devient de plus en plus grande, et les temps de repos, les intervalles, de plus en plus petits, puis ces intervalles n'existent plus du tout. Alors on observe de nouveau des propulsions sans mouvement de recul, puis des propulsions simplement rémittentes, c'est-à-dire un véritable *pouls* dans le système capillaire, puis enfin un mouvement continu, et qui paraît d'autant plus précipité que tout-à-l'heure il y avait stagnation, immobilité complète dans les mêmes parties.

» C'est ainsi que la *résolution* finit par s'opérer dans les tissus congestionnés et enflammés, soit que cette résolution se fasse spontanément, comme dans tous les cas observés par M. Dubois (d'Amiens), soit, ajoute-t-il, qu'elle ait lieu par l'effet des moyens thérapeutiques employés, cas qu'il n'a pu étudier. »

Cet auteur termine ainsi : « Quant à l'*induration*, nous n'avons pu en dire qu'un mot : il resterait à parler de la *suppuration* et de la *gangrène*, mais les expériences nous manquent sous ce rapport. »

Après avoir discuté et réfuté plusieurs des propositions de Bichat et de Broussais sur la théorie de l'*irritation*, M. Dubois (d'Amiens) s'écrie : « N'est-ce pas chose inexplicable pour nous que l'enseignement de cette théorie ait excité alors tant d'enthousiasme dans les esprits (1)? »

La théorie de l'*irritation*, proposée par Bichat et Broussais, ayant été ainsi combattue, M. Dubois (d'Amiens) ajoute qu'il n'a eu qu'un but, celui de prouver d'abord que les faits compris sous le nom d'hyperhémie capillaire ne sauraient être expliqués par la théorie de l'*irritation*, puis de prouver que cette théorie ne pourrait, à plus forte raison, être acceptée comme théorie générale. Il faut avouer que pour remplir cette seconde partie de sa tâche, l'auteur n'avait pas besoin de se donner beaucoup de peine.

(1) M. Dubois (d'Amiens) se trompe étrangement s'il pense que c'est à sa théorie *physiologique* de l'irritation, à sa réduction de *toute matière animale fixe à une fibre, ou albumineuse, ou fibrineuse, ou gélatineuse,* que Broussais a dû l'enthousiasme qu'il excita. On s'occupa fort peu ou pas du tout de cette théorie, dont il était facile de faire justice. Mais on fut vivement frappé de ses belles idées sur la localisation des maladies en général; de ses puissants efforts pour renverser la doctrine des fièvres essentielles et ranger ces maladies dans la classe des phlegmasies; de ses recherches sur le rôle que jouent les phlegmasies chroniques dans la production de diverses maladies dites chroniques, et l'on regretta seulement qu'il se laissât entraîner à certaines exagérations qui furent signalées dès les premiers temps de son règne.

Quoi qu'il en soit, M. Dubois divise en quatre classes les agents capables d'exercer une modification quelconque sur l'économie vivante. Il range dans les deux premières classes les corps vulnérants et les poisons dits irritants (1), et il s'exprime ainsi qu'il suit sur leur mode d'action : « Tous ces prétendus *irritants* agissent *en créant des obstacles matériels à la circulation capillaire*. Nous allons dire comment ceci doit s'effectuer ; mais remarquons, avant d'aller plus loin, combien ce principe est en opposition avec celui que voudraient faire prévaloir les partisans de la doctrine de l'irritation. Ceux-ci ne voient partout qu'un *stimulus* qui *appelle* le sang dans les réseaux capillaires ; nous, nous voyons des agents qui produisent, dans ces mêmes réseaux, soit mécaniquement, soit physiquement, soit chimiquement, des empêchements matériels à la libre circulation capillaire. Pour les agents traumatiques, nous avons vu que ceci ne saurait faire l'objet d'aucun doute. Quant aux autres agents, nous les avons vus modifier chimiquement les tissus vivants, déterminant des effets qui variaient depuis ceux qui dénoncent un simple changement dans le mode suivant lequel étaient groupés les éléments organiques, jusqu'à ceux qui indiquent une complète désorganisation.

L'indice le plus fréquent d'une altération dans le mode de groupement des éléments organiques est une augmentation ou une diminution dans la consistance, dans la densité des liquides ou des solides de l'économie. C'est le mode d'action qu'on peut le plus souvent observer de la

----

(1) La troisième classe comprend les corps susceptibles d'exercer une action sur l'économie vivante, à raison des *principes vénéneux* qu'ils contiennent · ce sont les poisons proprement dits.

A la quatrième classe appartiennent les corps ayant pour origine certaines décompositions particulières, et sur le mode d'action desquels on ne peut se faire une idée nette sans bien connaître les phénomènes de fermentation, de putréfaction et d'érémacausie. Les virus et les miasmes se placent naturellement dans cette classe.

La classification ci-dessus est empruntée à M. Liebig.

part des agents qu'on avait *si improprement nommés agents irritants*. Donc ces corps pourraient, à bon droit, être distingués en *coagulants* et en *dissolvants*.

« Maintenant, comment les uns et les autres agissent-ils sur les parties vivantes? comment peuvent-ils créer des obstacles à la circulation capillaire? comment peuvent-ils enfin amener la série de phénomènes compris *si improprement sous le nom d'irritation?* Pour ceux qui savent en quoi consiste essentiellement la structure de toute substance animale, ce problème ne sera pas difficile à résoudre. Or, dans cette substance, il y a une répartition telle des liquides en mouvement et des solides fixes, que ces derniers forment des espaces, des iles limitées, circonscrites par des courants sanguins devenus capillaires. Eh bien! tout ce qui tend à altérer cette juste répartition crée par cela même des obstacles à la marche, au mouvement des courants capillaires. En effet, que le corps mis en contact avec la substance organique exerce une action coagulante sur les liquides en circulation, ceux-ci éprouveront dans leur marche un ralentissement notable, ou même un arrêt complet; on verra les particules sanguines devenir stagnantes dans leurs gouttières ou éprouver des mouvements saccadés, des mouvements de va-et-vient, etc., suivant le degré d'énergie du corps mis en contact. Que si, au contraire, l'agent employé est de nature à exercer une action dissolvante, il agira sur la substance animale fixe; il altérera d'une manière plus ou moins profonde cette structure, cette répartition, d'où dépend l'existence même des tissus organiques; il détruira les petites gouttières à travers lesquelles filtrent, pour ainsi dire, les globules sanguins, et, par cela même, il créera des obstacles à la circulation capillaire. Dès lors on observera de nouveau la série des phénomènes propres à l'hyperhémie, savoir: des ralentissements d'abord, puis des mouvements saccadés, des mouvements de va-et-vient, puis des arrêts, et conséquemment une congestion *à tergo*, une vive rougeur, une tuméfaction plus ou moins considérable. »

Tels sont les faits observés par M. Dubois (d'Amiens), et qui lui paraissent propres à mettre les observateurs sur la voie d'une découverte importante : il veut parler de la théorie partielle des inflammations.

Par cette assez longue analyse des recherches expérimentales et des raisonnements de M. Dubois (d'Amiens), on a pu se convaincre que, à l'instar de M. Magendie, il veut que l'afflux du sang dans la partie enflammée résulte, non de l'excès de *stimulus*, de l'*irritation*, et, si j'osais le dire, de l'attraction électro-vitale de la partie phlogosée, mais de la diminution de la résistance, provenant d'une solution de continuité faite aux capillaires. Je ne prétends pas assurément nier l'influence d'une cause dont la physique la plus vulgaire nous fait connaître les effets si nombreux; mais il est clair comme le jour que l'explication fondée sur cette donnée n'est pas applicable à l'afflux du sang qu'on observe dans l'inflammation ou la phlogose ordinaire la plus simple, puisqu'alors il n'existe aucune solution de continuité des vaisseaux malades; elle ne saurait donc être invoquée que pour rendre compte d'un des accidents possibles de la phlogose ou de l'inflammation, et il reste toujours à déterminer la cause physico-vitale sous l'empire de laquelle on voit affluer plus que normalement le sang dans le réseau capillaire du foyer de l'inflammation, et cela avant l'obstruction d'une partie ou de la totalité de ce réseau par le sang coagulé, etc. Eh bien ! sur ce sujet, MM. Magendie et Dubois (d'Amiens) restent muets; et s'ils nient l'influence de la cause *inconnue*, désignée sous le nom de cause *irritante*, cause *excitante*, *stimulante*, ils ne démontrent pas la vérité de cette négation, en sorte que, jusqu'à plus ample informé, la légitimité de cette hypothèse subsiste; il ne s'agit plus que de dégager en quelque sorte cette inconnue du problème.

Résumé de cette première section.

XI. Que nous reste-t-il à conclure de la rapide revue que nous venons de faire des théories par lesquelles les auteurs ont essayé de se rendre compte de la nature intime de l'état morbide connu sous le nom d'inflammation? le voici :

1° Ces auteurs s'accordent, en général, à reconnaître que la *cause première* de tous les phénomènes observés dans une partie enflammée consiste en un excès, une augmentation, une exaltation de la *force* qui préside à l'action organique ou vitale qui se passe normalement au sein de cette partie; force encore inconnue que les uns désignent sous le nom d'irritabilité (Haller), les autres sous le nom de *sensibilité organique* (Bichat), ceux-ci sous le nom d'*excitabilité* (école italienne).

2° Ils ne nous ont donné, d'ailleurs, qu'une analyse très incomplète des phénomènes intimes et des effets qui caractérisent essentiellement l'inflammation, étudiée dans les diverses périodes de son évolution. Cette analyse exige de nouvelles recherches d'une observation attentive, faite avec les méthodes et les instruments usités dans les sciences exactes ou physico-chimiques (1). Ce n'est qu'après de pareilles recherches qu'il sera permis de formuler une théorie définitive de l'inflammation, car, jusque là, comment expliquer d'une manière satisfaisante une lésion vitale dont on ne connaît pas suffisamment les divers phénomènes?

En attendant ainsi de nouvelles données, nous pouvons toutefois nous prononcer sur l'esprit et la valeur des essais de théorie déjà précédemment exposés.

Or, que signifie cette théorie généralement enseignée,

____

(1) Les recherches microscopiques faites jusqu'ici laissent elles-mêmes infiniment à désirer sous le rapport du nombre et de l'exactitude.

savoir, que l'inflammation est une *exaltation des forces, des propriétés vitales, de l'action organique ?* De quelles forces ou propriétés *vitales* veut-on parler, et qu'entend-on par *action organique ?* Ces *forces*, ces *propriétés*, cette *action*, sont-elles *toutes* d'un autre ordre que les forces, les propriétés, les actions physiques et chimiques? S'il en était ainsi, comme le voulait Bichat, il deviendrait fort inutile, pour éclairer la théorie de l'inflammation, de recourir aux observations et aux expériences dont je parlais tout-à-l'heure, car évidemment elles ne nous feront découvrir que des phénomènes de l'ordre physique et chimique.

Mais les temps et la saine raison ont fait justice des doctrines ultra-vitalistes dont l'école de Bichat n'était pas encore parvenue à s'affranchir. Tous les vrais observateurs, tous les cliniciens exercés aux travaux de l'exploration exacte, professent aujourd'hui que la plupart des phénomènes caractéristiques de ce qu'on appelle l'*inflammation* ne sont autre chose que des modifications de phénomènes normaux qui s'exécutent sous l'empire de lois et de forces de l'ordre physico-chimique. L'augmentation de la température de la partie enflammée, les changements de composition, les réactions qui s'y opèrent, supposent l'intervention des forces et des lois dont il s'agit, comme la température et les actions ou les compositions et les décompositions normales dont cette même partie était le siége avant la maladie, se manifestent sous l'influence de pareilles forces et de pareilles lois.

Les réflexions que nous venons d'exposer suffisent pour montrer tout ce qu'il y a de vague et de peu satisfaisant pour un esprit sévère dans ces expressions : *exaltation des propriétés vitales*, de l'*action organique*, et autres semblables. Il faut d'abord préciser les propriétés, l'action organique dont on parle. Sous cette dernière expression, par exemple, se trouvent compris plusieurs éléments divers, tels que la production de la chaleur, la circulation capillaire, la sécrétion, la nutrition, etc. (1). Il importe donc de ne pas rapporter à l'exaltation d'une action simple et unique des phénomènes qui résultent de l'exaltation d'une action très complexe, ou mieux, de l'exaltation de plusieurs actions distinctes, lesquelles ne peuvent s'accomplir qu'à des conditions également très multipliées : les unes matérielles et propres aux solides et aux liquides, les autres *dynamiques,* et dont la raison seule nous révèle l'intervention.

De l'aveu de tous les auteurs, les phénomènes *intimes* de l'inflammation se passent dans les capillaires sanguins (c'est à tort, ou du moins sans aucune preuve positive, que M. Cruveilhier a placé dans les capillaires veineux exclusivement les phénomènes de toute inflammation , comme ceux de toutes les altérations organiques, et plus particulièrement des maladies cancéreuses). Or, c'est aussi dans ces capillaires que les physiologistes ont *localisé* pour ainsi dire les actes généraux, *élémentaires,* que j'indiquais tout-à-l'heure. Eh bien ! de même que les phénomènes ou actes de la calorification, de la circulation capillaire, de la sécrétion, de la nutrition, ne peuvent s'accomplir que par le concours de solides et de liquides,

(1) Je ne parle point ici de la sensibilité ou du *sentiment* proprement dit, de même que plus loin je n'ai point parlé de la douleur en énumérant les phénomènes caractéristiques de l'inflammation. C'est que, en effet, la sensibilité, le *sentiment,* n'est point un attribut *général,* mais un attribut *spécial,* qui suppose la présence d'un organe également spécial, savoir, des nerfs provenant du cordon postérieur de la moelle épinière, véritable organe sur-ajouté à ceux nécessaires à la production des phénomènes de la *vie générale* ou *organique,* pour nous servir de l'expression de Bichat. Aussi cet attribut, essentiellement *animal,* manque-t-il à un grand nombre des organes qui concourent à la composition de la machine animale, et dans lesquels s'opèrent des phénomènes de calorification, de sécrétion, etc. De même, la douleur, c'est-à-dire une modification déterminée de cette sensibilité ou de ce sentiment dont il vient d'être question, n'est point un attribut général de l'inflammation, mais bien un attribut spécial de l'inflammation des parties douées de *sentiment,* et partant pourvues de l'espèce de nerfs mentionnés plus haut.

sous l'empire de certaines conditions dynamiques ; de même l'inflammation, qui n'est autre chose qu'une modification de la calorification, de la circulation capillaire, de la sécrétion et de la nutrition, suppose une lésion simultanée des solides et des liquides, sans préjudice d'une lésion concomitante des conditions dynamiques. Au reste, les faits sont ici complétement d'accord avec le raisonnement, car on n'a jamais vu une inflammation d'une partie quelconque sans la co-existence d'une lésion des solides et des liquides qui concourent à la structure de cette partie, considérés sous le double rapport de leur état anatomique et de leur état physiologique. Ainsi donc, appliquant à la théorie de l'inflammation une pensée plus générale de Bichat, nous proclamerons ici que toute *doctrine exclusive de solidisme ou d'humorisme serait un contre-sens pathologique.*

Et comme dans les foyers vivants où nous venons de localiser l'inflammation, le sang et la force *spéciale* dont jouissent les nerfs de la *vie organique* sont les deux grandes conditions de tous les phénomènes qui s'y produisent, nous terminerons cette première section du chapitre premier, en disant que d'une lésion *spéciale, sui generis,* de ces deux grandes conditions, naissent les phénomènes caractéristiques de l'affection morbide connue sous le nom d'*inflammation.* Et puisque, d'une part, l'augmentation de la température de la partie affectée (cette augmentation peut aller jusqu'à 5 à 6 degrés centigrades) est un de ces phénomènes caractéristiques ; puisque, d'un autre côté, l'application d'une forte dose de chaleur à nos organes peut développer cette maladie, nous ne pouvons partager la répugnance extrême de certains auteurs pour ce mot d'*inflammation* ou de *pyrexie.*

Rien n'est moins digne, d'ailleurs, des esprits sérieux que de vaines disputes de mots. Quant à nous, qui, nous l'avouons, n'avons aucun goût pour de telles disputes, nous nous empresserons d'abandonner les noms d'*inflam-*

mation, de *phlogose*, de *phlegmasie*, de *pyrexie*, aussitôt qu'on nous en aura proposé de meilleurs. Jusqu'à cette époque, peut-être encore assez éloignée, mais que nous pouvons attendre sans trop d'impatience, nous déclarons, une bonne fois pour toutes, que nous entendons, par les dénominations ci-dessus indiquées, une maladie dont la nature intime n'est pas encore rigoureusement déterminée, mais suffisamment caractérisée par les phénomènes particuliers dont nous venons de nous occuper plus haut, et par d'autres encore dont nous allons nous occuper tout-à-l'heure, phénomènes qui se développent sous l'influence de causes ou d'agents dits *excitants* ou *irritants*, au nombre desquels figurent *les corps chargés d'une trop grande quantité de chaleur*; une maladie que l'on guérit par un ensemble de moyens dits *antiphlogistiques*, ainsi nommés parce qu'*ils agissent effectivement* en sens opposé de la *phlogose*, et que l'un de leurs principaux effets est de diminuer la quantité de chaleur de l'économie animale. Qu'importe, en définitive, le nom que l'on donne à une maladie, pourvu que l'on s'entende bien sur le véritable sens de ce nom?

SECONDE SECTION.

ÉTUDE CLINIQUE DE L'INFLAMMATION CONSIDÉRÉE SOUS SES DIFFÉRENTS RAPPORTS.

ARTICLE PREMIER.

DE LA FRÉQUENCE DE L'INFLAMMATION.

Tous les médecins et même tous les chirurgiens qui ont sérieusement étudié au lit des malades s'accordent à reconnaître que, de toutes les maladies, l'une des plus fréquentes, la plus fréquente peut-être, est l'inflammation. De cette conclusion clinique à celle qui considérerait l'inflammation comme la seule maladie qui existe, il y a loin, et autant l'une est conforme à l'exacte et saine observation, autant l'autre

lui répugne. D'ailleurs, grâce au ciel, les temps sont passés où l'on croyait devoir se donner la peine de discuter la question de savoir si l'irritation et l'inflammation
étaient, en effet, ou n'étaient pas les seuls états morbides
vitaux qui se rencontrassent dans la pratique (1). A une
ère d'exactitude, telle que celle qui s'ouvre pour la médecine, les exagérations ne sont plus permises. Mais on peut,
sans s'exposer à en être accusé, résumer les résultats de
la clinique bien faite, en disant que, à divers degrés, les
maladies inflammatoires tiennent le premier rang dans le
cadre des maladies de l'ordre vital, et que, parmi celles-ci,
ce sont elles qui, depuis des siècles, ont joui du triste
privilége de faire périr le plus grand nombre d'hommes.
Nous apprendrons heureusement plus loin le secret de
diminuer le chiffre de leur mortalité, et de *prévenir* leurs
ravages.

Depuis douze ans passés que j'ai fait recueillir sous ma
dictée les observations de tous les malades admis dans
mon service clinique, et que je me suis imposé le rude
travail de faire inscrire en tête de chacune d'elles le diagnostic exact de la maladie, j'ai pu constater, de la manière la plus rigoureuse, la vérité de ce que je viens d'é-
noncer sur la fréquence des maladies inflammatoires, soit
franches, simples, soit *spécifiques*, soit compliquées d'un
élément typhoïde. Sur cinq à six mille cas, il en est plus
des deux tiers qui sont relatifs à ces maladies existantes au
moment même de l'entrée des malades, ou bien à des
lésions organiques, soit mécaniques et physiques ou de
structure externe, soit organico-vitales ou de *structure interne*,

(1) Une telle question paraît si étrange aujourd'hui, qu'on ne comprend guère comment elle a pu être discutée. Eh bien ! il fut un temps
(et il n'y a pas vingt ans de cela), il fut un temps, dis-je, où l'auteur d'un
Traité de médecine clinique commençait son ouvrage par la discussion
d'une thèse bien plus étroite encore, et formulée en ces termes : LA GAS-
TRITE N'EST PAS LA SEULE MALADIE. (L. Rostan, *Médecine clinique*, t. I.)

et dont la première origine remontait à une phlegmasie dont on n'avait pu prévenir les effets. Voyez, d'ailleurs, les ouvrages classiques des nosographes les moins enclins à exagérer la fréquence et l'importance des diverses maladies inflammatoires, maladies dans la classe desquelles rentrent les fièvres dites *essentielles;* voyez, entre autres, la *Nosographie philosophique* de Pinel, par exemple, et vous trouverez que ces maladies comprennent les deux tiers de l'ouvrage. Vous vous convaincrez, de plus, que, parmi les maladies contenues dans l'autre tiers, il en est qui sont incontestablement les suites de phlegmasies négligées.

ARTICLE II.

DES DIVERSES ESPÈCES D'INFLAMMATION. — TENDANCE DE CETTE AFFECTION A S'ÉTENDRE, A SE PROPAGER, A SE GÉNÉRALISER. — DE SES DEGRÉS, DE SES PÉRIODES ET DE SES TERMINAISONS.

I. Considérée en elle-même, dans sa nature intime, l'inflammation est *une*, constitue une espèce *unique;* mais considérée par rapport à ses complications, à ses causes, à ses degrés, à son étendue, etc., elle offre de nombreuses différences, et peut se diviser en un très grand nombre d'espèces.

Quant à ses complications, une de celles qui doivent le plus fixer l'attention, c'est l'état *septique*, *putride* ou *typhoïde* (1). Ce que nous disons de l'inflammation en général s'applique strictement à *la fièvre continue* en particulier, maladie qui, comme nous le démontrerons, n'est réellement autre chose que le résultat d'une phlegmasie primitive ou consécutive de l'appareil sanguin, c'est-à-dire d'un système général de l'économie.

II. C'est un phénomène bien remarquable, et qui par sa

______

(1) Le mot typhoïde s'applique spécialement, je le sais, à un *état général;* mais il est certain qu'au fond cet état général n'est qu'un diminutif de l'état local connu sous le nom de putridité, gangrène etc.

constance mérite le nom de *loi*, savoir, que l'inflammation
d'un tissu, d'un organe, tend à se communiquer, à s'é-
tendre aux tissus, aux organes voisins. Ce phénomène
rentre dans celui que Hunter a signalé sous les noms de
sympathie de contiguïté et de continuité.

La loi que nous recommandons à l'attention du lecteur
se démontre chaque jour au lit des malades et dans les
amphithéâtres, et pourtant jusqu'ici elle n'avait été formulée convenablement par aucun observateur. Quoi de
plus commun, en effet, que de voir la pleurésie ou la pleuro-
pneumonie, surtout la gauche, produire par voie de contiguïté l'endocardite et la péricardite! Quoi de plus commun
que de voir la pleurésie diaphragmatique déterminer, à
droite l'inflammation du péritoine diaphragmatique, hépatique, l'inflammation superficielle du foie lui-même,
et, à gauche, l'inflammation du péritoine diaphragmatique, splénique, l'inflammation de la rate elle-même!
Qu'on cesse donc d'être surpris si tant de fois, à l'ouverture des cadavres, on trouve des adhérences, des taches
ou plaques fibreuses, fibro-cartilagineuses, sur le foie et
sur la rate, chez les sujets qui offrent en même temps des
adhérences, des plaques fibreuses, etc., de la plèvre.

Depuis que j'ai fixé mon attention sur ce point de l'histoire des inflammations, j'ai recueilli une masse énorme
de faits en faveur de la coïncidence des inflammations de
divers organes voisins les uns des autres, coïncidence qui
tient ici à la loi de propagation ou de *diffusion* du foyer inflammatoire. Il me suffit d'avoir posé le principe et de
l'avoir appuyé sur quelques exemples. Dans tout le cours
de la partie de cet ouvrage consacrée à l'étude des inflammations en particulier, nous aurons de nombreuses occasions de faire ressortir la vérité et l'importance de ce
principe.

Mais ce n'est pas seulement sur les parties les plus rapprochées de lui que réagit et rayonne en quelque sorte le

foyer d'une inflammation intense : ce rayonnement, en diminuant, il est vrai, de force, à mesure qu'il s'opère à des distances plus éloignées du foyer, s'étend à l'ensemble de l'économie, et de cette réaction ainsi généralisée surgissent des phénomènes, des accidents variés que nous ne tarderons pas à examiner en traitant de l'anatomie pathologique et de la séméiologie de l'inflammation. Ces phénomènes portent le nom de *sympathiques* ou *généraux*. Ajoutons seulement que la réaction signalée ici ne dépasse pas ordinairement la mesure d'un simple excitement, mais que, dans d'autres cas néanmoins, elle devient assez forte pour produire un véritable état inflammatoire.

Il n'est point d'auteur qui ne se soit appliqué à signaler la différence qui existe entre cet état de réaction purement excitative ou dynamique et celui dans lequel il se développe une véritable inflammation, avec le cortége accoutumé des altérations matérielles qui annoncent sa présence. L'augmentation de la chaleur, de la fréquence du pouls, ne suffisent pas, en effet, pour caractériser une affection générale réellement inflammatoire. C'est là ce que Pinel avait déjà bien établi lui-même. « Dans les exercices violents et prolongés, dit-il, l'impétuosité du sang est très augmentée et la chaleur très intense; mais il n'y a point d'inflammation. » (*Nosogr.*, t. I, p. 3.)

Il ajoute, ainsi que nous l'avons déjà dit, en exposant sa théorie :

« La cause de l'inflammation paraît tenir à un principe irritant, interne ou externe. Mais toute irritation ne produit point une inflammation; car si la première est prompte et courte, elle est souvent sans effet, ou n'occasionne que de la douleur; si, au contraire, elle est prolongée, alors il survient, *suivant les lois générales de l'économie animale*, de la douleur, un afflux de sang, de la tension et de la rougeur » (caractères de l'inflammation, selon Pinel).

Consacrons quelque temps à l'examen du point dont il s'agit ici.

La distinction des divers degrés de l'inflammation est d'autant plus importante que cet état morbide diffère notablement de lui-même, selon qu'on l'étudie dans tel ou tel de ses degrés. Est-ce à dire pour cela qu'il faille admettre autant de maladies différentes qu'il y a de degrés divers dans l'inflammation? On le pourrait à la rigueur. Mais il suffit aussi de signaler les différences fondamentales qui caractérisent chacun des degrés de l'inflammation, et d'étudier ce grand acte morbide comme une sorte d'*unité*, variable dans le cours de sa complète évolution. A son premier degré, l'inflammation n'est, le plus souvent, qu'une simple surexcitation ou *irritation*, qui ne *désorganise* point les parties, la dose du principe *excitant* étant trop faible pour produire cet effet. En physique aussi, le même agent détermine des effets bien différents selon qu'il est appliqué à dose plus ou moins forte. C'est ainsi, par exemple, que les phénomènes de la chaleur et de l'électricité sont essentiellement différents selon les degrés d'intensité dont elles sont susceptibles. A un certain degré, la chaleur rougit, dilate, *tuméfie*, pour ainsi dire, les corps; à un plus haut degré, elle les décompose: à un certain degré, l'électricité ne modifie aussi que certaines conditions physiques des corps; mais à un plus haut degré, elle donne lieu à de nouvelles conditions, change leur nature, les décompose, etc.

La question des divers degrés d'intensité de l'état inflammatoire a de tout temps fixé particulièrement l'attention des pathologistes. Malheureusement aucun d'eux ne nous a tracé l'échelle exacte de cette intensité. Mais tout clinicien un peu exercé sait qu'une inflammation donnée de tel ou tel organe peut, sous le rapport qui nous occupe, se partager en trois nuances, en trois principaux degrés bien distincts; qu'elle peut enfin être *légère* ou *faible*, intense ou *grave*, et *moyenne* ou *modérée*. Ces trois grandes divisions comportent chacune d'ailleurs des subdivisions. Depuis plus de dix ans, nous avons appliqué cette catégorisation aux trois ou quatre mille cas de phlegmasies diverses observés dans notre service, et nous avons montré combien il est important de l'établir, si l'on veut faire preuve de quelque précision, de quelque certitude en matière de *pronostic* et de traitement.

Qu'on n'aille pas croire toutefois que la *gravité* plus ou moins grande du pronostic ne soit qu'en rapport avec le degré d'intensité d'une phlegmasie. On se tromperait étrangement. Bien d'autres éléments doivent être pris en considération dans la solution du problème si délicat et si difficile du pronostic. Ce que nous voulons établir ici, c'est que, toutes choses d'ailleurs égales, une phlegmasie est d'autant plus grave qu'elle est plus intense; vérité si simple que, pour être adoptée, elle n'a besoin que d'être énoncée.

Les trois degrés principaux que nous venons d'établir ont été déjà reconnus par divers auteurs, entre autres par Richerand, qui les désigne sous les noms de premier, deuxième et troisième degré. Sans doute, dans quelques cas, l'inflammation peut, en un très court espace de temps, et comme d'emblée ou de prime abord, s'élever à son maximum d'intensité; mais, en général, elle ne l'atteint que graduellement, au bout d'un certain temps, et c'est pour cela que les mots premier, deuxième et troisième degré sont souvent remplacés par ceux de première, deuxième et troisième période.

On peut, en effet, distinguer les trois périodes que parcourt l'inflammation pour arriver à son entier développement et en quelque sorte à sa *maturité,* par les caractères que Richerand assigne aux trois degrés qu'il admet; caractères que voici : premier degré, injection des capillaires; deuxième degré, infiltration par suite de transsudation du liquide; troisième degré, infiltration dépendante du déchirement des vaisseaux. (Ces caractères, il est vrai, sont très incomplets, ainsi que nous allons bientôt le voir en traitant des caractères anatomiques de l'inflammation à ses divers degrés, à ses diverses périodes.)

IV. Nous allons étudier rapidement ici cette question des périodes et des terminaisons ou de l'*évolution* complète des inflammations, nous réservant de compléter cette étude en nous occupant des divers autres points de vue particuliers sous lesquels l'inflammation doit être considérée, c'est-à-dire en *analysant,* en réduisant à ses éléments constituants cette importante action morbide.

Abandonnée à elle-même ou traitée par une méthode trop peu énergique, une inflammation bien caractérisée persiste donc pendant un certain espace de temps, et parcourt diverses périodes qui peuvent être réduites à trois principales, généralement connues sous les noms de périodes d'*augment* (*incrementum*), d'*état*, et de *décroissement* (*decrementum*). En ayant égard aux principaux effets anatomico-physiologiques qui correspondent à ces diverses périodes, on pourrait encore les distinguer par les noms de période *d'érection ou de congestion sanguine active* sans notable altération de la structure des parties, ordinairement avec sécrétion d'une matière essentiellement *organisable ;* de période de *ramollissement,* de *suppuration,* d'*ulcération,* c'est-à-dire de congestion sanguine, soit active encore, soit passive, avec altération plus ou moins profonde de la structure des parties ; et de période de *résolution,* de *résorption,* etc., ou de *réparation* des désordres organiques survenus dans les deux premières périodes.

L'inflammation, s'il m'est permis d'employer cette comparaison, décrit donc une sorte de courbe ou de parabole, dont les parties extrêmes correspondent aux périodes d'augment et de décroissement, tandis que le *zénith* où la partie moyenne de la courbe répond à la période où la maladie ayant atteint son *maximum* de développement, se maintient pendant quelque temps dans cet état avant d'entrer dans la dernière portion de la courbe qui représente sa complète révolution.

Il ne faut pas oublier que certaines phlegmasies peuvent entraîner la mort avant d'avoir parcouru la triple période ci-dessus indiquée, ou qu'elles peuvent persister pendant un temps indéfini dans les organes sans atteindre la dernière période, celle de résolution, de décroissement, sans *guérir* complétement, en un mot, *phlegmasies* qui ont reçu le nom de *chroniques*.

Les diverses terminaisons de l'inflammation admises par les auteurs se confondent jusqu'à un certain point avec les périodes dont il vient d'être question. Ainsi, quand l'inflammation se termine par *délitescence* ou *résolution*, elle *avorte* pour ainsi dire et ne parcourt que la première de ses périodes. Au contraire, quand elle se termine par *ramollissement, suppuration, ulcération*, elle acquiert son plein et entier développement, elle parvient à sa *maturité*.

Il est une autre terminaison qui diffère essentiellement des précédentes, et qui tient à des conditions spéciales dont la connaissance est de la plus haute importance : je veux parler de la *gangrène*. Nous décrirons à part, dans un autre endroit de cet ouvrage, l'*accident* dont il s'agit, lequel ne constitue pas, à rigoureusement parler, une maladie, puisqu'il n'est autre chose que la mortification des parties qu'il occupe, qu'une véritable mort locale, à la suite de laquelle survient une décomposition putride également locale. Mais celle-ci, d'effet devient cause, et donne lieu à des phénomènes d'*intoxication sui generis* qui méritent une étude spéciale.

Tout ce qui précède se rapporte plus particulièrement à ce qu'on appelle l'*inflammation aiguë*. Mais quand celle-ci passe, comme on le dit, à l'état *chronique*, c'est-à-dire que la résolution ou la *réparation* des parties par les procédés naturels indiqués plus haut ne s'opèrent pas, il survient une série, une succession de phénomènes très complexes,

et qui ont été et sont encore l'objet des plus vives discussions. Les auteurs ont décrit sous le nom d'*induration*, de
tumeurs, de dégénérescences diverses (1), de productions
accidentelles, les effets ou les *suites* que nous signalons ici.
Les altérations ou, si l'on veut, les *terminaisons* ci-dessus
indiquées, sont, comme celle de l'état aigu, le résultat de
la sécrétion et de la nutrition vicieuses des parties, d'où
naissent des produits, les uns organisables, les autres
inorganisables. Au sein de ces produits, sous l'influence
de forces chimico-organiques, se passent des métamorphoses sur le mécanisme desquelles nous reviendrons
plus loin.

Broussais et les autres disciples de la grande école de
Bichat ont beaucoup insisté sur les modifications de l'inflammation et de ses terminaisons, selon les différences de
tissus et de *propriétés vitales* du lieu affecté. Citons en témoignage le passage suivant des *généralités sur l'inflammation*, consignées dans l'*Histoire des phlegmasies chroniques* :

« L'inflammation présente une foule de variétés qui correspondent à la nature des faisceaux capillaires qu'elle
occupe, et à son degré : *ainsi* (A), *dans les faisceaux capillaires
sanguins, épais ou fort étendus, et doués de beaucoup d'énergie,*
douleur, tumeur, rougeur et chaleur. — *Par les progrès de
la maladie*, résolution, gangrène, induration rouge, suppuration, ulcère simple, guérison sans autre désorganisation que la condensation et la destruction du tissu cellulaire. — *Par la prolongation dans les degrés peu énergiques,*
mêmes phénomènes, et de plus un développement des
faisceaux lymphatiques qui ne permet plus la guérison sans
désorganisation.

» (B) *Dans les faisceaux capillaires sanguins moins énergi-*

(1) On a donné le nom de *cancer* à quelques unes de ces dégénérescences, de ces *indurations*, et Pinel lui-même déclare que l'*induration*
passe quelquefois à l'état de cancer. (OUVRAGE CITÉ, 6e édition. Paris,
1818, t. II, p. 17.)

ques et de peu d'épaisseur, tumeur et rougeur ; mais quelquefois la chaleur et la douleur manquent. — *Par les progrès*, qui sont toujours moins prompts, résolution, gangrène, induration rouge, souvent entremêlée de faisceaux lymphatiques dégénérés, suppuration par exsudation et ulcère quelquefois rongeant, à cause d'un mélange d'induration blanche.

» (C) *Dans les faisceaux capillaires blancs*, la forme phlegmoneuse est possible, surtout dans les glandes conglobées, mais rare. Le plus souvent la tumeur seule est constante, la rougeur manque, la douleur a lieu quelquefois, la chaleur n'existe point. — *Par les progrès*, dans les glandes, résolution, induration, suppuration blanche et tuberculeuse; dans les tissus cellulaires, endurcissement lardacé ; dans tous, ulcères rongeurs incurables, à moins que les parties endurcies ne soient détruites. »

La doctrine de Richerand, relativement aux terminaisons de l'inflammation, est au fond tout-à-fait conforme à celles de Pinel et de Broussais, ci-dessus exposées. Ses terminaisons, selon lui, sont la *résolution*, la *délitescence*, l'*induration*, la *gangrène*, et le plus souvent la *sécrétion d'un fluide différent selon la nature de l'organe enflammé* (1).

Le même auteur enseigne que l'induration survient par suite d'une irritation prolongée, mais assez légère pour ne pas provoquer la suppuration ; il ajoute, avec raison, qu'après la cessation de l'irritation et de la fluxion, l'altération organique subsiste et ne se dissipe qu'avec lenteur. Il fait remarquer enfin que *dans les glandes enflammées, si les répercussifs sont prématurément appliqués, il peut se manifester une induration, noyau d'un squirrhe susceptible de la dégénérescence cancéreuse.*

Pour bien comprendre les diverses questions qui se

(1) « Par le travail sécrétoire propre aux parties enflammées s'opère, dit Richerand, une espèce de crise, longtemps désignée sous le nom de *suppuration.* »

rattachent au sujet qui nous occupe, il ne suffit pas d'avoir présentes à l'esprit les notions rapides contenues dans cet article, il faut encore avoir une connaissance approfondie des nombreuses altérations que l'inflammation, plus ou moins prolongée, détermine dans les parties solides et liquides dont se composent les organes et les appareils. (*Voy.* l'art. 4.)

ARTICLE III.

TYPE DE L'INFLAMMATION BIEN CARACTÉRISÉE. — DURÉE GÉNÉRALE DE CETTE MALADIE, ET DURÉE SPÉCIALE DE CHACUNE DE SES PÉRIODES.

I. Le type d'une inflammation parfaitement caractérisée est essentiellement *continu*. Sans doute, dans le cours de son évolution, ce travail morbide est susceptible de paroxysmes, d'exacerbations, qui se reproduisent à des intervalles plus ou moins réguliers, et qui surviennent plus particulièrement le soir et la nuit; mais jamais la rémittence qui suit ces paroxysmes, ces exacerbations, n'empêche de constater encore la présence des symptômes caractéristiques de l'inflammation, et cette inflammation elle-même, quand elle occupe des parties situées à la portée de nos sens.

L'*intermittence* est un type *incompatible* avec une inflammation réelle, et si j'ose le dire, bien conditionnée. J'insiste de toutes mes forces sur le fait général, sur la loi de cette *incompatibilité*, parce qu'elle a été méconnue également et par l'école de Pinel et par celle de Broussais.

Oui, c'est à tort que Pinel avait fait une seule et même classe des fièvres continues et des fièvres intermittentes. Les lésions dynamiques et matérielles en lesquelles consistent les fièvres *essentielles* continues de Pinel ne sont pas, en effet, susceptibles de disparaître ainsi complétement pour revenir ensuite au bout de vingt-quatre, quarante-huit heures, etc. Professer aujourd'hui une pareille doctrine, ce serait tomber dans une erreur qui mériterait à peine l'honneur d'une réfutation. Et cependant, je suis affligé de le dire, nous voyons encore des médecins qui, étrangers aux nouveaux progrès de la saine clinique, et arriérés d'un quart de siècle, décrivent des épidémies de fièvres intermittentes sous le nom de *gastro-céphalites*. Il est temps, plus que temps, de renoncer à des doctrines erronées qui ne sauraient résister à quelques moments de réflexion de la part d'esprits justes et dégagés de tout esprit de système.

Ainsi donc, il n'existe point, à rigoureusement parler, d'inflammations intermittentes, de sorte que par cela même qu'une maladie se présente sous le type intermittent, on peut en conclure qu'elle ne constitue point une inflammation, mais bien une de ces affections connues sous le nom d'*irritations nerveuses* sur lesquelles nous reviendrons ailleurs. Je ne crois pas qu'il soit inutile de présenter quelques nouveaux développements sur le point dont il s'agit. C'est pourtant, je l'avoue, une vérité bien simple que celle qui consiste à dire que les ramollissements, les collections purulentes, ou séro-pseudo-membraneuses, les ulcérations, etc., dont toute inflammation réelle peut être la cause, ne sont pas de l'ordre des lésions qui peuvent affecter un type intermittent. Je sais bien qu'une inflammation commençante n'est pas encore caractérisée par les altérations indiquées ; et, contre l'opinion commune, je démontrerai bientôt que cette inflammation, sous l'influence d'une méthode suffisamment énergique, peut être arrêtée dans sa marche et guérie dans sa première période. Mais alors même, l'état *dynamico-organique* dont on a pu obtenir l'avortement n'en diffère pas moins essentiellement de celui qui donne lieu à une affection intermittente, puisqu'il n'est pas, comme ce dernier, apte à se dissiper rapidement *de lui-même* pour se reproduire ensuite, et cela pendant un temps indéterminé; puisque, au contraire, abandonné à lui-même, il poursuit sa marche d'une manière *continue*, amenant, dans le cours de son évolution, ces altérations organiques ou matérielles que je rappelais tout-à-l'heure, et qui, d'*effets* devenant *causes*, constituent par elles-mêmes un véritable état morbide.

On ne saurait trop s'attacher à bien distinguer l'un de l'autre le travail inflammatoire proprement dit et l'excitation purement nerveuse, vitale, dynamique, locale ou générale, dont il est le principe. Cette dernière, quelle qu'elle soit en elle-même, peut se manifester en l'absence de toute inflammation réelle, et dès lors elle constitue une affection *suï generis*, susceptible de disparaître promptement sans laisser après elle aucune de ces grandes altérations que l'inflammation proprement dite entraîne à sa suite, et de revenir d'une manière périodique, soit régulière, soit irrégulière. Cette excitation, cette *irritation intermittente*, *périodique*, peut être générale ou locale.

Quand elle est générale, et qu'elle porte sur le système nerveux qui préside aux fonctions de l'appareil circulatoire, il en résulte, si je ne me trompe, une véritable fièvre intermittente, laquelle diffère de la fièvre *continue*, en ce que celle-ci est produite, soit par une inflammation locale qui réagit irritativement sur l'appareil circulatoire, soit par l'inflammation directe ou idiopathique de cet appareil! Mais que cette dernière doctrine soit vraie ou qu'elle ne le soit pas, ce qu'il y a de certain, je ne saurais trop le répéter, c'est que, locale ou générale, une inflammation parfaitement caractérisée du tissu d'un organe n'est pas susceptible d'affecter un véritable type intermittent.

II. La durée de l'inflammation varie selon un grand nombre de circonstances : telles que la structure et la vitalité particulière des organes enflammés, la constitution, l'âge, le sexe des sujets, l'espèce des causes qui ont provoqué la maladie, et surtout selon les méthodes, les formules thérapeutiques mises en usage.

Cette dernière condition mérite un examen spécial. On sait que les praticiens les plus renommés professent encore aujourd'hui que les diverses manières de traiter les phlegmasies en général, n'exercent aucune influence notable, soit sur leur durée, soit même sur leur mortalité. Nous discuterons plus bas ce dernier point; il ne s'agit, quant à présent, que du premier. Nous ne contesterons pas que, en effet, les maladies en général, et les phlegmasies en particulier, ne se jouent en quelque sorte d'un grand nombre de modes de traitements, et, si l'on veut, même de tous ceux usités jusqu'à ces derniers temps; et qu'en dépit d'eux, poursuivant leur marche, elles ne durent trois, quatre, cinq, six, septénaires, si elles n'entraînent pas la mort avant ces époques, ou qu'elles ne passent définitivement, comme on dit, à l'état chronique. Nous avons eu de trop nombreuses et trop déplorables occasions de constater cette triste vérité. Mais là doit s'arrêter la généralisation de la proposition que nous examinons. En effet, depuis plus de douze ans, nous avons montré à quiconque a voulu le voir, qu'il existait maintenant une manière de combattre les phlegmasies, par laquelle, si on l'appliquait à temps, ou abrégeait leur durée de plus de moitié, de plus des deux tiers même, par laquelle on parvenait à les faire avorter, en un mot; résultat vainement mis en doute, ou même formellement nié par des hommes d'une opposition bien connue à tous les grands progrès de la science.

Je dois me contenter ici de l'énoncé de cette proposition, renvoyant pour les preuves cliniques, sur lesquelles elle est inébranlablement assise, aux chapitres de cet ouvrage consacrés à l'histoire spéciale des phlegmasies. J'ajouterai seulement que, contrairement à la doctrine généralement enseignée, il est d'autant plus facile d'abréger la durée des phlegmasies et de les faire avorter, qu'elles sont attaquées à une époque plus rapprochée de leur début. Plus tard, quand elles ont amené à leur suite la suppuration, les ulcérations, etc., il est évident qu'on ne peut plus en obtenir l'avortement, puisque faire avorter une phlegmasie, c'est précisément empêcher le développement de pareilles altérations, lesquelles ont nécessairement une durée plus ou moins longue.

ARTICLE IV.

CARACTÈRES ANATOMIQUES DE L'INFLAMMATION, OU LÉSIONS DES SOLIDES ET DES LIQUIDES QUE CETTE AFFECTION ENTRAÎNE A SA SUITE, DANS SES DIVERSES PÉRIODES; CONSIDÉRATIONS SUR LA PHYSIOLOGIE OU LE MÉCANISME DE CES LÉSIONS ET SUR LEUR MODE DE RÉPARATION.

§ Ier. Anatomie pathologique.

A. Lésions des solides.

Rougeur, injection et développement des petits vaisseaux, tuméfaction ou épaississement avec légère augmentation de consistance, puis ramollissement, solutions de continuité ou ulcérations, telles sont les lésions fondamentales que l'on rencontre dans les tissus ou les organes qui ont été le siége d'une inflammation qui a parcouru ses deux premières périodes.

I. La rougeur et la tuméfaction que l'ouverture des cadavres nous permet de constater, quand elles dépendent exclusivement de l'inflammation, sont toujours beaucoup moins prononcées à cette époque qu'elles ne l'étaient pendant la vie. Personne n'ignore même que dans les cas où l'inflammation avait été de courte durée, les cadavres n'offrent plus que de faibles traces , ou même n'offrent aucune trace de rougeur et de tuméfaction.

La rougeur et l'injection sanguine varient, au reste, et dans leur intensité et dans leur forme, si l'on peut ainsi dire, selon une foule de circonstances, dépendantes de la structure des parties, de la quantité plus ou moins considérable et de la disposition des vaisseaux qu'elles contiennent, selon l'abondance et les qualités du sang, etc. Nous exposerons toutes ces particularités en traitant de chaque phlegmasie. Ajoutons seulement ici que tantôt la rougeur tient à une injection plus ou moins abondante des réseaux vasculaires, et tantôt à une sorte de teinture *uniforme* des parties par la matière colorante du sang.

Il faut bien se garder, à l'ouverture des cadavres, de confondre la rougeur qui nous occupe avec celle qui peut être le résultat de congestions sanguines dues à la *déclivité* des parties ou bien à l'*imbibition* sanguine des tissus produite par un commencement de décomposition putride, etc. Cette distinction peut offrir quelquefois des difficultés presque invincibles. Mais il est une règle dont on ne saurait trop recommander l'observation, c'est de ne considérer une rougeur donnée comme un caractère d'inflammation qu'autant qu'il n'existe aucune des autres causes propres à produire le même effet. D'ailleurs, ces dernières causes peuvent, dans certains cas, concourir, avec une inflammation antécédente, à la production de certaines rougeurs observées sur les cadavres.

Ce que nous venons de dire de la rougeur est applicable à la tuméfaction des organes ou des tissus provenant d'une congestion sanguine.

La tuméfaction, la rougeur et l'injection d'origine inflammatoire, dans la première période, coïncident avec une augmentation sensible de la consistance normale des parties, sinon toujours après la mort, du moins pendant la vie.

II. Le ramollissement des tissus et des organes ne survient d'une manière notable que dans la seconde période des inflammations. Cette altération, qui constitue réellement un des caractères anatomiques les plus importants de l'inflammation, entrevue par Dupuytren, à l'occasion de l'artérite, n'a été bien étudiée pour la première fois que par

M. Lallemand. Mais, depuis les beaux travaux de cet observateur si distingué (1), il n'est aucun médecin familier avec l'ouverture des cadavres, qui n'ait eu de nombreuses occasions de rencontrer dans les divers organes des ramollissements d'origine inflammatoire. Le cerveau, le foie, les poumons, la rate, les reins, les membranes muqueuses, le tissu cellulaire, etc., sont les parties dans lesquelles l'altération qui nous occupe se produit le plus facilement et le plus promptement. Toutefois, à la longue, elle se manifeste dans les parties les plus rebelles, au premier abord, à cet état, telles que les tissus fibreux, les cartilages, les os eux-mêmes.

On admet deux espèces de *ramollissement*, savoir, le ramollissement *rouge* et le ramollissement *blanc*. Ces deux espèces ne sont au fond qu'une seule et même lésion observée à deux périodes différentes de la maladie inflammatoire dont elles ont été la suite. En effet, le même ramollissement qui était *rouge* à la période où la congestion sanguine existait encore dans toute sa vigueur, perd peu à peu ce caractère, à mesure que cette congestion diminue, et finit par devenir *blanc*, lorsque la congestion s'étant dissipée, il ne reste plus ou presque plus d'injection, et que, dans certains cas, au lieu d'une quantité plus ou moins notable de sang infiltré dans le tissu enflammé, on n'y trouve plus que du pus plus ou moins bien élaboré.

Le ramollissement offre, d'ailleurs, des degrés très variés, depuis la simple diminution de résistance à la pression, à la traction, etc., jusqu'à cette liquéfaction ou semi-liquéfaction dans laquelle les parties semblent privées complétement ou à peu près de leur *cohésion* naturelle. Ajoutons que, selon la structure des parties, le ramollissement se présente sous des formes ou des aspects divers que nous aurons soin de faire connaître en temps et lieu.

(1) Voyez ses *Lettres anatomico-pathologiques sur l'encéphale et ses dépendances*. Paris, 1820-1836, 3 vol. in-8.

De même qu'il existe des rougeurs et des congestions *posthumes*, *cadavériques*, de même aussi l'on rencontre des ramollissements qui sont l'effet pur et simple d'un travail qui s'est opéré après la mort des sujets. Nous n'avons pas besoin de dire qu'il est de la plus haute importance de ne pas confondre cette espèce de ramollissement avec celle d'origine inflammatoire. Nous signalons ici en passant cette grave circonstance, sur laquelle nous reviendrons en décrivant les divers ramollissements en particulier, celui de l'estomac, entre autres.

On ne confondra pas non plus un *ramollissement gangréneux* avec un ramollissement purement inflammatoire. L'*odeur* seule, à défaut d'autres caractères, suffirait pour faire distinguer le premier du second. En nous occupant de la gangrène et de ses suites, nous exposerons les autres caractères propres au ramollissement d'origine gangréneuse.

Qu'on se garde bien aussi de prendre pour de véritables *ramollissements*, le simple défaut de consistance que présentent certains organes par l'effet, soit d'une pure imbibition cadavérique, soit d'une infiltration opérée pendant la vie. Cela constitue un état de *mollesse* et non de *ramollissement* proprement dit. J'ai vu commettre des erreurs de ce genre, et de là une foule de discussions bien stériles sur la nature du ramollissement en général. Comment ceux qui prenaient part à ces discussions se seraient-ils entendus, puisqu'ils donnaient les uns et les autres le même nom à des états si différents, puisqu'ils attachaient un sens si différent à une seule et même expression?

III. La solution de continuité, ou l'*ulcération*, n'est en quelque sorte que la continuation et comme le dernier terme de la perte de cohésion ou du ramollissement. L'inflammation *ulcérative* de J. Hunter ne constitue donc point, à proprement parler, une espèce particulière d'inflammation. L'effet dont elle tire son nom (*ulcération*) est inévitable dans toute inflammation intense et prolongée; mais il se développe plus ou moins facilement, plus ou moins promptement, selon l'organisation, la *vitalité* des parties et les rapports de ces parties avec les agents extérieurs. C'est ainsi, par exemple, que les follicules muqueux s'ulcèrent bien plus facilement et plus promptement que les membranes séreuses, les organes parenchymateux ou glanduleux, les tissus fibreux, etc.

L'étendue, la forme, la profondeur, etc., des ulcérations présentent les variétés les plus multipliées. Elles changent de nom selon quelques unes de ces variétés : ainsi on appelle perforations celles qui ont détruit dans toute leur épaisseur les parois d'un organe creux, les parois d'une cavité quelconque; trajet fistuleux, fistules, celles qui marchant dans le sens de la longueur, creusent au sein des parties des sillons ulcéreux au moyen desquels s'établissent des communications anormales de divers genres.

Les espèces d'ulcérations que nous signalons, les perforations surtout, donnent lieu à des accidents plus ou moins graves, suivant qu'elles affectent tel ou tel organe. Les perforations du cœur et des gros vaisseaux sont suivies d'une mort rapide; les perforations de l'estomac, des intestins, des conduits excréteurs de la bile, de l'urine, etc., donnent lieu à des épanchements et par suite à une péritonite mortelle; celles du poumon, à un épanchement d'air et de liquides variés (pus, matière tuberculeuse ramollie, etc.) dans la cavité de la plèvre, et par suite à une pleurésie dont la terminaison est souvent, sinon constamment, funeste, etc., etc.

Nous n'étudions en ce moment que les ulcérations à la période de leur développement. Nous devons ajouter que l'inflammation qui les engendre une fois éteinte, si les ulcérations se trouvent placées dans des conditions convenables, il s'établit dans le point qu'elles occupent un travail vraiment admirable en vertu duquel il se forme un tissu nouveau (tissu inodulaire) qu'on appelle *cicatrice*. Nous reviendrons bientôt sur cette opération salutaire, vraiment *médicatrice*, qui fait partie de celles dont l'accomplissement a lieu pendant la troisième période de l'inflammation.

B. Lésions des liquides.

Lésions du sang.

I. Les solidistes, dont le règne a duré si longtemps, auraient dû trouver dans l'étude de l'inflammation elle-même, le plus commun de tous les états morbides de nature essentiellement *vitale*, l'éclatante preuve de leur erreur : aussi a-t-on vraiment quelque peine à concevoir comment un pareil système a pu se soutenir. J. Hunter, dont on connaît plus le nom que les œuvres, n'avait point méconnu la part que joue le sang, ce prince de tous les liquides de l'économie, dans le grand acte de l'inflammation. Aussi a-t-il commencé ses belles recherches sur cet acte morbide, par des considérations générales sur le sang. A l'époque où il publia son *Traité du sang et de l'inflammation* (1772), il paraît, au reste, que le solidisme n'était pas autant en honneur qu'il le fut plus tard. On en trouve la preuve dans le passage suivant de l'ouvrage indiqué : « Tout le monde accorde, dit Hunter, que le sang a une part considérable dans l'inflammation, ou au moins qu'il est affecté d'une manière spéciale par l'inflammation, et qu'il fournit par l'aspect qu'il présente un des signes ou des symptômes de son existence. En outre, le sang joue un rôle important dans ma théorie de l'inflammation. »

Nous partageons complétement les idées de Hunter, et nous regrettons vivement que cet auteur et ses successeurs n'aient institué aucunes recherches satisfaisantes sur les changements physiques et chimiques du sang qui abreuve les parties frappées d'inflammation (1).

____

(1) Hunter admet dans le sang, cette *chair coulante* (Bordeu), un *principe vital*. Voici comment il s'exprime : « Le sang paraît être le plus

II. C'est un riche et beau sujet de recherches. Celles que j'ai faites jusqu'ici, dans le service clinique dont je suis chargé, m'ont fourni les résultats suivants.

Le sang que l'on retire pendant la vie par les ventouses scarifiées, appliquées dans le voisinage du foyer d'une inflammation franche, simple, bien développée (autour des articulations prises d'une inflammation dite rhumatismale, sur les parois de la poitrine dans les cas de pleurésie intense, etc.), offre les particularités suivantes :

1° Les rondelles se réunissent en une seule masse, en un seul caillot, analogue à celui d'une saignée par la lan-

simple de tous les corps doués de la vie que nous connaissions. L'esprit n'est point accoutumé à l'idée d'un liquide vivant. Mais toutes les parties émanent du sang. L'organisation n'est point la vie : celle-ci est une *force*. Le sang, comme les autres parties, doit son action vitale au *materia vitæ diffusa.* » (Ce *materia vitæ diffusa* est quelque chose qu'il compare à la matière propre du cerveau, et dont l'existence est une pure conception de son esprit.) Hunter ajoute que le *chyle lui-même est probablement vivant.*

Plus tard, Bichat émit sur la vitalité du sang et d'autres fluides, des opinions analogues à celles de Hunter, et qu'il nous paraît utile de rappeler ici : « Le sang possède, pour ainsi dire, les rudiments de la sensibilité organique. Suivant que la *vie dont il jouit* le met plus ou moins en rapport avec les fluides qui y pénètrent, il est plus ou moins disposé à se combiner avec eux et à les pénétrer de *cette vie qui l'anime...* Il est incontestable que les fluides qui servent à la composition vont toujours en se pénétrant *d'une somme plus forte de vie*, depuis les aliments dont ils émanent jusqu'aux solides... Dire ce qu'est cette vitalité des fluides, cela est évidemment impossible ; mais son existence n'est pas moins réelle, et le chimiste qui veut analyser les fluides n'en a que le cadavre, comme l'anatomiste n'a que celui des solides qu'il veut disséquer. » Des idées aussi vagues, aussi indéterminées que celles de Hunter et de Bichat laissent beaucoup à désirer, sans doute ; mais le principe dont ils partent me paraît incontestable, et un jour viendra où la physique et la chimie organiques, appliquées dans de justes bornes, nous révéleront quelques uns des mystères de cette *vie* du sang et de quelques autres fluides. Déjà, comme on le verra plus loin, des recherches de cette physique et de cette chimie, sans lesquelles la médecine ne saurait exister à l'état de *science* exacte, nous ont fourni des données d'une grande valeur sur l'état normal et anormal du sang.

cette, d'un rouge vif à sa surface, ferme, glutineux, plus ou moins rétracté, parsemé quelquefois de plaques de couenne dite inflammatoire, pouvant être soulevé sans se rompre et ne cédant ordinairement à la main qui le touche, le presse, aucune partie ou du moins qu'une très petite partie de sa matière colorante rouge. Ces caractères du caillot fourni par les saignées locales sont, d'ailleurs, plus ou moins prononcés selon le degré, la durée de l'inflammation, et selon certaines conditions individuelles qu'il serait trop long d'exposer ici.

Comparées aux rondelles d'une saignée locale pratiquée chez un individu non affecté d'inflammation, ou bien affecté d'une inflammation compliquée d'un élément septique, typhoïde, elles en diffèrent à ce point, que dès le premier aspect, avec un peu d'habitude clinique, rien n'est plus facile que de les distinguer les unes des autres. Dans le cas d'état typhoïde, au lieu d'être plus fermes, plus glutineuses qu'à l'état normal, les rondelles sont molles, affaissées, réunies en une masse mal prise, comme diffluente dans les degrés les plus avancés de la maladie, rougissant fortement la main qui la presse, s'écrasant avec la plus grande facilité, etc. Leur couleur est brune ou noirâtre et non d'un rouge vif et rutilant comme celles dont nous parlions plus haut; elles ne se rétractent pas comme ces dernières, et ne présentent jamais des plaques d'une véritable couenne inflammatoire.

2° La sérosité qui entoure les rondelles d'une saignée locale, dans les cas d'inflammation franche, telle que nous l'avons supposée, est ordinairement pure de tout mélange de matière colorante rouge, ou n'en contient que des atomes, tandis que, dans le cas d'une inflammation avec état typhoïde, cette sérosité est plus ou moins fortement rougie, noirâtre même quelquefois, attendu qu'elle contient une plus ou moins grande quantité du caillot mou, diffluent, signalé plus haut, soit à l'état de simple mé-

lange, soit à l'état de dissolution. On peut compter sur
la stricte exactitude de ces résultats, car nous les avons
obtenus cent et cent fois, en présence de nombreux té-
moins, depuis douze ans passés que chaque jour nous
avons examiné le sang de toutes les saignées locales que
nous avons fait pratiquer au moyen des ventouses (le
nombre s'en élève à plusieurs milliers).

Dans tous les cas où l'état inflammatoire règne, soit primitivement, soit secondairement, dans tout l'appareil
sanguin, sans complication typhoïde, le caillot fourni par
les saignées bien faites, à l'époque où la maladie est, pour
ainsi dire, dans son plein, offre une rétraction plus ou
moins considérable, et se recouvre d'une *couenne* ferme,
résistante, épaisse, à demi organisée en membrane, plus
ou moins retroussée sur ses bords, etc. Je reviendrai sur
cette couenne, justement appelée *inflammatoire*, et sur
d'autres caractères du caillot, quand il sera question de la
fièvre *continue*.

III. D'après les recherches de MM. Andral et Gavarret,
« on trouve une augmentation constante de la fibrine dans
les maladies fébriles qui sont symptomatiques de cette sorte
d'altération des solides, que de temps immémorial on a
appelée une phlegmasie (1). » Ils considèrent comme une
production nouvelle cette fibrine en excès; ils rattachent
à cet excès de fibrine la formation de la couenne; ils pré-
tendent que la fibrine de nouvelle formation, qui entre
dans la composition de la couenne, se coagule avec moins

(1) Selon M. Andral, il existe une autre grande classe de maladies fébriles dans lesquelles la fibrine n'augmente jamais, reste souvent en
quantité normale, et souvent aussi diminue. M. Andral les désigne sous
le nom de *pyrexies*, et il établit une différence essentielle entre ces *pyrexies*
et les *phlegmasies*. Je me réserve de revenir ailleurs sur cette doctrine,
que les faits ne me permettent pas d'adopter sans réserve et restriction.
Quant à présent, je me contenterai de faire observer, avec Hunter et
tant d'autres, que ce qu'on appelle *phlegmasie* ne doit pas être considéré,
ainsi que le dit M. Andral, comme une altération des solides seulement.

de rapidité que l'ancienne; et de là, disent-ils, une autre cause qui favorise l'apparition de la couenne, puisque ce retard dans la coagulation de la fibrine permet aux globules de gagner le fond du vase, en laissant au-dessus d'eux la fibrine encore en dissolution ou en suspension dans le sérum.

La portion de fibrine que l'on trouve dans la partie du caillot située au-dessous de la couenne, est très peu abondante relativement à celle qu'on extrait de la couenne elle-même. M. Andral n'a pas encore *précisé* ce rapport. Il établit que la nature fibrineuse de la couenne est démontrée par l'examen microscopique comme par l'analyse chimique.

M. Andral pose en principe que la *production spontanée* d'un excès de fibrine dans le sang, est d'ailleurs indépendante des divers états dans lesquels peut se trouver l'économie, chez les individus affectés de phlegmasie aiguë. S'il en était rigoureusement ainsi, ce qui n'a pas été démontré par M. Andral, cette espèce d'altération du sang serait la seule peut-être qui ne serait pas subordonnée à certains états de l'économie, l'état septique ou typhoïde, par exemple, qui peuvent coïncider avec une phlegmasie. M. Andral convient d'ailleurs que, dans ce dernier état, la force qui pousse la fibrine à s'accroître, contrebalancée par une force contraire, est réduite au *minimum de son pouvoir*.

Chez l'homme, la fibrine, dans une inflammation aiguë bien établie, oscille ordinairement entre les chiffres 6 et 8; elle peut atteindre le chiffre 10. Les deux maladies dans lesquelles M. Andral a vu la fibrine s'élever le plus, sont la pneumonie et le rhumatisme articulaire aigu. Cette circonstance justifie pleinement ce que nous avions dit sur la nature essentiellement *inflammatoire* du rhumatisme articulaire aigu bien caractérisé. Frappé de ce caractère du sang rhumatismal, M. Andral se livre à quelques remarques sur lesquelles nous pourrons revenir en traitant de cette maladie en particulier.

L'élévation du chiffre de la fibrine apparait dans le sang dès que l'état phlegmasique commence. Jusqu'à présent, M. Andral a vainement cherché à s'assurer si, avant que l'altération qui marque la phlegmasie apparût dans le solide, le sang ne se modifiait pas d'abord dans sa composition. Ses analyses ne lui ont encore montré autre chose que la naissance simultanée de ces deux faits, mais il ne lui semble pas cependant qu'on en ait fini avec une question aussi grave, et dont la solution définitive doit décider si, dans ce grand phénomène de l'inflammation, le commencement de la maladie existe dans le solide ou dans le sang, ou bien si l'altération de l'un n'est pas tellement solidaire de l'autre, que toutes deux doivent naître nécessairement dans le même temps. J'avoue que cette question ne me parait pas aussi grave qu'à M. Andral; qu'il importe assez peu de savoir à qui, du sang ou des solides, revient la priorité de l'altération, et qu'il tombe d'ailleurs sous le sens que la cause productrice d'une inflammation frappe à la fois sur les solides et sur le sang, en un mot, sur une partie douée d'organisation et de vie, *organisation* et *vie* qu'on ne peut concevoir sans le concours du sang et des solides.

Lésions des liquides sécrétés.

I. Il nous reste à parler maintenant des altérations de *quantité* et de *qualité* des liquides sécrétés à la surface ou dans la profondeur des parties enflammées, liquides dont le sang lui-même est la source commune. Les altérations de ces liquides ne sont pas moins constantes que celles de ce dernier liquide, et les unes supposent en quelque sorte les autres. Malheureusement, nous avons encore à signaler ici une grande lacune. En effet, ces altérations n'ont encore été l'objet que d'un bien petit nombre de recherches physico-chimiques, et dans ce petit nombre de recherches combien en pourrait-on compter qui aient été faites avec une précision convenable, une exactitude suffisante?

Quoi qu'il en soit, on a donné le nom générique de *pus* ou de *matière purulente, puriforme,* à l'un des produits anormalement sécrétés sous l'influence de l'inflammation, et Hunter s'est servi de cette circonstance pour établir une espèce particulière d'inflammation, celle qu'il appelle *suppurative.* Nous ferons, à cet égard, la même remarque que nous avons déjà faite à l'occasion de l'*inflammation ulcérative* du même auteur, savoir : que la formation du pus ne caractérise point une inflammation de nature spéciale, mais un certain degré, une certaine période ou terminaison de toute inflammation.

Toutefois, il ne faut pas croire que tous les tissus indifféremment fournissent, sous l'influence de leur inflammation, un véritable *pus.* Le tissu cellulaire ou le tissu séreux, qui n'est qu'une modification du premier, sont les seuls qui sécrètent ce véritable pus. Mais comme il existe dans tous nos organes une quantité plus ou moins considérable de tissu cellulaire, il est évident que tous, enflammés à un certain degré, peuvent sécréter une masse plus ou moins abondante du liquide dont il s'agit.

N'oublions pas d'ailleurs que les tissus cellulaire et séreux (les synoviales sont une dépendance de ce dernier) ne sécrètent pas eux-mêmes du pus proprement dit, à toutes les périodes, à tous les degrés de leur inflammation, ainsi que nous le verrons en étudiant celle-ci en particulier.

Mais doit-on désigner sous le nom de pus les secreta anormaux fournis par des organes enflammés, ayant pour fonction de sécréter, non plus cette sérosité qui abonde plus ou moins dans tous nos organes, mais des liquides spéciaux, comme le mucus, la salive, l'urine, la bile, etc.? non, assurément. Or, il est bien certain que ces divers liquides éprouvent, sous l'influence de l'inflammation dont les organes qui les sécrètent peuvent être le siége, de notables changements, sur lesquels nous appellerons l'attention des lecteurs quand nous nous occuperons des diverses inflammations en particulier.

Il nous suffira, pour le moment, de présenter quelques considérations sur le pus proprement dit en général, et sur ses espèces principales. Ce liquide anormal, qui, comme nous l'avons dit, en raison de la présence du tissu dont il provient dans tous les organes de l'économie vivante, peut être, jusqu'à un certain point, regardé comme un produit commun à tous les organes enflammés, tant intérieurs qu'extérieurs, doit être étudié avec le même soin et par les médecins et par les chirurgiens.

II. Voici, d'après Hunter, quelles sont les principales propriétés du pus :

« Le pus, dans son état le plus parfait, présente à la première vue certaines particularités qui consistent principalement dans sa couleur et dans sa consistance.

» Il contient des globules blancs nageant dans un liquide que l'on pourrait d'abord prendre pour le sérum du sang, et qui très probablement est mêlé de lymphe coagulante ; car le pus se coagule en partie après sa sortie des vaisseaux qui le sécrètent comme le mucus. Ce liquide est coagulé par une solution de sel ammoniac, ce qui n'a lieu pour aucune autre des humeurs animales, d'où Hunter conclut que des globules nageant dans un liquide coagulable par ce sel, doivent être considérés comme du pus.

» La proportion de ces globules blancs du pus dépend de la *santé* des parties qui l'ont formé. En effet, lorsqu'ils sont en grand nombre, le pus est plus épais et plus blanc, et on l'appelle du pus de bonne qualité, ce qui veut dire que les solides qui l'ont produit sont dans une condition favorable de santé. Il compare la formation du pus à celle du lait, lequel, au commencement, est d'abord constitué principalement par du sérum, puis contient une plus grande proportion de globules, et l'animal chez lequel les globules sont le plus abondants est aussi celui dont le lait est le plus riche.

»La pesanteur spécifique du pus est supérieure à celle de l'eau ; sa saveur est fade, douceâtre ; son odeur est *spécifique*, variable ; toutefois, on prétend que l'on peut reconnaître à l'odeur du pus quelques maladies, comme, par exemple, la gonorrhée vénérienne.

» Les diverses plaies donnent des espèces de pus très différentes, et l'on ne peut douter que les différentes parties dont se compose le sang ne puissent entrer, dans des proportions diverses, dans la composition de ce liquide. On observe même que tout ce qui est en solution dans le sang peut se montrer en plus grande quantité dans telle sorte de pus que dans telle autre.

« Les ulcères vénériens produisent du pus vénérien ; les ulcères de la variole, du pus varioleux ; les ulcères cancéreux, du pus cancéreux (1).»

Relativement aux variétés du *vrai* pus signalées par Hunter, je ferai remarquer qu'il ne faut pas les confondre avec les variétés que présentent les secreta de divers tissus comparés les uns avec les autres. Il me semble que le docteur George Pearson n'a pas assez tenu compte de cette remarque dans la distinction qu'il a cherché à établir entre les diverses espèces de pus, qui selon lui peuvent être rapportées à quatre principales, savoir : 1º le *pus sain ou crémeux* et de consistance uniforme ; 2º le *caillebotté* et de consistance inégale ; 3º le *pus séreux et clair* ; 4º le *pus visqueux et glaireux* (2).

L'éditeur de Hunter, le docteur J.-F. Palmer, plus

____

(1) Hunter ayant analysé le pus provenant d'un ulcère cancéreux, il a trouvé que cette matière différait du vrai pus. Mais cette analyse ne lui a pas fait connaître la différence *spécifique* qui existe entre la matière provenant d'un cancer et celle provenant d'un bubon vénérien, etc. D'ailleurs, il n'attache pas assez d'importance aux analyses chimiques.

(2) *Transact. philos.*, p. 294, 1810.

évidemment encore que le docteur George Pearson, paraît avoir confondu sous le nom commun de *pus* les secreta fournis par les divers organes enflammés, ainsi qu'il résulte du passage suivant extrait des notes ajoutées par lui aux œuvres de Hunter :

« On dit que le *pus* des membranes muqueuses contient une plus grande quantité d'albumine que le *pus ordinaire;* le *pus* des os, une plus grande quantité de phosphate de chaux ; *celui qui est formé par l'inflammation goutteuse,* une plus grande proportion de carbonate et de phosphate, et peut-être d'urate de chaux ; *celui des abcès scrofuleux,* une plus grande proportion relative de soude et de muriate de soude.

» Toutes les fois que les parties suppurantes ou la *constitution* ne sont pas *saines,* la production du vrai pus cesse, et le liquide sécrété change en proportion de l'altération morbide; en général, il devient plus clair et plus transparent, et constitue ce qu'on désigne sous le nom de *sanie.* On y trouve moins de la matière qui le rend coagulable par une solution de sel ammoniac, et il se putréfie plus promptement ; il devient irritant pour la surface suppurante et les parties adjacentes, ce qui n'a pas lieu pour le véritable pus ; il produit l'excoriation de la peau et l'inflammation ulcérative, comme les larmes excorient la peau de la joue à cause de la grande quantité de sels qu'elles contiennent. En raison de cet effet, on a dit que ce pus était *corrosif,* mais il n'a point réellement cette qualité; alors il n'est pas apte à produire les *granulations.* »

Hunter pense que le pus qui est *pur* n'a pas une plus grande tendance à la putréfaction que les humeurs naturelles. Mais il est des circonstances propres à hâter ce travail de décomposition : comme la communication du foyer de suppuration avec l'air, le siége de ce foyer auprès d'un intestin rempli de matière fécale, d'une partie frappée de gangrène, etc. Il est clair que le pus sanieux, de mauvaise nature, se putréfie plus promptement que le pus vrai, louable. « C'est ce qui a lieu, dit Hunter, dans plusieurs maladies spécifiques. En effet, dans ces cas, la sécrétion n'est pas ordinairement du vrai pus : elle est généralement mêlée avec du pus.

» Les sondes d'argent deviennent presque noires quand elles sont plongées dans la suppuration d'une plaie de mauvaise nature ; il en est de même pour les préparations de plomb qui sont appliquées sur le pus que produisent ces plaies. Le même changement est produit dans la couleur des métaux par les œufs qui ne sont pas complétement frais, quoique non putréfiés. Le docteur Crawford attribue, dit-il, cet effet à l'*air hépatique animal* (hydrogène sulfuré).»

Hunter avance avec raison « que le pus proprement dit est un liquide très différent de celui qui est sécrété pendant la *période adhésive* de l'inflammation, soit dans le tissu cellulaire, soit dans les cavités séreuses, ainsi que du *secretum* naturel des canaux tapissés par des membranes muqueuses. On ne retrouve point le pus dans le sang comme on trouve la lymphe coagulante produite dans la première période de l'inflammation ; il est le résultat d'un changement, d'une décomposition, d'une sécrétion faite aux dépens du sang. Les propriétés du *vrai pus*, envisagées isolément, peuvent appartenir à d'autres produits ; mais quand elles sont toutes réunies, elles le distinguent de tout autre. Le liquide dans lequel nagent les globules du pus est coagulable par une solution de sel ammoniac, propriété qu'aucun autre *secretum animal,* selon Hunter, ne possède ; enfin, il est le produit d'une action morbide qu'on appelle *inflammation.* »

On voit que les recherches de Hunter laissaient beaucoup à désirer sur les caractères physiques et chimiques du pus. Schwilgué s'est efforcé de combler quelques unes des lacunes qui restaient sur ce point d'anatomie patholo-

gique des liquides, mais lui-même a laissé beaucoup à
faire encore à ses successeurs.

II. Nous allons maintenant donner l'analyse des recherches de cet observateur, telle qu'on la trouve dans la
Nosographie de Pinel, dont il était l'un des élèves les plus
distingués.

« Pour parvenir à la connaissance des caractères distinctifs du pus, Schwilgué a d'abord analysé le liquide que
tous les médecins ont regardé jusqu'ici comme le pus par
excellence; savoir, le produit de la suppuration du tissu
cellulaire. Il en a multiplié les analyses dans toutes les
circonstances propres à modifier la suppuration. Il a ensuite analysé successivement, avec le même soin et sous
les mêmes rapports, le liquide opaque blanc-jaunâtre qui
se trouve dans les aréoles des tissus parenchymateux en
suppuration, celui qui suinte des surfaces muqueuses et
séreuses enflammées, etc.; en un mot, le produit de la
suppuration de tous les systèmes d'organes susceptibles
de suppurer. Il a multiplié beaucoup ces analyses, en les
liant toujours à l'histoire particulière de la maladie. C'est
de là qu'il s'est élevé à la connaissance des propriétés physiques du pus, à celle de sa composition, de son mode de
formation, de son analogie avec le sérum du sang, etc. Il
a ensuite cherché à établir les caractères qui différencient
le pus en général d'avec le lait, le sperme, le mucus, l'u-
rine critique, et à découvrir les signes distinctifs des différents liquides qui se forment par l'effet de l'inflammation
de chacun des systèmes organiques en particulier.

» Voici les résultats qu'il importe ici de connaître plus
particulièrement. Le pus du tissu cellulaire est un liquide
opaque, d'un blanc jaunâtre, coagulable par la chaleur,
les acides et l'alcool, susceptible d'être dissous et rendu
visqueux, et filant par les alcalis et les carbonates alcalins
sursaturés.

» L'albumine contenue dans le pus est déjà dans un état

de concrétion. En effet, elle est opaque et de consistance de purée ; elle se coagule moins par la chaleur et les acides concentrés que ne le fait l'albumine ordinaire ; elle se dissout dans les alcalis, et repasse ainsi à l'état ordinaire de l'albumine.

» La liqueur, consistante, opaque, d'un blanc jaunâtre, qui suinte des membranes muqueuses enflammées, celle qui est exhalée dans le même cas par le système séreux, celle qui s'écoule de la plaie des vésicatoires, celle qui remplit les aréoles des organes parenchymateux en suppuration, se rapprochent du pus du tissu cellulaire par leurs propriétés physiques et chimiques : elles donnent à l'analyse les mêmes produits. Ces différents liquides, ainsi que le conclut Schwilgué, doivent donc être désignés sous le nom de *pus,* aussi bien que le produit de la suppuration du tissu cellulaire. D'ailleurs tout produit de la suppuration de ce dernier tissu n'est pas constamment purulent, puisqu'il est quelquefois *sanieux* et *ichoreux.* Du reste, la suppuration ne suppose pas nécessairement la destruction des tissus, puisqu'elle consiste quelquefois dans une exhalation ayant lieu à la surface ou dans les aréoles des tissus organiques, et d'autres fois dans le ramollissement des concrétions albumineuses, comme cela s'observe dans les tubercules.

» L'humeur dite *purulente* des tissus séreux est donc un véritable pus, et mérite le nom de *pus du système séreux :* celle qu'on appelle communément *puriforme* doit être désignée sous le nom de *pus des membranes muqueuses,* etc. Si on leur a refusé ce nom, cela vient, sans doute, d'une part de ce que les inflammations des membranes séreuses et muqueuses avaient été regardées pendant longtemps comme de *fausses inflammations,* et, de l'autre, de ce qu'on croyait que la destruction du tissu était une condition de la suppuration.

» La plus grande analogie existe entre le pus et le sé-

rum du sang; les mêmes matériaux se trouvent dans l'un
et dans l'autre : la principale différence parait consister
dans l'état de concrétion de l'albumine, dans une modification de la matière extractive, etc.

» La solution du carbonate sursaturé de potasse dans
douze parties d'eau distillée forme, avec le pus, une liqueur
filante et visqueuse qu'elle ne produit pas avec le sang, le
lait, etc. Mais ce moyen ne peut servir à distinguer le pus
des différents systèmes d'organes entre eux, et quelque
multipliées qu'aient été les recherches de Schwilgué, il n'a
pu parvenir à découvrir des caractères spécifiques invariables : le pus de chaque système d'organes est susceptible d'éprouver tant de modifications par des circonstances
accidentelles, qu'il sera probablement constamment impossible de parvenir à ce résultat si désiré. »

III. M. Andral a récemment publié sur le sujet qui nous
occupe des recherches dont voici la substance :

Les produits qui peuvent prendre naissance dans le solide atteint d'inflammation sont, selon M. Andral, ou le
liquide que fournit dans son état physiologique le solide
enflammé, mais modifié sous le double rapport de sa quantité et de ses qualités, ou du pus, ou quelques uns des
éléments mêmes du sang (1).

S'occupant exclusivement de cette troisième sorte de
produit, M. Andral dit que les deux principaux éléments
du sang qui se séparent le plus ordinairement de ce liquide
sous l'influence de l'inflammation, sont l'albumine et la fibrine, la première étant dissoute dans le sérum.

Le sérum fourni par un solide enflammé, pas plus que

(1) Ceci ne s'accorde pas complétement avec ce que j'ai dit plus haut;
mais je crois devoir faire remarquer que la distinction de M. Andral
manque peut-être de netteté, de précision, d'exactitude. En effet, le pus
est aussi un liquide fourni par le solide enflammé, et ce liquide diffère
par sa quantité et ses qualités du liquide fourni par ce solide à l'état physiologique. D'un autre côté, le pus contient quelques uns des éléments
du sang, comme le troisième produit dont parle M. Andral.

celui qui s'échappe du sang dans toute autre circonstance, n'est jamais exactement semblable au sérum du sang, relativement à la proportion de l'albumine qu'il contient : on peut établir en principe général que les sérosités morbides, quelle que soit leur origine, ne sont pas ordinairement aussi riches en albumine que le sérum du sang ; mais, toutes choses égales d'ailleurs, parmi ces sérosités celles qui se rapprochent encore le plus, par la quantité d'albumine qu'elles contiennent, du sérum du sang, et qui quelquefois même l'égalent, sont les sérosités exhalées par les surfaces enflammées. Dans le sérum du pus provenant d'un abcès par congestion, contenant en suspension un grand nombre de globules de pus, M. Andral trouva une quantité d'albumine à peu près égale à celle qui existe normalement dans le sérum du sang. Cette expérience nous apprend, ajoute M. Andral, que dans le liquide purulent que fournit un *solide enflammé*, il y a une partie qui n'est autre chose que le sérum même du sang, auquel se trouvent mêlés en nombre plus ou moins considérable ces corps singuliers qu'on appelle des globules de pus.

Selon M. Andral, l'inflammation, qui ne peut s'accomplir sans que le sang vienne à se charger d'un excès de fibrine, détermine aussi, dans les parties où elle a lieu, la séparation d'une certaine quantité de ce principe. Mais, ajoute-t-il, cette séparation n'est pas toujours évidente : on l'observe surtout de la manière la plus manifeste, soit dans le sérum séparé du derme par l'action des cantharides, soit dans celui qui remplit les cavités des membranes séreuses enflammées. Pour démontrer que cette matière est réellement de la fibrine, M. Andral a examiné au microscope les flocons qui nagent au sein des sérosités, ou les fausses membranes encore molles qui sont étendues à la surface libre des membranes séreuses enflammées ; et il y a trouvé un réseau parfaitement semblable à celui que lui avait offert la fibrine du sang. Cela lui a suffi pour *ne pas douter que la matière floconneuse qui nage dans le liquide des vésicatoires et que les fausses membranes des séreuses ne fussent effectivement constituées par une substance complétement analogue à celle qui, dans le sang, porte le nom de fibrine.*

M. Andral n'a pas encore eu l'occasion de constater si ce même réseau se retrouve dans les couches pseudo-membraneuses qui recouvrent dans certains cas les membranes muqueuses. Il pense qu'il pourrait se faire que, sous l'influence d'un travail pathologique, d'autres principes que la fibrine vinssent à acquérir la propriété de se coaguler ; et, par une nouvelle hypothèse, il se demande jusqu'à quel point l'acidité habituelle des membranes muqueuses et de la peau ne favorise pas cette coagulation dans les principes albumineux qui, accidentellement et par le fait de la maladie, peuvent se séparer du sang à la surface libre de la peau et des membranes muqueuses. M. Andral ne fait pas attention ici que rien n'est moins démontré que l'acidité *habituelle* de la peau et de toutes les membranes dites muqueuses, à la surface desquelles peuvent se développer des pseudo-membranes : aussi me paraît-il infiniment probable qu'il faut chercher ailleurs la cause réelle de la formation de ces pseudo-membranes.

Quant au *pus,* M. Andral avoue que, dans l'état actuel de la science, il est bien difficile de dire comment il se forme et quelle est sa nature. Il ne saurait admettre, avec quelques uns, que les globules du pus soient une transformation de ceux du sang. Il y a si bien entre eux, dit-il, une différence de nature, que si l'on verse un peu d'ammoniaque sur un mélange de pus et de sang placé au foyer du microscope, on voit tous les globules de sang disparaître, tandis que les globules de pus ne s'altèrent en aucune façon (1).

M. Andral pense également que le pus ne se forme pas

(1) Ce serait donc à tort que notre savant collègue, dans son *Traité d'anatomie pathologique* (t. I, p. 389), et M. Gendrin (*Hist. anat. des in-*

non plus aux dépens du sérum, dont on trouve l'albumine intacte, et dans lequel il est simplement répandu sans se confondre le moins du monde avec lui. Ailleurs, M. Andral dit positivement que le pus n'a pas d'analogue dans le sang (p. 108).

M. Andral poursuit ainsi le cours de ses ingénieuses hypothèses :

« Les globules de pus ne seraient-ils donc autre chose
» qu'une modification de la fibrine, qui, au lieu d'arriver
» à l'état de réseau, serait restée à l'état de corpuscules
» graniformes? Seraient-ce ces corpuscules qui, en se grou-
» pant avec une certaine régularité, produiraient les glo-
» bules de pus? Dirai-je, à l'appui de cette manière de voir,
» qu'en examinant au microscope le liquide séro-fibrineux
» séparé des globules sanguins par le sulfate de soude, il
» m'est arrivé plus d'une fois de voir les corpuscules qui
» nagent au sein de ce liquide se grouper en petites masses
» qui me paraissent avoir la ressemblance la plus parfaite
» avec les globules du pus? Il eût été impossible d'y trouver
» la moindre différence. D'un autre côté, lorsqu'on examine
» du pus au microscope, on ne voit pas seulement des glo-
» bules volumineux et bien formés : on voit aussi à côté
» d'eux un grand nombre de molécules exactement pa-
» reilles à celles qui nagent dans le sérum du sang; on voit
» manifestement ces globules se rapprocher, se réunir, se
» grouper enfin en masses arrondies. Que si enfin l'on
» considère attentivement un globule de pus bien formé,
» il paraît à son tour constitué par une agglomération de
» molécules plutôt juxta-posées qu'elles ne sont confondues;
» ce ne sont pas là certainement des corps formés tout
» d'une pièce et constituant un seul tout homogène, comme
» les globules de sang. »

flammations, t. II, p. 479) avaient annoncé que les globules de pus n'é-
taient autre chose que des *globules du sang modifiés dans leur volume et
dans leur couleur.*

Ainsi, en résumé, deux matières, l'une globulaire, l'autre réticulaire, caractérisent dans les *solides,* selon M. Andral, la présence de l'inflammation. La matière réticulaire n'est autre chose que de la fibrine parfaitement semblable à celle qui existe dans le sang, et susceptible de passer à l'état d'organisation : la matière globulaire est *peut-être encore cette même fibrine,* mais altérée dans sa nature, arrêtée dans sa coagulation, et incapable de toute organisation.

« Tandis que l'organisme tend en quelque sorte à s'as-
» similer à son profit la matière réticulaire, il tend au
» contraire à rejeter au-dehors la matière globulaire dont
» la présence lui porte dommage. Tant qu'elle n'est point
» éliminée, il y a maladie, et cette élimination ne se fait
» point elle-même sans qu'il en résulte souvent de graves
» accidents. » M. Andral termine par cette opinion, que les globules de pus peuvent pénétrer, sinon en totalité, du moins en fragments, en *débris,* dans le torrent circulatoire, lesquels fragments se réuniraient ensuite pour reconstituer les globules primitifs.

J'avoue que, malgré tout le poids que peut leur prêter l'autorité de M. Andral, ces dernières assertions et quelques autres qu'on trouve dans le travail de notre savant collègue, en raison même de leur importance, réclament impérieusement de nouvelles recherches.

IV. Dans le *cours* de *microscopie* qu'il vient de publier, M. Donné nous fournit les documents suivants sur les caractères microscopiques du pus. Selon lui, ces caractères microscopiques du pus sont les mêmes que ceux du mucus. Les globules de ces deux substances sont tout-à-fait semblables. Mais il y a autre chose que des particules solides dans le pus, et c'est par la partie liquide qu'il se distingue du mucus; d'ailleurs, le microscope n'est pas juge de ces différences. Sous ce rapport, il faut convenir qu'il y a loin de la fidélité, et, si j'ose le dire, de la perspicacité du microscope à celle du clinicien, armé seulement de ses sens et de ses moyens naturels d'exploration. En effet, au premier aspect, quoi de plus différent que le pus et le mucus?

Quoi qu'il en soit, voici un extrait des recherches de M. Donné sur les *globules purulents*. Si, dit-il, on examine au microscope, avec un pouvoir amplifiant de 3oo fois, une petite gouttelette de pus, on aperçoit une multitude de particules sphériques, grisâtres, pointillées, à bords nets et prononcés, et d'un diamètre de 1/100 à peu près de millimètre (c'est-à-dire un peu plus grosses que les globules de sang); ces particules sont les globules du pus qui flottent dans un liquide incolore et diaphane. Ils se composent d'une enveloppe ou vésicule granuleuse, renfermant dans son centre un noyau composé de petites granulations ou *globulins*, ordinairement au nombre de trois ou quatre. Ces globulins résistent à l'action de l'eau et se désagrègent promptement dans l'ammoniaque ; ce réactif transforme la matière purulente en une masse visqueuse, qui ne peut plus se séparer en s'écoulant, et qui tombe en un seul flocon lorsqu'on la verse d'un vase dans un autre (1).

L'eau iodée colore en jaune les globules purulents, et l'éther en sépare une certaine quantité de matière grasse.

Tels sont les caractères des globules du pus *louable*, phlegmoneux, récemment sécrété, qui n'a point séjourné longtemps dans les cavités, dans les foyers, dans les parties qui le fournissent. Dans des circonstances opposées à celles que nous signalons, les globules du pus se déforment, se rident, se désagrègent, en un mot ne présentent plus les caractères ci-avant exposés.

(1) J'ai eu occasion de constater plusieurs fois l'effet ci-dessus indiqué. Cette action de l'ammoniaque sur le pus est bonne à se rappeler dans un certain nombre de circonstances. Comme le dit M. Donné, elle explique pourquoi, par exemple, on ne trouve plus les globules purulents intacts dans le pus mêlé à l'urine ammoniacale, et comment ce pus prendra dans cette espèce d'urine la forme de flocons visqueux, filants et glaireux.

M. Donné regarde les globules du pus comme un produit
de sécrétion de la membrane pyogénique ; il ne pense plus,
comme il le faisait autrefois avec beaucoup d'autres mi-
crographes, que les globules sont constitués par des globules sanguins altérés, malades, par une sorte de précipité
de la matière fibrineuse du sang. On aura peut-être quelque
peine à croire que les globules du pus n'aient *rien de commun dans leur origine et dans leur nature intime avec les globules du sang, et ne résultent pas d'une transformation morbide
de ces derniers.* Mais l'opinion d'un micrographe tel que
M. Donné est d'un trop grand poids pour être rejetée sans
plus ample informé, d'autant mieux qu'elle concorde avec
celle de M. le professeur Andral.

Voici maintenant, d'après M. Donné, l'influence du pus
sur la fibrine. Qu'on reçoive, dans un tube fermé par un bout,
du sang sortant de la veine au moment d'une saignée ; que
dans un second tube, contenant du pus phlegmoneux frais,
on reçoive du sang, de manière à mettre trois parties de celui-
ci pour une de pus, et qu'on agite aussitôt le tube afin de mé-
langer intimement les deux substances avant la solidifica-
tion du sang, la coagulation s'opère dans les deux tubes avec
des différences plus ou moins prononcées dans la couleur
et la consistance du caillot, dans la séparation du sérum,
suivant certaines propriétés particulières et suivant la proportion du pus ; mais au bout de 24 à 48 heures, l'aspect de
la matière est bien différent dans les deux tubes ; dans l'un,
le caillot est encore ferme et intact ; dans l'autre (celui qui
contenait du pus), la fibrine est devenue molle et diffluente,
et le caillot par conséquent n'a plus de résistance, en même
temps qu'il est d'une couleur plus foncée, presque terne.

Indiquons maintenant les résultats des recherches microscopiques de M. Donné sur le *pus de la blennorrhagie*,
des chancres et des bubons ; sur le *pus tuberculeux,* le *pus cancéreux,* etc.

Dans l'état actuel de la science, et malgré les recherches

publiées sur ce sujet par MM. Gluge, Gruby et autres, M. Donné affirme que le pus de la blennorrhagie urétrale ou vaginale ne diffère en rien, au microscope, du pus d'un phlegmon ordinaire ; que le pus des ulcérations syphilitiques *primitives*, des chancres, lorsqu'ils n'ont pas été traités par des applications topiques, contient des vibrions nombreux et d'une grande ténuité ; que le pus de la simple balanite présente les mêmes animalcules, tandis qu'on ne les rencontre pas dans le pus des chancres secondaires, pas même dans celui des bubons, qui, d'après les expériences de M. Ricord, est susceptible de donner naissance à un chancre par inoculation.

« Nous connaissons les caractères microscopiques du pus phlegmoneux. Nous voudrions pouvoir donner des caractères également nets et précis pour distinguer le pus tuberculeux, le pus cancéreux, etc. ; mais ici nous n'hésiterons pas à avouer notre impuissance, quoique, tout récemment, un observateur, M. Lebert, ait énoncé des moyens qu'il considère comme suffisants pour reconnaître ces différentes espèces de pus. Sans contester en rien la vérité des faits sur lesquels il s'appuie, nous doutons que, dans la pratique, il fût possible de se fier à de tels caractères pour affirmer, sans autre renseignement, que telle substance est du tubercule ramolli et que telle autre appartient à la suppuration cancéreuse (1). »

§ II. Physiologie pathologique, ou considérations sur le mécanisme des altérations ci-avant décrites.

Si nous avons consacré beaucoup d'espace au premier paragraphe de cet article, il n'en sera pas de même du second. En effet, exposer la physiologie pathologique ou le mécanisme des lésions que nous venons de décrire, ce serait répéter ici ce que nous avons consigné dans l'article où nous nous sommes occupé des diverses théories sur l'inflammation. Nous avons vu, d'ailleurs, combien l'histoire

(1) A. Donné, *Cours de microscopie.* Paris, 1844, p. 200.

de l'inflammation laissait à désirer sous ce rapport. Il ne
faut pas s'en étonner, puisqu'il s'agit d'une matière extrêmement difficile, délicate, et que nous possédons à peine
quelques ébauches des recherches exactes qui seraient
indispensables pour dissiper les ténèbres dont elle est enveloppée. Pour bien comprendre les lésions dont il s'agit,
pour les expliquer convenablement, il faudrait d'abord
connaître parfaitement les fonctions de la circulation capillaire, de la sécrétion, de la nutrition, de la calorification normale, et les causes qui président à leur exercice.
En effet, les altérations des solides et des liquides par nous
décrites ne sont évidemment que des résultats des modifications que ces fonctions intimes ont subies sous l'influence de ce qu'on appelle une inflammation. Nous avons
à peine aujourd'hui quelques unes des innombrables données nécessaires à la solution d'un problème à tant d'inconnues.

Ce n'est que par des expériences physiques et chimiques
exactes et suffisamment répétées, qu'on pourra parvenir
à expliquer tout ce qu'il y a d'explicable dans le mécanisme
de l'afflux du sang, de sa coagulation au sein de ses vaisseaux, dans le mécanisme du ramollissement, de l'ulcération et des autres actes morbides que détermine l'inflammation, considérée à ses divers degrés. L'acte morbide
connu sous le nom d'*ulcération*, sorte de *décomposition
organique*, comparable, sauf la différence des conditions de
vitalité, à celle qui s'opère dans les corps inorganiques
ou privés de la vie sous l'influence de la combustion; l'ulcération, dis-je, a été en particulier l'objet d'études intéressantes de la part de Hunter. Mais ces recherches ont
vieilli, et on ne saurait trop engager les vrais observateurs
à reprendre en sous-œuvre cette grave et difficile matière.
En effet, la théorie de l'*absorption interstitielle*, par laquelle
le célèbre Anglais explique l'ulcération, ne saurait supporter aujourd'hui un examen sérieux.

Cela dit sur le travail *désorganisateur* complexe dont l'inflammation est la cause, nous allons présenter quelques considérations sur le travail *organisateur* et réparateur qui lui succède.

A. Mode de réparation des solides ; production des cicatrices et autres tissus accidentels.

Nous venons de voir quelles sont les altérations fondamentales des solides et des liquides dans les diverses périodes de l'évolution du travail inflammatoire. Supposons maintenant que ce travail *désorganisateur* est à sa fin, et voyons ce qui s'opère après lui. Or, les suites de ce travail varient singulièrement selon la composition, la structure et les rapports des parties avec les agents extérieurs.

1. Lorsque ces parties communiquent avec l'extérieur, et que les secreta d'origine inflammatoire ont été expulsés au-dehors, il ne reste plus rien à faire aux *forces réparatrices ou médicatrices de la nature*, qu'à remédier à la perte de cohésion ou bien aux solutions de continuité, aux ulcérations dont nous avons parlé plus haut. La première lésion ne tarde pas à disparaître par le retour de la vie *nutritive* à son type normal, et les ulcérations sont remplacées, au bout d'un temps plus ou moins long, variable selon une foule de circonstances, par un produit de nouvelle formation connu sous le nom de *cicatrices*.

Ces *cicatrices*, ces organes nouveaux, formés de toutes pièces aux dépens de quelques uns des éléments sécrétés par les surfaces ulcérées (l'élément fibrineux spécialement), n'ont guère été étudiées que par les chirurgiens ; et les seules qu'ils aient ainsi soumises à leur étude (étude bien incomplète encore), sont celles qui succèdent aux plaies et aux ulcérations de la peau et de quelques membranes muqueuses extérieures. Le mécanisme de cette cicatrisation rentre, au fond, dans celui qui préside à la cicatrisation des plaies réunies par *première*

intention. Hunter a, comme on sait, décrit sous le nom
d'inflammation *adhésive*, celle qui se termine ainsi par
la sécrétion d'une matière qu'il désigne sous le nom de
lymphe coagulante, laquelle matière n'est autre que celle
connue aujourd'hui sous les noms de lymphe *plastique*,
matière *organisable*, etc., et dont la *fibrine* paraît constituer, sinon la totalité, du moins le fond ou la base (1).
Ce *medium unissant* (Hunter), cet agent admirable de tant
de *réparations* naturelles ou artificielles, est le produit
d'une inflammation dont le degré est inférieur à celui qui
détermine la véritable suppuration, et c'est pour mieux
faire sentir la différence qui existe entre les deux opérations vitales qui président, l'une à la formation de ce
medium unissant, l'autre à la formation du pus proprement
dit, que le profond observateur appelle la première *inflammation adhésive*, et la seconde *inflammation suppurative*. Ce
travail d'adhésion, dont on trouve le type dans ce qui se
passe quand on rapproche immédiatement les deux lèvres
d'une plaie récente faite par un instrument tranchant, est
une sorte de transition entre l'action normale et l'action
morbide qui constitue l'inflammation la plus simple.
Aussi Hunter, qu'on ne saurait trop citer en pareille matière, commence-t-il par distinguer la *réunion* par première intention de toute inflammation ; toutefois, il
admet ensuite que pour le travail de la réunion par première intention, il survient quelquefois une inflammation,
souvent extrêmement utile, dit-il, en ce qu'elle augmente
la puissance d'union dans les parties divisées (2); mais il

(1) Dans ses Considérations sur le sang, Hunter dit que la lymphe séparée des globules rouges constitue la *couenne*, et que cette lymphe enveloppe les globules rouges. Il compare la coagulation du sang, *acte de la
vie*, à la réunion par *première intention.*

(2) La réunion par première intention, sans production d'un secretum inflammatoire, a lieu, selon Hunter, par l'intermédiaire du sang
coagulé qui adhère aux deux surfaces; et la rapidité est telle, qu'elle
s'opère presque immédiatement, dans l'espace de vingt-quatre heures.

se hâte d'ajouter que l'inflammation peut aller plus loin qu'il n'est nécessaire pour cela, et que le *pus* n'est pas favorable à la réunion, non plus que la sécrétion trop abondante du *medium unissant*.

Distinguant les parties lésées en celles qui sont *exposées* ou qui communiquent avec l'extérieur, et en celles qui ne communiquent pas ainsi avec l'extérieur, Hunter fait judicieusement remarquer que les premières suppurent à un moindre degré d'inflammation et plus longtemps que les secondes, ce qu'il attribue à ce que les surfaces affectées ne sont point en contact avec d'autres surfaces vivantes, contact qui tend à donner naissance à l'*acte adhésif* (1).

Nous renvoyons aux traités de chirurgie pour de plus amples développements sur les cicatrices, et la cicatrisation en général, nous réservant d'indiquer les particularités qu'elle présente dans tels ou tels organes, quand nous nous occuperons de l'inflammation *ulcérative* de ceux-ci. Nous reviendrons tout-à-l'heure sur les adhérences en nous occupant des métamorphoses qui se passent dans les secreta formés au sein des parties qui ne communiquent pas

par exemple. Il est bien difficile, à mon avis, de démontrer péremptoirement qu'un certain degré d'inflammation n'a pas concouru à la production de la matière organisable qui constitue les adhérences et les cicatrices. Mais il importe, au reste, fort peu d'assigner tel ou tel nom à l'acte qui donne naissance au produit destiné à former une adhérence ou une cicatrice, pourvu qu'on s'entende sur les conditions mêmes de cet acte.

(1) Hunter a considéré la *formation des croûtes* comme un des phénomènes qui se rattachent à l'histoire de la réunion par première intention. Selon lui, une *croûte* peut être définie du sang desséché sur une plaie simple, du pus desséché sur une plaie suppurante, du mucus produit par une surface enflammée et desséché, une escarre provenant d'une cause quelconque, et qui s'est trouvée dans des conditions telles qu'elle a pu se dessécher. Relativement à la première espèce de croûte, voici ce qu'il dit : « Si les parties n'ont pas été rapprochées, le sang forme une couche coagulée qui se dessèche et devient un obstacle à la suppuration. Cette *croûte* n'est pas vivante, et la cicatrisation a lieu au-dessous d'elle. »

avec l'extérieur. Nous ajouterons cependant ici qu'il serait bien à désirer que de nouvelles recherches sur le grand acte de la cicatrisation fussent entreprises, et qu'elles eussent pour objet de déterminer, au moyen de procédés exacts et rigoureux, les divers phénomènes physico-chimiques qui en font partie.

Ce qu'il y a de bien démontré par l'expérience journalière, c'est « l'influence qu'exerce la composition du sang sur la formation rapide ou lente, complète ou incomplète de la cicatrice. Chez les animaux *défibrinés* les plaies ne se cicatrisent pas, ou du moins très imparfaitement. Si la fibrine eût été soustraite en totalité, aucuns points ne se fussent réunis, même en apparence (1). » Qui ne sait que chez l'homme, sous l'influence d'un véritable appareil typhoïde, les cicatrices ne s'opèrent que très difficilement, qu'elles se détruisent même quelquefois après leur formation, etc., etc. ?

Les observations, mille fois répétées, que nous avons faites sur la formation et les métamorphoses de la couenne du sang inflammatoire, nous ont pour ainsi dire permis de prendre la nature sur le fait dans ses opérations d'organisation de la membrane *inodulaire* ou *pyogénique,* et des fausses membranes en général, lesquelles ne sont au fond qu'une *couenne inflammatoire* séparée du liquide sécrété par les membranes séreuses enflammées. En effet, la couenne dite inflammatoire du sang a, sous presque tous les rapports, la plus grande ressemblance avec la matière pseudo-membraneuse des séreuses enflammées. Or, au bout de quelques heures, après une saignée bien faite, dans un cas d'inflammation fébrile franche (arthrite, pleurésie rhumatismale, ou produite par un refroidissement), la couenne inflammatoire, d'abord molle comme de la graisse qui se fige, et amorphe, présente bientôt l'aspect

<hr>

(1) **M. Magendie,** *Leçons sur les Phénomènes physiques de la vie,* faites au Collége de France, t. III, p. 318.

membraneux, offre des cellulosités ou des franges cellu-
leuses flottantes au-dessus d'elle, et, dans un bon nombre
de cas, montre des taches, des points, des lignes rouges,
qui paraissent tout-à-fait semblables aux taches, aux lignes
rouges qu'on ne tarde pas à découvrir dans la matière
pseudo-membraneuse qui s'organise : ce sont là des rudiments de vaisseaux. Poussant plus loin nos rapprochements, nous ajouterons que l'adhérence de la face inférieure de la couenne, j'ai presque dit de la pseudo-membrane d'un sang inflammatoire avec la surface du caillot,
peut être comparée à l'adhérence de la fausse membrane
ou de la *couenne* des séreuses enflammées avec la face libre
de celles-ci, et que la rétraction de la couenne pseudo-
membraneuse du caillot produit le renversement de ce
dernier, comme la fausse membrane qui se forme à la
surface d'une plaie suppurante en tire peu à peu la circonférence vers le centre. En un mot, pour s'organiser
définitivement et *vivre*, il ne manque à la couenne inflammatoire vraie que d'être placée dans les mêmes conditions
que les pseudo-membranes, c'est-à-dire en rapport avec
des tissus vivants et à l'abri du contact de l'air et des autres
injures extérieures (1).

II. Nous avons étudié spécialement les cas dans lesquels
les produits de l'inflammation ont été expulsés au-dehors ;
occupons-nous maintenant de ceux dans lesquels le sécré-
tum inflammatoire est versé dans des cavités closes de toutes
parts, comme les cavités des membranes séreuses des divers ordres (séreuses proprement dites, synoviales, bourses
muqueuses, etc.), ou déposé dans le tissu cellulaire qui se
rencontre dans la trame de tous nos organes. Ce produit
peut être du véritable pus, ou bien un liquide séro-pseudo-
membraneux. S'il s'agit de véritable pus, liquide *accidentel*

(1) Toutes ces circonstances ne portent-elles pas à croire que les éléments les plus simples de l'économie, les tissus cellulaire et séreux, par
exemple, existent presque tout formés dans le sang dit inflammatoire ?

non organisable, tantôt il est résorbé en totalité au bout d'un temps plus ou moins considérable, tantôt, au contraire, il reste accumulé, ou du moins n'est résorbé qu'en partie, et, soit qu'il s'organise un kyste autour de lui, soit qu'il ne s'en organise pas, il constitue un véritable corps étranger. Comme tel, il devient l'objet d'indications particulières, les unes du ressort de la chirurgie, les autres du domaine de la médecine, indications sur lesquelles nous reviendrons en temps et lieu.

Nous venons de dire que le véritable pus n'était pas organisable. Il ne faudrait pas néanmoins prendre trop à la lettre cette assertion. En effet, il est des espèces de pus qui contiennent une matière plastique, organisable, et c'est elle qui, se déposant autour du foyer du pus, finit par se transformer en une enveloppe séreuse ou séro-fibreuse, désignée sous le nom de kyste. Cette espèce de pus tient en quelque sorte le milieu entre le pus parfait, inorganisable, et le liquide séro-pseudo-membraneux dont nous allons nous occuper.

Lorsque l'inflammation, contenue dans les limites qui distinguent celle que Hunter appelait *adhésive*, donne naissance à ce dernier produit, voici ce qui arrive : la partie liquide ou séreuse est résorbée au bout d'un temps plus ou moins rapide, tandis que la partie coagulée, pseudo-membraneuse, qui se compose principalement de fibrine, ne tarde pas à s'organiser, et de là des adhérences, des brides, des plaques, etc., qui d'abord séreuses, cellulo-séreuses, séro-fibreuses, peuvent plus tard, par l'effet de certaines circonstances, se transformer en tissu fibreux, fibro-cartilagineux, s'incruster de sels calcaires, etc., etc.

La formation de ces tissus nouveaux ne diffère pas au fond de celle du tissu *inodulaire* ou des cicatrices dont nous avons parlé précédemment. On peut dire, par exemple, que les deux feuillets d'une membrane séreuse, tapissés d'une couche pseudo-membraneuse s'unissent entre eux par une sorte de première intention, comme les lèvres d'une plaie récente rapprochées l'une de l'autre. Dans l'un et l'autre cas, le *medium unissant* est le même : c'est la lymphe coagulante de Hunter, la matière pseudo-membraneuse, plastique, *fibrineuse*, des auteurs modernes. Le mécanisme de l'organisation et, si j'ose le dire, de la vivification de l'élément pseudo-membraneux, rentre dans celui qui préside à la formation et au développement des tissus et des organes naturels. Nous abandonnons aux physiologistes la tâche d'en fournir une explication complète et satisfaisante. Nous ajouterons seulement que le développement de stries, de lignes rouges, puis de vaisseaux distincts dans les tissus parasites ou *accidentels,* est un des caractères qui annoncent formellement en eux l'organisation et la vie. Comme l'embryon, ils parcourent, dans leur évolution, divers états, diverses métamorphoses dont l'étude n'a pas encore été faite avec tout le soin et toute l'exactitude nécessaires.

Quoi qu'il en soit, diverses productions accidentelles, et un état d'hypertrophie plus ou moins considérable des tissus ou des organes qui ont été le siége d'une inflammation prolongée au-delà d'un temps variable selon plusieurs circonstances, sont donc constamment au rang des suites incontestables, évidentes, palpables de la maladie dont il s'agit. Nier ce fait, ce serait nier le mouvement et la lumière elle-même. Mais, et les produits accidentels, ces sortes d'organes *surajoutés*, et les organes naturels hypertrophiés, sont à leur tour susceptibles de divers travaux morbides, sous l'influence desquels ils peuvent éprouver des transformations, des dégénérescences, des métamorphoses que nous nous bornons à signaler ici, nous réservant de nous en occuper plus longuement ailleurs.

J'ajouterai néanmoins ici que de longues et nombreuses recherches, faites sur les différentes causes qui entraînent tant de modifications dans les divers produits accidentels, me conduisent à présumer que les altérations de la fibrine du sang, celles du tissu graisseux et les produits anormaux qu'il sécrète, jouent un certain rôle dans le développement du *produit* particulier connu sous le nom vague ds *cancer*. Il m'a semblé, par exemple, que cette espèce de cancer à laquelle on donne le nom d'*encéphaloïde*, se développait plus particulièrement dans les organes abondamment fournis d'un tissu graisseux ou médullaire. La matière *suiffeuse* liquide ou demi-liquide exprimée par la pression de certaines masses encéphaloïdes, *m'a paru* pouvoir être considérée comme provenant, du moins en partie, du *secretum* anormal auquel donne lieu un état morbide encore peu étudié du tissu graisseux, lequel état morbide pourrait bien, si je ne me trompe, ne pas différer essentiellement de celui qu'on connaît dans les autres tissus sous le nom d'*inflammation chronique*.

Nous en avons dit assez ici sur le rôle que joue si souvent l'inflammation à divers degrés, dans le développement des *tissus*, des *produits accidentels*, analogues ou non analogues aux tissus normaux, dans la formation des nombreuses lésions *organiques* (CHRONIQUES-ORGANIQUES de Corvisart), question tant agitée, tant controversée depuis une trentaine d'années. Plus tard, quand nous décrirons spécialement ces diverses lésions, en nous efforçant de les soumettre à une classification convenable, nous examinerons si l'inflammation en est toujours la véritable origine. Pour le moment, il nous suffit d'avoir montré de quelle manière elle y prend part, et nous insistons, en terminant, sur ce point, savoir, que, *nées* de l'inflammation, les productions accidentelles survivent, pour ainsi dire, à leur mère, et que, parmi elles, les unes (celles qui sont organisées) peuvent devenir pour leur propre compte le siége d'une inflammation, tandis que les autres (celles qui ne sont pas organisées) se comportent à l'instar de véritables corps étrangers.

III. La résorption des parties liquides de certains secreta d'origine inflammatoire, l'organisation des parties plastiques, pour ainsi dire *viables*, de ces mêmes liquides, et quelques autres phénomènes qu'il n'est pas le lieu de signaler ici, sont considérés à juste titre comme les effets, les travaux admirables de ce qu'on appelle le *nisus formativus*, ou bien encore, en ayant égard à quelques-uns des résultats, la *nature médicatrice*. Mais il ne faut pas s'imaginer que, dans tous les cas, les phénomènes dont il s'agit, et spécialement l'organisation de certains produits inflammatoires, soient salutaires et qu'une puissance intelligente y préside. Sans doute, cette organisation est très salutaire quand il s'agit de la formation d'une cicatrice à la surface d'une solution de continuité plus ou moins large, d'une ulcération plus ou moins étendue, ou bien entre les lèvres d'une plaie; mais dans combien de cas ces produits organisés ne gênent-ils pas ou n'empêchent-ils pas même complétement le jeu, les fonctions de certains organes? Sont-elles salutaires et l'ouvrage d'une nature intelligente, prévoyante, ces adhérences entre des parties qui doivent être séparées pour le libre exercice des fonctions, comme, par exemple, les adhérences des bords opposés des paupières, de la face interne de celles-ci au globe de l'œil, les adhérences qui s'établissent entre les valvules du cœur et la face correspondante des cavités de cet organe, ou bien entre les bords opposés de ces soupapes organisées, les brides accidentelles qui renversent certaines parties, les paupières entre autres, etc., etc.?

Ainsi donc les tissus accidentels qui s'organisent au sein des parties qui ont été enflammées ne servent à réparer les lésions consécutives à cette même inflammation et ne sont utiles que dans certaines circonstances. Ils ne sont avantageux le plus souvent qu'autant que l'art est intervenu pour en régler, en diriger en quelque sorte le développement. Alors seulement on peut dire que, semblable à la lance d'Achille, l'inflammation guérit les blessures qu'elle a faites. Combien de produits, d'ailleurs, naissent de cette œuvre morbide, qui, sous tous les rapports, sont essentiellement nuisibles!

C'est donc avec raison que Hunter, qui se complaisait en quelque sorte dans la recherche des causes finales, admettait que, « dans les inflammations, tantôt les substances de nouvelle formation sont créées dans un but salutaire, et que tantôt elles constituent un principe morbide.

» Les adhérences et les granulations, suivant que la guérison s'opère par première ou seconde intention, sont du premier genre. Leur création est comme une reproduction des principes naturels et de la force de développement. Les substances morbides, au contraire, sont, si l'on peut ainsi dire, des *monstruosités* (1). »

D'un autre côté, la résorption du pus, nécessaire à la guérison du mal local, n'est pas toujours innocente; elle est même quelquefois la source d'une affection générale bien plus grave que la maladie locale. Cette résorption ne s'opère impunément pour la constitution qu'autant que le pus est de bonne nature, *louable*. Mais quand il possède des propriétés septiques, ou des propriétés délétères d'autre nature, toxiques en un mot, alors on voit éclater ces redoutables accidents qu'une mort prompte termine presque constamment, comme ne le savent que trop tous les observateurs familiarisés avec l'étude de ce qu'on désigne assez généralement aujourd'hui sous le nom d'*infection purulente*. Cette *infection purulente* n'est, d'ailleurs, qu'une des espèces ou des formes d'une infection que, pour ma part, j'ai, depuis près de vingt ans, l'habitude d'appeler infection *septique* ou *putride,* expressions plus précises que

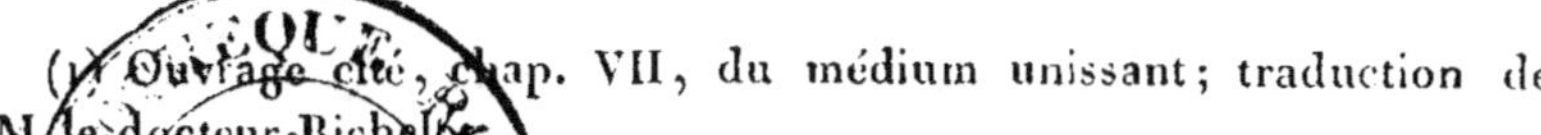

(1) Ouvrage cité, chap. VII, du médium unissant; traduction de M. le docteur Richelot.

celles d'état *typhoïde* ou *adynamique* dont se servent les observateurs élevés à l'école de Pinel (1).

B. Réparation, dépuration des liquides et spécialement du sang ; crises.

Ce n'est pas seulement dans les organes proprement dits, mais encore dans les liquides, et particulièrement dans le sang, que la *nature* opère des phénomènes de *réparation* et pour ainsi dire de *revivification*. Étudiée dans les liquides en général et dans le sang en particulier, une partie de cette opération si compliquée porte le nom de *dépuration*. Or, c'est par la voie des sécrétions, et par celle de la sécrétion de l'urine surtout, que cette dépuration s'accomplit. Ces sécrétions pathologiques, ces *crises*, sont, au reste, pour les matières anormales dont il importe que le sang soit débarrassé, ce que les sécrétions normales, véritables *crises* naturelles, sont pour certains principes que le sang, dans l'état de santé ordinaire, ne pourrait retenir sans qu'il survînt plus ou moins promptement des accidents plus ou moins graves. Il y aurait beaucoup à dire sur la grande question de l'élimination des diverses substances *étrangères* qui peuvent circuler dans la masse sanguine ; mais qu'il me suffise d'avoir en quelque sorte posé l'énoncé du problème. J'y reviendrai en traitant des

(1) La dénomination d'*infection purulente*, il faut le dire, n'est rien moins que complétement exacte. En effet, toute espèce de pus n'est pas propre, par sa présence dans le torrent sanguin, à faire naître les divers symptômes qui caractérisent l'état morbide connu sous le nom d'*infection purulente*. La résorption d'une quantité plus ou moins notable de pus *louable*, qui n'a éprouvé aucun travail de décomposition ou fermentation putride, a, comme je l'ai noté tout-à-l'heure, lieu tous les jours dans certaines phlegmasies terminées par suppuration, sans qu'il en résulte de graves accidents. Le seul pus capable de produire les accidents propres à l'infection purulente est, je le répète, celui qui, soit par son contact avec l'air, soit par toute autre cause, a déjà subi une putréfaction plus ou moins avancée, et c'est pour cela que je range l'infection dont il est la *matière* parmi les espèces que comprend l'*infection septique*, *putride*, ou *typhoïde*, véritable *genre* de maladie.

lésions du sang. Qu'on me permette seulement d'ajouter
que le sang, diminué de quantité, dépouillé par la maladie, par les sangsues, par la diète, de ses éléments nutri-
tifs, etc., se répare au moyen d'un régime alimentaire
sagement dirigé, secondé par l'influence d'un bon air et
des autres agents hygiéniques. Cette réparation est d'autant plus rapide, plus facile, que la maladie a duré moins
longtemps; et de là, sous le rapport qui nous occupe, l'a-
vantage immense de la *nouvelle formule des émissions sanguines.*

ARTICLE V.

EXPOSITION RAISONNÉE DES SYMPTÔMES, OU DES SIGNES DE L'INFLAMMATION ;
DIAGNOSTIC.

Dans les inflammations, les fonctions communes à toutes
les parties, la *vitalité générale,* et les fonctions spéciales
qui sont dévolues à chacune d'elles, éprouvent des modifications plus ou moins profondes. Et comme les conditions
physiques, anatomiques ou matérielles des organes malades sont elles-mêmes plus ou moins modifiées, il en résulte un troisième ordre de signes dont la connaissance,
ignorée presque complétement jusqu'à ces derniers temps,
est de la plus haute importance pour le diagnostic, comme
il nous sera facile de le démontrer.

Ce n'est pas tout : en vertu des rapports, des *sympathies*
qui lient les organes les uns aux autres, ou mieux par
l'effet de cette loi de *diffusion* de l'inflammation dont nous
avons parlé précédemment, de cette réaction qu'exerce la
partie enflammée sur la constitution tout entière, et sur
quelques unes de ses parties en particulier, de nouveaux
phénomènes morbides apparaissent, et portent le nom de
phénomènes *généraux, sympathiques, réactionnels.* Ce n'est
pas, d'ailleurs, par une réaction purement *vitale, dynamique, nerveuse,* que le foyer inflammatoire influe sur les
autres parties de l'organisme. En effet, au sein même de

ce foyer, selon diverses circonstances énumérées plus haut, des absorptions ou résorptions anormales viennent parfois à s'opérer, et il en résulte des *infections* variées qui se révèlent à l'observateur par des symptômes particuliers. Ces distinctions bien comprises, on pourrait désigner sous le nom de symptômes par *diffusion* ou par *rayonnement* ceux qui ont lieu plus ou moins loin du foyer primitif de l'inflammation et qui se passent plus spécialement dans les solides, et sous le nom de symptômes par *infection* ceux qui tiennent aux résorptions anormales, ou bien encore aux sécrétions également anormales qui s'opèrent à la surface des vaisseaux enflammés. Il serait beaucoup trop long de développer ici tous les détails qui se rattachent à chaque ordre des symptômes que nous venons d'établir. Nous nous en tiendrons en conséquence aux généralités les plus importantes, et nous aurons soin, dans la description des diverses inflammations en particulier, de faire ressortir les phénomènes que nous nous sommes contenté d'esquisser ici à grands traits.

§ Iᵉʳ. Signes ou symptômes locaux, idiopathiques.

A. Signes du premier ordre ou signes qui dépendent de la lésion de l'action vitale commune. (Vie *organique* ou *intérieure*.)

Ces signes se partagent eux-mêmes en deux espèces : les uns dérivent immédiatement de la lésion vitale qui constitue l'inflammation; les autres proviennent de la présence des secreta anormaux et autres altérations matérielles que l'inflammation entraîne à sa suite.

I. L'augmentation de la température de l'organe affecté, la rougeur, la tuméfaction, la rénitence, l'induration, la sécrétion anormale qui s'opère dans cet organe, tels sont les symptômes les plus généraux de l'inflammation : ils tiennent essentiellement à cet acte morbide, et sont en rapport constant avec lui. Mais ces signes, les trois premiers du moins, ne peuvent être constatés que dans les cas où les parties affectées sont placées à la portée de nos sens. Ils nous échappent donc dans un très grand nombre de cas, et le diagnostic ne se fonde que sur les signes des autres ordres. Nous n'insistons pas d'ailleurs sur cette espèce de signes, attendu que les considérations qu'elle comporte ont été présentées dans l'article consacré à la théorie, au mécanisme de l'inflammation en général et de la production de ses caractères anatomiques.

Nous devons cependant mentionner ici les recherches suivies que nous avons faites, depuis plus de dix ans, pour apprécier avec le thermomètre les divers degrés d'élévation de la température de la partie enflammée quand elle était extérieure, et de la *température* générale du corps. D'autres observateurs ont fait plus tard de pareilles recherches qui ont confirmé les nôtres.

II. Les signes de la seconde espèce, ceux qui sont le résultat de l'état physique ou anatomique anormal des parties, méritent, avons-nous dit, une étude sérieuse, et leur connaissance a réellement changé la face du diagnostic, en lui imprimant un caractère de précision et d'exactitude en quelque sorte merveilleuses. Ces signes varient singulièrement selon les organes. Citons des exemples de cette espèce de signes justement appelés *physiques*. Lorsque la pleurésie, la péricardite, la péritonite, la synovite, etc., ont déterminé un épanchement plus ou moins considérable, le volume, la forme, la configuration des cavités dans lesquelles l'épanchement s'est formé offrent des changements remarquables; la résonnance normale de quelques unes de ces cavités n'est plus la même, et d'autres phénomènes acoustiques, des phénomènes mécaniques, qui ont lieu normalement dans les organes que ces cavités contiennent, sont également modifiés, comme nous le montrerons de la manière la plus explicite en traitant de ces maladies en particulier.

Quand le poumon est *hépatisé,* suivant l'expression vulgaire, la percussion de la région de la poitrine qui lui correspond ne donne plus un son clair, comme à l'état normal; le bruit déterminé par le passage de l'air dans les vésicules pendant l'inspiration et l'expiration est modifié, etc. Quand le cœur est tuméfié par l'effet du raptus inflammatoire, que ses valvules sont boursouflées, tapissées de pseudo-membranes, de concrétions sanguines, que ses orifices sont rétrécis par la présence de ces productions étrangères, etc., les bruits de cet organe, l'étendue de la matité de la région précordiale, etc., etc., ne sont plus tels qu'à l'état normal.

Ce qui vient d'être dit des organes respiratoires et du centre de la circulation est applicable à tous les autres organes en général, en sorte que, dans l'histoire particulière de l'inflammation de chacun d'eux, il sera question de signes fournis par les modifications anatomiques ou *matérielles* que l'inflammation leur a fait subir. Mais les conditions anatomiques dont il s'agit ne doivent pas être considérées uniquement sous le point de vue des signes purement physiques dont elles sont la cause; elles sont de plus le point de départ de certaines lésions fonctionnelles proprement dites, que l'on a trop souvent rapportées à une lésion vitale ou dynamique. Ainsi, par exemple, les fonctions propres du poumon sont entravées par un épanchement pleurétique qui comprime cet organe, par une *hépatisation* qui s'oppose à la pénétration de l'air dans les vésicules pulmonaires; les fonctions propres du cœur sont entravées à leur tour par les concrétions sanguines ou pseudo-membraneuses dont nous parlions plus haut; celles du cerveau, par la compression qu'un épanchement dans les ventricules et dans la grande cavité de l'arachnoïde exerce sur lui, par la présence du pus infiltré dans son tissu, etc.; celles du larynx, par l'épaississement des cordes vocales, par la présence de pseudo-membranes, etc.; celles du pharynx, par le gon-

flement des amygdales, d'abondantes exsudations diphthé-
ritiques, etc.; celles des veines, des artères, par des concrétions sanguines ou pseudo-membraneuses; celles de
tous les organes creux, en un mot, par le simple boursouflement de leur membrane interne porté à un assez haut
degré, sans préjudice des *producta* accidentels dont la présence peut se combiner avec le boursouflement, etc., etc.
On ne saurait trop le répéter : l'influence qu'exercent les
lésions anatomiques ou matérielles produites par l'inflammation sur les actions diverses des organes, est vraiment
immense, et son étude est pour ainsi dire le flambeau du
diagnostic.

Quelques médecins, qui se décorent si mal à propos du
titre d'*hippocratistes,* ont vainement essayé de jeter de la
défaveur sur cette partie du diagnostic qu'ils désignent
sous le nom de *diagnostic anatomique.* Ils ont d'excellentes
raisons personnelles, sans doute, pour affecter un dédain
superbe pour cette espèce de diagnostic. Ils le mépriseraient
moins, peut-être, s'ils s'étaient assez familiarisés avec les
méthodes exactes d'exploration pour pouvoir le porter
avec quelque certitude. Au reste, le diagnostic des lésions
anatomiques, dans les cas d'inflammation, est subordonné
au diagnostic de cette inflammation elle-même, cause
première de ces lésions; et il faut étudier avec un soin
égal, et les signes de l'une, et les signes des autres. L'un de
ces diagnostics n'exclut pas l'autre : ils sont, au contraire,
réciproquement complémentaires l'un de l'autre.

B. Signes ou symptômes locaux dérivant de la lésion des fonctions spéciales des organes dits enflammés ; fonctions dont les unes appartiennent à la vie *animale* ou
extérieure, et dont les autres sont du ressort de la vie *organique* ou *intérieure* (1).

Ces signes sont aussi variés que le sont eux-mêmes les
phénomènes sensitifs, instinctifs, moraux, intellectuels,

(1) Tous les organes ne jouissent pas, en effet, du double élément
vital, dont l'un a été désigné par Bichat sous le nom de vie *organique,* et

les mouvements volontaires ou involontaires et les actes
qui s'y rattachent, les sécrétions spéciales, etc., dont ils ne
sont que des modifications. La douleur proprement dite et
ses innombrables variétés, les hallucinations de tout genre,
les convulsions, les spasmes, le délire, etc., constituent
une série de la grande catégorie des symptômes dont il
s'agit ici. Ils se passent dans la sphère de la vie, dite animale. Les vomissements, les éructations, les palpitations,
la toux, le hoquet, les lésions des sentiments intérieurs
connus sous le nom de *besoins*, etc., etc., sont pour les
organes de la vie dite *intérieure* et *instinctive* ce que les
symptômes précédents sont pour la vie *extérieure* proprement dite. On conçoit aisément combien il importe d'étudier avec soin ce nouvel ordre de symptômes, puisque
dans certains cas où les phénomènes physiques, les lésions
anatomiques se dérobent en tout ou en partie à nos
moyens d'exploration, ils constituent les principaux éléments, les données les plus essentielles du diagnostic.

On s'étonnera sans doute de ce que, en opposition avec
tous les pathologistes qui nous ont précédé, nous n'avons
point placé la douleur parmi les signes communs à toute
inflammation. En procédant ainsi, nous nous sommes mis
d'accord avec la saine observation, sinon avec nos prédécesseurs. En effet, la douleur est un symptôme qui,
comme nous l'avons démontré dans un travail *ex pro-
fesso* (1), n'appartient qu'aux inflammations des parties

l'autre sous celui de vie *animale*. Les seuls organes qui possèdent cette
dernière, sont ceux qui communiquent par des cordons nerveux spéciaux avec le cerveau et la moelle épinière.

(1) Ce travail, composé en 1827 pour être lu à la séance publique de
la Société médicale d'émulation, a été publié en 1834, dans le tome III du
Journal hebdomadaire, sous le titre suivant : *Quelques réflexions tendant
à prouver que la douleur ne doit pas être rangée parmi les symptômes essentiels de l'inflammation, et que ce phénomène est le signe spécial de
l'irritation de la classe de nerfs auxquels on a donné le nom de nerfs du
sentiment.*

ou des organes doués de sentiment ou de la sensibilité animale générale de Bichat ; de même que les lésions de sensibilité tactile, olfactive, gustative, optique, auditive, sont propres aux phlegmasies des organes ou sens spéciaux doués de cette espèce de sensibilité ; de même que les lésions des sensations internes connues sous les noms de besoins , tels que la faim , la soif, les envies d'uriner , d'aller à la selle, etc., etc., ne se manifestent que dans les inflammations des organes ou viscères qui , à l'état normal, font éprouver les besoins ou sensations internes dont il vient d'être question. Si la doctrine que je soutiens est l'expression même de la vérité, il s'ensuit que dans les phlegmasies ayant pour unique siége des parties ou des organes dépourvus de *sentiment*, de *sensibilité générale*, il ne devra point exister de douleur. Or, c'est là précisément ce que donne l'observation journalière. Les inflammations les plus violentes de la membrane interne du cœur , de l'intestin grêle , etc. , etc., organes *insensibles* dans l'état normal, quand elles existent *seules,* ne sont point douloureuses. Comparez-les sous ce rapport aux inflammations des doigts , des orteils , de l'œil , de l'oreille, etc., et vous verrez quelle énorme différence les sépare. C'est ici le lieu de réfuter une erreur échappée à Bichat, et professée par ses successeurs , savoir : que les organes ou tissus insensibles à l'état normal deviennent sensibles sous l'influence d'une inflammation. Comme exemple de cette sorte de métamorphose physiologique, on cite la plèvre , le péritoine, etc. Non, les parties dépourvues de sensibilité à l'état anormal n'en acquièrent point par le fait de leur inflammation ; la douleur qui se manifeste à l'occasion de celle-ci, ne réside point dans les parties normalement insensibles, mais bien dans les parties voisines douées de sentiment. Ces dernières participent alors à l'irritation dont les premières sont le siége ; participation qui, dans certains cas, peut être bornée aux cordons nerveux sensitifs que ces parties reçoivent, comme il arrive pour les nerfs intercostaux dans la pleurésie pariétale, pour les nerfs abdominaux dans la péritonite également pariétale, pour les nerfs péri-articulaires, dans l'arthrite, soit rhumatismale, soit traumatique, etc., etc. Au reste, il est si vrai que la douleur tient essentiellement à la condition par nous ici signalée, que Schwilgué et d'autres ont observé des phlegmons dans des membres paralysés du sentiment sans aucune trace de douleur; phlegmons si douloureux, comme tout le monde le sait, quand ils se développent dans les parties indiquées, douées de leur sensibilité naturelle.

Je n'insisterai pas plus longtemps sur ce point, qui, je l'espère, ne tardera pas à être admis par tous les vrais observateurs (1).

§ II. Des symptômes dits généraux, sympathiques, réactionnels, et spécialement de ceux désignés sous le nom de *fièvre* ou d'*état fébrile symptomatique*.

A. Réaction sympathique proprement dite.

I. Nous avons vu que l'inflammation, semblable en quelque sorte à un foyer de combustion, réagissait sur les parties environnantes d'abord, puis sur la constitution tout entière. Cette réaction s'opère par voie de contiguïté, de continuité, et de relations nerveuses. Selon son degré variable d'intensité, elle constitue une simple surexcitation, ou bien une phlogose plus ou moins mitigée. La réaction n'a lieu sur le système entier de l'économie, qu'autant que le foyer d'inflammation offre une certaine intensité et une certaine étendue. Toutes choses d'ailleurs égales, la

---

(1) Je regrette beaucoup de n'être pas d'accord en ce point avec M. le docteur Longet, lequel, dans un ouvrage des plus remarquables, pense, avec le vulgaire des auteurs, qu'une partie *insensible* à l'état normal peut être *douloureuse* à l'état anormal, bien qu'elle ne reçoive pas de nerfs du sentiment.

réaction est proportionnelle à cette étendue et à cette intensité; mais diverses circonstances favorisent ou entravent au contraire le jeu de cette réaction.

Quoi qu'il en soit, les deux grands systèmes par lesquels se généralise, s'éparpille ou se dissémine dans tout l'organisme, le travail inflammatoire ou mieux l'élément *irritatif*, sont le système sanguin et le système nerveux, soit celui de la vie organique, soit aussi celui de la vie animale dans les cas où les organes enflammés sont pourvus de nerfs provenant de ce dernier. Le système lymphatique est, après eux, celui qui concourt le plus puissamment à la réaction, à la *diffusion*, à la généralisation qu'exerce le travail phlegmasique. Ce sont là, en effet, les trois systèmes ou appareils les plus universellement répandus dans l'économie, les trois éléments les plus *générateurs* des organes complexes et spéciaux du corps vivant.

La réaction exercée sur le système sanguin qui communique avec celui de l'organe affecté, se centralise en quelque sorte sur le cœur d'où elle s'irradie sur le système artériel, et de là sur le reste du corps : de cette réaction surgit une modification plus ou moins marquée des actions des divers organes. Les phénomènes culminants de la réaction qui nous occupe, sont l'accélération des battements du cœur et des artères, et l'augmentation de la température du corps, avec ou sans sueurs et soif plus ou moins vive. Ces phénomènes qui ont frappé l'attention des observateurs de tous les temps, constituent cet état général connu sous le nom de *fièvre*. On donne le nom de *symptomatique* ou *sympathique* à cette espèce de fièvre pour la distinguer de celle qui se manifeste primitivement, c'est-à-dire sans le développement préalable de quelque inflammation locale, et à laquelle on pourrait conserver la dénomination de fièvre *primitive* ou *idiopathique*, en attachant toutefois à cette dénomination un sens différent de celui que Pinel et les *essentialistes* de son école avaient proposé. Mais les deux phénomènes que nous venons de signaler ne sont pas les seuls qu'il faille étudier pour avoir une idée large et complète de la fièvre, ainsi que nous le démontrerons avec détail en traitant de l'inflammation du système sanguin en général. Nous nous contenterons d'ajouter ici que dans la réaction dite fébrile fortement prononcée, le sang éprouve ces altérations variées que nous avons exposées plus haut, et dont les principales sont : l'augmentation de la fibrine ; la formation d'une couenne pseudo-membraneuse plus ou moins dense et épaisse à la surface du caillot fourni par les saignées pratiquées dans le cours de la maladie ; la simple augmentation de la consistance normale de ce caillot lui-même, lorsque l'inflammation n'a pas encore acquis toute son intensité, sa *maturité* en quelque sorte, ou bien lorsque, après avoir ainsi atteint son plein et entier développement, elle marche vers la résolution, etc.

En réalité, l'état général connu sous le nom de fièvre est pour le système sanguin dans son ensemble, ce qu'est l'état inflammatoire pour la portion du système vasculaire qui se trouve dans l'organe malade. La fièvre intense, violente, est, en un mot, une phlogose générale du système indiqué, et l'inflammation de l'organe une *fièvre locale*.

Mais, dans un cas, les *organes* où l'inflammation a son siége participent à l'affection de leurs vaisseaux, tandis que dans la fièvre toute la scène se passe dans le système du cœur, des gros vaisseaux sanguins et du sang. Désirant d'ailleurs ici, comme en toutes choses, rester dans la juste mesure des faits et des interprétations dont ils sont la base, j'insiste sur ce point, savoir, qu'un état de simple irritation du système sanguin, directe ou sympathique, peut donner lieu à une *certaine* série de phénomènes dits fébriles, à l'instar d'une véritable inflammation de ce système ; comme une simple irritation d'une partie quelconque du corps produit une *certaine* série de phénomènes dits inflammatoires, à l'instar d'une véritable inflammation de cette partie. Mais dans une simple irritation, soit générale, soit locale, ce sont des phénomènes en quelque sorte purement dynamiques ou nerveux, de simples excès d'action qu'on observe, tandis que dans l'inflammation proprement dite, soit d'un appareil général, soit d'un organe spécial, les phénomènes observés ne sont pas ceux d'une pure et simple augmentation des actions dynamiques et vitales, mais bien ceux d'un excès de stimulation avec grave lésion concomitante des parties solides et liquides dont se compose la partie enflammée.

L'appareil des nerfs de la vie organique ou ganglionnaire joue sans doute un rôle plus ou moins actif dans le grand phénomène de la généralisation ou de la diffusion d'où résulte l'état fébrile. Toutefois, il ne faut pas perdre de vue que l'inflammation elle-même s'étend, s'éparpille, se dissémine, se généralise plus ou moins par voie de continuité, c'est-à-dire en se propageant de proche en proche des capillaires aux troncs qui les fournissent, puis aux troncs plus volumineux et au cœur lui-même, lequel peut d'ailleurs se prendre à un plus haut degré que les troncs vasculaires, ou même sans que ceux-ci se prennent. Il va sans dire que c'est spécialement la membrane interne du grand appareil sanguin qui est le siége de la phlogose ainsi *généralisée*.

Quant au mécanisme par lequel le système des nerfs ganglionnaires ou du grand sympathique généraliserait le phénomène de l'*irritation*, qui constitue un des éléments de toute inflammation locale, il est presque entièrement ignoré, et je regrette de n'avoir rien trouvé de satisfaisant dans l'excellent ouvrage de M. Longet sur le système nerveux (1).

Rapprochons de ces considérations celles de quelques auteurs classiques sur le même sujet.

(1) Il y a plus, c'est que M. Longet, si complet en général sous tous les autres rapports, n'a pas même cru devoir examiner l'influence du

II. Commençons par Pinel et laissons-le parler lui-même :

« On voit un exemple frappant du *consensus* organique dans la fièvre *sympathique* ou secondaire qu'excite le plus souvent une phlegmasie interne ou externe, et qui peut prendre divers degrés d'intensité, suivant le siége de l'inflammation, la *sensibilité* de l'individu, la saison ou d'autres circonstances accessoires. Qu'une cause *irrite* certaines parties internes ou externes, si cette *irritation* est vive et prolongée, au point de produire *la fièvre*, ne doit-on pas présumer que, par une sorte de *réaction*, la *sensibilité* du cœur et du système vasculaire est augmentée au point d'occasionner un *mouvement fébrile?* Doit-on établir cette action et cette réaction comme un fait qui tient aux lois primitives de l'économie animale, ou bien regarder, à l'exemple de Kirland et d'autres physiologistes anglais, les nerfs comme une sorte de propagation du cerveau, et l'impression faite sur une de leurs ramifications comme immédiatement communiquée à toute l'expansion nerveuse (1)?»

Ici, comme à son ordinaire, Pinel procède par voie d'interrogations, qu'il laisse sans réponse, ce qui malheureusement est plus commode pour l'auteur que satisfaisant et instructif pour les lecteurs. Tout ce qui peut être déduit de cet extrait, c'est que l'augmentation de *sensibilité* du cœur et du système vasculaire peut, par une sorte de *réaction*, produire un *mouvement fébrile*. Qu'est-ce que Pinel entend ici par *sensibilité* du *cœur et du système vasculaire*, organes qui ne jouissent pas de la sensibilité proprement dite ou *animale* (Bichat)? Qu'est-ce que la *réaction* dont il est ici question? Qu'est-ce que le *mouvement fébrile* en lui-même ? Pinel passe outre sans s'expliquer en

grand sympathique sur l'action normale et anormale du système artériel, et sur le rôle qu'il peut jouer dans l'état fébrile. C'est une lacune qu'il comblera sans doute quelque jour.

(1) *Nosog. phil.*, t. II, p. 19, dernière édition.

aucune façon sur ces importantes questions. Là, comme partout, il fait preuve d'une grande répugnance pour l'étude de la fièvre, considérée en elle-même, assertion dont nous démontrerons mieux plus loin toute la vérité.

Passons maintenant à la doctrine de Broussais sur le même point.

III. Aux pages 182 et 183 de l'*Examen des doctrines*, après avoir rappelé, à l'occasion de la fièvre inflammatoire, que dans les cas mêmes où l'on ne trouve aucune excitation locale prédominante, on n'a pas la certitude que la fièvre soit indépendante d'une affection locale, attendu qu'il existe une foule de phlegmasies qui se manifestent plutôt par des effets sympathiques que par une sensation douloureuse rapportée au lieu enflammé, Broussais ajoute « que l'état fébrile n'est, dans la réalité, qu'un phénomène sympathique ou le résultat d'une *douleur* transmise au cœur et à tout l'appareil des capillaires sanguins, par l'arbre nerveux dont quelques branches font partie d'un organe *souffrant* (1). » Il dit, à la page 438 : « L'inflammation nous présente une action organique exagérée du système sanguin, non dans les troncs ni dans les branches, mais dans les capillaires ; car les gros vaisseaux ne sont agités que par la précipitation des battements du cœur, laquelle dépend à son tour de l'influence exercée sur cet organe pas les nerfs entrelacés et confondus avec les capillaires irrités ; c'est ce qui constitue la *fièvre*. »

Ainsi, pour Broussais, la fièvre est constituée par la *précipitation des battements du cœur, précipitation qui dépend de l'influence exercée sur cet organe par les nerfs entrelacés et confondus avec les capillaires irrités*. On doit re-

____

(1) Les mots *douleur*, *souffrant*, doivent être pris ici dans un sens figuré. En effet, et Broussais en convient lui-même, il est des inflammations sans *douleur* qui déterminent un *état fébrile*; et il accuse les auteurs d'avoir pris souvent ces inflammations pour des fièvres *inflammatoires essentielles*.

gretter que l'illustre pyrétologiste n'ait pas assigné à la fièvre d'autres caractères que la précipitation des battements du cœur, car celle-ci ne suffit pas pour caractériser l'état fébrile; mais il est clair que, comme Pinel, comme tous les observateurs qui ont étudié l'objet dont nous nous occupons, il place le siége des phénomènes fébriles dans le système sanguin, et il attribue ces phénomènes à la *réaction nerveuse* de l'organe enflammé sur le système indiqué.

Nous nous en tiendrons à ce qui précède sur la fièvre *sympathique* ou *secondaire*. Nous examinerons plus loin en quoi elle diffère de celle que, par opposition, on appelle fièvre *idiopathique*, *essentielle* ou *primitive*.

IV. La réaction sur le système nerveux de la vie animale ou cérébro-spinale est très variable, selon la dose de sensibilité des parties enflammées et celle de toute la constitution, selon les relations plus ou moins étroites du foyer de la phlegmasie avec les centres nerveux, etc., etc. Quand cette réaction est portée à un très haut degré, il en résulte cet ensemble de symptômes connus sous le nom d'*appareil ataxique*, lequel est pour le système nerveux cérébro-spinal ce qu'est pour le système vasculaire la réaction fébrile proprement dite. Cet appareil ataxique constitue une sorte de *fièvre nerveuse cérébro-spinale*, comme la réaction fébrile proprement dite constitue une *fièvre vasculaire* ou *sanguine ;* et de même que celle-ci est l'expression d'une phlogose, d'une irritation, ou d'une simple excitation du système sanguin, de même aussi celle-là n'est autre chose que la traduction d'une phlogose, d'une irritation ou d'une simple excitation du système nerveux cérébro-spinal. Nous renvoyons donc pour plus de détails au chapitre où nous aurons à nous occuper des diverses nuances de phlogose et d'irritation des centres nerveux et de leurs enveloppes.

Quant au mécanisme de la réaction du foyer enflammé sur les centres nerveux cérébro-spinaux et leurs dépendances, il n'est pas moins obscur que l'action nerveuse

normale elle même, et ce mystère ne nous sera sans doute
pas révélé de longtemps. Nous dirons seulement qu'il y a
vraiment quelque chose de comparable entre cette réaction
et celle qui s'exerce de la part d'un foyer d'électricité ou de
calorique sur les conducteurs mis en contact avec ce foyer.
Nous ajouterons que dans les cas où la réaction d'un violent
foyer inflammatoire est telle, qu'il en résulte aussi une véritable inflammation dans les parties voisines, ainsi qu'il arrive
bien souvent, on peut encore comparer ce qui se passe alors
à ce qui arrive lorsqu'un foyer de combustion envahit peu
à peu toutes les parties du corps combustible dans un
point duquel il s'était d'abord allumé. Nous prions instam-
ment le lecteur de ne prendre ces comparaisons que pour
ce qu'elles valent, ainsi que nous le faisons nous-même.
Un jour viendra, nous aimons à le croire, où tout ce qu'il
y a de physique et de chimique dans le grand travail
de l'inflammation étant déterminé, on saura positivement
à quoi s'en tenir sur les comparaisons que nous nous
sommes permises en passant. Nous ne saurions mieux terminer d'ailleurs cette discussion qu'en insérant ici les
conclusions de M. le docteur Longet sur la force nerveuse :

« Quand on pèse les raisons émises en faveur de l'analogie
de la force nerveuse et du fluide électrique ; quand on juge
les arguments allégués pour détruire toute espèce d'analogie entre eux et pour faire de la première une force *sui
generis;* quand enfin on a expérimenté par soi-même et
vérifié les assertions d'autrui, on est loin assurément de
trouver ces raisons, ces arguments, ses propres expériences comme tellement valables pour établir l'une ou
l'autre manière de voir, que l'on ne doive user d'une grande
réserve quand il s'agit de formuler des conclusions (1). »

B. Réaction générale par voie d'infection.

I. Mais la double réaction purement irritative ou fran-

(1) Voici deux autres conclusions de M. Longet qui prouvent bien la

I.   8

chement inflammatoire, dont nous venons de nous occuper, n'est pas la seule qui doive être l'objet de nos recherches. En effet, ainsi que nous l'avons déjà précédemment indiqué, il survient, dans le cours de certaines inflammations, des absorptions ou résorptions de matières *morbides*, ou bien il se forme d'emblée, dans le système sanguin, des produits délétères qui altèrent, infectent plus ou moins, *empoisonnent* pour ainsi dire la masse du sang ; et de là des symptômes, des accidents d'une espèce nouvelle que nous exposerons amplement ailleurs. Qu'il nous suffise pour le moment de dire que l'ensemble des symptômes que nous signalons est généralement désigné sous le nom d'état ou d'appareil typhoïde. Alors, il existe un état général en quelque sorte double, composé de la réaction inflammatoire et de l'infection septique du sang, éléments tellement différents l'un de l'autre, que, par exemple, le second (l'élément septique ou typhoïde) a pour caractère un état de *ramollissement* du caillot du sang fourni par les saignées, l'absence de la couenne ou du moins la mollesse extrême et l'infiltration de celle-ci quand elle se forme, ce qui est précisément l'opposé de ce que produit l'élément inflammatoire pur et simple.

Cet appareil typhoïde ou septique général, combiné à la réaction fébrile, est pour le système sanguin et pour tout l'organisme en général ce qu'est pour la partie malade un travail de décomposition putride ou gangréneuse combiné au travail inflammatoire local. Là encore, il n'y a qu'une différence du plus au moins. Dans le dernier cas, il y a pour ainsi dire une fièvre typhoïde locale comme dans le premier il y a une fièvre typhoïde générale.

perplexité de l'auteur : 1° l'électricité et la force nerveuse ne sont point identiques; 2° dans l'état actuel de la science, il y a témérité à affirmer qu'elles sont *totalement* différentes, et qu'elles n'offrent pas la moindre analogie. (*Anat. et physiol. du syst. nerv.*, t. I, p. 144.)

§ III. Du diagnostic des inflammations à leurs divers degrés.

I. Lorsque l'inflammation a son siége dans des parties accessibles à nos sens, armés ou non d'instruments convenables, le diagnostic de la maladie se fait tout seul et saute pour ainsi dire aux yeux. Mais il n'en est plus de même lorsque l'inflammation affecte des organes intérieurs, inaccessibles à l'œil, au toucher, à tous nos sens, en un mot : alors nous sommes privés de cet ordre de symptômes que nous savons appartenir à toutes les inflammations en général, tels que rougeur, injection, ramollissement, ulcération, etc. Il ne nous reste plus pour données de diagnostic que les autres ordres de symptômes. Or, bien observés, bien recueillis, ils suffisent encore, dans l'immense majorité des cas du moins, comme nous le prouverons en traitant de chaque inflammation en particulier, pour qu'on puisse établir un diagnostic certain, exact et précis. Pour un tel diagnostic, ce n'est pas assez que de reconnaître une inflammation donnée, il faut de plus en déterminer l'étendue, l'intensité, le degré, les périodes avec les produits divers qui distinguent celles-ci.

II. A cet effet, on pèse, on consulte, on apprécie, on évalue le plus rigoureusement possible ceux des symptômes des divers ordres précédemment admis qu'il nous est donné de constater pendant la vie. Par cette opération délicate, cette sorte de calcul intellectuel, on parvient, en général, quand on est doué de quelque tact médical et qu'on a une longue habitude clinique, à constater très approximativement les divers degrés d'intensité du mal. On procède ici comme en physique : de même que dans cette science on juge de l'intensité d'*une cause* par l'intensité de ses *effets*, de même en pathologie on détermine l'intensité d'une maladie par l'intensité de ses symptômes, la maladie étant ici la *cause* et les symptômes les *effets*. Dans les phlegmasies extérieures, les divers degrés d'intensité de la chaleur que le thermomètre permet de calculer avec une rigueur toute mathématique, de la rougeur, de la tuméfaction, laquelle peut être évaluée non seulement à vue d'œil mais aussi par des moyens de mensuration méthodiques, indiquent clairement les divers degrés de l'intensité de l'inflammation elle-même. Il en est ainsi de la quantité et des caractères physiques des secreta que ces phlegmasies peuvent fournir dans un espace de temps donné.

Grâces aux admirables perfectionnements de nos méthodes d'exploration, la plupart des phlegmasies intérieures elles-mêmes se révèlent à nous par des signes ou des symptômes physiques qui, si l'on en excepte ceux fournis par l'inspection et la palpation *immédiates* de la partie malade, sont essentiellement les mêmes que ceux des phlegmasies extérieures. En tout cas, les signes et les symptômes de cet ordre réunis à ceux obtenus par les lésions fonctionnelles, tant locales que générales, constituent une masse de données suffisantes pour l'appréciation des principaux degrés d'intensité des phlegmasies. Citons quelques exemples : nous ne voyons ni ne touchons la plèvre et le péricarde enflammés, mais nous apprécions, par l'inspection, la mensuration, l'auscultation, la percussion, la quantité du secretum de ces membranes ; d'un autre côté, par l'examen de la fréquence et de la force du pouls ; par la détermination de la température générale du corps dont les degrés sont généralement en rapport avec les degrés d'intensité des inflammations indiquées (car le degré de la réaction est nécessairement en rapport avec celui de l'intensité du foyer de cette réaction) : par là, comme on voit, soit directement, soit indirectement, nous recueillons les éléments d'un jugement éclairé.

Ajoutez à cela le degré d'intensité de la douleur locale, s'il en existe, des lésions des fonctions propres aux organes malades, le sentiment plus ou moins prononcé de ce mal-

aise intérieur, de cette agitation nerveuse qui accompagne
toujours les grandes phlegmasies, et vous posséderez encore un élément de plus pour la question de *diagnostic* que
nous étudions. Mais je ne dois pas oublier de dire que les
données fournies par ce dernier ordre de symptômes sont
beaucoup moins fidèles, moins sûres que celles dont il a
été question plus haut, attendu que rien n'est variable
comme les phénomènes auxquels préside le système nerveux, selon la constitution physique et morale, les habitudes, etc., et que d'ailleurs ces symptômes peuvent être
quelquefois *simulés*. De là vient que dans les phlegmasies
pour le diagnostic desquelles nous en sommes réduits exclusivement, ou presque exclusivement, aux lumières pui-
sées dans la considération des lésions dites fonctionnnelles,
telles, par exemple, que celles du cerveau, de la moelle
épinière et de leurs enveloppes, on est quelquefois exposé à
commettre des erreurs, quand il s'agit d'en déterminer le
degré d'intensité. Néanmoins, dans ces cas eux-mêmes, ainsi
que nous le montrerons, en nous en occupant d'une manière spéciale, sauf certaines exceptions, les trois principaux degrés d'intensité établis plus haut peuvent être
déterminés avec une somme de probabilités qui équivaut
presque à la certitude.

III. Dans toutes les phlegmasies où, comme dans la
pleurésie, la péricardite, la pneumonie et tant d'autres,
le diagnostic a pour l'un de ses flambeaux les signes
qu'on appelle physiques, il est donc possible de déterminer, d'une manière très approximative, le degré de
leur intensité, cet élément si précieux d'un diagnostic
complet. Et qu'on ne s'imagine pas que je parle ainsi en
théoricien ou médecin de cabinet; non, je parle en clinicien, et je n'affirme rien ici que je n'aie pratiqué
journellement pendant plus de dix ans, de la manière
la plus authentique. En effet, sur nos feuilles de diagnostic, je ne me suis pas contenté de faire écrire le nom

des phlegmasies que nous recevions dans le service, mais aussi leur degré d'intensité, leurs périodes et leurs complications diverses. Il est vrai que c'est là une des opérations les plus épineuses de la clinique exacte, et qu'elle suppose dans celui qui veut l'exécuter avec quelque distinction une grande habitude, un long apprentissage, secondé par d'heureuses dispositions pour la saine observation et la logique sévère. Il est vrai aussi que la chose vaut bien la peine qu'on s'y applique avec tout le zèle et toute l'attention dont on est capable. En effet, qu'est la thérapeutique, si l'on ignore quelles sont les maladies, quels en sont les degrés d'intensité, et quelles sont les conditions individuelles des malades?

IV. Avant de terminer les considérations rapides présentées par nous sur la séméiologie et le diagnostic de l'inflammation en général, nous devons rappeler que, dans les cas où elle est assez forte pour réagir sur toute la machine vivante, et qu'elle se prolonge longtemps, il survient une foule d'accidents, de lésions secondaires, qui d'effets deviennent causes, et donnent à leur tour naissance à des symptômes particuliers. De ce mélange de lésions primitives et secondaires, et des symptômes qui les révèlent, résulte un état morbide des plus complexes, d'une analyse des plus difficiles, ou, si l'on veut, un problème à très nombreuses inconnues dont la solution embarrasse parfois les plus habiles. C'est pour ne pas tenir compte de tous les éléments dont se composent les cas morbides ci-dessus indiqués, que tous les jours nous voyons tant de médecins commettre les plus graves erreurs dans les explications et les commentaires qu'ils ajoutent aux faits observés par eux.

Toutefois, à l'époque actuelle de la science, quiconque s'est assez longtemps exercé à la pratique des saines méthodes d'exploration, et a *bien* étudié un assez grand nombre de cas des diverses inflammations de nos principaux organes, n'éprouvera réellement aucune difficulté sérieuse dans leur diagnostic, pourvu qu'il apporte à ce travail d'une si haute importance tout le soin, toute l'attention, tout le temps, toute la patience nécessaires, et qu'il ne néglige, je le répète, aucun ordre de signes ou de symptômes. Sans doute, il est aisé de diagnostiquer un grand nombre d'entre elles au moyen de quelques signes seulement ou même d'un seul signe, qu'on appelle alors pathognomonique; mais un tel diagnostic est nécessairement incomplet, et ne satisfait pas un esprit ami de l'exactitude et de la précision. J'ai dit bien souvent, par exemple, à l'occasion de la pneumonie franche, légitime, que le diagnostic de la maladie était en quelque sorte écrit dans le crachoir du malade. Mais s'il suffit de l'existence de crachats visqueux, demi-transparents, adhérents aux parois du vase, d'une teinte rouillée ou safranée plus ou moins prononcée, etc., pour reconnaître la présence d'une pneumonie, cela ne nous apprend pas quel est le siége précis de la maladie, quelle en est l'étendue, quel en est le degré, quelles en sont les complications, etc. : toutes circonstances sans la connaissance desquelles il ne saurait exister un diagnostic vraiment exact et satisfaisant.

Depuis douze ans passés que j'enseigne la clinique, tous les cas de phlegmasie admis dans nos salles ont été diagnostiqués par moi conformément aux règles que je viens de poser.

ARTICLE VI.

CAUSES DÉTERMINANTES ET PRÉDISPOSANTES DE L'INFLAMMATION.

Les auteurs ne nous fournissent que des lumières bien insuffisantes sur l'étiologie de l'inflammation en général. Plusieurs de ceux qui se sont occupés de l'histoire de cet état morbide (je n'en excepte pas les plus récents), ont même passé complétement sous silence le sujet dont il s'agit. Quant à nous, que la nature de cet ouvrage condamne souvent à une grande sobriété de détails, nous nous bornerons à présenter ici les considérations principales que comporte l'étude des causes de l'inflammation en général, et des conditions qui prédisposent à cet état morbide. Ces conditions elles-mêmes ont été regardées comme *causes* proprement dites, et de là cette division *classique* des causes de l'inflammation, comme de celles des autres maladies en général, en *déterminantes* ou *occasionnelles*, et en *prédisposantes*, en *objectives* et en *subjectives*, s'il m'est permis d'employer les termes favoris d'une certaine école.

§ Ier. Causes déterminantes ou occasionnelles.

Elles sont extrêmement nombreuses : les unes sont applicables à toutes les espèces d'inflammation; les autres, au contraire, ne s'appliquent qu'à l'inflammation de certains organes. Quelles qu'elles soient, elles varient sous le rapport de leur intensité, de l'étendue des parties sur lesquelles elles exercent leur influence, de leur état de simplicité ou de complexité, etc., etc.

Les causes déterminantes de l'inflammation se trouvent parmi les divers agents ou modificateurs mécaniques, physiques, chimiques et physiologiques, sous l'empire desquels nous vivons. Tels sont la chaleur, le froid, les brusques alternatives par lesquelles le corps passe de l'un à l'autre, et surtout du chaud au froid; l'électricité portée à un certain degré, les diverses violences traumatiques (contusions, blessures, distensions, etc.), les acides concentrés, les alcalis, et, en un mot, tous les composés chimiques dits irritants ou caustiques. Les agents de cette catégorie sont dits *généraux*, parce qu'en effet, sur quelque partie vivante qu'ils soient appliqués, avec une certaine intensité et pendant un temps suffisant, ils provoquent ou déterminent une inflammation plus ou moins violente.

D'autres agents exercent leur puissance sur un champ plus circonscrit : ainsi les aliments pris en excès ou des aliments trop excitants exercent plus spécialement leur action sur les organes digestifs (à la faveur de l'absorption, certains éléments de ces agents, dans lesquels je comprends les boissons, vont ensuite exercer leur influence sur la masse sanguine, le système vasculaire, et de là sur le système nerveux et sur tout l'organisme en général); ainsi les excès de travail intellectuel, les fortes émotions, les grandes passions, etc., constituent des causes spéciales d'inflammation des centres nerveux et de leurs membranes, etc.

Outre l'action commune en vertu de laquelle la plupart des agents indiqués produisent l'inflammation, chacun d'eux exerce souvent sur les parties un autre mode d'action spécial qu'il est de la plus haute importance de ne pas négliger. La chaleur, par exemple, portée à son plus haut degré, n'enflamme pas seulement les parties, mais elle les *carbonise*, et c'est alors que le mot inflammation, quoi qu'en dise M. Magendie, n'est plus une expression *métaphorique*, mais une expression *propre :* l'inflammation de cette espèce n'est, en effet, qu'une véritable *combustion* de tissus organisés et vivants. Les acides et les alcalis, en raison de leur affinité avec tels ou tels des éléments des solides et des liquides de la partie qu'ils enflamment, donnent lieu à des phénomènes de *coagulation*, de *dissolution*, etc., encore trop peu étudiés.

Nous ne devons point passer sous silence ces agents dits *spécifiques* qui, sous les noms de virus, de miasmes, etc., donnent naissance à des maladies dont l'inflammation constitue un des éléments. De ce genre de maladies *spécifiques* sont : la variole, la rougeole, la scarlatine, les diverses fièvres appelées peste, typhus, charbon, morve aiguë, la syphilis, etc. Il est bien clair que les agents producteurs de pareilles maladies, les unes vraiment contagieuses, les autres purement *infectieuses*, ne se distinguent pas seulement, ni même principalement, par leur propriété inflammatoire, mais bien par une action délétère encore indéterminée dans sa nature intime pour quelques uns d'entre eux, et variable d'ailleurs dans les principales espèces de maladies dénommées tout-à-l'heure. Il semble toutefois que, dans un certain nombre de ces maladies du moins, il se produise dans la masse du sang un travail qui offre une grande analogie avec celui de la fermentation septique. C'est là un sujet bien digne de recherches ultérieures exactes, et sur lequel nous aurons à revenir dans le cours de cet ouvrage.

De toutes les causes ordinaires et simples des maladies inflammatoires, l'une des plus répandues, et partant des plus importantes à bien connaître, c'est, sans contredit, le froid, soit sec, soit surtout humide, alternant avec la chaleur. Les brusques refroidissements du corps préalablement échauffé jusqu'à la sueur, soit à la suite d'exercices violents, soit de toute autre manière, engendrent chaque jour par milliers, surtout dans certaines saisons, de grandes maladies inflammatoires, telles que la pneumonie, la pleurésie, la péricardite, l'endocardite, l'espèce d'*arthrite* si connue sous le nom de rhumatisme articulaire, les angines diverses, certaines névroses vraiment inflammatoires, etc. Et comme la grande cause que nous signalons agit souvent sur plusieurs appareils à la fois, et même sur l'organisme tout entier, on ne doit pas avoir lieu de s'étonner de la coïncidence si commune de plusieurs des phlegmasies indiquées, coïncidence sur laquelle l'auteur de cet ouvrage a tant insisté depuis plusieurs années, ni de cette diathèse inflammatoire générale qu'on observe fréquemment alors. C'est bien surtout sous le rapport dont il s'agit en ce moment, que Sydenham a eu raison de dire que le froid à lui seul avait fait périr plus de monde que la guerre, la peste et la famine réunies.

Heureusement que nous possédons aujourd'hui un mode de traitement capable de triompher de ces inflammations, jusque là si rebelles aux anciennes méthodes.

Une des causes les plus ordinaires aussi des maladies inflammatoires, c'est l'exercice outré des organes pendant un temps plus ou moins considérable. Cette *suraction* prolongée constitue d'abord un état spécial désigné sous le nom de *fatigue*. Mais de cet état à une véritable inflammation il n'y a réellement qu'un pas, qu'un degré; et si l'on voulait citer des exemples à l'appui de cette assertion, le seul embarras que l'on éprouverait serait celui du choix.

Que si l'on nous demande maintenant comment tant d'agents ou de modificateurs si différents entre eux ont néanmoins pour effet commun, dans certaines conditions données, de produire un état inflammatoire des parties soumises à leur influence, nous répondrons que c'est là une difficulté que nos connaissances actuelles ne permettent pas de résoudre d'une manière claire et satisfaisante. Ce que l'on peut dire, c'est que le commun effet dont il s'agit suppose dans les causes *physiques*, si variées d'ailleurs, qui le produisent, un de ces principes d'activité dynamique les plus généralement répandus dans la nature. Or, de tous ces principes, le premier, le plus universellement agissant, c'est la force *électrique*. Il me paraît donc permis de conjecturer que la force indiquée n'est pas étrangère, dans un bon nombre de cas du moins, au développement de l'inflammation. Ce qu'il y a de fort digne de remarque, c'est que le mécanisme par lequel agissent certaines causes très simples d'inflammation est précisément celui qui préside au développement des phénomènes électriques dans les corps non vivants. Telles sont les causes mécaniques, comme des frottements violents, des percussions, etc. Si l'application de certains agents physiques et chimiques suffit pour allumer une inflammation, ne suffit-il pas aussi du simple contact de certaines substances inorganiques pour la manifestation des forces électriques? Enfin, et cet argument mérite une haute considération, l'application pure et simple de l'électricité dynamique, à un degré donné d'intensité, ne constitue-t-elle pas une cause de phlegmasie? Eh bien, pourquoi ne serait-ce pas, en dernière analyse, par un mécanisme de ce genre que des agents plus complexes, d'ailleurs si différents entre eux, exerceraient cette communauté d'action d'où résulte l'inflammation? L'analogie, en attendant mieux, autorise, jusqu'à un certain point, cette conjecture.

§ II. **Prédisposition et conditions ou causes prédisposantes.**

S'il est une vérité dont la clinique journalière fournisse les preuves les plus éclatantes, c'est qu'il existe pour l'inflammation en général, et pour chaque espèce de cette maladie, des *prédispositions* plus ou moins prononcées, prédispositions sans lesquelles une foule de causes déterminantes resteraient souvent sans effet et comme non avenues. Sous ce rapport, on peut dire que, dans la production d'une inflammation quelconque, interviennent deux facteurs, l'un représenté par la cause déterminante, l'autre par la prédisposition organique, par les conditions prédisposantes. Lorsque ces deux facteurs sont très puissants, l'inflammation éclate avec une grande facilité et une grande intensité. Quand il en est autrement, un résultat inverse est observé. Il est des individus chez lesquels la prédisposition est portée à un tel degré, que la moindre cause déterminante, la moindre occasion favorable suffit pour engendrer une inflammation, de sorte que souvent alors la cause déterminante échappe au malade et au médecin. Elle existe cependant, car il n'y a point d'effet sans cause, et la prédisposition, quelque grande qu'elle soit, ne peut se passer du concours d'une cause déterminante. Il est d'autres sujets chez lesquels la prédisposition est si faible, qu'il ne faut rien moins qu'une cause déterminante très énergique pour qu'ils soient frappés d'une inflammation ; il en est même chez lesquels il se rencontre un état diamétralement contraire à la prédisposition, et c'est alors que l'affection ne se développe qu'à la condition d'un très haut degré de puissance de la part de la cause déterminante.

Nous sommes encore bien peu avancés dans la connaissance exacte et précise des diverses conditions organiques, soit matérielles, soit dynamiques, favorables au développement d'un grand nombre de phlegmasies des différents tissus, des différents organes. Toutefois, il en est quelques unes que l'observation la plus répétée et la plus attentive m'a permis de constater de la manière la plus formelle et la plus positive. Je ne manquerai pas de les indiquer en traitant de chaque espèce d'inflammation. Mais il est bon dès à présent de signaler deux de ces conditions prédisposantes les plus communes et les plus frappantes. Eh bien, il est clair comme le jour que les sujets d'une constitution lymphatique ou lymphatico-sanguine, qui ont les cheveux blonds, une peau fine, mince, blanche, à transpiration facile, sont essentiellement disposés aux inflammations que des refroidissements plus ou moins brusques sont aptes à produire. J'ai, cent et cent fois, démontré, à ma clinique, l'immense rôle que joue la condition organique ou physio-logique ci-dessus indiquée dans l'étiologie des phlegmasies *à frigore*, telles que le rhumatisme articulaire, la bronchite, la pneumonie, la pleurésie, la péricardite, l'endocardite, etc.

Une prédisposition non moins générale que la précédente, et dont on n'a pas encore su apprécier, calculer toute la puissance, c'est cette *faiblesse* générale de la constitution qu'on peut rencontrer primitivement, *naturellement*, mais qui se remarque plus ordinairement dans certaines maladies suivies d'un état de *maigreur*, d'anémie et d'appauvrissement de la masse sanguine. Cet état coïncide en général avec une grande irritabilité, une sorte d'éréthisme du système nerveux. Il semble qu'alors l'économie n'oppose plus aucune résistance notable aux puissances capables de provoquer des phlegmasies, phlegmasies qui offrent d'ailleurs des modifications, des particularités en rapport avec la disposition constitutionnelle. L'expérience prouve, en effet, chaque jour, que pour lutter efficacement contre les causes dont il s'agit, il faut à l'individu une certaine dose de sang bien élaboré, condition qui tempère l'excitabilité nerveuse (*sanguis frenat nervos*). C'est en raison de la loi qui vient d'être posée, que l'on voit tant de convalescents de phlegmasies, éprouver des rechutes à la suite du plus léger écart de régime, d'un refroidissement à peine marqué, d'une faible émotion morale, etc. Aussi quel œil vigilant ne faut-il pas porter sur les convalescents de nos hôpitaux, et avec quel soin ne doit-on pas les préserver de l'influence de causes que des sujets forts et bien portants pourraient impunément braver !

C'est avec grande raison que l'*hérédité* a été considérée comme une prédisposition à certaines phlegmasies ainsi qu'à tant d'autres maladies. Mais cette condition rentre évidemment dans la *prédisposition* constitutionnelle. C'est, en effet, parce qu'on hérite, en tout ou en partie, de la constitution de ses parents que l'on naît ainsi prédisposé aux phlegmasies et autres maladies dont ils avaient été eux-mêmes plus ou moins fréquemment atteints sous l'influence de leur constitution.

Nous verrons plus tard jusqu'à quel point le sexe, l'âge, les habitudes, les professions, etc., etc., prédisposent à telle ou telle phlegmasie. C'en est assez pour le moment sur le grave sujet des conditions prédisposantes, considérées par rapport au rôle général qu'elles jouent dans le développement des maladies inflammatoires.

ARTICLE VII.

TRAITEMENT DE L'INFLAMMATION.

Réflexions préliminaires; exposition des indications, et remarques sur la force dite médicatrice de la nature.

I. Jusqu'ici les règles auxquelles doit être soumis le traitement de l'inflammation, cette maladie si commune, qui joue un si grand rôle en médecine, qui a fait périr tant de milliers d'individus, et qui chaque jour encore concourt pour la plus grande part à remplir les tables de mortalité, jusqu'ici, disons-nous, les règles précises auxquelles doit être soumis le traitement de l'inflammation n'ont été posées par aucun pathologiste. Il y a plus, c'est qu'aujourd'hui même, que douze années de l'expérience la plus authentique, la plus exacte et la plus répétée, ont clairement démontré la toute-puissance de la pratique formulée par nous, plusieurs de nos confrères se disputent encore sur les éléments essentiels ou constitutifs de la méthode antiphlogistique. Nous voyons chaque jour proposer des moyens qui nous sont donnés comme s'appliquant non pas aux inflammations en général, mais à telle ou telle inflammation en particulier. L'un, par exemple, vante l'émétique à haute dose contre la pneumonie; l'autre préconise le sulfate de quinine ou le nitrate de potasse contre l'arthrite rhumatismale, etc. Serait-il donc vrai que, même de nos jours, il n'existe aucune méthode antiphlogistique applicable à toutes les phlegmasies en général, dégagées de toutes complications constituant une contre-indication à cette méthode, ou; si l'on veut, une exception à la règle générale? Nous sommes heureux de pouvoir répondre à cette question par la négative.

Oui, il existe, en effet, une méthode antiphlogistique

générale, et cette méthode formulée convenablement, bien appropriée à toutes les conditions que peuvent présenter les divers cas particuliers, appliquée à temps, jouit d'une telle efficacité, qu'elle a réduit la terminaison par la mort à n'être qu'une exception très rare dans les mêmes cas où les praticiens réputés les plus habiles perdaient un tiers de leurs malades et déploraient, avec trop de raison, l'impuissance de l'art.

II. Mais avant de faire connaître la méthode bien formulée dont il s'agit, commençons par poser les bases ou les fondements des indications à remplir, indications qui varient selon les degrés, les périodes de l'inflammation, c'est-à-dire selon les lésions que cet état morbide peut avoir entraînées à sa suite. Si l'on doutait de l'état déplorable dans lequel a langui jusqu'ici la thérapeutique des inflammations, il suffirait de réfléchir que les divers auteurs (sans en excepter les plus modernes) qui se sont occupés de ce point de pratique, n'ont pas même songé à établir la distinction capitale dont il s'agit, et tant d'autres distinctions sur lesquelles nous aurons à nous expliquer plus loin. Autre est cependant le traitement de l'inflammation elle-même; autre est le traitement des suites de cette inflammation, telles que la suppuration, l'ulcération, etc., etc.

Nous nous ferons un devoir de revenir en temps et lieu sur les soins et moyens spéciaux que réclament les diverses lésions consécutives au travail inflammatoire, lésions si variables selon diverses circonstances. Quant à présent, qu'il nous suffise de déterminer aussi rigoureusement que possible et les indications fournies par l'état inflammatoire considéré en lui-même et les moyens de les remplir.

La première indication qui se présente, c'est de soustraire à l'organe malade et à l'organisme tout entier, quand l'état phlegmasique est généralisé, cet excès de *stimulus* qui, de l'aveu de tous les pathologistes, est la cause première, le principe générateur de tous les autres phéno-

mènes; c'est, en un mot, d'agir en sens inverse de cette
cause, et d'éteindre à sa naissance même l'espèce de combustion vitale qui s'est allumée. Tel est le moyen de prévenir ou du moins d'atténuer les ravages qu'elle ne
manque jamais de produire quand on n'en abrège pas la
durée.

La seconde indication est de *réparer* en quelque sorte
les diverses lésions de structure dont on n'a pu prévenir
le développement, et de donner une issue quelconque aux
produits étrangers, aux sécréta anormaux engendrés par
l'inflammation.

Aux deux indications ci-dessus on peut en ajouter une
troisième, qui consiste à éloigner les causes productrices
des phlegmasies. C'est là ce qu'on appelle le traitement
prophylactique.

Les trois grandes indications précédentes renferment
au fond toutes les autres.

Les moyens par lesquels on peut soustraire le sujet
à l'action des causes qui ont produit, et qui *entretiennent*
quelquefois une phlegmasie, varient selon l'espèce de
celles-ci. Si l'inflammation est produite et *entretenue* par
un corps étranger quelconque introduit dans l'intérieur de
nos organes ou appliqué à leur surface, on aura recours
aux divers moyens mécaniques ou physiologiques dont il
sera question dans le chapitre que nous consacrerons à ce
genre de maladie. Pour préserver le malade des influences
atmosphériques, des écarts de régime, des fatigues physiques ou morales, etc., qui auront occasionné les phlegmasies, nous renvoyons à ce que nous dirons plus loin des
moyens hygiéniques qui constituent les adjuvants ou les
auxiliaires des émissions sanguines.

III. Avant de démontrer la puissance directe de l'art,
commençons par rendre un juste hommage à celle de la
nature. Nous nous empressons de déclarer que, par la
seule intervention de certaines *forces naturelles* qui tendent

à maintenir la machine vivante à son état normal et à l'y ramener quand elle s'en est écartée, forces à l'ensemble desquelles on a donné, dans le dernier cas, le nom de *puissance médicatrice,* les phlegmasies légères peuvent se terminer par la guérison. Celle-ci est dite alors *spontanée.* Il suit de là que, dans les cas où de telles inflammations existent, quand il s'agit d'organes dont les fonctions ne sont pas d'une grande importance, qui peuvent être profondément troublées ou même supprimées sans que la vie elle-même en soit compromise, on ne court pas grand risque à se contenter de la méthode *expectante.* Il n'en serait pas toujours de même si les organes enflammés appartenaient à la catégorie de ceux sans l'action desquels l'exercice de la vie ne saurait avoir lieu. Mais si l'on se détermine à mettre en usage la méthode *agissante,* il est bien clair, comme nous allons d'ailleurs le montrer plus bas, qu'il faut agir dans une mesure qui soit en rapport avec le degré d'intensité du cas. On peut, surtout si elles n'affectent pas d'organes très importants, s'abstenir des moyens énergiques dont nous allons parler tout-à-l'heure, et sans le secours desquels les phlegmasies plus intenses auraient le plus souvent une terminaison funeste. Toutefois, comme les phlegmasies d'un léger degré peuvent très fréquemment s'élever à un degré plus élevé de l'échelle de leur intensité, il ne faudrait pas trop compter sur les efforts *médicateurs* de la nature, et s'en rapporter à ce système d'*expectation* dans lequel se complaît l'esprit humain, assez naturellement ami du repos et de l'inaction. Sans doute, c'est ici, du reste, une question on ne peut plus grave; et il n'appartient qu'à un esprit éclairé par une longue habitude clinique de bien distinguer les cas légers dans lesquels on peut s'abstenir de toute médication antiphlogistique de ceux qui réclament, au contraire, cette méthode appliquée dans une juste mesure.

Je ne prétends pas que des phlegmasies d'une moyenne

intensité ou même d'une intensité plus grande encore ne puissent point, dans quelques cas, se terminer par une guérison dite *spontanée;* mais ces cas sont tellement excep tionnels, que ne pas recourir alors à la méthode dont nous allons nous occuper, ce serait s'exposer bien souvent au plus sérieux repentir.

IV. Cette méthode, en quelque sorte *spécifique,* est la *méthode antiphlogistique proprement dite.*

Elle consiste dans l'emploi bien entendu, convenablement formulé, des émissions sanguines, des boissons rafraîchissantes et de la diète, secondées par quelques moyens accessoires, tels que les vésicatoires, etc.

Toute méthode autre que celle-ci, sans en excepter celle dite *contro-stimulante,* ne mérite point le titre d'antiphlohistique, et resterait impuissante dans l'immense majorité des cas. Dans les cas mêmes où une autre méthode serait suivie de guérison, ce serait aux efforts de la nature, bien plus qu'à cette méthode, qu'il faudrait faire honneur du succès.

Au premier rang des antiphlogistiques, il faut placer la grande méthode des émissions sanguines : c'est là réellement le moyen principal, essentiel, fondamental, l'antiphlogistique par excellence. Les autres moyens ne sont que des *auxiliaires* ou *adjuvants.*

Cela posé, nous allons tracer les principes généraux du traitement de l'inflammation aiguë et de l'inflammation chronique.

§ Iᵉʳ. Traitement de l'inflammation aiguë.

A. Des émissions sanguines et de la *mesure* dans laquelle elles doivent être formulées, ou des règles qui doivent présider à l'application de ce puissant moyen thérapeutique.

I. Bien convaincu par l'expérience, comme tous les autres praticiens, et M. Louis en particulier, que les saignées, telles qu'elles étaient généralement employées, de-

meuraient impuissantes contre les phlegmasies intenses,
graves, qu'elles n'en arrêtaient pas le cours, et qu'elles
n'empêchaient pas que la mortalité ne fût très considérable, soit par les accidents de l'état aigu, soit par les lésions
organiques consécutives à l'état chronique, je me demandai
si, employées suivant une autre formule, ou conformément à une autre tactique, les saignées n'obtiendraient pas
plus de succès. Procédant avec toute la prudence et la circonspection convenables, je soumis cette idée à l'épreuve de
l'expérience clinique, c'est-à-dire que j'augmentai le nombre
des saignées, et que je laissai un intervalle moins long entre
chacune d'elles, d'où le nom de *formule des saignées coup
sur coup*. Or, à la faveur de cette nouvelle formule, nous
obtînmes des succès si étonnants, j'ai presque dit si merveilleux, qu'on ne peut réellement y ajouter une foi pleine
et entière qu'après en avoir été assez longtemps témoin.
La constance avec laquelle, depuis douze ans passés, ces
heureux résultats se reproduisent dans des cas bien déterminés, bien catégorisés, nous a permis de soumettre au
calcul la branche jusqu'ici la plus conjecturale de la médecine, savoir, la thérapeutique. Toutefois, il va sans dire
que comme les conditions soumises au calcul dont il s'a-
git ne sont pas absolument invariables, il ne faut pas
prétendre à une exactitude algébrique, mais bien à des
approximations qui se rapprochent le plus possible de
cette exactitude.

II. Le grand principe, celui qui domine tous les autres,
c'est que, les saignées ayant été commencées à une époque
assez voisine du début de la phlegmasie, elles soient continuées à des doses et à des intervalles convenables, jusqu'à ce qu'on se soit rendu maître de la maladie, ou ce qui
est la même chose, jusqu'à ce qu'on ait obtenu un commencement de *convalescence*.

Si par des circonstances quelconques, sur lesquelles
nous aurons soin de nous expliquer, telles que la faiblesse,

l'état anémique du sujet, etc., les émissions sanguines ne peuvent pas être formulées comme il va être dit bientôt, on n'obtiendra point dans toute leur plénitude les résultats dont nous allons donner connaissance un peu plus loin.

Dans ce qui va suivre, nous supposerons donc les cas ordinaires, et nous prendrons l'âge où les sujets ont acquis à peu près tout leur développement (1).

Quoi qu'il en soit, la nouvelle formule des saignées, qu'on pourrait appeler formule des *saignées suffisantes*, pour la distinguer des pratiques ordinaires, essentiellement caractérisées par leur *insuffisance*, cette nouvelle pratique, dis-je, diffère donc de ces dernières : 1° en ce que la dose de sang qu'elle enlève l'emporte sur celle des pratiques dont il s'agit (2); 2° en ce que cette dose de sang est enlevée par des saignées générales et locales qui se succèdent avec une rapidité inusitée dans les méthodes *classiques* (et de là, comme je l'ai dit, le nom de *saignées coup sur coup* qui lui a été donné par nous, sauf à le remplacer par un autre que l'on jugerait plus conforme aux principes d'une saine nomenclature médicale); 3° en ce que la dose de sang est *calculée* aussi approximativement que le comporte la nature de l'objet soumis au calcul; et c'est pour cela que nous avons appliqué la dénomination de *formule* à notre méthode ou mieux à notre pratique.

---

(1) Nous laissons à cet égard une assez grande latitude, et nous pouvons placer parmi les sujets dont il s'agit ceux qui ont atteint l'âge de dix-sept à dix-huit ans, jusqu'à ceux qui sont parvenus à l'âge de cinquante-cinq à soixante ans. Au-delà et en-deçà de cet âge, selon qu'on s'en éloigne plus ou moins, toutes choses d'ailleurs égales, la dose de sang sera plus ou moins diminuée.

(2) Je sais que d'anciens praticiens, Botal entre autres, ont, dans certains cas, fait tirer plus de sang que ne le comporte notre formule. Je déclare, une fois pour toutes, que je ne veux discuter en aucune façon des formules qui remontent à des époques où, le diagnostic exact étant impossible, on ne possédait aucune base solide pour régler et formuler l'emploi des émissions sanguines.

III. Cette expression de *formule* a été vivement attaquée par certains praticiens renommés, attendu, disent-ils, que le calcul en pareille matière est *impossible et même dangereux, et que les saignées ne sauraient être formulées*. Soutenir ainsi que les saignées ne peuvent être formulées quand elles le sont réellement depuis douze ans passés dans un service clinique assez fréquenté, c'est nier le mouvement en présence de gens qui marchent. Soutenir ainsi que le calcul sur lequel se fonde une pratique est dangereux, lorsque, grâce à cette pratique, les affections dans lesquelles nos adversaires perdent au moins un malade sur trois, sont, à un très petit nombre d'exceptions près, toutes guéries avec une promptitude inconnue jusqu'ici, pourvu que cette pratique soit bien appliquée dès les premiers jours de ces affections, en vérité, on ne peut s'empêcher de dire qu'une pareille conduite a quelque chose de bien singulier, et qu'elle fait peser sur ceux qui la suivent une responsabilité des plus graves.

Tout bien considéré, sous le triple rapport que nous venons de signaler, notre *formule* est donc nouvelle et constitue une sorte de révolution ou d'ère nouvelle dans l'une des principales parties de l'*art* de combattre les maladies, ou de la *tactique*, de la *guerre* thérapeutique. Et, puisque je me suis servi de cette dernière expression, qu'il me soit permis de suivre ma comparaison, en ajoutant qu'il en serait d'un médecin qui combattrait les phlegmasies sans aucun principe, sans aucune règle, sans aucune mesure, sans aucune *formule*, comme d'un général qui livrerait une bataille sans savoir rien de positif, rien de précis sur les moyens qu'il devrait employer pour l'attaque et pour la défense, dans des cas donnés.

IV. Mais, comme on ne saurait trop le répéter, les formules générales de la thérapeutique, quels que soient les agents auxquels elles s'appliquent, et quelle que soit la maladie qui en réclame l'emploi, doivent être convenablement modifiées, *variées*, selon une foule de circonstances, telles que l'intensité, le degré, l'étendue, le siége, les complications de la maladie, l'âge, la force, le tempérament, la constitution physique et morale, le sexe, etc., des malades, à peu près comme dans la *tactique ordinaire* ou dans l'*art de la guerre*, les principes généraux doivent être accommodés aux accidents de position, de terrain, à l'espèce, au nombre, aux armes de l'ennemi, etc.

Sous ce rapport, nous le proclamons ici hautement, la nouvelle formule est un de ces moyens héroïques qu'il n'appartient pas à l'ignorance et à la légèreté de mettre en usage, une de ces armes puissantes dont le maniement ne doit pas être confié à des mains inhabiles et téméraires. Malheur aux imprudents qui, séduits par l'apparente simplicité de notre formule, iraient s'imaginer qu'il n'est rien de plus facile que de l'appliquer ! Ce serait tomber dans une erreur des plus grossières et qui pourrait avoir les conséquences les plus graves. Que de conditions, que de connaissances précises en diagnostic, que de temps et de soins n'exige-t-elle pas de la part du médecin! Pour adapter, accommoder, *ajuster* en quelque sorte la formule générale à chaque espèce de phlegmasie, à chacune des catégories que comprend une espèce donnée, à chacun des cas particuliers dont se compose chaque catégorie; pour *varier*, en un mot, la formule, la *particulariser*, l'*individualiser* selon tous les accidents, toutes les circonstances *contingentes* qui se rencontrent dans la pratique, certes ce n'est pas trop que d'invoquer à son aide les lumières d'une longue et infatigable expérience exacte (1).

(1) Ainsi que mon ancien élève, ami et compatriote, M. le docteur Gigon, en a eu le premier l'idée, on pourrait donner aux principales variantes de la nouvelle formule des saignées, selon les cas, une sorte d'expression *algébrique*. Nous en avons offert des exemples pour la pleuropneumonie et le rhumatisme articulaire, dans le troisième volume de notre *Clinique médicale*. (Note des pages 458 et suiv.)

Heureux encore le médecin s'il n'avait à lutter que contre les difficultés de la chose elle-même, et s'il n'avait pas à combattre encore les malades eux-mêmes ainsi que les personnes dont ils sont entourés!

VI. Au reste, il est bien facile de se rendre compte de la différence qui existe entre les résultats que nous avons obtenus et ceux qu'on avait retirés des saignées employées en moins grand nombre et à des intervalles plus éloignés. On conçoit parfaitement, en effet, que telle maladie qui, pour sa guérison, réclamait une soustracti n de quatre à cinq livres de sang, n'ait pas cédé à une pratique d'après laquelle on en enlevait seulement deux ou trois livres; voilà pour la dose. Mais ce n'est pas tout : telle maladie qui a cédé rapidement à la soustraction de quatre à cinq livres de sang, retirées dans l'espace de trente-six à quarante-huit heures, peut résister à la soustraction de la même dose de sang, faite seulement dans l'espace de sept à huit jours et plus. Pourquoi cela? La raison de cette différence est facile à donner : c'est que l'effet produit par une saignée a eu le temps de se dissiper complétement quand on pratique une autre saignée, si l'intervalle de temps qu'on laisse entre elles est trop considérable. Au contraire, quand les saignées sont pratiquées à des intervalles plus rapprochés et *coup sur coup*, l'effet avantageux de l'une s'ajoute successivement à celui de l'autre, depuis la première jusqu'à la dernière, et rien ne se trouve pour ainsi dire perdu. Telle est l'influence immense de la rapidité avec laquelle on répète les saignées (cette rapidité a pourtant sa *mesure*), que, toutes choses égales d'ailleurs, trois livres de sang enlevées dans l'espace de vingt-quatre à trente-six heures auront un effet plus avantageux que six livres de sang enlevées dans l'espace de huit à dix jours. Je ne saurais trop le répéter, *activité*, *vitesse*, *énergie prudente et partant éclairée*, voilà le grand secret d'empêcher que les phlegmasies ne se terminent par la mort ou ne passent à l'état chronique. En thérapeutique comme en physique, pour bien apprécier un effet donné, il faut pour ainsi dire *multiplier aussi la masse par la vitesse* (1).

VII. On trouvera dans ma *Clinique médicale*, dans mon *Traité clinique des maladies du cœur*, et dans mon *Traité du rhumatisme articulaire*, de nombreux exemples de toutes les *variantes* de la nouvelle formule des émissions sanguines, variantes en rapport avec les divers degrés d'intensité des phlegmasies, la force, l'âge des malades, etc., etc. Je me bornerai donc à consigner ici les résultats et les préceptes les plus généraux.

Sur environ deux mille cas de phlegmasies aiguës des divers organes que j'ai traités, depuis douze ans passés, par la nouvelle formule des émissions sanguines appliquée à temps, à peine pourrais-je en citer quelques uns qui se soient terminés d'une manière funeste. Sous l'influence de cette formule, les guérisons s'obtiennent avec une telle constance, que les personnes qui suivent habituellement notre clinique considèrent comme un événement presque impossible la mort d'un individu, d'une force et d'une

---

(1) C'est là à peu près ce que je disais, dès 1836, dans le passage suivant de la quatrième partie de l'*Essai sur la philosophie médicale* : « Dans les maladies aiguës en général, qui attaquent vivement et énergiquement la vie jusque dans ses fondements, il était nécessaire de faire agir des moyens proportionnés à la maladie, sous le double point de vue de la force et de la rapidité de l'attaque. Le principe fondamental de notre *tactique thérapeutique*, celui qui domine tout le reste, c'est que, dans les maladies aiguës, il faut déployer vivement, *coup sur coup*, les divers moyens dont se compose notre arsenal thérapeutique, charger l'ennemi sans relâche, ne pas lui laisser un repos pendant lequel il peut se relever, le poursuivre à outrance jusqu'à ce qu'il ait abandonné le terrain, et que la thérapeutique ait épuisé toutes les ressources disponibles dans un cas donné.

» Depuis quatre ans que nous avons livré cette rude guerre aux phlegmasies aiguës, il semble vraiment que nous soyons entrés dans un nouveau monde. Ces maladies ne se jouent plus, en effet, du médecin et de ses moyens, etc., etc. »

constitution ordinaires, entré dans nos salles pour y être traité d'une phlegmasie aiguë autre que celles des centres nerveux portées à un haut degré d'intensité.

VIII. Or, la quantité de sang que l'on doit retirer pour parvenir à des succès si heureux n'est rien moins qu'exorbitante. On en jugera par les détails suivants, relatifs à deux des plus graves et des plus fréquentes phlegmasies que nous offre la pratique journalière, savoir, la pleuro-pneumonie et l'entéro-mésentérite *bien caractérisée* (fièvre ou affection typhoïde de quelques auteurs).

La moyenne de la dose du sang retiré dans cent quarante-cinq cas de ces deux phlegmasies, pris au hasard, parmi la masse de ceux que j'ai recueillis, a été de quatre livres (deux kilogrammes).

Cette dose de sang a été enlevée par des saignées générales et locales, dans les deux, trois ou quatre premiers jours (dans quelques cas exceptionnels des saignées ont été pratiquées le cinquième et même le sixième jour).

C'est toujours dans les vingt-quatre ou trente-six premières heures que la plus grande partie du sang a été retirée, et, règle générale, trois à quatre saignées, de trois à quatre palettes (chez les sujets vigoureux, quelques saignées ont été de quatre palettes et demie à cinq palettes), ont été pratiquées dans les premières vingt-quatre heures, surtout chez les individus atteints de pleuro-pneumonie.

Dans cette dernière maladie, le nombre des saignées générales a été triple environ de celui des saignées locales. Dans l'entéro-mésentérite, la proportion des saignées locales aux saignées générales a été un peu supérieure.

La dose de sang que nous avons enlevée dans la pleuro-pneumonie l'a emporté d'un tiers ou même d'un peu plus sur celle que nous avons retirée dans l'entéro-mésentérite.

Dans les cas légers, la guérison n'a exigé qu'une, deux ou trois saignées. Dans les cas graves, elle en a nécessité six, sept et même plus (mais les cas où il a fallu saigner plus de sept fois ont été très rares). Les cas moyens ont cédé à quatre ou cinq saignées.

Que si nous comparons maintenant la dose de sang qu'il nous a fallu tirer pour guérir le rhumatisme articulaire aigu (1) avec celle qui vient d'être indiquée, nous ne trouvons aucune différence bien notable.

En effet, dans les cas légers, une ou deux saignées ont suffi (dans quelques cas extrêmement légers on s'en est abstenu).

Dans les cas de grande gravité, on a pratiqué, en trois à quatre jours, six à sept saignées tant générales que locales, de trois à quatre palettes (deux kilogrammes et demi à trois kilogrammes de sang).

Dans les cas de moyenne intensité , cinq saignées de trois à quatre palettes (deux kilogrammes un quart de sang environ), tant générales que locales, ont été faites dans l'espace de quarante-huit heures.

IX. En général, une convalescence franche et solide s'est déclarée vers le second jour du traitement dans les cas légers, vers le troisième jour dans les cas moyens, et vers les quatrième ou cinquième jour dans les cas graves. Si nous réunissons tous les cas de cette triple catégorie, nous dirons que, sous l'influence de notre formule, la guérison a commencé dans le cours du septénaire , où elle a été employée, et nous ajouterons que la guérison a commencé d'autant plus tôt, toutes choses d'ailleurs égales, que le traitement a été employé à une époque plus voisine du début des phlegmasies dont nous venons de nous occuper. Tout ce que nous venons de dire de ces phlegmasies s'applique exactement aux autres , sauf quelques différences dont il sera question quand nous étudierons chacune d'elles en particulier.

(1) Voyez notre Traité sur cette maladie. Le résumé qui suit porte sur soixante cas.

Les moyens dont il s'agit variant beaucoup selon le *siége* de l'inflammation, nous ne saurions guère en soumettre l'emploi à des règles générales, et nous nous réservons d'en parler avec tous les détails convenables quand nous nous occuperons de l'étude de chacune des inflammations en particulier.

Parmi les adjuvants extérieurs dont l'emploi est le plus général, nous devons citer les divers topiques émollients, tels que les cataplasmes, etc., les bains locaux et généraux, soit simples, soit composés ou tenant en dissolution certaines substances médicamenteuses, les vésicatoires et autres moyens désignés sous les noms de *révulsifs*, d'*exutoires*, etc., etc.

Les adjuvants *intérieurs* les plus usités sont : 1º les purgatifs de divers genres, lesquels sont en quelque sorte pour le tube digestif ce que sont pour la peau les vésicatoires et les sinapismes, 2º les diurétiques, 3º les diaphorétiques, 4º les préparations opiacées, etc., etc.

Dans quelques cas, les *contro-stimulants* des Italiens peuvent être employés à titre d'*adjuvants*.

Nous reviendrons, je le répète, en temps et lieu sur chacun de ces différents moyens, et nous tâcherons d'en bien apprécier la valeur. Je ne terminerai cependant pas cet aperçu rapide sans consacrer quelques lignes aux vésicatoires en particulier. C'est à tort que, dans ces derniers temps, quelques auteurs en ont nié les avantages. J'en ai étudié l'action *thérapeutique*, avec une attention et une précision extrêmes, chez quelques milliers de malades, et je ne crains pas d'affirmer que, appliqués avec opportunité, c'est-à-dire, à part quelques exceptions, lorsque les premières émissions sanguines ont déjà calmé la violence de l'état inflammatoire local et de la réaction fébrile, les vésicatoires concourent pour une certaine part à la guérison des malades. Leur efficacité a plus spécialement été mise hors de toute espèce de doute, dans notre service, chez les individus atteints de pleurésie, de pleuro-pneumonie, de péricardite, d'arthrite rhumatismale, de *névrite* également rhumatismale, etc. Mais pour obtenir les bons effets qu'on a droit d'en attendre, il faut qu'ils soient d'une grandeur suffisante et répétés un assez grand nombre de fois (sous ce rapport, nous préférons les vésicatoires *volants* aux vésicatoires dont il faut entretenir la suppuration pendant un temps assez long, mais quelquefois nous avons recours à ceux-ci après en avoir appliqué un certain nombre des autres). Nous ne pouvons rien établir ici de fixe sur les dimensions des vésicatoires, puisqu'elles varient selon les lieux où l'on se propose de les appliquer. Sur la poitrine, par exemple, nous leur donnons un diamètre de 15 à 18 centimètres, sur les articulations une largeur qui leur permette de recouvrir celles-ci dans la totalité ou du moins la majeure partie de leur périphérie, etc. Nous n'avons jamais trouvé que, dans les conditions ci-dessus posées, les vésicatoires aient, comme on l'a dit, donné lieu à l'augmentation de la fièvre, etc. Mais lorsqu'ils sont appliqués sur des surfaces scarifiées par des ventouses, ils déterminent ordinairement une irritation plus ou moins vive de l'appareil urinaire, avec ou sans excitation fébrile notable, accidents sans gravité, qui disparaissent en vingt-quatre ou quarante-huit heures.

C. Soins hygiéniques.

Cette importante matière est encore une de celles que les auteurs ont à peu près complétement négligées. Lisez les divers classiques les plus répandus, et vous n'y trouverez, à cet égard, aucuns préceptes exactement formulés, aucunes règles suffisamment précisées et motivées. Le temps de la thérapeutique vraiment méthodique et *scientifique* n'était pas encore venu. Il faudrait un volume pour exposer avec tous les détails convenables les différentes questions qui se rattachent à l'hygiène des individus atteints de phlegmasies. Nous ne pouvons ici qu'effleurer le sujet, ou qu'en poser en quelque sorte les principaux fondements.

Un des préceptes les plus importants, et qui contient pour ainsi dire implicitement tous les autres, c'est d'éloigner des malades les causes sous l'influence desquelles les phlegmasies se sont manifestées, et de les placer dans des conditions telles, que sous le double rapport du physique et du moral, ils ne soient entourés d'aucun agent nuisible. Dans le paragraphe que nous allons consacrer à la direction de la convalescence, on trouvera le complément, les principaux développements que ce précepte comporte.

D. Règles à observer dans la convalescence des sujets qui ont été atteints d'inflammation.

La direction de la convalescence des grandes phlegmasies est un des points les plus délicats de la pratique, et pour la solution des difficultés dont il est hérissé, on consulterait encore bien vainement les ouvrages classiques publiés jusqu'ici. Sorte de nuance entre la maladie et la santé, comme le crépuscule est la transition entre la nuit et le jour, état qui n'est plus la maladie, mais qui n'est pas encore la santé, la convalescence n'admet ni l'hygiène qui convient à la santé, ni l'hygiène que réclame la maladie. Il faut savoir tenir un *juste milieu* entre ces deux hygiènes, et il n'appartient qu'au praticien le plus consommé de faire une saine application de ce précepte. Je dois me borner à poser ici les bases de la grave question qui nous occupe, me réservant d'entrer dans les détails les plus essentiels à l'occasion de chaque phlegmasie en particulier.

I. Le régime alimentaire mérite une attention toute spéciale. Il est nécessaire de commencer l'alimentation par l'emploi des substances faciles à digérer, telles que les bouillons de poulet, de veau, puis de bœuf, pris d'abord en petite quantité. On prescrit ensuite les potages, puis les légumes frais, les œufs, les viandes blanches, et l'on permet de rougir l'eau avec une dose modérée de bon vin vieux, celui de Bordeaux plus particulièrement quand les malades peuvent s'en procurer. Viennent ensuite les viandes plus substantielles, l'usage du vin pur, etc.; et peu à peu les malades sont ramenés à leur régime normal.

Les règles de régime que nous prescrivons concernent la convalescence de toutes les grandes phlegmasies aiguës en général, mais elles doivent surtout être rigoureusement observées quand il s'agit de celle des phlegmasies qui avaient leur siége dans l'appareil digestif. Elles sont alors en quelque sorte doublement indiquées.

II. La direction des autres modificateurs qui sont du domaine de l'hygiène, tels que les *circumfusa*, les *applicata*, les *acta*, les *percepta*, etc., est aussi soumise à des règles qu'on ne violerait jamais impunément, et dont la stricte observation est plus ou moins impérieusement commandée, selon que la phlegmasie avait son siége dans tel ou tel appareil, selon qu'elle était produite par telle ou telle cause, etc., etc. Ainsi, par exemple, il faut recommander à tous les convalescents en général d'éviter les vicissitudes atmosphériques, les refroidissements, les mouvements, les exercices fatigants, les émotions morales, les contentions d'esprit, les veilles prolongées, etc. Mais il est plus spécialement ordonné de fuir les refroidissements aux convalescents de ces nombreuses phlegmasies, qui se développent précisément sous l'influence du froid; de ne pas se lever, marcher trop tôt, etc., à ceux qui relèvent d'une phlegmasie des articulations, d'une arthrite rhumatismale, par exemple; d'éviter l'action des excitants extérieurs des sensations, à ceux qui ont eu des phlegmasies des organes des sens; de s'abstenir des occupations de l'esprit, de toute impression morale vive, à ceux qui sont convalescents de phlegmasies des centres nerveux eux-mêmes ou de leurs membranes, etc., etc.

Que d'accidents, que de rechutes pires quelquefois que la première maladie, que de terminaisons funestes n'ont pas été la suite de l'inobservation des règles qui doivent présider à l'hygiène physique et morale de la convalescence des grandes phlegmasies! Combien il est malheureusement rare de rencontrer des malades assez dociles pour se soumettre à ces règles bien formulées; et combien il est rare aussi que les personnes, dont ces malades sont entourés, comprennent parfaitement et exécutent ou fassent exécuter toutes les prescriptions hygiéniques d'un médecin expérimenté!

Je regrette de n'avoir pu qu'ébaucher un sujet si digne d'être approfondi; mais il est plutôt du ressort de l'hygiéniste proprement dite que de la médecine, et, d'ailleurs, je n'ai pas assez de temps ni d'espace pour tout développer.

§ II. Traitement de l'inflammation dite chronique.

Que l'inflammation soit lente, chronique, ou qu'elle soit aiguë, elle réclame toujours au fond le même traitement, à la condition que, pour l'activité et l'énergie, il sera subordonné à l'intensité et au degré d'acuité de la maladie. Mais il ne faut pas oublier que par phlegmasie chronique, on entend généralement une phlegmasie qui a déjà duré *fort longtemps,* plusieurs semaines, par exemple, soit qu'elle ait été vive et intense à son origine, soit qu'elle ait été, au contraire, faible, obscure, *latente,* pour parler le langage ordinaire. Or, en se prolongeant ainsi, l'inflammation bien caractérisée entraîne nécessairement à sa suite des lésions locales et générales qui constituent la base d'indications spéciales, assez souvent contradictoires à celles que réclame l'inflammation elle-même à son origine. Notons surtout qu'elle finit par produire un *affaiblissement radical*, un épuisement général ou constitutionnel, qui ne permettent plus de songer aux émissions sanguines, ce suprême remède des phlegmasies à leurs premières périodes. Restent par conséquent la diète dite antiphlogistique, convenablement dirigée, et les autres moyens purement hygiéniques.

D'ailleurs, dans les cas dont il s'agit, c'est bien moins le travail inflammatoire lui-même que les produits, les conséquences de ce travail prolongé, les lésions dites organiques dont il a été le principe *générateur*, qui doivent spécialement occuper l'attention et exciter la sagacité du thérapeutiste. Il nous faudrait un volume pour traiter à fond un si vaste et si grave sujet, car nous serions obligé de parler des moyens spéciaux que réclament les ulcérations, les suppurations, les tissus accidentels qui succèdent au travail inflammatoire, etc. Mais, en le faisant, nous reproduirions plusieurs des règles générales que l'on trouve dans les traités de chirurgie, auxquels nous nous contenterons de renvoyer, avec la réserve de faire connaître les considérations spéciales qui se rattachent à ces lésions, selon les organes internes qu'elles affectent, quand nous étudierons chaque phlegmasie en particulier.

Au reste, la plupart des lésions *chroniques-organiques* développées consécutivement aux *inflammations* prolongées, sont évidemment rebelles aux moyens internes ou médicaux, et nécessitent des opérations chirurgicales variées, qu'il n'est pas de notre compétence d'étudier. Mais comme malheureusement les organes intérieurs ne sont pas à la portée des moyens chirurgicaux, et que souvent, s'ils étaient accessibles à ces moyens, l'importance de leurs fonctions n'en permettrait pas l'emploi, il s'ensuit que les lésions *chroniques-organiques* de cet ordre sont fatalement *incurables* et le plus souvent mortelles. Comment, en présence de cette terrible conclusion, les praticiens hésiteraient-ils plus longtemps à employer la méthode qui seule peut prévenir les lésions indiquées?

Que les praticiens vraiment dignes de ce nom, c'est-à-dire ceux pour qui le salut des malades est la suprême loi, ne croient donc pas, on ne saurait trop le répéter, avoir tout fait en prévenant la terminaison funeste, pendant les premières périodes des grandes phlegmasies aiguës. Il leur reste une autre tâche, un autre *devoir* à remplir, c'est de faire en sorte que la maladie ne passe point à l'état chronique; d'empêcher qu'elle ne se termine par une mort tardive au lieu d'une mort prompte, ce qui est inévitable, toutes les fois qu'elle a pour siège un organe dont les fonctions sont d'une importance majeure et en quelque sorte *vitale*. Or, pour prévenir le passage à l'état chronique, il faut en appeler à la puissance souveraine de la méthode que nous avons formulée, et hors laquelle, dans les cas graves, il n'y a pas, je ne saurais trop le redire, de véritable salut pour les malades. Si quelque chose était bien propre à enhardir les esprits par trop pusillanimes, ce serait de considérer, comme je l'ai si souvent montré aux élèves, que chez les individus qui nous arrivaient atteints d'une phlegmasie chronique pour n'avoir pas été suffisamment saignés ou même ne l'avoir pas été du tout, l'épuisement des forces et l'émaciation étaient incomparablement plus prononcés que chez les individus convenablement saignés par nous. Cette vérité, constatée par tant de faits éclatants et journaliers, est de la plus haute importance à connaître, puisque l'une des objections sur lesquelles on insiste le plus, et cela si faussement, contre notre méthode, c'est qu'elle entraîne un *affaiblissement qui éternise la convalescence, et prédispose singulièrement aux rechutes*. Mais si cette objection tombe d'elle-même en présence de quelques milliers de faits recueillis par nous depuis douze ans, elle s'applique dans toute sa force aux anciennes méthodes; car celles-ci n'arrêtent pas la maladie, et rien n'entraîne un affaiblissement plus vrai, plus profond, plus *radical*, que la prolongation indéfinie d'une maladie aiguë, affaiblissement aussi lent à se dissiper qu'est, au contraire, prompt à disparaître celui qui succède aux émissions sanguines, suivies de la rapide résolution des maladies contre lesquelles elles ont été employées.

En résumé, pour les phlegmasies chroniques comme pour les aiguës, ce n'est pas par un appareil de pompeuses formules pharmaceutiques, mais par l'usage bien entendu des moyens simples dont nous avons parlé, que l'on sera véritablement utile aux malades. Quant à ceux qui trouveront cette méthode trop simple, je leur répondrai avec Sydenham : *

« *Si quis hanc methodum tanquam rudiorem et artis laude carentem contempserit, sciat is velim, primo leviora tantum ingenia res quaslibet vilipendere, quod simplices fuerint et apertæ, dein me, imminutæ exestimationis prætio publico hominum bono inservire paratissimum.* »

ARTICLE VIII.

INFLUENCE DES CONSTITUTIONS MÉDICALES SUR LES RÉSULTATS DU TRAITEMENT DES PHLEGMASIES AIGUËS PAR LES SAIGNÉES SUFFISANTES.

I. Depuis Hippocrate jusqu'à nous, tous les vrais observateurs ont fixé leur attention sur le problème des *constitutions médicales ;* mais ce problème est à un si grand nombre d'inconnues, et les vraies méthodes propres à dégager celles-ci ont été si longtemps ignorées, qu'il ne faut pas s'étonner si, jusqu'ici, la solution cherchée est encore bien peu avancée. Certains médecins, il est vrai, s'imaginent trouver dans Hippocrate, Baillou, Sydenham, Stoll et quelques autres pères de la médecine, une réponse satisfaisante à toutes les questions qu'embrasse l'étude des constitutions médicales. De tels médecins ne sont pas *difficiles à satisfaire* en ce genre ; mais ils sortiraient bientôt de leurs illusions si, plus familiers avec les méthodes exactes d'observation et de raisonnement, ils voulaient décider au lit des malades ce qu'ils décident ainsi du fond de leur cabinet. Il est pourtant difficile de croire, même *à priori*, que la détermination des éléments dont se compose la théorie des constitutions médicales, ait pu être l'ouvrage d'époques où la physique et la chimie étaient encore à naître, où l'astronomie elle-même ne s'était pas encore complétement débarrassée des chimères de l'astrologie, et où la connaissance des maladies ne se composait guère que de vagues données, de matériaux informes.

II. Pour se faire une idée de l'état précaire de la science sur le point qui nous occupe, tel qu'il a été traité par les anciens, on pourra consulter l'analyse fidèle que j'ai donnée des doctrines de Sydenham, de Stoll et de Pinel (1). Je me contenterai de citer ici quelques passages qui se rapportent spécialement à notre objet.

D'après Sydenham, les *fièvres continues, épidémiques ou stationnaires* (il place dans cette série des maladies assez étonnées peut-être de se trouver réunies, telles que les fièvres tierces, la peste et la rougeole ; le choléra, la dysenterie, les fièvres quartes et la variole), diffèrent tellement entre elles (*toto cælo*), selon les *constitutions* diverses des années, qu'avec la même méthode au moyen de laquelle on aura guéri les malades de l'année courante (*currente anno*), on les fera peut-être périr sur la fin de l'année (*anno jam vertente*). L'assertion de Sydenham est on ne peut plus formelle et tranchante ; mais on en chercherait vainement les *preuves positives* dans l'ouvrage de cet observateur.

Quant aux *fièvres* que Sydenham appelle *intercurrentes*, et qui peuvent quelquefois régner épidémiquement comme les *stationnaires* (telles sont, d'après lui, la fièvre scarlatine, la pleurésie, la fausse péripneumonie, le rhuma-

____

(1) *Clinique médicale de l'hôpital de la Charité.* Paris, 1837, t. III, p. 391 et suiv.

tisme, la fièvre érysipélateuse, l'angine (*et forte aliæ quædam*), nulle part il n'applique à leur traitement la distinction sur laquelle il insiste à l'occasion des fièvres stationnaires, distinction vraiment capitale si elle était fondée. C'est donc à tort que certains auteurs modernes invoquent son autorité à l'appui de leur système, sur le danger qu'il y aurait à traiter les phlegmasies par les émissions sanguines, quelle que soit la constitution médicale régnante.

Rien de plus célèbre que la doctrine de Stoll sur l'importance de changer de méthode thérapeutique dans des maladies qu'il désigne d'ailleurs sous le même nom, celui de pleurésie, par exemple, selon qu'il règne telle ou telle constitution médicale. Mertens enseigne la même doctrine. Les auteurs d'un ouvrage de clinique assez récent (1) se sont constitués les fervents défenseurs, les disciples zélés et de Stoll et de Mertens. Jurant sur la parole du maître, et sans se permettre le moindre examen, ils adoptent en quelque sorte servilement cette assertion purement hypothétique, savoir : qu'*en tel temps*, *la saignée employée maintes fois avec grand succès* par les auteurs indiqués ci-dessus, *demeure inefficace*, *et qu'en son lieu et place les véritables moyens de guérison furent : ici les émétiques*, *là les bains sulfureux*.

On ne peut vraiment s'empêcher de gémir sur les misères de notre nature, quand on vient à réfléchir que ceux qui, par une superstition d'un nouveau genre, croient ainsi, sans réserve et sans examen sérieux, à cette espèce d'*astrologie médicale*, qu'on a décorée du nom de doctrine des constitutions médicales, sont précisément les mêmes qui nient des vérités dont on leur donne journellement les plus évidentes, les plus flagrantes démonstrations.

III. Quant à nous qui depuis vingt-cinq ans avons passé notre vie au lit des malades, et avons été chargé d'un

(1) *Leçons sur le rhumatisme*, etc.

enseignement clinique depuis plus de douze ans, nous n'avons rien négligé pour apprendre jusqu'à quel point il fallait ajouter foi à tout ce que nous affirmaient certains praticiens, relativement à l'influence de la constitution médicale sur les effets des médicaments en général, et en particulier de la médication par les saignées dans les phlegmasies. Eh bien ! nous déclarons, avec la plus grande sincérité, et d'un esprit dégagé de toute prévention systématique, que ces assertions ne reposent sur aucunes preuves solides, qu'elles sont pour la plupart en formelle contradiction avec la *saine* expérience (expérience qu'il ne faut pas confondre avec celle dont on s'est contenté jusqu'à ces derniers temps), et que les diverses phlegmasies bien caractérisées traitées par notre formule depuis douze ans, toutes les autres conditions étant d'ailleurs égales, l'ont été avec le même succès, quelque différentes qu'aient été, selon quelques praticiens, les constitutions médicales qui ont régné durant cet assez long espace de temps. En voici un exemple assez remarquable relatif à la pneumonie.

On sait, et les académies ainsi que les journaux du temps ont retenti de cette opinion, on sait, dis-je, que pendant la durée de l'épidémie de grippe qui sévit en février et mars 1837, plusieurs praticiens professèrent que, sous l'influence de la *constitution médicale* alors régnante, les saignées échouaient, ne réussissaient pas dans le traitement de la pneumonie. Or, voici les résultats obtenus par nous de ce mode de traitement selon notre formule : 16 péripneumoniques furent traités ainsi, et 2 seulement succombèrent (mortalité 1 sur 8); dans les mois d'avril, mai, juin et juillet de la même année (la grippe avait alors cessé de régner), 30 péripneumoniques furent traités de la même manière, et 4 succombèrent (mortalité 1 sur 7 1/2, c'est-à-dire un peu supérieure à celle qui eut lieu durant la grippe). A part la différence de *constitution médicale*, les cas que nous comparons ici se ressemblaient aussi exactement que possible. Chez les 16 premiers et chez les 30 seconds, la moyenne de la quantité de sang retiré fut de 4 livres 1/2 (2 kilog. 1/4). Je ne dois pas oublier de noter que les six malades qui succombèrent eussent été très probablement sauvés, si le traitement eût été commencé à une époque plus voisine du début.

IV. Je ne pousserai pas plus loin mes réflexions sur les *constitutions médicales*, considérées sous le rapport spécial qui nous intéresse ici; mais avant de terminer, je recommande à l'attention des lecteurs les doctrines de M. Magendie sur cette matière.

« Je n'ai pas grande confiance à l'intervention d'une semblable influence (celle de la constitution médicale dans le traitement des maladies en général, et dans celui des phlegmasies en particulier). Un médicament paraît réussir aujourd'hui, et dans quinze jours il échouera dans les mêmes circonstances ; vous direz alors : c'est la constitution médicale. Exprimez donc votre pensée en d'autres termes afin de vous faire comprendre. Qui a changé ? est-ce le malade, le médicament, l'atmosphère ? ce sont là de ces faux-fuyants auxquels on a recours pour éluder les difficultés et non pour les résoudre. Avec les mots de constitution médicale et mille autres de la même valeur, on a des explications pour tout sans jamais craindre d'être pris au dépourvu (1). »

ARTICLE IX.

PRONOSTIC, MORTALITÉ; INFLUENCE DES DIVERS MODES DE TRAITEMENT SUR CETTE MORTALITÉ ET SUR LA DURÉE DES INFLAMMATIONS.

A. Le pronostic, la mortalité de l'inflammation, sont subordonnés à un très grand nombre de circonstances, telles que les divers degrés d'intensité et d'étendue de cette

(1) *Leçons sur les phénomènes physiques de la vie*, *faites au Collège de France*, t. III.

maladie, l'importance plus ou moins grande, la disposition, la structure, etc., des organes affectés, la constitution plus ou moins forte, l'âge, le sexe des malades, l'espèce de traitement qu'on emploie, etc.

I. Le siége de l'inflammation en particulier mérite une considération des plus sérieuses, quand il s'agit du pronostic. Ainsi telle inflammation qui, ayant son siége dans le larynx, à la base du cerveau, etc., est l'objet d'un pronostic très grave, n'aurait, au contraire, inspiré aucune inquiétude, si elle eût été placée dans des organes dont les fonctions peuvent être lésées ou même complétement empêchées sans qu'il en résulte aucun danger pour la vie du malade.

II. Nous rappellerons ici ce que nous avons déjà annoncé en parlant de la durée des maladies, savoir, que, contradictoirement à ce qui est généralement enseigné dans les écoles et dans les livres, la mortalité dans les phlegmasies est, au plus haut degré, subordonnée au traitement. Depuis plus de douze ans que j'enseigne la clinique, j'ai démontré, par quelques milliers de faits, recueillis avec la plus scrupuleuse et la plus consciencieuse exactitude, que dans les phlegmasies les plus graves et les plus communes, par exemple la pleuro-pneumonie et ces graves phlegmasies intestinales ou gastro-intestinales qu'on désigne aujourd'hui sous le nom de fièvre typhoïde, la mortalité, d'un sur trois au moins, sous l'influence des anciennes méthodes, est à peu près nulle sous l'influence de la méthode que je mets en pratique, quand celle-ci est appliquée à une époque pas trop éloignée du début, chez des individus d'une constitution ordinaire, résultat que nous avons formulé en disant que dans ces maladies *la guérison est alors la règle, et la mort l'exception.*

III. Voici d'ailleurs quelques détails importants sur le chiffre de la diminution de la mortalité des phlegmasies traitées par la nouvelle formule des saignées, et un parallèle intéressant des résultats de cette formule avec ceux des anciennes *pratiques*. Ces détails seront le complément de ce que nous avons déjà annoncé à l'article du *traitement*.

Un rapport décroissant de mortalité dans un hôpital, dit Pinel (1), *n'est-il point une sorte de garantie que donne la médecine de ses principes et de sa dignité, en luttant contre les efforts de la destruction et de la mort?* S'il en est bien ainsi, comme personne ne saurait le contester, nous espérons que les résultats ci-après exposés, obtenus depuis douze ans passés dans notre service, feront quelque impression favorable sur l'esprit de tous les médecins qui prennent au sérieux les progrès de la médecine, et pour lesquels la guérison des malades est la première et la plus douce des récompenses.

Dans le tome troisième de ma *Clinique médicale*, publié en 1837, à l'article : *Loi de mortalité dans les phlegmasies aiguës en général, traitées par la nouvelle formule*, sont consignés les résultats suivants :

« En dernière analyse, sur 827 cas relatifs à l'entéro-mésentérite typhoïde (fièvre typhoïde de plusieurs médecins modernes), à la pleuro-pneumonie, à la pleurésie, à la péricardite, à l'endocardite, à l'arthrite rhumatismale, à la péritonite, à la méningite, à la métrite, à l'angine, à l'érysipèle; sur ces 827 cas, dis-je, 67 ont été mortels, ce qui donne une mortalité d'un peu moins de 1 sur 12.

« Quelque favorable que soit ce résultat, surtout si l'on réfléchit que parmi ces 827 cas, 440 ou plus de la moitié appartenaient à la pleuro-pneumonie et à l'entéro-mésentérite typhoïde, il s'en faut beaucoup qu'il soit tel qu'on a droit de l'attendre du traitement par la nouvelle formule des émissions sanguines appliquée à temps. Il s'agit donc maintenant de défalquer tous les cas mortels dans lesquels cette formule n'a point été employée, ou du moins ne l'a pas été en temps convenable. Cela étant fait, nous ob-

---

(1) *Médecine clinique*. Paris, 1815, art. *Nécrologie*, p. 524.

tiendrons le chiffre réel de la mortalité pour les phlegmasies ainsi traitées par la nouvelle formule, dans les conditions d'âge, de sexe, de tempérament, de lieu, etc., etc., où se trouvaient nos malades.

»Or, sur 45 de nos 67 cas mortels que j'ai pu étudier sous le point de vue qui nous occupe, il s'en trouve 13 où la formule ne fut pas employée, et 19 où elle ne le fut qu'à une époque trop éloignée du début. Restent 22 cas que je n'ai pas sous les yeux et dans lesquels, d'après le calcul des probabilités, on peut en compter au moins 18 appartenant à ceux où la nouvelle formule ne fut pas employée ou le fut trop tard.

»Voilà donc 50 cas à mettre de côté. Il nous reste maintenant 777 cas traités par la formule indiquée, cas parmi lesquels 17 seulement ont été mortels; c'est-à-dire que la mortalité n'a été que de 1 sur 45 à 46 (1 sur 45 $\frac{12}{17}$); c'est-à-dire encore que le nombre des cas de guérison l'emporte tellement sur le nombre des cas de mort, que ceux-ci peuvent être considérés comme des cas exceptionnels (1).

» Par conséquent, enfin, nous sommes en droit d'ériger en *fait général*, en *fait-principe*, ou en LOI *de thérapeutique*, la proposition suivante :

» *Dans les phlegmasies aiguës traitées à temps par la formule des émissions sanguines, bien adaptée aux divers cas, chez des individus de l'âge de 14 à 60 ans et même 70 ans, d'une constitution de force ordinaire,* LA GUÉRISON EST LA RÈGLE ET LA MORT L'EXCEPTION.

» Je dis que cette conclusion, si honorable pour la science en même temps que si consolante pour les malades, est

(1) « Il m'est d'autant plus permis de les considérer comme exceptionnels, qu'en examinant attentivement ces dix-sept cas de mort, je trouve qu'effectivement, dans la plupart d'entre eux, la guérison de la maladie primitive avait été obtenue, et que la mort est survenue par suite d'une rechute ou par le développement *accidentel* d'une nouvelle phlegmasie, qu'il n'a plus été possible de traiter par la nouvelle formule, ni même par les saignées, suivant la méthode ordinaire. «

légitimement déduite des faits ci-dessus analysés ; car ces faits, recueillis avec toute l'exactitude et toute la publicité désirables, sont assez nombreux et ont été observés pendant un espace de temps assez long pour qu'on puisse en généraliser les résultats (1). »

Le temps a pris le soin de justifier de plus en plus cette généralisation. En effet, depuis plus de cinq ans qu'elle a été publiée, sept à huit cents nouveaux cas de phlegmasies aiguës les plus communes, observés et recueillis par nous avec le même soin, la même exactitude que les précédents, ont fourni des résultats tout-à-fait semblables à ceux qui viennent d'être exposés ; et pour que rien ne manque à la solidité de notre démonstration, ajoutons que, dans ce nouvel espace de temps, nous avons vu, soit dans la ville, soit dans les hôpitaux, succomber à des phlegmasies aiguës, non traitées par la nouvelle formule, une foule de per-

(1) « Au reste, je conviens que cette *généralisation* ne serait rien moins que légitime, si elle dérivait de faits qui n'auraient pas été d'abord *bien spécifiés, bien précisés, bien pesés, bien catégorisés*. Alors, en effet, on pourrait objecter que la plupart de nos 777 cas appartenaient, sans doute, à des phlegmasies aiguës d'une espèce peu grave, tandis que sur ce nombre, au contraire, il y en avait les deux tiers environ qui regardent la pleuro-pneumonie et la fièvre typhoïde, double maladie que tous les praticiens placent au rang des plus meurtrières, qui, d'après les statistiques de MM. Louis et Chomel, dans les conditions de traitement qu'ils leur opposent, fait périr le tiers au moins des malades; tandis que c'est précisément, au contraire, aux cas de cette double maladie que nous appliquons la nouvelle *loi* de mortalité formulée tout-à-l'heure ; car s'il s'agit de phlegmasies moins graves en général, telles que l'angine gutturale, l'érysipèle de la face, la pleurésie simple elle-même, l'*exception*, c'est-à-dire la terminaison fatale, devient tellement rare, qu'à peine doit-on en tenir compte. Alors, en effet, on pourrait encore nous objecter que les cas relatifs à la pleuro-pneumonie et à la fièvre typhoïde étaient, du moins pour la plupart, des cas légers, douteux même, ou mal *diagnostiqués*, tandis que le diagnostic a toujours reposé sur leurs signes les plus caractéristiques, vraiment pathognomoniques, et que pour la fièvre typhoïde, par exemple, nous n'avons pas mis en ligne de compte les cas de simple fièvre gastrique ou bilieuse, contrairement au calcul des observateurs qui ont perdu le tiers au moins de leurs malades. »

sonnes, parmi lesquelles on compte, hélas! quelques uns de nos confrères, auxquelles l'application méthodique de cette formule eût sauvé la vie avec une extrême facilité.

C'est une chose bien déplorable, sans doute, que la résistance qu'on oppose aux pratiques nouvelles, puisque cette résistance coûte la vie à tant de milliers d'hommes! Mais qu'y faire? Cette lutte des idées et des méthodes nouvelles contre les anciennes est dans la nature même de l'esprit humain, et rien ne saurait l'empêcher. Heureusement elle n'est pas éternelle. Celle que la nouvelle formule a dû subir depuis déjà plus de douze ans aura son terme aussi, et, comme nous l'avons dit ailleurs, quels que soit les obstacles qu'on oppose à cette formule, *elle vaincra*.

En attendant, il se trouvera, sans doute, encore des praticiens renommés qui viendront déclarer hautement et sans le moindre scrupule qu'il importe bien peu de choisir entre telle ou elle méthode de traitement, attendu que la mortalité reste la même quel que soit la méthode employée. En attendant, nous verrons aussi de prétendus statisticiens faire retentir les sociétés savantes d'élucubrations sur la mortalité générale en France et ailleurs, sans tenir aucune espèce de compte de la donnée fondamentale que nous signalons ici, savoir, les divers traitements employés. Voilà réellement où les médecins et les savants en sont encore aujourd'hui!

B. Mais c'en est assez sur ce point. Occupons-nous maintenant de la diminution de la durée des phlegmasies sous l'influence de notre formule.

C'est pour n'avoir pas employé jusqu'ici dans de *justes mesures*, avec une énergie suffisante, la puissante méthode des émissions sanguines, que les praticiens ne sont point parvenus à diminuer notablement la durée des grandes phlegmasies et à prévenir leur passage à l'état chronique, passage qui pour plusieurs d'entre elles entraîne, au bout d'un temps plus ou moins long, une mort inévitable. Et, si l'on m'accuse d'exagération dans ce que je dis, je me contenterai de renvoyer au Mémoire de M. Louis (1), et à ce passage de l'un des plus grands cliniciens du commencement de ce siècle, de Corvisart, dont voici les paroles expresses, à l'occasion de la péricardite, l'une des phlegmasies qui, simple ou compliquée, cèdent si facilement à notre formule appliquée à temps : « Il est bien rare de voir la péricardite parvenir, *par les efforts de la nature et les secours de l'art réunis*, à une heureuse terminaison... Ou la maladie se termine par la mort, *ou elle se transforme en une de ces altérations que j'ai désignées sous le nom de chroniques-organiques.* » (Il ne faut pas oublier que Corvisart considère comme mortelle toute maladie du cœur de ce dernier genre.) Oui, c'est en procédant avec cette timidité, généralement décorée du faux nom de prudence, que, pour me servir de l'expression de Corvisart, on fabrique de toutes pièces tant de maladies *chroniques-organiques.* Il n'est pas de jour où, depuis douze ans, je n'aie la triste occasion de constater de nouveaux effets de cette déplorable *prudence*, qui conduit lentement et en quelque sorte *chroniquement* au tombeau une bonne partie du genre humain ; tant il est vrai qu'en médecine aussi, sous le rapport qui nous occupe, comme sous celui qui nous occupait tout-à-l'heure, il ne faut pas compter sur le succès des *demi-moyens.*

Douze ans passés d'une médecine *suffisamment* hardie, c'est-à-dire véritablement prudente, nous ont appris le précieux secret de préserver de ce funeste passage à la *chronicité*, la presque totalité des individus affectés d'une phlegmasie aiguë traitée à temps. On trouvera dans les ouvrages cliniques publiés par nous les preuves les plus éclatantes de cette assertion (2).

(1) *Recherches sur les effets des saignées.* Paris, 1835, in-8.

(2) Voy. la *Clinique médicale*, Paris, 1837, 3 vol. in-8 ; *Traité des maladies du cœur.* Paris, 1841, 2 vol. in-8 ; *Traité clinique du rhumatisme articulaire*, Paris, 1840, in-8.

Il résulte clairement de nombreux calculs exposés dans le cours de ces divers ouvrages, et ailleurs, que la durée des phlegmasies aiguës, traitées à temps par la nouvelle formule des émissions sanguines, est de moitié, souvent même des deux tiers, moindre que celle de ces mêmes phlegmasies traitées par la méthode ordinaire ou classique, ou par toute autre méthode actuellement connue; et qu'elle abrège dans la même proportion la durée de la convalescence, au lieu de la prolonger, comme ne craignent pas de l'affirmer ceux qui ne l'ont jamais expérimentée ou vu expérimenter, ou ceux encore qui sont mus par d'autres motifs que l'ignorance (1). Ce résultat si beau, j'oserai le dire, quand on le considère sous le rapport de la puissance de notre art, ne l'est pas moins si l'on veut l'examiner sous le rapport *économique*. Sous ce dernier rapport, il ne saurait, ce me semble, être trop présent à l'esprit de ceux qui président à l'administration de nos hôpitaux. Que si, après avoir soumis nos assertions fondées sur plus de douze années d'une expérience *exacte*, à l'épreuve d'une enquête bien faite, l'administration demeurait, comme nous n'en doutons pas, convaincue de leur vérité, de combien le budget de ses dépenses ne se trouverait-il pas allégé, en supposant que, plus heureuse et plus forte que nous, elle pût parvenir à populariser davantage la nouvelle formule dans les hôpitaux!

III. Il y a loin des résultats ci-dessus exposés à ce qu'on avait écrit sur le peu d'utilité des saignées dans les inflammations aiguës: aussi, peut-on dire que nous avons remis entre les mains de la médecine l'arme toute-puissante qui

(1) C'est ainsi, par exemple, que des individus atteints d'un rhumatisme articulaire aigu intense, affection jusque là reconnue pour l'une des maladies inflammatoires les plus rebelles, sont sortis parfaitement rétablis de notre service au bout de vingt-six jours, terme moyen, c'est-à-dire à une époque où la plupart, traités par l'ancienne méthode, seraient encore alités pour ne sortir qu'au bout de deux, trois, quatre mois et plus, la plupart étant alors atteints d'une maladie organique du cœur.

menaçait de lui échapper, parce que les médecins n'avaient pas encore appris à la manier convenablement.

Comment se fait-il, dira-t-on, que vous obteniez de tels succès, et que, ni les journaux, ni les écoles, ni les académies n'aient pas pris hautement parti en faveur de votre pratique, et ne se soient pas empressés d'en proclamer la supériorité vraiment immense? A cela je n'ai rien à répondre, sinon que j'ai fait tout ce que mon devoir m'ordonnait de faire pour que les journaux, les écoles, les académies, etc., fussent suffisamment édifiés, et que leur silence ne saurait étonner que les hommes peu familiers avec la connaissance de l'esprit et du cœur humains.

Quoi qu'il en soit, il ne sera plus permis désormais aux médecins éclairés et de bonne foi, de gémir sur l'impuissance de la médecine. Grâces aux progrès que nous signalons, on peut affirmer que l'art de guérir n'est pas un vain mot, que le médecin vraiment digne de ce beau nom tient dans ses mains le salut, la vie des malades. Mais, hélas! depuis la conquête même de ce nouveau progrès, combien de fois n'ai-je pas vu des médecins, étrangers, pour ainsi dire, à leur époque, désespérer de malades, qui ont en effet succombé, et dont la guérison était certaine, s'ils eussent été traités conformément aux règles nouvelles de la thérapeutique des phlegmasies!

CHAPITRE II.

DE LA FIÈVRE ET DES FIÈVRES DITES ESSENTIELLES ; DE L'IDENTITÉ DE CES MALADIES, SOIT AVEC LES VÉRITABLES PHLEGMASIES, SIMPLES OU COMPLIQUÉES, SOIT AVEC LES EXCITATIONS OU IRRITATIONS PUREMENT DYNAMIQUES OU NERVEUSES.

Considérations préliminaires et division du sujet.

Nous avons vu que la *fièvre* était la compagne constante, inséparable, de toutes les grandes inflammations, qu'elle les accompagnait, si j'ose ainsi parler, comme l'ombre suit le corps, et qu'elle en constituait le *symptôme général;* de là l'épithète de *symptomatique* ou de *secondaire* sous laquelle on connaît cette fièvre. Il est pour certains pathologistes une autre espèce de fièvre, une fièvre, selon eux, indépendante de toute inflammation locale ou générale, et à laquelle ils ont en conséquence donné l'épithète d'*essentielle* ou de *primitive*, pour la distinguer de celle qu'ils appellent *symptomatique* ou *secondaire*; de là cette fameuse division des fièvres en symptomatiques et en essentielles.

Cette classification pyrétologique est-elle naturelle, légitime? Grave question qui, depuis plus de vingt-cinq ans qu'elle est agitée sous toutes ses faces, n'est pas encore complétement résolue pour quelques médecins. Elle le serait assurément pour tous les bons esprits, si les faits propres à les convaincre leur eussent été présentés par les hommes chargés de l'enseignement, avec cette clarté, cette précision, cette exactitude et cette bonne foi qui sont comme l'âme de toute science en général, et de la médecine en particulier. Malheureusement il n'en a pas été ainsi. Depuis vingt ans que l'auteur de cet ouvrage étudie la grande, l'immense question des fièvres, il n'a rien négligé pour concourir au triomphe de la vérité, et il va continuer ici le cours de ses efforts; trop heureux s'il parvenait enfin à dissiper sans retour les incertitudes qui règnent encore sur un sujet d'une telle importance, et à mettre l'ordre et la lumière là où l'on ne rencontre encore que ténèbres, confusion et chaos! Pour y parvenir, il faut commencer par examiner et discuter les doctrines des principaux auteurs qui ont étudié la matière; et pour le faire avec quelque fruit, il nous faut entrer dans des détails et des développements assez longs.

Tous les pyrétologistes dont le nom fait autorité ont décrit ensemble et dans une seule et même classe les fièvres de différents types, savoir: les fièvres continues, les fièvres intermittentes et les fièvres rémittentes. Les maladies auxquelles on a, jusqu'à ces derniers temps, donné le nom de fièvres essentielles, ont toutes, en effet, un élément commun; savoir, cet état d'excitement de tout l'organisme, dont nous avons déjà dû dire quelques mots à l'occasion de nos généralités sur l'inflammation, et sur lequel nous allons bientôt insister plus spécialement, lequel est caractérisé par l'augmentation de la chaleur, de la force et du nombre des battements du cœur et des artères, etc. (1).

Mais aussi des éléments se rencontrent dans les fièvres *continues* que l'on ne retrouve plus dans les fièvres *intermittentes*. Sous ce rapport, il importe de ne pas faire une seule et même espèce de maladies de ces deux types de fièvres. Comme d'ailleurs le sujet que nous étudions est hérissé de difficultés et d'une extrême complication, nous avons cru devoir consacrer une division séparée à chacun de ces types, et pour plus de clarté nous placerons dans deux catégories distinctes, les fièvres essentielles de Pinel, confondues par lui en une seule, savoir: les fièvres

____

(1) Je sais bien que certains auteurs ont donné le nom de *fièvres* à des maladies dans lesquelles cet état général manquait. Mais c'est là un vice de langage très grave, et nous faisons ici abstraction des maladies ainsi faussement désignées sous le nom de *fièvres*.

d'origine commune, non miasmatique, et les fièvres d'origine miasmatique. Nous n'avons point affecté une troisième division aux fièvres du type rémittent, attendu que celles-ci tenant à la fois et des fièvres continues et des fièvres intermittentes, leur connaissance est pour ainsi dire un simple corollaire de celle des deux autres.

PREMIÈRE DIVISION.

EXPOSITION, EXAMEN ET DISCUSSION DE LA CLASSIFICATION ET DE LA DOCTRINE DES FIÈVRES ESSENTIELLES CONTINUES.

Lorsqu'à la fin du dernier siècle, Pinel fit paraître la première édition de sa *Nosographie philosophique*, la science n'avait pas encore fait assez de progrès sous le rapport de l'anatomie et de la physiologie pathologiques, pour qu'il fût possible de soumettre aux principes d'une saine classification les diverses *fièvres* admises par les auteurs, et se faire une idée un peu exacte de la fièvre considérée en elle-même, soit à l'état aigu, soit à l'état chronique (fièvre *hectique* des pyrétologistes).

Pinel est, d'ailleurs, le premier qui ait nettement formulé, et pour ainsi dire organisé le système des fièvres *essentielles*. Sa doctrine et sa classification ont été généralement adoptées pendant de longues années. Il s'agit de montrer comment par les progrès de l'observation, fécondée par une logique sévère, ce système a été sapé dans ses bases les plus profondes, et remplacé par un autre plus en harmonie avec les faits, plus conforme à la véritable nature des choses. Ici, comme en toute autre réforme, il était plus facile de renverser l'édifice que d'en reconstruire un autre sur de solides fondements. Détruire l'ancien ordre de choses n'est pas assurément à la portée des génies médiocres; mais sur les débris de celui-ci en *organiser* un nouveau, est un plus grand œuvre encore, et le privilége d'un bien petit nombre d'esprits.

Voyons d'abord ce qui regarde la doctrine de la fièvre continue.

PREMIÈRE SECTION.

EXPOSITION RAISONNÉE DE LA DOCTRINE DE PINEL ET DE QUELQUES AUTRES PYRÉTOLOGISTES SUR LA FIÈVRE CONTINUE CONSIDÉRÉE EN ELLE-MÊME, SOIT A L'ÉTAT AIGU, SOIT A L'ÉTAT CHRONIQUE.

ARTICLE PREMIER.

FIÈVRE AIGUË.

§ Ier. Doctrine de Pinel.

« Il faut se garder, dit Pinel, d'attribuer de la réalité à la fièvre en général, de la considérer comme existante par elle-même, de vouloir la définir: c'est un terme purement abstrait, comme ceux d'*arbre,* de *métal,* qui conviennent à plusieurs objets analogues. Et que deviennent alors tant de graves dissertations, tant de recherches frivoles sans cesse vainement renouvelées depuis Galien jusqu'à nous sur le caractère essentiel et la définition de la fièvre (1)! »

Vingt ans plus tard (1818), époque de la sixième et dernière édition de sa *Nosographie,* Pinel, dans ses considérations préliminaires sur les fièvres essentielles ou primitives, disait (p. 14 à 15): « On a publié depuis quelques années à Paris, comme une nouveauté en pyrétologie, la découverte d'une certaine fièvre dite *simple,* qui ne peut être, dit-on, rapportée à aucun des ordres que j'ai indiqués, mais qui peut les former par sa complication avec des *symptômes* inflammatoires, bilieux ou gastriques, muqueux, etc.; et on cite surtout pour exemple les fièvres intermittentes. Mais comme il paraît qu'on se fait illusion, et qu'on donne une existence réelle à ce qui n'est qu'une idée abstraite et générale, *je me dispense de toute critique,* et je me bornerai à faire remarquer que, dans cette nouve-ve le acception de *fièvre simple,* on a voulu désigner un état

____

(1) *Nosog. philosoph.;* introduction, 1re édit. Paris, an VII, pag. xix.

dans lequel il n'existe que les symptômes les plus ordinaires et les plus constants de toutes les maladies fébriles, tels que le froid, la chaleur, la sueur, la fréquence du pouls, sans aucuns caractères bilieux, muqueux, ataxiques, etc... Ce n'est pas ordinairement parmi les fièvres continues, qui ont *presque toujours*, pendant tout leur cours, un caractère bien prononcé, qu'on a cherché des exemples de la *nouvelle fièvre;* mais on a pensé que les fièvres intermittentes offraient plus souvent cette apparence de simplicité. Nul doute, en effet, que ces dernières, *après une longue durée,* ne perdent les signes de leur nature primitive, et ne soient souvent alors constituées par des accès où l'on observe seulement le frisson, la chaleur et la sueur; quelquefois même l'un ou l'autre de ces symptômes vient à manquer : mais doit-on, pour reconnaître la véritable nature des objets, ne les considérer que quand ils sont dégénérés, et qu'il n'en reste en quelque sorte que des vestiges? Le véritable point de la question est de savoir s'il y a de ces fièvres qui, *dès leur origine,* n'ont été ni bilieuses, ni muqueuses, ni d'aucun autre ordre. *Or, toutes les fois qu'un observateur attentif et non prévenu a pu les observer à leur début, il aura reconnu l'un ou l'autre de ces derniers caractères.»*

Dans l'appendice aux fièvres essentielles, l'auteur, insistant sur la supériorité de sa classification des fièvres, revient sur la même question, et la résout, ainsi qu'on va le voir, à peu près de la même manière. Il rappelle que l'objection la plus souvent répétée a été celle de reconnaître une certaine fièvre dite *simple,* et qu'on regarde comme ne pouvant entrer dans son cadre. Les symptômes communs aux divers ordres sur lesquels repose l'existence de cette fièvre *simple* sont les suivants: «Une altération du pouls et de la chaleur, un sentiment de malaise et de faiblesse, un trouble général et plus ou moins marqué des fonctions. »

Selon Pinel, ces divers attributs réunis ne forment nullement une *réalité*, mais une pure *abstraction* qui sert de communication entre les divers ordres de fièvres, séparés ou réunis deux à deux, trois à trois, quel que soit le type de continuité, de rémittence ou d'intermittence.

Rien ne justifie peut-être davantage, dit-il, la distribution générale des fièvres en cinq ordres primitifs (en exceptant la peste, qui est toujours communiquée par contagion), que l'existence isolée de divers états de l'organisme relatifs à cette division, et *qui peuvent très bien exister plus ou moins longtemps sans fièvre, céder peu à peu à certains moyens mis en usage, ou bien précéder de quelques jours une des fièvres des cinq ordres.*

Pinel s'élève contre la recherche de la cause prochaine de la fièvre et des fièvres primitives, recherche qui, selon lui, ne s'accorderait pas avec les principes d'une saine logique. Il veut qu'on *s'interdise d'expliquer leur nature ou de faire voir comment elles dépendent d'une loi plus générale dans leur invasion, leur entier développement, et leurs terminaisons variées.*

Les explications qu'il propose lui-même justifient, il est vrai, ses attaques. Que nous apprend, en effet, de clair et de positif l'extrait suivant de sa *Nosographie* relativement à la fièvre aiguë? « Une *fièvre aiguë* entraîne un si grand trouble dans l'économie animale, elle est accompagnée d'un si grand nombre de lésions des fonctions de la vie, avec des différences si marquées, soit suivant les diverses espèces, soit suivant les périodes de la même espèce, qu'il est très peu vraisemblable qu'on puisse *jamais* déduire cette variété d'effets d'une autre *propriété plus générale de notre organisation.* » (P. 352, t. Ier.)

Mais si le temps présent ne comportait pas les recherches dont il s'agit, il ne fallait pas les interdire à l'avenir. Ces recherches, d'ailleurs, ne devaient point porter sur les *causes prochaines*, mais bien sur le siége ou la *localisation* de la fièvre et des fièvres, et sur l'identité ou la non-identité de ces maladies avec celles qu'on désigne sous le nom de *phleg-masies*. On ne possédait pas encore tous les éléments nécessaires à la solution de ce grand problème. C'était là une tâche que les médecins de cette époque laissaient à leurs successeurs : nous verrons bientôt comment ces derniers s'en sont acquittés.

Au fond, dans la doctrine de Pinel, la fièvre est pour ainsi dire un *être de raison*, une pure et véritable abstraction. Mais c'est une grande erreur que de comparer ainsi le mot *fièvre* aux mots *arbre*, *métal*, qui s'appliquent à des objets, à des corps, tandis que le premier indique seulement un état *donné* de l'économie, une série ou collection de symptômes déterminés. Or, cet état morbide, différent d'autres états morbides, n'est point une abstraction, mais bien une réalité, et comme tel il doit avoir et a réellement un siége, et il tient à un mode spécial de lésion des parties qui en sont le siége. Ainsi, rien n'est donc moins frivole que de chercher à bien *définir* la fièvre et à faire connaître son *caractère essentiel* (1).

Réduit à ne pouvoir comprendre l'existence de la fièvre considérée en tant que maladie spéciale et indépendante, dans son embarras, Pinel va jusqu'à déclarer que les divers états de l'organisme sur lesquels repose sa division des *fièvres* en cinq ordres peuvent très bien exister plus ou moins longtemps sans fièvre, ce qui est vrai; et il ne s'aperçoit pas que donner le nom de *fièvre* à un état de l'organisme qui peut exister sans *fièvre*, c'est assurément violer avec éclat les lois de la saine logique. D'un autre côté, qu'est-ce qu'*une pure abstraction qui sert de communication*

---

(1) À l'époque où Pinel écrivait, on ne savait presque rien de positif sur la classe des affections de tout l'organisme (*totius substantiæ*), et l'on se doutait à peine de l'existence de ces phlegmasies des appareils généraux, que Bichat, dans son *Anatomie générale*, venait d'étudier sous le nom de *systèmes*.

entre les divers ordres de fièvres, séparés ou réunis deux à deux, trois à trois ?

Au reste, Pinel s'est mis en contradiction avec lui-même, dans ses généralités sur les inflammations, où, comme nous l'avons vu précédemment, il donne une existence très réelle et pour ainsi dire un corps à la fièvre, en la *localisant* dans le système sanguin.

§ II. Doctrine de Prost et de Broussais sur le même sujet.

Ces deux successeurs *immédiats* de Pinel n'ont guère fait que marcher sur ses traces. Certains *essentialistes* avaient proposé leur *fièvre simple*, sans en donner une monographie satisfaisante. Les non-essentialistes ou les *localisateurs*, plus que Pinel encore, s'il est possible, ont négligé l'étude de la fièvre en tant que maladie existant par elle-même, et n'en ont dit que quelques mots en traitant des phénomènes réactionnels de l'inflammation. (Voy. plus haut l'article que nous avons consacré à ces phénomènes.)

I. Prost, d'abord, dont les travaux ont si puissamment concouru à l'élucidation de la ténébreuse doctrine des fièvres, et qui mérite d'être mis au premier rang des vrais fondateurs de l'*Ecole organique* (1), Prost s'est beaucoup

(1) Justifions cette assertion par le passage suivant de la *Médecine éclairée par l'observation et l'ouverture des corps*, Paris, 1804 : « Le but de mes recherches, dit Prost, est depuis longtemps la connaissance des altérations organiques dans les maladies; je me suis attaché surtout à *celles qui donnent lieu* aux désordres des fonctions animales et AUX FIÈVRES... J'ai cherché à connaître tous les désordres des organes dans les maladies et les différences qu'on peut observer dans les FLUIDES et les solides pendant leur cours : ce travail demandait une volonté très décidée, un courage inébranlable, et peut-être plus d'amour pour la vie des autres que pour la mienne. » Prost ajoute qu'avant de publier ses observations, il a fait plus de quatre cents ouvertures de corps, dont beaucoup l'ont retenu pendant une journée, et aucune pendant moins de plusieurs heures. C'est ainsi qu'on parvient à faire des découvertes.

On lit en outre dans ce même livre, si longtemps ignoré et si peu connu encore aujourd'hui (pag. XCII) : «Point d'effets sans causes; point de causes

plus occupé des fièvres des divers ordres que de la fièvre considérée en elle-même. Voici ce que nous lisons à ce sujet dans divers passages de son *Introduction : « La fièvre résulte des excitations communiquées à toutes les artères et au cœur, soit directement par le sang ou l'action de ses vaisseaux, soit sympathiquement par l'effet qu'exerce le système nerveux sur le cœur et les divers organes... La fièvre est un trouble de la circulation artérielle, causé par l'excitation directe ou sympathique du système à sang rouge... On nomme fièvre divers degrés plus ou moins durables d'une altération de la circulation artérielle, qu'il est impossible de déterminer avec précision ; l'état fébrile est donc indéterminé, et il est impossible de lui donner des limites exactes, puisqu'il est vrai qu'il ne commence qu'à certain degré d'une altération qu'on ne peut tracer, et que les maladies qui donnent lieu aux fièvres peuvent exister sans fièvre. »*

On voit que Prost éprouve quelque embarras à expri-

qui ne résultent de l'action des matières et de l'exercice des systèmes, appareils et organes ; cet exercice est dû à des moyens provocateurs, et ces moyens existent nécessairement dans les matières qui nous entourent, dans celles qui nous composent et dont nous faisons usage. La nature est moins obscure dans l'accomplissement de nos fonctions et dans leur désordre que nous ne pensons. *C'est notre indolence qu'il faut accuser, quand nous ne pouvons éviter à notre orgueil l'aveu de notre ignorance :* consultons la nature, si nous voulons la connaître, et plutôt que de mettre nos erreurs à la place de la vérité, livrons-nous à sa recherche. »

Il est curieux de placer sous les yeux du lecteur la note que Prost a jointe à ce passage : « Quelquefois, dit-il, je fus approché par des jeunes et élégants docteurs, pendant que j'étais à mes recherches cadavériques ; j'inspirais de la pitié à quelques uns ; d'autres traitaient mon travail avec ironie : *plusieurs, parmi lesquels je vois avec peine des noms vénérés, s'imaginaient qu'on tenterait en vain de connaître* CE QU'ILS N'AVAIENT PAS APPRIS DANS LES LIVRES. »

Je l'affirme hautement ici, et mon affirmation sera complétement démontrée par ce que nous verrons plus loin, malgré ses erreurs et ses défauts, Prost est un génie méconnu de son époque. Il serait digne de la nôtre d'élever un monument à sa mémoire.

mer sa manière de voir sur la fièvre *simple primitive ;* il est entraîné comme malgré lui à ne parler que de la *fièvre symptomatique* ou des *fièvres* caractérisées par une série de symptômes qui se rapportent à la lésion de quelque *organe spécial.*

II. Broussais avait bien senti l'importance d'une bonne définition de la fièvre *primitive.* En effet, en discutant le chapitre dans lequel le docteur Hernandez a pour objet de prouver que la fièvre gastrique ou bilieuse n'est point une *fièvre primitive,* Broussais commence par les réflexions suivantes : « Il serait naturel de demander à l'auteur ce qu'il entend par une *fièvre primitive,* car, sur ce point, il est toujours resté muet. Mais pourquoi lui en faire un crime? N'a-t-on pas proclamé que la *fièvre* est indéfinissable, et qu'il faut se contenter de décrire des *fièvres* ? Il paraît que c'est un substantif dont le pluriel est plus clair que le singulier : respectons ce mystère, et par fièvre *essentielle primitive* entendons, si nous pouvons, un être pathologique dont tout le monde parle aujourd'hui sans le définir, et qui doit se caractériser par ce qu'on en dit. »

Nous allons bientôt montrer que le substantif *fièvre* n'est pas plus clair au pluriel qu'au singulier, et que Pinel n'a pas plus défini les fièvres *primitives* ou *essentielles* que la fièvre *primitive* ou *essentielle.*

III. Mais auparavant qu'il me soit permis de terminer ce paragraphe en rappelant ici qu'en 1826, dans mon *Traité clinique et expérimental sur les fièvres dites essentielles,* j'avançai, d'une manière formelle et explicite, que la fièvre, considérée en elle-même, avait son siége dans l'appareil sanguin, et consistait en une angio-cardite plus ou moins intense (et j'ajoutais que, sous cette dénomination, j'entendais à la fois et l'affection de l'appareil circulatoire sanguin, et celle concomitante du sang lui-même). Je reviendrai plus tard sur cette doctrine.

ARTICLE II.

FIÈVRE CHRONIQUE OU HECTIQUE.

§ Ier. Doctrine de Pinel.

Après avoir dit que la plupart des nosologistes ont regardé la fièvre hectique comme un genre particulier qu'ils
ont rangé immédiatement après les fièvres primitives, Pinel
fait cette réflexion que : « Si la fièvre hectique se rapproche
de ces dernières sous plusieurs rapports, il faut aussi
avouer qu'elle est si souvent symptomatique qu'on ne
saurait tout-à-fait la confondre avec elles. » Puis il en
trace l'histoire générale. Cette histoire est vraiment un
chef-d'œuvre d'abstraction ontologique, et l'être décrit sous
le nom de fièvre hectique est une sorte de monstre imaginaire, composé des éléments les plus hétérogènes. C'est une
maladie sans siége déterminé, et pour ainsi dire un être
sans corps. Je ne puis que renvoyer à la description de
Pinel pour les détails ; j'ajouterai seulement ici que ce pyrétologiste ne se serait point ainsi occupé à décrire la maladie appelée fièvre hectique comme une *fièvre spéciale*,
qu'il ne peut rapporter à aucun de ses ordres des *fièvres
primitives*, s'il avait eu des idées nettes et justes sur la fièvre
considérée en elle-même. Qu'est-ce, en effet, que la fièvre
hectique, sinon la forme chronique de la fièvre ainsi considérée en elle-même? Et comme celle-ci, à l'état aigu, est
l'effet d'une phlegmasie aiguë locale réagissant sur tout
l'ensemble de l'appareil sanguin, ou d'une phlegmasie aiguë
directe de celui-ci ; de même la fièvre hectique ou lente, la
fièvre à l'état chronique, résulte d'une phlegmasie chronique locale réagissant sur l'ensemble de l'appareil sanguin,
ou d'une phlegmasie chronique affectant directement,
primitivement cet appareil.

Voyez, d'ailleurs, la singulière contradiction où tombe
Pinel : il établit que les fièvres *primitives* et les fièvres *sym-*

ptomatiques sont des maladies essentiellement différentes, et il enseigne que la fièvre hectique peut être tantôt primitive ou essentielle, tantôt symptomatique, c'est-à-dire être de deux natures essentiellement différentes et tout-à-fait incompatibles.

§ II. Doctrine de Broussais.

A l'époque où Broussais proclama sa grande réforme pyrétologique, il laissa de côté tout ce qui concerne la fièvre *hectique* ou chronique. Mais il est assez curieux de rapprocher de la doctrine de Pinel sur cette fièvre, celle que Broussais exposa dans sa thèse inaugurale (1).

Le titre seul de la thèse de Broussais fait assez pressentir une opinion plus décidée que celle de Pinel. L'argumentation de cet auteur va nous confirmer dans ce premier aperçu. Partant de ce principe, que parmi les causes dont dépend la fièvre hectique, les unes sont des maladies (tous les vices organiques, la dysenterie, les *fièvres continues* et *intermittentes*, etc.), et les autres n'en sont pas sans l'hectique elle-même (le travail du cabinet, la nostalgie, la fatigue générale, etc.), il raisonne de cette manière : « Il peut résulter de ces dernières causes une fièvre *sui generis, indépendante d'aucune maladie;* comment la désignera-t-on, sinon par le titre de *fièvre essentielle* ? Si cette fièvre, *essentielle* dans ces circonstances, se représente une autre fois avec des maladies et qu'elle en soit inséparable, on l'appellera *symptomatique.* Or, il est *prouvé* que des altérations non-maladies, et des altérations-maladies produisent une fièvre tout-à-fait semblable qui est la fièvre hectique : donc la fièvre hectique est maladie *essentielle* et maladie *symptomatique;* c'est comme si l'on disait : donc la fièvre

____

(1) *Recherches sur la fièvre hectique, considérée comme dépendante d'une lésion d'action des différents systèmes, sans vice organique;* Paris, an XI (1803).

hectique est maladie *essentielle* et n'est pas maladie *essentielle*, et *vice versâ*. Or, cela est absurde; car une maladie *essentielle* dans un cas ne peut dans autre cas ne pas être *essentielle* si elle est toujours la même; elle serait tout au plus une complication.

» Puisque nous ne saurions empêcher qu'elle ne soit essentielle, et que pour le bien de l'art il importe de ne pas la considérer comme un symptôme, *disons que c'est une fièvre essentielle qui, toujours la même, se présente tantôt seule, tantôt compliquée à certaines maladies dont elle marque une période.*

» Puisque la fièvre hectique est *essentielle*, elle doit trouver place dans un cadre nosologique: c'est une fièvre, elle doit donc entrer dans cette classe. *Mais toutes les fièvres dépendent de la lésion d'un système*, et la nôtre est commune à toutes les lésions, elle ne peut donc s'interposer entre elles. Toutes les fièvres peuvent la déterminer; autre raison pour ne pas la placer avant chacune d'elles. Je voudrais donc qu'elle fût décrite la dernière de toutes; il en résulte qu'elle formerait un *ordre* pour son type fébrile, un seul *genre*, jusqu'à ce qu'il soit prouvé qu'il s'en trouve de rémittentes ou d'intermittentes. »

Ainsi le futur destructeur des divers ordres de fièvres essentielles admises par Pinel, propose dans son premier écrit d'en élever un *ordre* de plus. Ainsi Broussais commence par être plus essentialiste que Pinel lui-même, son maître : tant il est évident que notre première éducation médicale, comme toute autre, influe puissamment sur la direction de nos idées, et qu'il n'appartient qu'au plus grand de tous les maîtres, c'est-à-dire à l'observation exacte des faits, à une saine et longue expérience, de nous apprendre la vérité ! tant il est certain que le seul livre infaillible est le grand livre de la nature quand on y sait bien lire !

§ III. Doctrine de l'auteur de cet ouvrage dans son traité de fièvres de 1826.

A la suite de l'exposition des doctrines de Pinel et de Broussais, sur la fièvre hectique, je disais :

« Que la fièvre affecte une marche aiguë ou chronique, sa nature est toujours essentiellement la même; par conséquent la fièvre *hectique* des auteurs ne diffère des fièvres aiguës que nous avons étudiées précédemment, qu'en ce qu'elle parcourt ses périodes avec moins de rapidité. En un mot, la fièvre hectique est aux fièvres aiguës ce qu'est l'inflammation chronique aux inflammations aiguës; cette proposition est d'autant plus exacte que la fièvre elle-même n'est autre chose que le symptôme d'une irritation générale du système vasculaire (1). »

Ce que je pensais alors, je le pense encore aujourd'hui que près de vingt années d'observation de plus m'ont permis d'étudier la fièvre hectique sous toutes les formes qu'elle peut revêtir. La maladie décrite sous cette dénomination n'est, en effet, qu'un état d'excitation ou de phlogose chronique plus ou moins forte, primitive ou con-

(1) Je terminais par les remarques suivantes sur les observations de fièvre hectique, rapportées par moi : « Les observations que je vais rapporter concourront, avec celles rapportées précédemment, à prouver que l'irritation du système vasculaire à laquelle correspond la fièvre, laisse quelquefois après elle des traces sensibles de son existence. Tous les cas que je présenterai sont relatifs à la fièvre hectique consécutive à une phlegmasie chronique et désorganisatrice de l'un ou de plusieurs des systèmes dont se compose l'économie vivante. Je conviens qu'une irritation primitive du système vasculaire général, devenue chronique, pourrait donner lieu à la fièvre lente, mais je ne possède aucune observation complète de cette espèce. »

Depuis cette époque, c'est-à-dire depuis près de vingt ans, je n'ai cessé d'étudier cette matière, et je ne saurais encore rapporter d'exemple de fièvre hectique bien caractérisée, indépendante d'une phlegmasie locale. Mais des faits nouveaux, très nombreux, m'ont appris que le cœur et les gros vaisseaux étaient enflammés dans bien des cas où cela n'avait encore jamais été soupçonné.

sécutive, de l'appareil sanguin, avec *infection* plus ou moins abondante de la masse sanguine, soit par du pus proprement dit, soit par un liquide qui s'en rapproche. De cet état de phlogose et d'infection chroniques dérivent tous les phénomènes qui caractérisent essentiellement la maladie appelée fièvre hectique, tels que la chaleur entremêlée de frissons, les altérations des diverses excrétions, la fétidité générale, l'amaigrissement progressif, etc., etc.

§ IV. Conclusion de la première section.

En résumé, de toutes les discussions qui précèdent, il résulte clairement que, considérée en elle-même, c'est-à-dire abstraction faite de toutes les circonstances particulières qui lui ont fait donner tel ou tel nom spécial, la fièvre continue *essentielle* ou *primitive* des auteurs n'est autre chose qu'un état inflammatoire de l'appareil sanguin; et qu'elle ne diffère de la fièvre continue *symptomatique* ou *secondaire* qu'en ce que les phénomènes d'excitation générale sont alors sous la dépendance directe et immédiate de l'inflammation de l'appareil indiqué, tandis que dans le second cas les mêmes phénomènes ont pour foyer, pour point de départ l'inflammation de quelque organe, de quelques parties plus ou moins circonscrites du corps avec réaction sur le système sanguin.

Comme toute autre phlegmasie, celle qui nous occupe peut être *aiguë* ou *chronique*. Quelle que soit d'ailleurs la forme de cette phlegmasie, la masse sanguine éprouve alors des altérations qui sont aussi inhérentes à son existence que les altérations des vaisseaux et du cœur.

SECONDE SECTION.

EXPOSITION RAISONNÉE DE LA CLASSIFICATION DES FIÈVRES DITES ESSEN-
TIELLES CONTINUES ET DES PRINCIPALES DOCTRINES RELATIVES A CES
MALADIES ; DÉMONSTRATION DE LEUR IDENTITÉ AVEC LES PHLEGMASIES.

A. Fièvres essentielles continues d'origine non miasmatique.

ARTICLE PREMIER.

CLASSIFICATION ET DOCTRINE DE PINEL.

§ Ier. **Classification et doctrine générale.**

Dans la préface de la première édition de sa *Nosographie*, Pinel s'exprime ainsi :

« J'admets six ordres fébriles *primitifs*, et je trace séparément leur histoire, en les considérant, tantôt dans
leur état de *simplicité*, tantôt dans leurs *complications diverses*. Le premier dénote une *affection particulière du système
vasculaire sanguin ;* le deuxième a pour objet une *irritation
spéciale de l'estomac*, *du duodénum ou des parties adjacentes ;*
le troisième indique encore que cette *irritation s'exerce surtout sur les membranes muqueuses du conduit alimentaire ;*
le quatrième ajoute à la considération des *changements
produits sur ce conduit, celle d'une impression de débilité ou
d'atonie dirigée sur l'irritabilité des muscles*. L'objet du cinquième est une *lésion profonde portée sur l'irritabilité et la
sensibilité, et marquée par des symptômes nerveux du plus
funeste présage ;* enfin le sixième ajoute aux traits caractéristiques de ce dernier *des circonstances particulières de
mortalité, et d'une affection simultanée des glandes*. »

Pinel ajoute que « des dénominations particulières de
ces ordres servent à fixer les idées, et à faire proscrire les
termes vagues d'une *médecine humorale* qui leur sont cependant mis en opposition pour éviter les erreurs et les
embarras d'une nouvelle nomenclature. C'est ainsi qu'il
appelle les fièvres du premier ordre, fièvres *angio-téniques*

(fièvres *inflammatoires* de ses prédécesseurs); celles du deuxième ordre, fièvres *méningo-gastriques* (fièvres *bilieuses* de ses prédécesseurs); celles du troisième, fièvres *adéno-méningées* (fièvres *pituiteuses* de ses prédécesseurs); celles du quatrième ordre, fièvres *adynamiques* (fièvres *putrides* de ses prédécesseurs); celles du cinquième, fièvres *ataxiques* (fièvres *malignes* de ses prédécesseurs); enfin, celles du sixième ordre, fièvres *adéno-nerveuses* (peste de ses prédécesseurs) ».

Notons bien que Pinel considère la maladie décrite par Wagler, en 1783, sous le titre de *maladie muqueuse* (*tractatus de morbo mucoso*), comme le type de ses fièvres adéno-méningées, et qu'il signale la complication de cette fièvre avec ses fièvres adynamiques et ataxiques. C'est aussi, dit-il, la fièvre *mésentérique* de Baglivi. Il ajoute que les *anciens eux-mêmes supposaient le siége de la fièvre adéno-méningée dans le ventricule, le mésentère, les intestins.*

Quant à la fièvre bilieuse ou gastrique, Pinel la rapporte formellement à une *affection primitive* (1) du système membraneux des premières voies.

Ainsi, de prime-abord, Pinel renverse en quelque sorte d'une main l'édifice qu'il a élevé de l'autre. Car de quel droit appeler *essentielles* des fièvres que l'on rapporte à telle ou telle affection de certains organes? et de quel droit les séparer des inflammations, quand les affections auxquelles on les rapporte sont considérées comme des phlegmasies? D'un autre côté, par une sorte d'*esprit de vertige*, Pinel, après avoir proposé certaines dénominations propres à mettre sur la voie d'une saine localisation et d'une saine classification de ses fièvres dites essentielles, s'empresse d'ajouter: « Ces dénominations, fondées sans doute sur certaines apparences extérieures, et sur des signes de quelque lésion des fonctions, *ne sont nullement destinées à exprimer la nature in-*

(1) Précédemment, Pinel a dit expressément que cette affection primitive est une *irritation.*

tine des fièvres, objet éternel de vaines discussions et de controverses qu'on doit désormais éviter. » Ne semble-t-il pas que Pinel ait pris plaisir ici à se ravir la gloire d'avoir été l'un des premiers moteurs de la nouvelle doctrine pyrétologique ?

Au reste, dans ses généralités sur la classe des fièvres primitives ou essentielles, Pinel ne donne aucune *définition* de ces maladies. Il se contente de dire qu'*elles* SEMBLENT *affecter à la fois tous les systèmes de l'économie animale, ceux de la digestion, de la circulation, de la respiration, des sécrétions, et enfin les organes des sens, de l'entendement et du mouvement...* ; qu'*elles affectent ces systèmes, chacune à leur manière...* ; qu'*au milieu de toutes leurs dissemblances, les fièvres primitives offrent des analogies frappantes qui en font une classe distincte de toutes les maladies aiguës* (1).

Quelles sont ces analogies, et en quoi distinguent-elles les *fièvres primitives* de toutes les autres maladies aiguës, des phlegmasies en particulier ? voilà ce que Pinel ne dit en aucun endroit de son ouvrage. Or, la chose était d'autant plus importante que déjà, dans un ouvrage de plus de vingt ans antérieur à celui de Pinel, Selle (2) avait renfermé dans une même classe les fièvres essentielles et les phlegmasies. Pinel, qui d'ailleurs donne les plus grands éloges à l'ouvrage du médecin de Berlin, se contente de dire qu'*il résulte une sorte de confusion* de cette classification. Mais il fallait prouver que cette classification était réellement défectueuse, ou l'adopter dans le cas où l'on aurait reconnu qu'elle était conforme aux faits bien observés.

(1) *Nosographie philos.*, Paris, 1818, t. Ier, pag. 3-4.
(2) *Elementa pyretologiæ methodicæ.* Berolini, 1773.

§ II. Doctrine de Pinel sur les fièvres dites inflammatoires ou angio-téniques (1).

Dans ses considérations générales sur ce premier ordre de ses *fièvres essentielles ou primitives*, Pinel entre en matière par une attaque contre Galien et les humoristes en général, et dans tout le cours de ses études pyrétologiques, il se montre malheureusement animé du même esprit. La division que Galien a faite de la *fièvre synoque* (fièvre inflammatoire) en putride et en non-putride, n'était, à son avis, nullement fondée sur des faits clairs et précis, et on lui a donné les interprétations les plus arbitraires. Que cette distinction ait, en effet, donné lieu à de nombreuses dissensions, qu'elle n'ait pas été appuyée sur des observations suffisamment précises et exactes, c'est assurément là une incontestable vérité; mais cette distinction de Galien n'en est pas moins conforme au fond même des choses, et aujourd'ui que l'art d'observer a fait de si grands progrès, elle a été trouvée exacte par les meilleurs observateurs.

Pinel se récrie aussi (p. 19) contre le mot *diathèse inflammatoire*, sorte de cri de guerre que ne cessent de répéter tous les disciples de Boerhaave, et il accuse De Haën d'être *un des médecins qui ont donné le plus d'exemples d'une manière de voir obstinée et exclusive sur les fièvres de cet ordre, puisqu'il pense que les fièvres les plus fréquentes sont ou inflammatoires ou putrides*. On est, en conscience, obligé de déclarer que Pinel ici n'a pas plus raison contre De Haën que contre Galien. Le reproche qu'il adresse à De Haën, ainsi qu'aux autres partisans de la *diathèse inflammatoire*, est, on en conviendra d'ailleurs, un peu déplacé dans un

(1) *Synochus imputris et synochu putris* (Galien); *synocha simplex, et acuta sanguinea* (Hoffmann); *febris continens vel sinocha* (Stahl); *febris inflammatoria* (Stoll, etc.); *synocha* (Sauvages, Cullen, etc.).

Après avoir donné cette synonymie, Pinel ajoute que « les fièvres inflammatoires présentent, dans la plupart des auteurs, une telle confusion, qu'il est impossible d'en tracer exactement la synonymie. » Pinel a parfaitement raison, heureux s'il eût dissipé la confusion qui régnait dans les ouvrages de ses devanciers!

article où il est question de maladies que l'auteur désigne sous le nom de *fièvres angioténiques*, ou de *fièvres inflammatoires*, en disant que *tous les symptômes qui les distinguent annoncent une irritation des vaisseaux sanguins.*

D'ailleurs, dans ses *Considérations sur la nature des fièvres inflammatoires*, cet illustre pyrétologiste laisse beaucoup à désirer sur le sujet dont il s'occupe. Après avoir rappelé que J.-P. Frank (1) dit avoir vu les artères et les veines enflammées et rouges à leur surface interne dans les cadavres d'individus morts de fièvre inflammatoire, il ajoute qu'*il n'est pas démontré si cet effet est constant.* Il demande si ceux qui parlent de *diathèse inflammatoire*, d'*épaississement* et d'*état phlogistique du sang* s'entendent eux-mêmes. L'analyse chimique et l'inspection du sang peuvent-elles répandre quelques lumières sur la fièvre inflammatoire? A cette question, Pinel répond *qu'on n'a pas encore déterminé quels sont les rapports réciproques des différentes parties constituantes du sang dans les fièvres dont il s'agit, et qu'on ne connaît pas non plus les changements divers dont ils sont alors susceptibles.* Il affirme que *rien n'est plus variable et moins asservi à un ordre constant que la formation de la couenne qui recouvre le sang qu'on retire des veines des individus affectés de cette maladie* (fièvre inflammatoire). Il fait remarquer que les expériences tentées en 1794 par Deyeux et Parmentier, *n'ont pas présenté de différences marquées entre le sang retiré des veines dans les maladies inflammatoires, et celui des individus affectés de maladies adynamiques, scorbutiques, etc.* Il termine par le passage suivant : « Si les humoristes ont pu faire jouer leur imagination sur la fièvre inflammatoire avec peu de succès et sans aucun fondement solide, en partant des principes de la chimie, ils n'ont pas été plus heureux en voulant saisir des rapports entre la fièvre inflammatoire en général et les phlegmasies; la cause en est dans l'analogie qu'ils

(1) *Epitome*, lib. 1, Manheim, 1792. — *Traité de médecine pratique*, Paris, 1842, t. 1ᵉʳ, pag. 1 et suiv.

ont pu apercevoir entre la matière qui couvre le sang tiré des veines d'un homme attaqué de cette fièvre, la couche albumineuse qu'on trouve à l'ouverture des corps, sur des organes frappés de phlegmasies, ou même la concrétion formée à la surface interne du larynx et de la trachée-artère dans l'angine dite *croup*. Ces conformités sans doute indiquent, en bonne logique, un point de rapprochement, une sorte d'analogie entre la nature de ces maladies; mais peut-on en conclure, avec l'auteur ingénieux d'un traité moderne sur les fièvres, qu'il y a *une parfaite identité de nature entre la fièvre inflammatoire générale et les inflammations particulières ?* N'est-ce point là outre-passer l'induction immédiate qu'on doit tirer des faits observés? » Puisque Pinel persistait ainsi à faire de la *fièvre inflammatoire* une maladie essentielle et distincte des phlegmasies, comment a-t-il pu lui rapporter la *fièvre traumatique*, c'est-à-dire celle qui survient à la suite des *plaies*, des *opérations chirurgicales*, etc. (t. I, p. 36)? N'est-ce pas là, je le demande, le comble de l'aveuglement?

De ce qui précède, on peut conclure que Pinel n'avait rien moins que démontré l'*essentialité* de sa fièvre angioténique. Il est fâcheux que, raisonnant dans un sens contraire à une dénomination vraiment assez heureuse, il n'ait pas fini par reconnaître que la fièvre de cet ordre n'était autre chose qu'une phlegmasie plus ou moins prononcée de l'appareil sanguin.

§ III. Doctrine de Pinel sur les fièvres dites bilieuses ou méningo-gastriques (1).

Pinel débute par une apostrophe assez véhémente contre les pyrétologistes qui l'ont précédé, et, fidèle à ses habitudes solidistes, il leur reproche particulièrement leurs

(1) Voici la synonymie que Pinel donne de ces fièvres : *fièvres bilieuses* (Hippocrate, Stahl, Selle, Tissot, Stoll, etc.); *synochus bilieux* (Galien); *fièvres gastriques* (Baillou) ; *fièvres méningo-gastriques* (Pinel).

doctrines *humorales* (1). Après avoir dit que ces *fièvres sont les plus fréquentes de toutes celles qu'éprouve l'espèce humaine* (t. I, p. 49), il traite successivement de l'*embarras gastrique*, de l'*embarras intestinal*, du *choléra-morbus* et de la *fièvre gastrique* proprement dite.

Dans ses considérations *terminales sur la nature des fièvres gastriques*, il s'exprime ainsi : « Tout semble indiquer que le siége principal des maladies de cet ordre est dans le conduit alimentaire, surtout dans l'estomac et le duodénum, non moins que dans les organes sécréteurs de la bile et du suc pancréatique, avec augmentation d'irritabilité fébrile dans ces parties. »

Après un tel aveu, comment Pinel a-t-il pu enseigner que les *fièvres bilieuses* sont *essentielles*, et que de telles maladies ne doivent pas être placées dans la classe des phlegmasies? Vraiment, on a peine à le concevoir.

Déjà, en 1805, dans son *Traité de la fièvre jaune*, le célèbre Tommasini avait bien saisi le véritable génie de la maladie appelée *fièvre bilieuse*, et il louait beaucoup Pinel d'avoir attribué cette fièvre à une irritation membraneuse du système gastrique. Voici ses propres expressions : « Pinel è forse il solo tra i moderni, che parli con interesse della febbre biliosa (méningo-gastrique), e che la consideri come causata e sostenuta da una irritazione membranosa del systema gastrico. »

§ IV. Doctrine de Pinel sur les fièvres dites pituiteuses, muqueuses ou adéno-méningées (2).

Dans ses considérations préliminaires, Pinel expose les

(1) Le passage suivant est la preuve de ce qui vient d'être dit: «On peut citer, comme un rare modèle de confusion et de savante obscurité, la doctrine de ces fièvres, puisée dans la foule immense de *traités généraux de médecine*, ou dans les ouvrages de *nosologie*.... Vaine redondance d'expressions *galéniques; objet dégoûtant de bile, de saburre et de saletés gastriques tour à tour mises en jeu*, etc.»

(2) Voici la synonymie indiquée par Pinel : *febris mesenterica* (Baglivi); *febris pituitosa* (Stoll, etc.); *fièvre glutineuse gastrique* (Sarcone);

recherches principales dont ces maladies ont été l'objet, signale, selon sa coutume, les défauts des écrits qu'il mentionne, et fait surtout la guerre aux *doctrines humorales*. Il met, avec juste raison, au premier rang des ouvrages publiés sur les fièvres de cet ordre, celui de Rœderer et Wagler (*Tractatus de morbo mucoso*, Goettingue, 1783), auteurs qui, dit-il, en *ont désigné le siége d'après des recherches anatomiques*.

Dans ses *Considérations sur la nature des fièvres muqueuses*, Pinel revient sur l'ouvrage de Rœderer et Wagler, insiste sur les altérations que ces observateurs ont constatées dans les diverses parties du tube digestif, et conclut qu'on *ne peut guère meconnaître une irritation particulière de la membrane muqueuse qui revêt les premières voies, et qui, par une sorte de correspondance sympathique avec les autres systèmes de l'économie animale, produit cet ordre de fièvres.*

Et cependant, Pinel considère ces fièvres comme *essentielles*, et en fait des maladies *essentiellement* distinctes des irritations ou des phlegmasies ! Qu'il nous suffise donc d'opposer ici Pinel à lui-même.

§ V. Doctrine de Pinel sur les fièvres dites putrides ou adynamiques.

Toujours adversaire décidé des humoristes, Pinel, dans les considérations préliminaires sur *l'ordre de ses fièvres adynamiques*, s'exprime ainsi qu'il suit :

« Doit-on s'étonner si la dénomination de *fièvre putride* a joui d'une si grande vogue en médecine, et si elle a passé de là avec tant de facilité dans le langage ordinaire ? Les apparences les plus frappantes ne semblent-elles point déposer en sa faveur ? 1° l'odeur fétide des déjections, des

morbus mucosus (Rœderer et Wagler), *fievre adéno-méningée* (Pinel), etc.

Le docteur Hernandez a fait de la fièvre muqueuse une espèce de son genre typhus, dont nous parlerons plus loin, et la décrit sous le nom de *typhus lymphatique*, confondant sous cette dénomination les fièvres muqueuses, la peste, la petite-vérole, la scarlatine, etc. Quel chaos !

sueurs et de l'urine que rendent les malades; 2° la prompte décomposition des corps de ceux qui ont succombé à cette fièvre; 3° la couleur verdâtre du sang tiré des veines, qui semble l'assimiler à la viande gâtée : de là la doctrine de la putridité du sang et des humeurs, consignée dans des milliers de volumes depuis Galien jusqu'à nous; doctrine fortifiée par l'appareil imposant des expériences sur les antiseptiques, qu'on doit à des médecins d'un grand nom, et par les discussions subtiles de Huxham sur la dissolution putride de nos fluides. Mais en portant un coup d'œil sévère sur ce mot, un état de décomposition peut-il s'accorder avec les phénomènes de la vie? Et tant que nos parties sont soumises à cette dernière, peuvent-elles obéir à leurs affinités chimiques? D'ailleurs, les travaux modernes des chimistes n'ont-ils point donné des résultats opposés? *Toutes les fausses apparences de cette prétendue putridité ne disparaissent-elles point à l'époque de la convalescence?* Comment connaître d'ailleurs la nature des maladies par leurs principes internes? Et ne sommes-nous point bornés aux caractères extérieurs et sensibles qui servent à les désigner? Or, que nous manifestent aux sens les fièvres de cet ordre? Débilité, langueur, prostration des forces, pouls faible et avec peu d'accélération, stupeur, vertiges et comme état d'ivresse, diminution des fonctions des organes de la vue et de l'ouïe, sorte d'anéantissement des fonctions de l'entendement et rêvasserie légère, bégaiement ou difficulté d'articuler les sons, excrétions involontaires des déjections alvines et de l'urine, etc.; tout n'indique-t-il point d'une manière évidente une atteinte profonde portée sur les *forces vitales,* une diminution notable de la sensibilité organique et de la contractilité musculaire? Dans le scorbut et les fièvres putrides, comme le remarque Milman, la stupeur et le peu de disposition à contracter les muscles, sont les premiers effets de leurs causes occasionnelles. Dans ces deux maladies, on trouve le même état de mollesse et de flaccidité dans les fibres musculaires, la même diminution de cohésion entre leurs parties constituantes ; d'où il arrive que les vaisseaux ne peuvent plus désormais retenir les fluides, qu'ils les laissent extravaser sous la peau ; de là les exanthèmes et la disposition aux hémorrhagies. Ce sont là les considérations qui me portent à adopter le terme de *fièvre adynamique,* comme fondé sur les caractères extérieurs les moins équivoques et les plus multipliés de la maladie désignée dans les écrits de médecine sous le titre de *fièvre putride.* »

C'est par là que Pinel commence l'histoire des fièvres adynamiques, et il la termine dans le même sens. Alors, en effet, à l'occasion de la *prétendue putridité* du sang, il dit que « c'est de là que la garde-malade la plus bornée se trouve tout de suite, ou croit être au niveau de l'homme qui s'est le plus profondément occupé de l'étude de la médecine. » Il accuse Haller pour avoir, en parlant des causes des fièvres putrides, fait concourir, avec les lésions des propriétés vitales, une sorte de dégénération des humeurs (*summa virium et irritabilis naturæ destructio, cum simili suæ causæ in humoribus nostris putredine conjuncta*). Il exalte Milman pour s'être déclaré contre la putridité des humeurs. Il revient cependant (p. 194) aux phénomènes si positifs de cette putridité, et n'en est point ébranlé, disant que *rien n'est plus variable* que le sang tiré des veines d'individus affectés de la *fièvre putride ;* qu'il est quelquefois semblable à celui de l'homme le plus sain ; qu'il se recouvre quelquefois d'une couenne analogue à celle du sang des pleurétiques ; que Deyeux et Parmentier n'y ont aperçu aucune différence notable d'avec le sang d'individus affectés de fièvres inflammatoires, toutes propositions contraires à l'exacte observation des faits.

Dans son *appendice* aux fièvres essentielles, Pinel a soin de dire qu'on observe certains cas où les inflammations abdominales n'offrent que des symptômes locaux très légers, tandis que la fièvre concomitante annonce le plus grand danger, et qu'aussi a-t-on souvent regardé ces fièvres symptomatiques comme des fièvres primitives et essentielles. Il faut convenir, ajoute-t-il, qu'il était peut-être difficile d'éviter cette méprise lorsque l'anatomie pathologique n'avait point encore éclairé sur leur véritable caractère (il ne s'aperçoit pas qu'il a précisément commis lui-même cette méprise); et après avoir rappelé les symptômes et les altérations de la fièvre *entéro-mésentérique* de MM. Petit et Serres, il conclut que c'est « une véritable entérite ou une inflammation violente de la membrane muqueuse des intestins grêles vers leur terminaison; qu'on ne trouve donc aucune raison pour faire d'une pareille maladie un nouvel ordre de fièvres, et que la plupart des médecins, étant convenus maintenant de regarder la fièvre dite *puerpérale* comme une inflammation du péritoine ou de divers organes abdominaux, n'admettront la fièvre *entéro-mésentérique* que comme une inflammation des intestins, loin de la reconnaître pour une maladie *sui generis,* et en renverront la description à l'histoire des phlegmasies, où elle trouvera naturellement sa place. » C'est ainsi que Pinel signe réellement sa propre condamnation. En effet, ses disciples les plus *essentialistes* ont été forcés de convenir que la fièvre typhoïde, à laquelle ils rapportent toutes les fièvres primitives de leur maître, n'est autre que la fièvre *entéro-mésentérique.* Or, d'après Pinel, cette fièvre est *une véritable entérite ou une inflammation violente de la membrane muqueuse des intestins grêles vers leur terminaison.* Donc les fièvres dites *essentielles,* ainsi réduites à la *fièvre typhoïde* ou entéro-mésentérique, *trouvent naturellement leur place à l'histoire des phlegmasies.*

Certes, il est impossible de présenter d'argument plus victorieux en faveur de la non-essentialité des fièvres *essentielles* de Pinel et de ses élèves; et cependant c'est pour avoir proclamé, en 1816, ce dogme réformateur, que l'illustre auteur de l'*Examen des doctrines* fut si vivement combattu par eux, comme lui-même avait autrefois protesté contre les idées de Prost, concernant les rapports des fièvres ataxiques avec l'inflammation de la membrane muqueuse des voies digestives! Tant l'esprit humain est bizarre, et tant il procède quelquefois lentement et laborieusement quand il s'agit de l'enfantement de quelque grande vérité!

§ VI. Doctrine de Pinel sur les fièvres dites malignes ou ataxiques.

On ne saurait prendre au sérieux la doctrine de Pinel sur l'*essentialité* de la fièvre ataxique, quand on lit le passage suivant de l'article qu'il a consacré à cette maladie : « Le principe des fièvres ataxiques continues se trouve, *à n'en pas douter*, dans l'organe cérébral, et elles deviennent funestes par l'épanchement gradué d'un liquide séreux ou séro-sanguin, soit dans les ventricules latéraux du cerveau, soit dans une autre partie quelconque de l'organe encéphalique. »

La *fièvre cérébrale* des auteurs est considérée par Pinel comme une espèce de fièvre ataxique, ce qui démontre encore qu'au fond cette fièvre, de son propre aveu, n'est autre chose qu'une phlegmasie cérébrale avec réaction fébrile plus ou moins intense; phlogose cérébrale, qui, dans la fièvre *gastro-ataxique*, adynamo-ataxique, coïnciderait avec des phlegmasies gastro-intestinales, suivies ou non d'une infection septique du sang.

§ VII. Réflexions définitives sur ce qui précède.

En résumé, si l'on médite attentivement les considérations générales de Pinel à l'occasion de chacun de ses ordres de fièvres, on ne revient pas de son étonnement quand on voit cet auteur persister à soutenir le dogme de l'essentialité des fièvres, vigoureusement attaqué plus tard par Broussais. N'appartenait-il pas à Pinel, au contraire, de revendiquer une partie de la gloire que son adversaire s'est acquise par ses beaux travaux sur la grande question de la localisation des fièvres dites essentielles?

ARTICLE II.

DOCTRINE DE PROST.

Parmi les observateurs qui, avant Broussais, avaient puissamment contribué à faire rentrer les fièvres continues dites essentielles dans la classe des phlegmasies, Prost doit, sans contredit, occuper le premier rang. On ne saurait trop signaler ses recherches sur le rôle que joue l'inflammation de l'appareil digestif en particulier dans le développement des fièvres ataxiques, l'une des formes les plus communes de la fièvre typhoïde des modernes, quand celle-ci n'est pas bien traitée à son début. Nous nous plaisons à extraire de son ouvrage (1) les passages qui se rapportent au sujet que nous discutons.

Avant de s'occuper de chaque ordre de fièvre en particulier, Prost expose les considérations suivantes, bien dignes de fixer l'attention de tout historien de la pyrétologie.

« Les membranes muqueuses des intestins m'ont paru mériter une très grande attention, et j'ai constamment observé celles de tous les organes de la digestion avec une application extrême. *Ce travail est horriblement dégoûtant, mais il donnera un jour des fondements inébranlables à la médecine.*

(1) *Médecine éclairée par l'observation et l'ouverture des corps;* Paris, 1804 ; avec cette épigraphe de Bichat : « On aurait beaucoup fait, je crois, pour la science, si dans toutes ses branches on démontrait ce principe qui repose déjà sur un si grand nombre de faits; savoir, que la nature, avare de moyens, est prodigue de résultats; qu'un petit nombre de causes préside partout à une multitude de faits, et que la plupart de ceux sur lesquels on est incertain tiennent aux mêmes principes que plusieurs autres qui nous paraissent évidents. » (*Traité des memb.*, pag. 183.)

» J'avais fait au moins cent cinquante ouvertures de corps de personnes mortes dans le cours des fièvres ataxiques, sans pouvoir remarquer quelque chose de particulier dans le cerveau, mais toujours j'avais vu des inflammations de la membrane muqueuse des intestins, avec ou sans excoriation... Je reconnus que les inflammations de la surface intérieure des intestins peuvent exister sans aucune douleur, qu'elles produisent le trouble des fonctions animales, et que ce trouble se coordonne à l'intensité de l'inflammation, à l'abondance et à la nature des causes irritantes (mucus intestinal, bile, etc.), au tempérament, au climat, à l'âge et à la saison. »

§ Ier. **Doctrine de Prost sur la fièvre inflammatoire ou angioténique.**

Dans l'introduction, Prost s'exprime ainsi sur la fièvre angioténique : « Cette fièvre résulte du *désordre* du système à sang rouge. Elle consiste dans la fréquence des mouvements du cœur, l'excitation des artères et l'abondance du sang, surtout de ses parties *fibrineuse* et colorante... Les causes prochaines consistent dans l'excitation des artères et du cœur... Les causes directes affectent les gros vaisseaux ou les capillaires; ces dernières sont les plus fréquentes... Cette fièvre est rarement simple, c'est-à-dire qu'elle n'affecte le système à sang rouge isolément que dans son invasion, et lorsqu'elle est légère... Les sympathies qui ont lieu entre les artères et les nerfs des ganglions qui les accompagnent, communiquent bientôt le désordre des premières aux centres des seconds et aux organes de la digestion...

» Lorsque les désordres abdominaux sont légers dans la fièvre angioténique, sa terminaison a ordinairement lieu le deuxième, le quatrième ou le cinquième jour...

» Quelquefois la fièvre présente d'abord les signes de l'angioténique, mais bientôt les muqueux leur succèdent.

» Quelle que soit la cause de la fièvre angioténique, ses symptômes varient en raison de la part que prennent les artères et les nerfs qui les accompagnent aux désordres communs : tantôt le trouble des fonctions pectorales est plus grand, tantôt c'est celui des organes abdominaux qui est le plus fort, etc. »

Si l'on compare ces considérations sur la fièvre angioténique avec celles du même auteur sur la *fièvre en général*, on ne trouve entre elles aucune différence bien essentielle. Dans les unes comme dans les autres, cet auteur a de la peine à concevoir l'idée d'une fièvre *simple* ou angioténique pure. Il en revient toujours à des fièvres avec trouble des organes spéciaux : abdominaux, pectoraux, etc. C'est qu'en effet, à cette époque, les phlegmasies primitives, idiopathiques de l'appareil circulatoire sanguin, n'étaient pas encore suffisamment connues de cet excellent observateur. Prost n'avait donc qu'entrevu la doctrine que nous avons essayé de démontrer plus tard par les observations les plus multipliées, celle qui consiste à considérer comme une véritable phlogose de l'appareil sanguin la fièvre dite angioténique ou inflammatoire continue, laquelle, dans son état de simplicité, se confond avec cette fièvre *simple* dont Pinel n'avait jamais pu concevoir ni admettre l'existence.

§ II. Doctrine de **Prost** sur la fièvre bilieuse ou gastrique (méningo-gastrique).

Parmi les principales lésions que Prost a observées dans les viscères abdominaux à la suite de cette fièvre, les suivantes méritent une attention spéciale :

Le duodénum, le jéjunum et l'iléon sont gorgés de substances bilieuses claires ; leur membrane interne est parsemée de vaisseaux sanguins, qui abondent d'autant plus que les matières bilieuses sont plus colorées et en plus grande quantité... Le foie est rougeâtre, peu consistant ;

la bile plus ou moins abondante, bien fluide, jaune ou verte... La rate est fréquemment d'un rouge violet, plus grosse et plus molle que dans l'état naturel; les reins, les glandes du mésentère sont rougeâtres et peu consistants; quelquefois on trouve des matières bilieuses dans l'estomac, et sa tunique muqueuse offre des sillons ou des espèces de points rouges; son mucus est glaireux, etc...

Voilà pour la fièvre bilieuse simple. Mais Prost ne manque pas de noter que *la fièvre bilieuse se complique aisément avec le délire, l'ataxie, l'adynamie simple ou putride, et que ces diverses affections ne sont que les conséquences d'un même principe et les degrés différents d'une même altération.* Or, dans ces cas, on rencontre les altérations signalées par cet auteur aux articles dans lesquels il s'occupe des fièvres putrides ou *adynamiques*, malignes ou *ataxiques*. Nous en parlerons bientôt. Cela posé sur les lésions propres à la fièvre bilieuse ou méningo-gastrique, Prost s'exprime ainsi sur sa nature :

« Dans la fièvre bilieuse, le système artériel est développé, mais dans un degré inférieur à la phlogose; dès que ce développement s'accroît et que l'inflammation a lieu, alors la *susceptibilité* des nerfs des intestins éprouve un changement plus ou moins grand, et leur action sur le cerveau produit le désordre de ses fonctions à un tel point que la douleur frontale, celle des membres et de l'épigastre, ne sont plus senties; les rêvasseries dans la somnolence et la loquacité sont les premiers signes ataxiques; ils sont symptomatiques de la phlogose intestinale: bientôt la figure s'anime, les yeux sont brillants, la langue devient rouge; elle est souvent sèche à sa pointe : le délire augmente; il a lieu quand les yeux sont ouverts; les bras, les jambes, sont dans l'agitation, et les symptômes ataxiques et adynamiques s'enchaînent... »

Nous voilà naturellement conduit à l'exposition de la doctrine de Prost sur les fièvres adynamique et ataxique.

Toutefois, nous devons d'abord faire connaître les idées de cet observateur sur la fièvre muqueuse, sorte d'intermédiaire entre la fièvre bilieuse ou gastrique et les fièvres putride (adynamique) et maligne (ataxique) de Pinel.

§ III. Doctrine de Prost sur la fièvre muqueuse ou adéno-méningée.

Prost avance, de la manière la plus formelle, que, dans la fièvre *muqueuse* ou *adéno-méningée*, *les organes abdominaux et* SURTOUT LES INTESTINS, *sont le siége des altérations qui donnent lieu à cette fièvre.* Et pour qu'il ne reste aucun doute sur son système de localisation de cette fièvre, il ajoute plus loin : « Je ne saurais trop le répéter, il faut étudier la fièvre muqueuse dans le principe essentiel d'où elle résulte, et *dans son rapprochement avec celles qu'on nomme bilieuse, ataxique et adynamique.* » Or, comme nous l'avons vu déjà pour la fièvre bilieuse, et comme nous allons le voir pour les fièvres ataxique et adynamique consécutives à cette dernière, Prost n'hésite point à rattacher les symptômes qui les caractérisent à une phlegmasie spéciale des organes digestifs.

§ IV. Doctrine de Prost sur la fièvre putride ou adynamique.

Prost émet les assertions suivantes, dont quelques unes ne sont pas marquées au coin d'une observation suffisamment exacte, mais dont les autres sont de véritables traits de génie.

« L'adynamie est due à l'affaiblissement du système artériel de la membrane muqueuse des intestins et à l'éloignement du sang qu'il contient. Elle survient fréquemment dans le cours des symptômes ataxiques, et s'accroît dans la proportion de leur affaiblissement... L'adynamie est absolument l'état opposé à l'ataxie...

» L'adynamie est primitive, lorsqu'elle survient dans l'état naturel ou dans les maladies chroniques, sans développement antérieur du système à sang rouge, ainsi que cela a souvent lieu dans le scorbut et le marasme ; elle est consécutive, lorsqu'elle succède à un développement arté- riel. Si ce développement est faible, comme on l'observe dans quelques fièvres muqueuses et gastriques, alors l'adynamie est simple-consécutive ; au contraire, elle est consécutive-gangréneuse ou putride, lorsqu'elle survient dans l'inflammation ; c'est la terminaison d'une phlogose par gangrène ; cette terminaison est fréquente dans les fièvres ataxiques au deuxième et troisième degré.

» L'adynamie varie donc en raison des divers états aux- quels elle succède ; elle peut avoir lieu sans fièvre, comme elle peut l'accompagner ; mais elle varie suivant ces symp- tômes, et, dans tous les cas, se rapproche de ces disposi- tions essentielles, savoir l'*adynamie simple* et l'*adynamie pu- tride.*

» Lorsque l'adynamie et l'ataxie ont lieu ensemble, elles paraissent lutter tour à tour.

» Lorsque le sang possède encore de l'albumine et de la *fibrine*, le pus des dépôts critiques qui surviennent dans le cours des fièvres, avec symptômes d'ataxie et d'adynamie, acquiert une bonne nature, ou bien lorsque les phlogoses qui surviennent dans la fièvre ataxique et adynamique, au deuxième et troisième degré, ne passent pas rapidement à l'état gangréneux... *La fibrine est d'autant plus molle, plus infiltrée et plus* RARE, *le sang plus noirâtre et plus fluide, que l'adynamie est plus forte et qu'elle est plus chronique.* »

A l'article *Fièvre bilieuse,* Prost, le lecteur s'en souvient, a eu soin de faire observer que cette fièvre se complique aisément avec le délire, l'ataxie, l'adynamie simple ou *pu- tride,* et que ces diverses affections ne sont que les consé- quences d'un même principe, et les degrés différents d'une même altération...

Malgré le vague et l'espèce de confusion dont les idées de Prost sont enveloppées, ici, comme dans tant d'autres occasions, cet observateur se montre infiniment supérieur à ses contemporains. Non seulement il a bien vu, avec Bichat, quel rapport existe entre l'adynamie et la terminaison de certaines phlegmasies par gangrène, par suppuration de mauvaise nature; non seulement il a signalé la fréquente terminaison de la fièvre bilieuse par l'adynamie compliquée d'ataxie (1), mais il a de plus parfaitement su distinguer cette adynamie *putride* et fébrile de l'adynamie simple et non fébrile. Il faut encore lui rendre cette justice, qu'il a noté l'altération du sang qui a lieu dans l'adynamie putride, *fébrile*, et qu'il a deviné en quelque sorte jusqu'à cette *diminution* de la fibrine, sur laquelle de récents travaux ont été publiés.

§ **V.** Doctrine de **Prost** sur la fièvre maligne ou ataxique.

Voici comment Prost s'exprime sur cette fièvre : « Le cerveau peut sans doute éprouver des désordres provenant des phlogoses qui ont lieu dans sa substance ou ses membranes; mais ce n'est point à ces affections que sont dues les fièvres ataxiques; *l'altération organique* qui leur donne lieu consiste dans l'inflammation de la membrane interne des intestins, avec ou sans excoriations... Les inflammations qu'on observe dans les intestins des corps de ceux qui sont morts de ces fièvres, sont toujours proportionnées aux derniers symptômes qui ont eu lieu avant la mort.

» J'ai fait, dit-il, l'ouverture de plus de deux cents cadavres de personnes mortes dans le cours des fièvres ataxiques, et j'ai constamment observé l'inflammation de cette membrane, très vive après des symptômes violents, faible dans les tempéraments délicats, etc., etc. »

Eh bien! cette doctrine si neuve et si hardie passe pour ainsi dire inaperçue, et l'ouvrage dans lequel elle est publiée meurt en quelque sorte en naissant. Il est toutefois un

____

(1) On va voir tout-à-l'heure la liaison que Prost découvrit l'un des premiers entre les phénomènes ataxiques-sympathiques et l'inflammation plus ou moins violente de la membrane muqueuse des voies digestives.

médecin sur l'esprit duquel cette doctrine fait une assez vive impression, et il la combat en ces termes : « J'ai trop souvent rencontré cette membrane (la membrane muqueuse digestive) en bon état, à la suite des typhus les plus malins ; j'en ai vu un trop grand nombre s'améliorer par l'emploi des stimulants les plus énergiques, pour partager l'opinion de ce médecin (Prost) sur la cause de la fièvre ataxique. » Quel est donc le médecin qui se constitue ainsi l'antagoniste de Prost? Chose bizarre! c'est l'auteur de l'*Histoire des phlegmasies chroniques*, c'est précisément le futur *localisateur* des fièvres essentielles, c'est Broussais! Oui, en 1808, quatre ans après la publication de l'ouvrage de Prost, Broussais combat la localisation pyrétologique de cet auteur, et huit ans plus tard (1816), il agite, il révolutionne le monde médical en formulant un système de localisation pyrétologique essentiellement le même au fond que celui de Prost! Qu'on dise après cela que les hommes et les ouvrages n'ont pas leur destin, leur étoile!

Du reste, Prost ne s'en tient pas à de simples et vaines assertions ; il consigne dans son ouvrage un grand nombre d'observations particulières de fièvres ataxique, ataxo-adynamique, gastro-ataxique, etc., dans lesquelles il est fait la mention la plus expresse des ulcérations et autres altérations qui plus tard ont été constatées dans l'intestin grêle par tant d'observateurs appartenant aux écoles médicales les plus différentes. Et comme on ne saurait trop venger un tel auteur de l'injuste oubli dans lequel il est trop longtemps resté, qu'il nous soit permis de donner ici une analyse de ces observations.

§ VI. Observations particulières de Prost à l'appui de ses doctrines.

I. Obs. vi°. Elle a pour titre : *Fièvre gastro-ataxique ou adynamique au premier degré.* Un charron, âgé de vingt ans, était malade depuis une douzaine de jours, lorsqu'il fut admis à l'hospice de la Charité, le 23 prairial an XI. Il y meurt au bout de quatre jours, après avoir offert les symptômes de la fièvre indiquée dans le titre cité tout-à-l'heure. A l'ouverture du cadavre, on trouve dans l'iléon, *en se rapprochant du cœcum, des bourgeons rougeâtres avec ulcération de la membrane muqueuse; le cœcum présentait beaucoup de semblables ulcérations. Les glandes du mésentère, très engorgées, rouges et molles; les vaisseaux sanguins qui y conduisent, et surtout les veines, bien remplis de sang..... La rate avait près de deux fois le volume naturel; elle était d'un rouge un peu brun, peu pulpeuse, parsemée de granulations assez molles, blanchâtres, paraissant semblables aux globules qui, dans les poumons, paraissent se convertir en tubercules.....*

Obs. VIIe. Titre : *Fièvre gastro-ataxique ou adynamique au premier degré.* Le sujet est un boucher de vingt-sept ans; il meurt au bout d'un mois environ, après avoir présenté les symptômes suivants : Fièvre, grande agitation, qui oblige d'attacher le malade; ballonnement du ventre, déjections fétides, fuliginosités de la bouche, etc.

Lésions constatées par l'autopsie cadavérique. « Un demi-setier environ de mucus sanguinolent dans la dernière anse de l'iléon, dont la membrane muqueuse était très molle, comme fongueuse; à trois pouces de la valvule cœcale, *plaques où l'intestin était épaissi,* avec mollesse de la membrane muqueuse, ce qui indiquait des ulcérations qui avaient eu lieu dans ces diverses places; celle qui touchait à la valvule présentait un lacis, comme de la dentelle. » (Voilà les plaques molles ou fongueuses de certains auteurs modernes. Toutefois, la description de Prost n'est pas suffisamment précise. On voit qu'il ne connaissait pas bien les *plaques de Peyer.*) « Les glandes du mésentère, plus volumineuses et plus molles que dans l'état naturel. La rate avait au moins le double du volume naturel; sa couleur était brune, sa consistance peu ferme. »

Obs. XIIe. Titre: *Fièvre gastro-ataxique et adynamique.* Le sujet est un homme de quarante-huit ans, circonstance

digne de remarque, car on sait combien la fièvre dont il
s'agit est rare à un âge pareil. Je laisse parler Prost : « Le
14 frimaire an XII, dit-il, M. Bayle m'annonça qu'il allait
ouvrir le cadavre d'un homme mort pendant le cours d'une
fièvre gastro-ataxique et adynamique ; je l'accompagnai et
m'unis à lui pour des recherches que je prolongeai ensuite,
afin de pouvoir constater des résultats exacts. »

Lésions constatées par l'autopsie cadavérique. « Après la
valvule cœcale, on trouvait plusieurs petites ulcérations ;
la valvule cœcale était recouverte par une ulcération ; le
cœcum était ulcéré là où il est appliqué sur le muscle
iliaque. Les glandes du mésentère un peu tuméfiées, molles
et plus rouges que naturellement. »

Obs. XIVᵉ. Titre : *Fièvre gastro-ataxique et adynamique au
deuxième degré.* Tailleur, âgé de dix-neuf ans, admis à la
Charité, après dix jours de maladie. Il meurt vingt-quatre
jours après son entrée (des escarres s'étaient formées aux
trochanters et au sacrum).

Lésions constatées par l'autopsie cadavérique. « Vers le
milieu de l'iléon, on trouvait des ulcérations dont la couleur était violette, avec épaississement des trois tuniques ;
on reconnaissait une partie de ces ulcérations par des
taches rouges qui se remarquaient sur le péritoine, et qui
ne s'étendaient pas au-delà de l'espace qu'elles comprenaient ; les ulcérations étaient d'autant plus abondantes,
que l'on examinait plus près de la valvule cœcale... *les
glandes mésentériques fort brunes, grosses et molles;* la rate
offrait un volume une fois plus fort que dans l'état naturel ;
elle était ferme, ne formait point la bouillie... »

Obs. XVIIIᵉ. *Fièvre gastro-ataxique au deuxième degré, et
adynamique au premier.* Le sujet est un serrurier, âgé de
vingt-quatre ans, qui mourut au bout de seize jours, après
avoir offert un mélange de phénomènes adynamiques et
ataxiques.

Lésions constatées par l'ouverture cadavérique. « Vers la

fin du jéjunum, ulcérations qu'on reconnaissait sur la tunique péritonéale; la membrane muqueuse de l'iléon phlogosée, dans l'étendue d'environ 4 pouces, dans la dernière portion de cet intestin, où elle offrait diverses places ulcérées, molles, et annonçant une phlogose qui dégénère ou s'éteint, les deux faces de la valvule cœcale un peu excoriées, le mésentère plus injecté que dans l'état naturel; ses glandes plus grosses et plus molles... La rate avait près de deux fois le volume naturel; elle était molle, et se réduisait aisément en bouillie violette et gluante, etc., etc. »

Obs. XXe. *Fièvre gastro-ataxique au deuxième degré, adynamique au premier.* Le sujet est un domestique, âgé de quarante-sept ans. (J'ai déjà noté plus haut que la maladie était bien rare à cet âge ; mais, dans ce cas, rien ne manquait pour la caractériser.) La mort arrive au douzième jour, au milieu de symptômes ataxiques très intenses (délire, agitation violente, quelques accès de convulsions, etc.).

Lésions constatées par l'autopsie cadavérique. « De nombreuses ulcérations s'observaient dans la membrane muqueuse de l'iléon, qui était épaissie et plus rouge dans leur étendue; cette couleur se communiquait au péritoine. Un professeur de l'école, frappé de ces espèces de taches, ouvrit l'intestin et reconnut ces ulcérations : le cadavre me fut bientôt remis, dit Prost, et *cinq heures* employées à continuer les recherches me mirent à même d'obtenir la connaissance de l'ensemble des altérations. Les plus grandes ulcérations avaient plus de 18 lignes de longueur ; près la valvule cœcale, la membrane interne était complétement ulcérée... La rate, une fois plus grosse que dans l'état de santé, était molle, se réduisait aisément en bouillie; les glandes du mésentère volumineuses et molles. — Tous les vaisseaux sanguins des méninges et du cerveau extrêmement gorgés de sang ; la substance de ce viscère ferme... »

Obs. XXIIIe. *Fièvre gastro-ataxique au deuxième degré, adynamique au premier.* Jeune homme de seize ans, malade depuis quinze jours, à son entrée à la Charité ; il meurt douze jours après son admission.

Lésions constatées par l'autopsie cadavérique. « Dans l'iléon, distendu par des gaz, on remarquait plusieurs ulcérations peu vermeilles ; la valvule cœcale, épaissie et excoriée du côté du cœcum... La rate adhérait avec les parties adjacentes, par l'intermède d'une couche albumineuse ; de nombreux vaisseaux sanguins se confondaient entre elle et le diaphragme surtout... »

Obs. XXIVe. *Fièvre gastro-ataxique au deuxième degré, adynamique au premier.* Jeune homme de vingt-deux ans. *Fièvre inflammatoire d'abord ; elle prit bientôt le caractère de gastrique et se compliqua d'ataxie ; l'adynamie s'établit ensuite, le ventre se ballonna, les symptômes fuligineux se manifestèrent,* etc. Mort après un mois de maladie.

Lésions constatées par l'ouverture cadavérique. « L'iléon était dilaté par des gaz ; sa dernière extrémité était remplie d'excoriations d'un rouge plus vif avec épaississement considérable de la membrane interne. La membrane muqueuse du cœcum épaissie, très injectée, garnie d'ulcérations assez vermeilles... Les glandes du mésentère un peu volumineuses et molles ; la rate avait près de deux fois le volume naturel ; sa substance molle et un peu pulpeuse... »

Obs. XLIXe. *Fièvre muqueuse ; ascite.* Jeune homme de seize ans. Il meurt après un mois environ d'une maladie fébrile avec diarrhée, sécheresse et fuliginosité de la langue, vomissements, étourdissements, prostration, etc.

Lésions constatées par l'aut. cadav. « L'iléon renfermait quelques gaz et des matières abondantes d'un jaune pâle, un peu filantes, et unies à une grande quantité de filaments blanchâtres ; dans une de ses anses était un gros ver lombric. On trouva dans cet intestin des ulcérations grisâtres, ressemblant beaucoup à des aphthes ; quelques unes seulement étaient cernées de petits cercles violets : dans toute l'étendue de cet intestin, la membrane muqueuse semblait épaissie, et surtout fort molle... La rate, volumineuse et noirâtre, non pulpeuse, sans être ferme. » (C'est par oubli, sans doute, que dans ce cas Prost n'a rien dit de l'état des ganglions mésentériques.)

Obs. LXIVe. *Fièvre gastro-ataxique et adynamique, au deuxième degré.* Jeune homme de dix-huit ans, admis à la Charité pour une maladie fébrile, datant d'une douzaine de jours, et offrant les symptômes dits gastro-ataxiques et adynamiques. Après un commencement de fausse convalescence, rechute avec diarrhée, et mort sept semaines environ après le début (une large ulcération s'était formée à la région du sacrum).

Lesions constatées par l'aut. cadav. « L'iléon offrait dans toute son étendue des matières liquides, de couleur de lie de vin gâtée : sa membrane interne, molle et luisante, avait des excoriations peu consistantes, de couleur livide ou grisâtre; on voyait sur quelques unes de petits vaisseaux noirs; des caillots de même couleur étaient appliqués sur plusieurs, ou bien ils étaient mêlés aux matières ; ces altérations, d'autant plus nombreuses, qu'on approchait davantage du cœcum; la face iléale de la valvule iléo-cœcale ardoisée, celle de la face cœcale un peu rougeâtre. Matières liquides et plusieurs vers tricurides dans le cœcum. Dans le colon ascendant, légères ulcérations blanchâtres, ressemblant aux aphthes. Le cœur n'avait guère de consistance; le sang, réduit en caillots noirâtres, liquides et *dépourvus de fibrine...* »

Obs. LXIXe. *Fièvre gastro-ataxique et adynamique, au deuxième degré.* Jeune homme de vingt-quatre ans, récemment arrivé à Paris. Frissons, céphalalgie violente, diarrhée... Aggravation de la maladie après un émétique et un purgatif, comme chez plusieurs des sujets précédents ;

symptômes adynamiques et ataxiques avec développement de tumeurs phlegmoneuses et gangréneuses... Mort au bout d'un mois.

Lésions constatées par l'aut. cadav. « L'iléon offrait extérieurement une couleur livide et contenait des matières de couleur chocolat et tellement fétides que Prost sentit plusieurs fois, pendant qu'il ouvrait ce viscère, les forces lui échapper et sa vue se troubler ; la tunique interne de cet intestin, épaissie, infiltrée et noire en plusieurs endroits, répandant une odeur de gangrène, remarquable surtout à son extrémité cœcale ; plusieurs excoriations de diverses grandeurs, livides et ne comprenant que la tunique interne, s'y observaient. Là où les matières étaient moins abondantes et moins brunes, c'est-à-dire dans le commencement de cet intestin, les valvules étaient plus ou moins rougies, quelques unes excoriées. Le cœcum avait extérieurement et intérieurement une couleur noire ; ses parois, très épaisses et molles ; des matières claires, brunes et d'une odeur infecte, difficile à décrire, y étaient renfermées... la valvule de Bauhin, épaissie et d'un brun livide, partageait l'altération de la fin de l'iléon et du cœcum. Le colon, très dilaté, contenait peu de gaz et quelques matières claires et noirâtres d'une odeur exécrable ; sa portion ascendante partageait l'altération du cœcum ; plusieurs excoriations propres à la membrane interne y furent trouvées... Les glandes du mésentère, d'une couleur livide et rougeâtre... La rate avait environ 8 pouces de longueur, 5 de largeur, 2 1/2 d'épaisseur ; sa couleur, d'un violet brun ; sa substance, molle et glutineuse. Le cœur mou ; le sang noirâtre, liquide et abondant... »

Obs. LXXe. *Rhume, catarrhe laryngé et bronchique ; fièvre gastro-ataxique et adynamique au premier degré.* Jeune homme de vingt-deux ans ; après une huitaine de jours de rhume et de mal de gorge, surviennent les symptômes les plus caractéristiques de la fièvre dont le titre ci-dessus indique l'espèce, symptômes auxquels il succomba vers le vingtième ou vingt-et-unième jour (les selles furent liquides et abondantes).

Lésions constatées par l'aut. cadav. « En approchant de la valvule cœcale, on voyait quelques plaques blanchâtres, avec épaississement de la membrane interne, et, dans leur voisinage, des ulcérations minces, plus ou moins étendues, et se rapprochant de la couleur grise ou blanche. La tunique muqueuse du cœcum, généralement épaissie, montrait un grand nombre d'ulcérations grisâtres, plus ou moins profondes; beaucoup comprenaient les deux tuniques internes : dans le milieu de plusieurs, on voyait une espèce de flocon blanchâtre (*comme cela a lieu dans certaines ulcérations des tumeurs indolentes*). Le colon descendant présentait des altérations à peu près semblables à celles du cœcum, mais beaucoup moindres... Les glandes du mésentère molles... La rate très volumineuse, de couleur de gelée de groseille; on déchirait aisément sa substance... »

II. Les observations que je viens de résumer démontrent, de la manière la plus péremptoire, que Prost connaissait parfaitement les *lésions fondamentales* qui, sous le double rapport de l'anatomie et de la physiologie pathologiques, caractérisent essentiellement les fièvres dites gastro-ataxique, gastro-adynamique, adéno-méningée (muqueuse). On peut ajouter à ces observations celles qui portent les n°s 1, 2, 13, 19, 42, 93, 97, 98, 108. Je recommanderai aussi à l'attention des lecteurs les observations 35 et 38. Dans ces deux cas, la diarrhée avait été le phénomène le plus saillant, et ce symptôme avait été inscrit par Prost en première ligne, au titre de la maladie. Eh bien! dans les deux cas, outre les lésions de l'intestin grêle, on trouve de nombreuses ulcérations dans les gros intestins. L'observation 67 se rapproche des deux précédentes.

De ce qui précède, il ne faudrait pas conclure que toutes les observations que Prost a rapportées sous le titre de fièvre *gastro-ataxique*, sont des exemples de phlegmasie ulcérative des plaques de Peyer et des follicules de Brunner, avec accompagnement de phlogose plus ou moins prononcée des ganglions mésentériques, etc. Il en est, au contraire, telles que les observations 17, 26, 44, 45, 46, 47, 51, 52, 54, 60, 61, 62, 65, 68, 71, 86, dans lesquelles ces phlegmasies n'existaient point. Mais alors aussi, les phénomènes ou symptômes abdominaux propres à celles-ci avaient manqué, et ces observations sont tout simplement des exemples, soit de méningite primitive, accompagnée de phénomènes gastriques de peu d'importance et tout-à-fait secondaires, soit de méningite consécutive à une phlegmasie autre que celle des viscères digestifs.

Dans d'autres observations de Prost, du même genre que ces dernières, on ne lit pas au titre les mots *fièvre gastro-ataxique, gastro-adynamique*, mais simplement *fièvre adynamique, symptômes adynamiques, adynamie, adynamie simple ou primitive, état d'adynamie, fièvre ataxique* (obs. 43, 66, 90, 106), *fièvre nerveuse* (obs. 76), lesquelles dénominations n'indiquent pas que le tube digestif ait été pour quelque chose dans la production des phénomènes et accidents observés. Or, dans ces cas aussi, à l'ouverture des cadavres, on ne rencontra point les altérations gastriques et surtout intestinales constatées chez les individus qui avaient présenté les symptômes *abdominaux* caractéristiques de cet élément constitutif des fièvres dites adénoméningée, gastro-adynamique, gastro-ataxique. Au reste, les titres de ces observations, rapportés dans la note ci-dessous, donneront une idée de l'espèce de cas dont elles sont des exemples (1).

(1) Obs. 43. PLÉVRO-PÉRIPNEUMONIE; fièvre ataxique, symptômes adynamiques.

Obs. 47. RHUME, FIÈVRE TIERCE; adynamie simple ou primitive.

Obs. 63. Délire, ÉRYSIPÈLE; adynamie, INFLAMMATION DU PHARYNX.

§ **VII**. **Réflexions générales sur les doctrines de Prost.**

Certes, on ne saurait être plus explicite que Prost sur l'affection de l'intestin grêle et sur la part qu'elle prend dans la production de certaines fièvres dites essentielles, et pourtant, il faut bien l'ajouter, cet observateur n'attaque point *ouvertement* le système pyrétologique alors régnant, ne prononce pas même une seule fois le nom de Pinel et celui de *fièvres essentielles*. Qui aurait cru que, dix ans plus tard, à Paris, sur le théâtre même des recherches de Prost, deux auteurs publieraient un ouvrage sur une maladie dont le caractère anatomique est exactement le même que celui des *fièvres* dont Prost avait traité, sans dire un seul mot des recherches de ce dernier, et se demanderaient si la maladie qu'ils décrivaient n'était pas nouvelle? C'est là ce que firent

Obs. 66. RÉTENTION D'URINE TERMINÉE PAR DÉPÔTS GANGRÉNEUX, PÉRITONITE ; fièvre ataxique, symptômes adynamiques.

Obs. 72. SQUIRRHE ULCÉRÉ DU PYLORE ; symptômes ataxiques, adynamie simple.

Obs. 76. FIÈVRE NERVEUSE, ACCÈS D'ÉPILEPSIE.

Obs. 90. MANIE, AFFECTIONS SCORBUTIQUES, fièvre ataxique.

Obs. 99. ÉPILEPSIE, MANIE, PHTHISIE PULMONAIRE ET ABDOMINALE, état d'adynamie.

Obs. 106. MANIE ; fièvre ataxique.

Dans aucun des cas dont les titres viennent d'être rapportés, il n'existait dans l'intestin grêle ces lésions qui constituent, comme on l'a dit, le *caractère anatomique* de la *fièvre*, ou *affection typhoïde*, de certains pyrétologistes modernes. Les symptômes adynamiques et ataxiques ne *dépendaient* donc pas de la phlegmasie de la membrane folliculeuse de cet intestin ; et il est juste de dire que Prost (en cela, malheureusement, il a eu des imitateurs) n'avait pas suffisamment fixé l'attention sur les cas de ce genre, dans lesquels des phlegmasies septiques autres que celles des intestins déterminaient une fièvre putride, soit simple, soit avec phénomènes cérébro-spinaux (*fièvres adynamiques et ataxo-adynamiques*). Mais on voit que dans ces cas eux-mêmes, il existait, en divers organes autres que les intestins, des affections inflammatoires propres à exciter l'état fébrile sous des formes diverses, et que par conséquent ces cas renversaient, à leur manière, le dogme de l'*essentialité* des FIÈVRES.

cependant MM. Petit et Serres, quand ils mirent au jour, en 1814, leur célèbre *Traité de la fièvre entéro-mésentérique.*

L'ouvrage de Prost était imprimé dès 1804, et depuis cette époque jusqu'à 1818, dans les éditions successives de sa *Nosographie,* Pinel n'en fait pas la plus petite mention, n'en poursuit pas moins l'humorisme de ses sarcasmes, de ses plaisanteries, de sa *philosophique* ironie ; et, en 1821, il se trouve un médecin d'hôpital, qui se constitue le défenseur du dogme de *l'existence de fièvres idiopathiques,* c'est-à-dire de fièvres sans lésion aucune des solides et des liquides ! Pour la complète édification des lecteurs, rapportons textuellement ici l'opinion de cet auteur : « Dans l'état actuel de la science, on doit admettre des fièvres *idiopathiques,* c'est-à-dire des affections caractérisées par une marche aiguë et par un trouble général des fonctions, *indépendantes de toute affection locale primitive, et ne laissant après la mort, dans les organes, aucune altération à laquelle on puisse attribuer les phénomènes qui ont eu lieu pendant la vie* (1). »

Au reste, cette définition ne doit guère nous surprendre de la part d'un auteur qui, à la même page de l'ouvrage cité, s'empresse d'ajouter : « Les fièvres ne sont pas d'ailleurs les seules maladies dans lesquelles l'anatomie pathologique ne nous éclaire point. DANS LE RHUMATISME, dans les névralgies, dans la manie, *elle ne nous apprend rien !...»* L'anatomie pathologique ne nous apprend rien dans ce violent rhumatisme articulaire aigu qui peut entraîner des collections de pus à l'intérieur des articulations, qui coïncide si souvent avec la péricardite, l'endocardite, et qui, mal traité, est suivi de si graves lésions organiques des articulations, et surtout du cœur ! Mais revenons à notre sujet.

Lorsque, en dépit des faits les plus évidents, et pour

____

(1) *Des fièvres et des maladies pestilentielles,* par A.-F. Chomel. Paris, 1821, p. 17.

ainsi dire en dépit de l'autorité même du maître, l'auteur cité proclamait ainsi l'existence des *fièvres essentielles*, il y avait déjà cinq ans passés que Broussais avait publié son *Examen des doctrines*, qui fut réellement le coup de grâce du système *pyrétologique* alors en vigueur. Depuis cette époque mémorable et à jamais glorieuse pour l'école médicale française, il n'est aucun véritable observateur qui n'ait abandonné le dogme de l'*essentialité des fièvres* tel qu'il était encore formulé en 1821 dans le traité des fièvres cité par nous tout-à-l'heure.

Que faisait Prost alors? On l'ignore. Ce qu'il y a de singulier, c'est qu'il resta muet pendant de longues années, et qu'il ne reparut sur la scène médicale qu'en 1832, année où il publia son traité du *Choléra-Morbus*.

On trouve dans la préface de ce dernier ouvrage le passage suivant, que nous recommandons aux méditations du lecteur philosophe :

« Cette production, dit Prost, sort de la plume qui, en 1804, fonda la théorie nouvelle par la publication de la *médecine éclairée par l'ouverture des corps*.

» En 1804, les professeurs de l'école de Paris eux-mêmes n'avaient pas plus de connaissances que d'idées sur l'influence qu'exercent les organes de la digestion, par leur membrane interne, sur tous les phénomènes de la vie. Les choses en étaient à tel point alors, que l'on tournait mes observations en ridicule, et que je fis voir aux professeurs Corvisart et Pinel des inflammations et des altérations de la membrane interne des intestins, dont ils se doutaient si peu, que des cadavres, où je les leur montrai, étaient sortis de leurs mains sans qu'ils eussent ouvert les intestins, lors même que ces cadavres provenaient des salles où ils donnaient leurs leçons de clinique. » (Pag. 31.)

Prost aurait pu ajouter que plusieurs des observations sur lesquelles il fondait sa doctrine avaient été recueillies dans le service de Bayle, *son ami,* service où il avait rencontré Laënnec, et que cependant ces deux célèbres observateurs n'ont pas fait la moindre mention de lui dans leurs ouvrages.

ARTICLE III.

DOCTRINE OU SYSTÈME DE BROUSSAIS.

Tout lecteur attentif ne pourra s'empêcher d'être frappé de la ressemblance qui existe entre la doctrine pyrétologique de Prost et celle que Broussais développa dans le fameux *Examen*, dont la première édition parut en 1816, et dans ses écrits subséquents. A Broussais appartient néanmoins la gloire insigne d'avoir été le véritable réformateur de la doctrine pyrétologique généralement admise sous le règne de la nosographie philosophique. Mais l'équitable et impartiale histoire reconnaîtra que Prost a été le digne précurseur de celui que j'appellerai volontiers le fondateur de la nouvelle pyrétologie.

Le grand principe proclamé par Broussais, c'est qu'il n'existe pas de *fièvres essentielles*, et que *ces maladies rentrent dans la série des inflammations locales*. Dans la préface de l'Examen, il revendique hautement la propriété de cette doctrine que déjà quelques uns songeaient à lui ravir.

« Quelques unes de mes idées, dit-il, sont désormais ré-
» pandues dans un cercle assez étendu pour que déjà plu-
» sieurs médecins, les regardant comme leur propriété,
» viennent quelquefois me les soumettre à moi-même, ou
» les énoncent en public comme des opinions vulgaires.
» Dans quel ouvrage a-t-on consigné que les fièvres essen-
» tielles rentreraient quelque jour dans la série des inflam-
» mations locales? Si quelque auteur l'a dit, il faut que ce
» soit d'une manière fort *implicite*, et qu'on l'ait oublié de-
» puis nombre d'années, puisque ceux de nos contempo-
» rains qui se piquent le plus d'érudition n'en ont jamais
» fait aucune mention. J'ai donc lieu d'être surpris d'avoir
» entendu solennellement déclarer que chacun était d'ac-
» cord sur ce point, et qu'on s'attendait à voir incessam-

» ment la réduction des fièvres primitives généralement
» admises de nos jours. Mais je sais qu'il est des gens fort
» habiles pour trouver dans les anciens les découvertes des
» auteurs les plus modernes. » (*Examen des doctrines*,
pag. II et III.)

§ Ier. Doctrine de Broussais sur les fièvres inflammatoires ou angioténiques.

Après avoir dit que l'on prend souvent pour des *fièvres
inflammatoires* des phlegmasies parenchymateuses internes
sans douleur, Broussais exprime ainsi son opinion sur la
fièvre inflammatoire pure et simple. Il rappelle qu'on a
placé la synoque dans les gros vaisseaux dont la tunique
interne a été trouvée en état de phlogose. Il pense qu'on ne
doit pas considérer cette fièvre comme essentielle, puisqu'elle dépend d'une irritation dont le siége peut être déterminé ; à moins qu'on ne prenne le parti de lui réserver
ce nom à l'exclusion de tout autre mouvement fébrile.
Dans ce cas, poursuit-il, le mot fièvre *essentielle* deviendrait
synonyme d'inflammation des vaisseaux sanguins ; mais
il pense que les vaisseaux sanguins sont beaucoup plus
souvent enflammés dans les capillaires que dans les troncs
et dans les branches, et qu'il pourrait même se faire que
la phlogose ne parvînt aux gros vaisseaux qu'après avoir
fait de grands progrès dans les capillaires. Il conclut que
la fièvre inflammatoire « est un problème qui n'est pas
encore résolu, et il invite les praticiens à renouveler leurs
observations sur les mouvements fébriles dont la cause
immédiate paraît difficile à trouver. » (*Examen des doctrines*,
Paris, 1816, pag. 88-91.)

Ailleurs, il appelle *fièvre simple* la fièvre inflammatoire,
et il établit que son caractère est une *irritation générale des
viscères, siégeant particulièrement dans les membranes muqueuses*, et non dans les tissus cellulaires et séreux, si ce
n'est secondairement, partagée *quelquefois* par les tuniques

des vaisseaux sanguins eux-mêmes, comme l'ont vu Frank et beaucoup d'autres.

Quand l'irritation se concentre et s'exalte dans quelques uns d'entre eux, la fièvre cesse d'être *simple* ou la phlegmasie d'être générale dans les viscères, pour dégénérer en phlegmasie locale.

Si la doctrine de Broussais était vraie, il s'ensuivrait que la fièvre inflammatoire serait à la fois une fièvre gastrique, une fièvre intestinale, une fièvre hépatique, une fièvre péripneumonique, etc. C'est parce qu'il n'avait pas fait de recherches approfondies sur les diverses nuances de phlogose du grand appareil sanguin, que Broussais est tombé dans l'erreur que nous signalons ici, et qui se retrouve souvent dans les autres considérations qu'il a consacrées à la pyrétologie.

§ II. Doctrine de Broussais sur les fièvres gastriques, gastro-adynamiques, ataxiques, bilieuses-graves, entéro-mésentériques, muqueuses, catarrhales (1).

Broussais avance que la plupart des prétendues fièvres vulgairement désignées en France par les noms de *gastriques, gastro-adynamiques, ataxiques, bilieuses-graves, entéro-mésentériques, muqueuses, catarrhales*, qui viennent par l'influence des matériaux de l'hygiène, et sans le concours d'un miasme putride, ce qui les fait nommer sporadiques, ne sont que des phlegmasies de membranes muqueuses, qui ne sont point connues de certains médecins, et sont exaspérées par eux au lieu d'être arrêtées dans leur marche... Les phlegmasies gastriques qui n'ont point été arrêtées dans leur début amènent, dit-il, au bout d'un certain temps, la prostration, la fuliginosité, la fétidité des excrétions, en un mot tout l'appareil qui porte aujourd'hui le nom de *fièvre* ou d'*état adynamique*, de *fièvres bilieuses-graves*, de *fièvre entéro-mésentérique*, de *fièvre pituiteuse* ou

____

(1) Voyez page 100 et suiv. de l'*Examen*. Paris, 1816.

muqueuse. L'état de prostration, de fuliginosité, etc., est aussi le terme commun des autres phlegmasies des grands viscères, telles que la pneumonie, la pleurésie, la péritonite et même l'hépatite; de là les classificateurs modernes ont pris occasion de placer l'être qu'ils ont appelé *fièvre adynamique*, à la dernière extrémité de toutes ces phlegmasies. Les influences de tous les organes, lorsqu'ils sont enflammés, peuvent donner lieu à des symptômes nerveux; alors on ajoute la qualification *d'ataxique* au lieu de celle *d'adynamique*, au mot consacré à chacune de ces phlegmasies, et cela donne des fièvres *gastro-ataxique*, *mucoso-ataxique*, des pneumonies et des péritonites *ataxiques*, et quelquefois *gastro-adynamiques*, *ataxiques*, etc. La phlegmasie cérébrale peut être la maladie principale, mais elle s'accompagne le plus souvent de celle des voies gastriques; de sorte que, dans les cas funestes, les symptômes adynamiques ne manquent point de s'ajouter aux *ataxiques*.

Broussais conclut de tout cela que l'idée d'une *fièvre adynamique* sporadique est chimérique. (*Ouv.cit.*, pag. 164, 165, 166.)

Enfin, dans l'exposition de son plan d'études pathologiques (pag. 454 et 455), discutant encore la question de savoir s'il existe des *fièvres essentielles*, c'est-à-dire (d'après l'interprétation qu'il a donnée à ces mots qui n'en avaient point encore) des irritations générales du système sanguin qui ne soient pas l'effet sympathique d'une augmentation vicieuse de l'action organique dans un système ou un appareil particulier, Broussais s'exprime ainsi :

« Sans doute qu'un jour l'histoire de ces affections sera tellement éclaircie qu'elles se rattacheront aux organes avec les autres irritations; et j'ose prédire que cette époque n'est pas fort éloignée.

» C'est ainsi que la putridité et l'adynamie cesseront de surprendre les observateurs, lorsqu'ils auront bien réfléchi aux conséquences nécessaires d'une phlegmasie muqueuse

des intestins, c'est-à-dire lorsqu'ils se représenteront le
cloaque de l'économie abandonné aux ravages d'une inflammation véhémente (1). »

Terminons par les objections directes de Broussais à la
doctrine pyrétologique de Pinel et de ses disciples, en ce
qui concerne les fièvres *méningo-gastriques, adéno-méningées,
adynamiques* et *ataxiques* (p. 185 et suiv.).

Fièvres gastriques et *muqueuses.* « Pourquoi, puisqu'ils
reconnaissent des fièvres gastriques, n'admettent-ils pas
des fièvres capitales, pulmonaires, cardiaques, hépatiques,
vésicales, hystériques, fémorales, crurales, brachiales,
digitales? Que signifient des fièvres muqueuses, sinon
des fièvres par irritation des membranes de ce nom? Les
irritations qui déterminent ces fièvres ne sont pas, suivant
eux, des phlegmasies, quoiqu'elles soient assez graves
pour produire la fièvre, et qu'après la mort l'aspect des
organes soit le même qu'à la suite des inflammations. Mais
s'il peut se développer dans les voies gastriques des irritations produisant la fièvre, et qui pourtant ne sont pas
des phlegmasies, pourquoi ne pourrait-il pas en exister de
semblables dans les autres organes? Tous les systèmes du
corps humain, sans en excepter les os, sont donc en droit
de réclamer leurs fièvres? et puisque, d'après nos classificateurs, ils sont susceptibles d'un mode d'irritation également capable de produire la fièvre, on ne peut se refuser
à leur accorder à chacun et leur fièvre et leur phlegmasie
particulière. On ne l'a pas fait : *deuxième inconséquence* (2). »

(1) Chose étrange! ici, en observateur ingénieux, Broussais signale
une circonstance bien propre à nous montrer comment, en effet, certaines phlegmasies intestinales, à une période donnée de leur évolution,
engendrent l'adynamie, la *putridité*, et nulle part d'ailleurs il ne tient
compte de ce grand élément, qu'il confond avec l'inflammation elle-même,
dont il est pourtant si différent!

(2) La *première inconséquence* reprochée aux *classificateurs*, c'est d'a-
voir donné pour *essentielle*, sous le nom de fièvre *inflammatoire* ou
angioténique, une fièvre qui, de leur aveu, peut dépendre de toutes les

Fièvres adynamiques. « Toutes les fièvres sont le produit d'une irritation : puisqu'on avait entrepris d'associer l'idée de l'organe irrité au substantif général *fièvres,* dans certains cas, pourquoi n'a-t-on pas suivi la même méthode dans tous les autres? On reconnait des fièvres adynamiques, c'est-à-dire sans force... On n'a point prétendu que la faiblesse seule en fût la cause, et en cela on a été moins hardi que les browniens légitimes ; on n'a donc voulu exprimer par le mot *adynamique* autre chose que l'état de faiblesse. L'excitation qui a déterminé la fièvre a donc été comptée pour rien ; on ne l'a point niée, on s'est tenu dans le vague. Pourquoi donc a-t-on admis cette épithète?... sans doute pour diriger les praticiens vers la meilleure méthode thérapeutique. Ce but est louable ; mais, dans ce cas, pourquoi n'a-t-on pas qualifié toutes les fièvres d'après cette base? Il fallait donc, sans avoir égard aux organes, établir une série de fièvres d'après l'état des forces, depuis les plus dynamiques jusqu'aux plus adynamiques. Il est vrai qu'en agissant ainsi, on n'aurait pas été chef de secte ; enfin, quel que soit le motif, on qualifie certaines fièvres d'après l'état des forces, après en avoir qualifié d'autres d'après l'irritation locale qui les détermine : *troisième inconsequence.* »

Fièvres ataxiques. « D'autres fois l'état fébrile est accompagné de lésions considérables dans les fonctions de relation, et d'irritations plus ou moins irrégulières des différents appareils de la vie intérieure. Ces désordres semblent indiquer l'affection prédominante du système nerveux, on en convient ; et cependant, au lieu de les appeler nerveuses, on les nomme *ataxiques,* c'est-à-dire irrégulières, désordonnées, dénomination qui ne peut se justifier d'aucune manière. En effet, elle n'indique point

irritations locales, ou mieux de *toute cause physique ou morale propre à établir une réaction durable du système vasculaire sanguin.* (Texte de Pinel.)

l'organe qui souffre; elle ne donne point la mesure des forces vitales : que signifie-t-elle donc?..... L'*inconséquence* des classificateurs, que je constate pour la quatrième fois. »

Il n'y avait aucune réponse satisfaisante aux objections de Broussais : aussi la lutte ne fut-elle pas longue, et l'édifice pyrétologique de la *Nosographie philosophique* s'écroula de toutes parts sous les coups redoublés de ce puissant critique. Mais si Broussais renversa complétement le système dont Prost avait déjà sapé les fondements, celui qu'il essaya d'élever sur les ruines de l'ancien n'était pas inattaquable sous tous les rapports, et c'est là ce qui décida l'auteur de cet ouvrage à publier en 1826 son *Traité clinique et expérimental des fièvres dites essentielles.* Cet ouvrage, modifiant les nouvelles idées en même temps qu'il acceptait au fond la nouvelle révolution pyrétologique, ne satisfit aucune des deux écoles qui se disputaient alors la victoire. Mais il n'en était pas moins, j'ose le croire, l'expression du véritable état des choses, comme le démontrera peut-être l'extrait que je vais en offrir dans l'article suivant, complémentaire des précédents.

ARTICLE IV.

EXTRAIT DE LA DOCTRINE EXPOSÉE PAR L'AUTEUR DANS SON TRAITÉ CLINIQUE ET EXPÉRIMENTAL DES FIÈVRES DITES ESSENTIELLES, PUBLIÉ EN 1826.

« Une ère vraiment nouvelle, disais-je, a commencé pour la pyrétologie depuis que, en 1816, M. Broussais a déchiré d'une main hardie les voiles mystérieux encore répandus sur le siége et la nature des *fièvres* dites *essentielles.*

Mais malgré les importantes recherches dont la science pyrétologique s'est enrichie, elle n'a pas encore atteint son dernier degré de perfection. Le moment est venu de s'occuper de l'anatomie pathologique générale, *c'est-à-dire de celle des systèmes généraux* (Bichat), avec le même zèle que l'on a cultivé l'anatomie pathologique des organes dans la structure desquels entrent comme éléments générateurs les systèmes indiqués. Ce n'est qu'en exploitant cette riche et féconde mine de l'anatomie pathologique, que l'on parviendra à nous expliquer tous les mystères de la doctrine pyrétologique. Il ne suffit pas d'avoir fait connaître les altérations *locales* auxquelles sont dus les groupes de symptômes désignés sous les noms de fièvres *bilieuses* ou *méningo-gastriques, muqueuses* ou *adéno-méningées*, etc.; il faut aussi décrire celles qui produisent la fièvre elle-même, considérée indépendamment des phlegmasies locales dont elle peut être la suite (1).

Les phénomènes fébriles ont évidemment leur siége dans le système sanguin : c'est là par conséquent qu'il faut chercher les altérations dont ils dépendent; c'est aussi ce que j'ai fait. Voici d'ailleurs un aperçu des propositions que contient ce traité :

1° La fièvre consiste essentiellement en une irritation

(1) Un peu plus loin, j'écrivais comme complément de ceci : « Puisque la fièvre est un symptôme, et qu'un symptôme suppose nécessairement une lésion d'organe, on ne connaîtra jamais parfaitement la maladie désignée sous le nom de *fièvre* que du moment où la lésion organique qui fait partie de son essence sera connue elle-même. Mais pour parvenir à la connaissance de cette lésion, il est évident qu'il faut emprunter le secours de l'anatomie pathologique, c'est-à-dire qu'il faut étudier les altérations plus ou moins profondes qu'ont subies les organes dont les fonctions sont troublées. Et n'oublions pas que les organes étant composés de solides et de liquides, ce n'est ni l'altération isolée de ceux-ci ni l'altération isolée de ceux-là, qui doit être l'objet de nos recherches ; que nous devons, au contraire, examiner avec une attention égale l'une et l'autre de ces altérations, et, si j'ose le dire, ce double élément de toutes les maladies ; car, de même que les solides et les liquides, dans l'état physiologique ou *normal*, concourent à l'exercice des diverses fonctions, ainsi, dans l'état pathologique ou *anormal*, les uns et les autres jouent un rôle particulier dans la scène des phénomènes morbides, lesquels ne sont en quelque sorte que des fonctions *pathologiques*. » C'est donc avec raison que Bichat a dit : *Une théorie exclusive de solidisme ou d'humorisme est un contre-sens pathologique.* »

idiopathique ou *sympathique* du système sanguin : c'est une angio-cardite plus ou moins intense.

2° La fièvre *inflammatoire* ou *angioténique* des auteurs n'est autre chose que l'irritation pure et simple du système sanguin.

3° Les *phénomènes bilieux ou méningo-gastriques* dépendent d'une irritation des viscères digestifs ; il en est de même des phénomènes *muqueux ou adénoméningés* (1).

4° Les phénomènes *putrides* ou *adynamiques* (2) sont produits par une altération putride du sang ; ils doivent être distingués des phénomènes inflammatoires, avec lesquels ils se compliquent pour former la fièvre *putride* ou *adynamique* et les *typhus*.

5° Les phénomènes *ataxiques* sont l'effet d'une irritation encéphalique ou cérébro-rachidienne.

6° La fièvre appelée *hectique* est une irritation lente et chronique du système sanguin, ordinairement produite par la phlegmasie chronique et purulente de quelqu'un des organes de l'économie. »

Comme l'ouvrage que j'analyse se distinguait surtout des doctrines de Pinel et de Broussais, par la part qu'il accordait à l'affection du sang et des autres humeurs dans la production des phénomènes adynamiques ou ty-phoïdes, et par le mécanisme qu'il assignait à ces phéno-mènes, qu'il nous soit permis d'exposer cette partie du traité des fièvres avec les détails nécessaires.

« Étymologiquement parlant, les mots putride et ady-namique sont loin de représenter la même idée. Le pre-mier paraît préférable au second, en ce qu'il est moins vague, et qu'il ne peut pas, comme celui-ci, s'appliquer à

---

(1) Il va sans dire néanmoins que l'irritation ou l'inflammation n'affecte pas le même siége, le même genre d'organes dans les deux ordres de phé-nomènes indiqués.

(2) *Typhoïdes* de la plupart des auteurs de nos jours.

une foule de maladies dans lesquelles on ne remarque aucun signe de putridité. Quoi qu'il en soit, pour nous conformer au langage actuellement reçu, nous nous servirons de ces expressions comme si elles étaient parfaitement synonymes.

» On a beaucoup disputé pour savoir s'il était possible d'observer sur l'homme vivant des symptômes d'une sorte de décomposition putride; Haller, Tissot, Cullen, Huxham, etc., se prononcent pour l'affirmative; d'autres, avec Milman et la plupart des solidistes, soutiennent la négative. Nous ne pourrons nous former une opinion positive sur le problème qui nous occupe qu'après avoir examiné, discuté les faits déjà recueillis, et avoir consulté de nouveau l'infaillible oracle de l'expérience et de l'observation.

» Avant d'aller plus loin nous ne pouvons nous empêcher de faire observer que sous l'expression de *fièvre putride* se trouvent comprises les idées de deux états morbides essentiellement différents. En effet, quelle identité existe-t-il entre la décomposition putride et la fièvre, double élément dont l'expression de *fièvre putride* emporte l'idée avec elle? Les phénomènes putrides ou la putridité constituent réellement une complication de la *fièvre*.

» D'ailleurs, quelque distinctes que soient entre elles l'inflammation générale ou partielle et la putridité, il est très vrai que la première est souvent la cause occasionnelle de la seconde. On sait, en effet, que l'inflammation se termine quelquefois par la désorganisation et la *gangrène* des parties qu'elle affecte. Or, qu'arrive-t-il alors? les parties désorganisées, privées de la vie, ne tardent pas à devenir le siége d'une véritable décomposition putride. Mais nous trouvons là une nouvelle preuve de la différence essentielle et vraiment énorme qui existe entre l'inflammation et la putréfaction. La première suppose nécessairement la *vie* dans les parties qu'elle occupe, tandis que l'autre y suppose nécessairement la *mort*. Il y a donc pour ainsi dire entre les deux états que nous étudions la même différence qu'entre la vie et la mort. L'inflammation et la putréfaction ne sont donc pas seulement des choses distinctes, mais elles constituent réellement des éléments d'une nature essentiellement différente : l'*inflammation* est un phénomène vital, la *putréfaction*, au contraire, est un phénomène de mort.

» Personne, je crois, ne conteste l'existence de la putréfaction locale, suite de gangrène ou de mort *partielle*. Quant à la *putréfaction* générale, en prenant ce mot dans toute la rigueur de son acception, il est évident qu'elle ne peut se développer pendant la vie, puisque, d'après ce qui précède, son développement supposerait une mort *générale*, et partant la mort réelle ou proprement dite.

» Ainsi donc les phénomènes généraux de putridité dans les fièvres dites putrides seraient une pure chimère, si l'on entendait par cette expression les phénomènes d'une véritable putréfaction universelle des solides et des liquides. Cependant, les phénomènes de putridité générale étant de toute réalité, d'où proviennent-ils? Nous ne voulons répondre à cette question qu'après avoir rapporté les observations et les expériences propres à dissiper, sinon entièrement du moins en partie, les épaisses ténèbres dont elle est encore environnée; et comme les fièvres putrides sont consécutives, tantôt à une inflammation gastro-intestinale, tantôt à une phlegmasie d'organes autres que les viscères digestifs, nous partagerons nos observations en deux séries conformes à cette distinction. »

Après avoir rapporté dix-sept cas de fièvre *putride* ou *adynamique*, coïncidant avec une phlegmasie gastro-intestinale spéciale constatée par l'autopsie cadavérique, je poursuivais ainsi : « Certes, il serait peu philosophique aujourd'hui de conserver le nom de *fièvre essentielle* à la maladie dont il est question dans les observations précédentes. N'est-ce pas au contraire se conformer aux lois de la plus saine philosophie, et céder au vœu de l'induction la plus légitime, que de rallier les symptômes aux nombreuses altérations organiques, en considérant celles-ci comme *causes* et ceux-là comme *effets?* Une méthode si naturelle nous conduit à penser que la phlegmasie gastro-intestinale est la cause première, la *cause-mère* de tous les phénomènes.

» Toutefois, comme cette cause ne saurait rendre raison de tous les effets observés, il est évident qu'il existe des *causes secondaires* dont il faut nécessairement tenir compte. Pour être souvent cachées, ces dernières n'en sont pas moins réelles, et l'observateur doit s'occuper sans cesse de leur recherche, bien convaincu qu'elles ne pourront toujours se dérober à l'œil pénétrant d'une attentive et infatigable exploration. La phlegmasie gastro-intestinale, ai-je dit, ne suffit pas pour expliquer tous les symptômes de la maladie qui fait le sujet des dix-sept observations déjà mentionnées. En effet, cette inflammation *locale* n'explique que les symptômes relatifs aux viscères digestifs. Cette phlegmasie ne produit pas par elle-même, mais par sa diffusion sur l'appareil circulatoire, les symptômes généraux qui constituent la fièvre. Cette *diffusion sympathique* donne lieu à une irritation du système sanguin, qui est précisément aux phénomènes fébriles ce qu'est aux lésions des fonctions digestives l'irritation gastro-intestinale, véritable fièvre locale... Ce serait une singulière idée que de placer dans la membrane muqueuse digestive le siége de la fièvre, de rallier des symptômes, c'est-à-dire des altérations de fonctions, à des organes étrangers à ces fonctions, et de *localiser* la lésion organique lorsque les symptômes sont *généraux.*

» ... Il est vrai que les altérations du système sanguin sont bien moins profondes que celles des viscères digestifs; mais pour être plus légères, elles n'en existent pas moins.

» Nous n'avons jusqu'ici rallié à des lésions d'organes que les symptômes d'irritation locale et générale qui ont lieu dans la maladie appelée *fièvre putride* ou *adynamique*. Il nous reste à rechercher quelles sont les lésions matérielles ou organiques correspondantes aux phénomènes *caractéristiques* de cette fièvre, c'est-à-dire aux phénomènes de putridité. Ces phénomènes, tels que la fétidité de l'haleine, des déjections alvines et urinaires, etc., ne doivent point être confondus avec les symptômes d'irritation proprement dits. Dans la fièvre inflammatoire *pure et simple*, ces derniers existent à un plus haut degré que dans la fièvre dite putride, tandis que les symptômes putrides ne font point partie de son *essence*. C'est donc à une altération particulière des solides ou des liquides, ou à l'altération simultanée des uns et des autres, qu'il faut rapporter les phénomènes de putridité. Cette conclusion est évidente, et il serait fâcheux pour la *physiologie* qu'elle se trouvât contraire à ses principes.

» Dira-t-on que les symptômes de putridité sont l'effet de l'inflammation même de la membrane muqueuse gastro-intestinale? Mais, dans la fièvre bilieuse ou méningo-gastrique pure et simple, il existe aussi une phlegmasie gastro-intestinale; cependant il n'existe pas de symptômes de putridité... D'où vient donc que la gastro-entérite est tantôt accompagnée, et tantôt ne l'est pas des symptômes putrides? Pour résoudre cette question, notre premier soin devrait être de comparer l'état des organes digestifs dans la fièvre bilioso-putride avec celui qu'ils présentent dans la fièvre bilieuse simple. Mais une semblable comparaison n'est pas facile, attendu que la fièvre bilieuse pure et simple ne se termine point par la mort. La fièvre bilieuse ne devient mortelle en effet qu'après avoir revêtu la forme dite putride (adynamique) ou ataxique. Ce que nous savons, c'est qu'il suffit d'une phlegmasie, sans désorganisation, de l'appareil digestif pour produire la fièvre méningo-gastrique ou bilieuse, et qu'une phlegmasie de ce degré, de cette forme simple, ne suffit pas, au contraire, pour déterminer une fièvre *bilioso-putride*. Effectivement, chez tous les sujets qui succombent à celle-ci, on trouve la membrane muqueuse de l'estomac, et surtout celle de l'intestin grêle profondément altérée dans sa structure intime, parsemée de nombreuses ulcérations, épaissie, pustuleuse, ramollie, souvent gangrenée. Sur la foi de nos observations, de celles de Billard, de MM. Andral, Hutin, Van de Keère, confirmatives des observations de MM. Petit et Serres (*Traité de la fièvre entéro-mésentérique*), de celles de Rœderer et de Wagler (*De morbo mucoso*), nous pouvons affirmer que la fièvre bilieuse-putride, bilioso-adynamique, entéro-mésentérique, etc., ne se développe jamais par suite d'une phlegmasie gastro-intestinale, qu'autant que celle-ci s'est terminée par l'ulcération, la suppuration et même la gangrène d'une certaine étendue de la membrane muqueuse digestive et du tissu cellulaire sous-jacent. Nous pouvons ajouter, sans crainte d'être démenti par l'observation, que les dernières circonvolutions de l'iléon et la valvule iléo-cœcale sont de toutes les parties du canal digestif celles où l'on rencontre, sinon exclusivement, du moins le plus constamment, les altérations organiques indiquées (1).

» La forme de gastro-entérite qui coïncide avec l'apparition des phénomènes putrides une fois déterminée, il ne s'agit plus que d'expliquer comment elle les engendre.

» Or, les débris ulcérés, les lambeaux gangréneux de la membrane muqueuse enflammée et désorganisée, la suppuration qu'elle fournit, toutes ces matières réunies aux excréments contenus dans l'intestin, ne sont-elles pas propres à former un véritable foyer d'infection putride? Le

(1) A ces altérations, ajoutez celles des ganglions mésentériques, qui sont constantes, et parfois celles des veines intestinales, que j'ai signalées dans mon ouvrage, et que M. Ribes dit avoir également annoncées dès 1816.

météorisme du ventre, résultat de la distension des intestins par des gaz fétides accidentellement produits dans
leur intérieur, est un des symptômes locaux qui prouvent
qu'en effet ces organes sont le siége d'une funeste décomposition putride... Il importerait maintenant de montrer
comment se développent les phénomènes généraux de putridité dans les cas qui nous occupent. Nous y reviendrons
après avoir présenté notre seconde série d'observations
sur la fièvre putride, savoir, celle contenant les observations dans lesquelles l'état putride est consécutif à une
phlegmasie autre que celle de la membrane muqueuse des
voies digestives, et un certain nombre d'expériences dans
lesquelles on a soumis des animaux à l'action des substances putrides, soit par injection de celles-ci dans les
veines, soit par d'autres procédés. »

Après avoir rapporté les observations annoncées, je disais :

« Si l'on parcourt les auteurs qui ont recueilli des observations d'inflammation très étendue des vaisseaux, on
trouvera que les symptômes de la maladie, à une certaine
période, ont constamment été ceux des fièvres *essentielles*
des pyrétologistes, et particulièrement ceux de la fièvre
dite *putride* ou *adynamique*. Dans ces cas, on ne rencontre
pas seulement une altération plus ou moins profonde des
parois vasculaires, mais aussi des traces plus ou moins
marquées d'une altération du sang lui-même. Cette dernière est l'inévitable résultat de la présence d'une certaine
quantité de pus ou de quelque autre matière septique dans
l'intérieur des vaisseaux. »

A l'appui de cette assertion, je cite deux nouvelles observations de *fièvre putride* recueillies par Dugès, dont la
médecine déplore encore la perte prématurée, laquelle
fièvre putride avait été le résultat de phlébite et de suppuration, avec ou sans gangrène. On trouva, dans le
premier cas, une matière putrilagineuse fétide dans les

veines, et des gaz putrides dans diverses parties du corps (le cadavre fut ouvert trente-six heures après la mort, par une température froide et sèche, au mois de décembre); dans le second cas, une matière purulente, grumeleuse dans les veines utérines et plusieurs autres.

« Il est donc bien certain, ajoutais-je, que les symptômes caractéristiques de la fièvre dite *putride* ou *adynamique* se rencontrent chez les individus affectés d'une inflammation générale du système vasculaire, *avec altération profonde du sang que contient cet appareil.*

» Il ne nous reste plus qu'à revenir sur la *physiologie* des phénomènes *putrides* proprement dits. En nous livrant maintenant à cette recherche, nous ne craignons point qu'on nous accuse de rechercher les causes de phénomènes purement *imaginaires*. En examinant attentivement toutes les circonstances au milieu desquelles se sont trouvés les sujets qui nous ont offert des symptômes de *putridité*, il en surgit une qui nous paraît se rattacher essentiellement au développement de ces symptômes : je veux dire l'existence d'un foyer de *putridité* dans l'économie elle-même, foyer que nous avons constaté tant par les symptômes observés pendant la vie que par les lésions rencontrées après la mort, soit que les phénomènes putrides aient été consécutifs à une inflammation gastro-intestinale (météorisme, selles fétides, etc., pendant la vie; ulcérations, désorganisation, gangrène, etc., après la mort), soit que ces mêmes phénomènes aient été la suite de phlegmasies de parties autres que l'appareil intestinal (abcès, suppurations, désorganisations gangréneuses, etc., dans les membres ou ailleurs).

» Mais il se présente une difficulté que nous allons franchement aborder. Il s'agit de savoir comment, dans le cas d'un foyer putride local, il se manifeste des phénomènes d'une putridité générale. Cette circonstance ne peut s'expliquer, il nous semble, qu'en admettant que, à la faveur des organes absorbants, une certaine quantité des matières putrides contenues dans ce foyer *pénètre dans le sang, l'infecte et lui communique pour ainsi dire le mouvement fermentatif auquel la partie primitivement malade est elle-même en proie.* Suivant cette *hypothèse,* qui ne répugne pas à la plus saine physiologie, *la putridité, au moyen de l'espèce de levain qui circule dans le sang, se généralise en quelque sorte,* comme l'irritation inflammatoire se généralise de son côté par l'intermède du système vasculaire et du système nerveux ganglionnaire.

» Si l'*hypothèse* que nous venons d'émettre est juste, on pourrait produire, en quelque sorte de toutes pièces, les phénomènes putrides, en injectant dans les veines des animaux des matières septiques ou putréfiées. Or, les expériences de MM. Gaspard, Dupuy et Magendie ont démontré que les choses se passent effectivement comme la théorie et le raisonnement l'avaient pour ainsi dire *prédit.* »

Après avoir rapporté avec détail six nouvelles expériences faites par moi-même, et en variant les méthodes employées par M. Gaspard, je conclus que les *phénomènes* observés par moi, soit pendant la vie, soit après la mort, chez nos animaux, s'accordent exactement avec les résultats obtenus par M. Gaspard (1).

« De tous ces résultats, le plus important pour nous,

(1) Voici ces résultats : « 1° Les substances putrides injectées dans les veines infectent la masse générale du sang ; 2° les maladies qui résultent de cette expérience ont la plus grande ressemblance avec les fièvres dites putrides, soit sporadiques, soit épidémiques ; 3° les causes et les symptômes de ces sortes de maladies artificielles se rattachent entièrement à la putréfaction, ainsi que les fièvres dites putrides, telles que le typhus, la fièvre jaune, etc. ; 4° les symptômes généraux et locaux qui prouvent l'existence de la putréfaction sont : l'odeur de l'haleine, de l'urine, de la sueur, des déjections alvines ; le météorisme du ventre, le dégagement de gaz dans les intestins, dans le tissu cellulaire, et même dans le sang ; les gangrènes partielles, les anthrax, le ramollissement des chairs, la corruption très prompte des cadavres ; 5° dans toutes ces maladies, le sang

c'est que l'introduction d'une certaine quantité de matières putrides dans le torrent sanguin détermine des phénomènes essentiellement semblables à ceux que présentent les fièvres dites putrides ou adynamiques. Par conséquent les phénomènes caractéristiques de ces dernières maladies dépendent réellement, ainsi que leur nom l'indique, de l'action de certains agents putrides sur l'économie, et sur la masse sanguine principalement. Mais de ce qu'il existe des phénomènes d'altération, de *décomposition du sang dans les maladies décrites sous le nom de fièvres putrides*, on aurait tort d'en conclure qu'il n'existe rien de plus dans ces maladies, et que l'inflammation n'y joue aucun rôle. *Nous avons*, au contraire, *démontré* que les fièvres dites putrides ou adynamiques se composent essentiellement de deux ordres de phénomènes, les uns appartenant à l'irritation, les autres dépendant d'*infection putride du sang*. C'est ainsi, par exemple, que les symptômes des inflammations, putrides ou gangréneuses extérieures sont le produit composé d'une inflammation compliquée d'une putréfaction produite, soit par la cause morbifique elle-même, soit par l'*intensité* de l'inflammation de la partie affectée (l'inflammation se termine alors par gangrène). D'un côté, l'inflammation, en désorganisant nos parties, prépare en quelque sorte le développement des phénomènes putrides ; et, d'un autre côté, les produits de la putréfaction, d'*effet* qu'ils

joue le principal rôle, et se trouve le siége essentiel du mal ; dans toutes, surtout à la fin, il est évidemment altéré, très noir, comme visqueux, en grande partie privé de sa plasticité et de sa *fibrine*, en sorte qu'il sort de l'économie par une sorte de transsudation vasculaire, d'où résultent des hémorrhagies dites passives, des pétéchies, des ecchymoses ; 6° les substances putrides injectées dans les veines, en même temps qu'elles altèrent le sang, déterminent des phlegmasies graves, et particulièrement l'inflammation de la membrane muqueuse gastro-intestinale (cette dernière partie de l'assertion de M. Gaspard a besoin de preuves nouvelles) ; 7° en petite quantité, ces substances n'entrainent pas la mort, pourvu qu'elles soient expulsées de la masse sanguine au moyen de quelque excrétion critique, surtout de l'urine ou des matières fécales. »

sont devenant *cause*, déterminent souvent au sein de l'organisme où ils ont été introduits des phlegmasies plus ou moins violentes, en même temps qu'ils y déposent le *germe* d'une funeste décomposition; tel est du moins le résultat qui découle de nos expériences et de nos observations (1). »

Depuis plus de vingt ans, les longues et incessantes recherches que j'ai continuées sur le même sujet ont confirmé pleinement les doctrines fondamentales de cet ouvrage. Mais ces vingt années d'observations et d'expériences nouvelles m'ont permis de préciser, de développer ce qui était relatif aux altérations des organes et

(1) Dans la description générale des fièvres dites putrides ou adynamiques, je formulais ainsi qu'il suit le résumé de mes recherches anatomico-pathologiques sur le sang des sujets frappés de ces maladies : « Constamment il nous a paru plus noir et plus liquide que dans son état normal, comme si la fibrine eût éprouvé une sorte de dissolution. D'ailleurs, cette altération du sang est susceptible de plusieurs degrés depuis celui où son coagulum est simplement mollasse et sans consistance, jusqu'à celui dans lequel le sang a perdu toute sa plasticité, et ne forme plus qu'une masse noirâtre et liquide où l'on ne distingue aucune trace de coagulum. Recueilli dans une soucoupe, le sang offre un aspect brillant, luisant, et il est parsemé de paillettes *micacées*. Dans quelques cas, on le trouve mêlé à une quantité plus ou moins grande de matière purulente ou de véritable pus; d'autres fois, il est si profondément altéré, et, si j'ose le dire, tellement *désorganisé*, qu'il ressemble à une substance putrilagineuse, et il n'est pas rare alors de rencontrer une quantité plus ou moins considérable de gaz dans le canal circulatoire, preuve manifeste de la décomposition du sang.

«Il est difficile de décrire avec exactitude et précision les diverses altérations que présente le sang des sujets morts de fièvres putrides; mais ces altérations n'en sont pas moins réelles, et elles doivent être prises en considération sérieuse par tous ceux qui, *dégagés de tout esprit de système et animés du seul amour de la vérité*, voudront donner une explication satisfaisante des phénomènes divers qui accompagnent les maladies dites *fièvres putrides*.

» Puissent de nouvelles recherches, *faites avec des moyens d'exploration plus parfaits que ceux jusqu'ici généralement employés*, nous découvrir enfin les altérations les plus cachées du sang et élever cette importante branche de l'anatomie pathologique à la hauteur des autres !»

des liquides (du sang particulièrement), de formuler la thérapeutique applicable à ces maladies, de telle manière que, si elles sont attaquées à leur début, elles se terminent à peu près constamment par une prompte guérison.

ARTICLE V.

QUELQUES MOTS DES DOCTRINES ACTUELLEMENT RÉGNANTES A L'ÉCOLE DE PARIS SUR LA QUESTION DES FIÈVRES CONTINUES DITES ESSENTIELLES D'ORIGINE NON MIASMATIQUE, ET CONCLUSIONS GÉNÉRALES DE L'AUTEUR.

I. Une sorte d'anarchie règne, dit-on, aujourd'hui au sein de l'école de Paris sur le problème des fièvres dont il s'agit comme sur beaucoup d'autres questions. Cependant on peut réduire à trois principales les doctrines pyrétologiques qui s'y trouvent actuellement enseignées. Quelque différentes qu'elles soient entre elles sous certains rapports, elles portent toutes une empreinte commune, celle de la grande réforme de 1816. En effet, il n'est aucun des médecins placés à la tête de l'enseignement clinique, pas même l'auteur du *Traité des fièvres et des maladies pestilentielles de* 1821, qui considère aujourd'hui les fièvres essentielles comme des maladies dans lesquelles il n'existe aucune altération des solides et des liquides. Une doctrine pareille (si l'on peut, en cette occasion, prononcer le nom de doctrine) paraîtrait à tout le monde un véritable *contre-sens pathologique*. On n'entend même plus prononcer le nom de *fièvres essentielles* à l'école de Paris. Mais les uns y professent encore que les fièvres et les phlegmasies constituent des maladies essentiellement différentes. Les autres, sans entrer dans le fond même de la question relative à la nature des *fièvres essentielles*, enseignent que toutes ces fièvres se réduisent à une seule et même maladie, qu'ils désignent sous le nom de *fièvre* ou d'*affection typhoïde;* fièvre ou affection qui, selon ceux-ci, aurait pour *caractère anatomique constant la lésion des plaques de Peyer,* tandis que, suivant ceux-là, elle pour rait exister indépendamment de la lésion dont je viens de parler, comme on voit des varioles sans éruption (*variolæ sine variolis*).

D'autres enfin professent avec nous que les maladies décrites par Pinel sous le titre de fièvres essentielles continues ne peuvent pas être absolument séparées des phlegmasies, soit simples, soit compliquées d'un élément septique ou typhoïde ; mais ceux-là n'admettent pas que toutes les fièvres puissent être ramenées à une seule et même maladie, puisqu'ils ne pourraient le faire sans fouler aux pieds les lois de la logique et les faits journaliers fournis par l'observation clinique exacte. Quoi! la peste et l'embarras gastrique, une simple fièvre inflammatoire et un typhus bien caractérisé constitueraient une seule et même maladie, à laquelle conviendrait une seule et même dénomination, celle de fièvre ou d'affection typhoïde! Assurément, une telle alliance de maladies serait une sorte de monstruosité nosologique. Que serait-ce donc si nous ajoutions qu'en réduisant ainsi, comme on l'a fait, dans un ouvrage récent de clinique, toutes les fièvres essentielles à une seule et même maladie, on assimilait les fièvres intermittentes les plus simples à la peste, au typhus, au choléra-morbus, toutes maladies qui se trouvent comprises, en effet, dans la classe des fièvres essentielles de Pinel? Une classification si peu naturelle et si peu philosophique devait-elle être renouvelée de nos jours, et mérite-t-elle les honneurs d'une réfutation sérieuse?

Que faudrait-il pour faire cesser l'affligeant spectacle de ces doctrines contradictoires, ou, si l'on aime mieux, de cette véritable anarchie, quel'on rencontre aujourd'hui au sein de la première école médicale du monde? une exacte connaissance des faits et une nomenclature également exacte, c'est-à-dire une nomenclature qui serait une fidèle représentation du siége et de l'espèce de lésion simple ou compliquée, unique ou multiple, qui caractérise essentiellement chacun des divers états morbides, longtemps étudiés sous la dénomination de fièvres essentielles continues. Mais pour bien connaître les faits pathologiques, il faut les observer *sous tous leurs rapports* avec ces méthodes *exactes* si peu familières à la plupart des médecins, et consacrer à ce noble travail beaucoup plus de temps qu'on ne le fait généralement. C'est en procédant ainsi pendant de longues années; en méditant, en rapprochant, en analysant, en généralisant avec la rigueur nécessaire les cas recueillis *en très grand nombre*, que l'auteur de cet ouvrage est enfin parvenu à résoudre, dans les limites que comporte l'état actuel de la science, les diverses questions qui se rapportent à l'histoire des fièvres dites essentielles continues. Il a eu la satisfaction de voir adopter ses doctrines par tous ceux des élèves qui ont fréquenté sa clinique pendant un temps suffisant, et avec toute l'attention et l'assiduité convenables. Il ose croire qu'elles seraient généralement adoptées par toute la nouvelle génération médicale, si elles lui étaient enseignées d'une manière digne d'elle, et dans les cours, et dans les livres, et surtout au lit des malades. Mais il n'ignore aucune des difficultés qui s'opposent à l'*unité* de l'enseignement, même en matière de sciences, et s'il regrette d'avoir encore tant à lutter pour le triomphe de ce qu'il *sait* être la vérité, ce n'est pas, on peut l'en croire, dans un intérêt de vanité, mais dans l'intérêt bien compris et profondément senti de l'humanité. Il ne peut, en effet, se dissimuler que la thérapeutique des maladies dites fièvres essentielles est subordonnée désormais à la doctrine que l'on s'est faite sur ces maladies. Or, chaque année, des milliers d'individus atteints de ces maladies devraient la vie au traitement que nous avons été assez heureux de formuler, lorsque, après des recherches exactes et multipliées, nous avons reconnu, avec d'autres observateurs, que, dans leur première période, les fièvres essentielles ordinaires, d'origine *non miasmatique*, étaient des maladies de *génie* inflammatoire.

Dans ce qui précède et dans ce qui suivra, se trouve le complément de la doctrine que nous enseignons et que nous mettons en pratique à l'école de Paris. Voici maintenant nos conclusions finales :

1° Considéré en lui-même, l'état morbide *général* connu sous le nom de fièvre continue, qu'il soit symptomatique, sympathique, réactionnel, ou qu'il soit primitif, idiopathique, a son siége dans le système sanguin en général, et constitue pour cet appareil général ce que les irritations ou les inflammations locales constituent pour les organes spéciaux, lesquelles ne sont pour ainsi dire qu'une *fièvre locale*.

Comment contester cette doctrine en présence des faits désormais innombrables qui ont permis et qui permettent journellement de constater dans le sang et le système vasculaire sanguin des lésions aussi constantes que les phénomènes de la fièvre elle-même ? Tel est le rapport d'identité qui lie l'inflammation de l'appareil sanguin en général à l'affection dite fièvre continue essentielle, qu'on peut hardiment porter le défi de décrire exactement les divers phénomènes de la première considérée à l'état de simplicité et de complication, sans reproduire les phénomènes ou les caractères qu'on assigne unanimement à la seconde.

2° C'est une vérité désormais acquise, et sans retour, que la non-existence de ces diverses entités morbides appelées fièvres continues *essentielles*, en prenant cette expression d'essentielles dans l'acception qui lui a été donnée par Pinel et ses disciples, entre autres par l'auteur du *Traité des fièvres et des maladies pestilentielles*, publié en 1821. La classe des fièvres continues dites essentielles est donc une véritable superfétation *nosologique*.

3° Les innombrables autopsies cadavériques qui, depuis

le commencement de ce siècle jusqu'à nos jours, ont été faites avec toute l'exactitude nécessaire, ont démontré jusqu'à la dernière évidence que constamment on rencontrait, chez les individus qui ont succombé aux fièvres continues dites essentielles, des altérations anatomiques d'origine inflammatoire, simples ou compliquées. Les phénomènes observés pendant le cours de ces maladies se confondent évidemment aussi avec ceux qui caractérisent les phlegmasies, soit simples, soit compliquées.

De ces deux données incontestables, on doit conclure que les fièvres continues dites essentielles constituent de véritables phlegmasies, simples ou compliquées, dont le diagnostic précis avait, pendant plusieurs siècles, échappé aux observateurs. Pour que rien ne manque à la légitimité de cette conclusion, j'ajoute que l'expérience la plus répétée a maintenant mis hors de doute que les fièvres continues dites essentielles sont, dans leur état de simplicité, combattues avec le plus grand succès par les mêmes moyens qui réussissent contre les phlegmasies également simples.

4° Les recherches les plus récentes ont, d'ailleurs, surabondamment prouvé que les inflammations de l'appareil sanguin, avec les inséparables lésions du sang qui les accompagnent, jouaient dans le développement de ces maladies un rôle de la plus haute importance, rôle déjà entrevu par quelques uns de nos devanciers, mais sur lequel nous avons insisté d'une manière spéciale et approfondie (1).

Un des éléments qui si fréquemment s'ajoute à l'élément inflammatoire, et qui, dans les temps passés comme dans les temps modernes, a servi de base principale à ceux qui ont tenté de séparer les fièvres continues dites essentielles, des phlegmasies, c'est, nous le répétons, l'élément *putride*

(1) Nous avons dit plus haut quel rapport il y avait entre la fièvre, élément commun de tous les ordres de fièvres essentielles, et l'inflammation de l'appareil sanguin.

ou typhoïde. Mais nous avons vu que cet élément n'était point étranger aux phlegmasies elles-mêmes, et nous en avons signalé le mécanisme; donc cet argument tombe de lui-même.

Cette dernière considération nous conduit naturellement, d'ailleurs, à l'examen de notre seconde catégorie de fièvres, dans lesquelles l'élément typhoïde est le caractère prédominant.

B. Fièvres essentielles continues d'origine miasmatique, et généralement connues sous le nom de typhus.

La science ne possède encore aujourd'hui aucune monographie satisfaisante sur la difficile matière dont nous nous occupons ici. Une confusion des plus déplorables règne au contraire sur l'histoire des typhus, confusion que la *Nosographie philosophique* n'était pas propre à dissiper, en rangeant dans une seule et même classe de maladies, et l'embarras gastrique ou intestinal, et le typhus américain ou fièvre jaune, et le typhus nostras, et le typhus d'Orient ou la peste.

En ne séparant point les fièvres de cause ordinaire ou non miasmatique des fièvres d'origine miasmatique, les auteurs montraient assez jusqu'à quel point leurs doctrines manquaient de cet ordre lumineux (*lucidus ordo*) sans lequel une véritable science ne saurait exister (1).

ARTICLE PREMIER.

CLASSIFICATION ET DOCTRINE DE PINEL.

Cet illustre nosographe admet, avec la plupart des auteurs de son époque, trois grandes espèces de typhus, savoir : le typhus d'Europe, le typhus d'Amérique et le

(1) Les auteurs qui se sont occupés spécialement des typhus sont : Chirac, Poissonnier-Desperrières, Pringle, Hildenbrand, Pinel, Dalmas, Devèze, Lassis, Desgenettes, Larrey, François, Chervin; MM. Bally, Pariset, Audouard, Thomas, Rochoux, Tommasini, etc.

typhus oriental. Mais tandis qu'il a rangé les typhus d'Europe et d'Amérique dans les quatrième et cinquième ordres de ses fièvres essentielles (fièvres adynamiques et ataxiques), il a consacré un ordre particulier de ces mêmes fièvres essentielles (ordre sixième) au typhus d'Orient, qu'il désigne sous le nom de fièvre *adéno-nerveuse*. Assurément, il eût été plus naturel de rapprocher ces trois typhus, de leur affecter un seul et même ordre, et de les distinguer ensuite en trois genres dont on eût signalé les caractères pathognomoniques.

Au reste, les *espèces* de maladies produites par l'action des miasmes septiques ou *typhygènes* sont bien plus nombreuses que ne l'avaient pensé Pinel et d'autres classificateurs nosologiques. A cette classe de maladies appartiennent, en effet, non seulement les trois typhus proprement dits, mais les affections contagieuses connues sous les noms de *charbon*, de *pustule maligne*, de *morve aiguë*, et quelques autres encore, l'*infection purulente*, par exemple.

Les fièvres éruptives, telles que la variole, la rougeole et la scarlatine, se rapprochent des typhus proprement dits; mais elles constituent néanmoins des empoisonnements *particuliers*, c'est-à-dire des empoisonnements produits chacun par une cause *spécifique*, et qui, agissant sur des sujets non préservés, produit constamment la même espèce d'affection.

Quoi qu'il en soit de ces réflexions générales sur les diverses espèces de typhus ou empoisonnements par des miasmes septiques, ce qu'il s'agit de faire en ce moment, c'est de discuter la doctrine de Pinel, sur les trois espèces admises par lui et classées comme nous venons de le dire.

I. C'est d'abord dans son ordre des fièvres adynamiques que Pinel a placé notre typhus d'Europe (*typhus nostras*). Cependant, dans les symptômes qu'il lui assigne, il décrit à la fois et ceux qui appartiennent à ses *fièvres adynamiques* et ceux qui distinguent ses *fièvres ataxiques*. Le typhus constitue donc, selon Pinel, une fièvre *ataxo-adynamique* ou *adynamo-ataxique* (1). Mais ce n'est là pour lui qu'une de ses formes. Pinel, en effet, professe que dans les épidémies de typhus, les premiers temps de la maladie sont marqués par les symptômes inflammatoires ou bilieux, et l'on sait que l'auteur d'un ouvrage célèbre sur le typhus, Hildenbrand, appelle période *inflammatoire* la première période de cette maladie.

La lecture attentive de Pinel nous apprend qu'il ne considère pas seulement comme appartenant au typhus les fièvres adynamiques ou ataxiques produites dans des conditions d'encombrement, mais aussi les mêmes maladies survenues en l'absence de cette condition. C'est ainsi qu'il cite une épidémie de *typhus*, observée à Mont-

(1) Dans sa *Nosographie philosophique*, Pinel décrit le typhus parmi les fièvres adynamiques, tandis que, dans sa *Médecine clinique*, il l'a rangé parmi les fièvres ataxiques. C'est que, en effet, le *typhus*, tel qu'il est décrit dans les auteurs, appartient à la fois et aux fièvres adynamiques et aux fièvres ataxiques. A l'article Fièvre *ataxique* compliquée avec l'*adynamique*, Pinel décrit ensuite la fièvre des hôpitaux et des prisons, laquelle ne diffère point évidemment, et de l'aveu même de cet auteur, du typhus décrit par lui dans les articles que nous venons de citer. Rappelant ici une épidémie de cette fièvre d'hôpital qu'il observa lui-même, en 1793, à la Salpétrière, il nous apprend que « la *fièvre adynamique* passait » quelquefois, par une sorte de métastase, à une affection de la poitrine; » que, d'autres fois, c'était l'abdomen qui était surtout attaqué avec diar- » rhée fétide, météorisme du ventre, parotides symptomatiques; que, » dans d'autres cas, il se déclarait des symptômes d'une affection céré- » brale, et qu'à l'ouverture des corps on trouvait un épanchement séreux » dans le crâne, etc. » Après avoir ensuite mentionné l'épidémie qui, en 1806, régna chez les prisonniers de Semur et d'Autun, et dans le cours de laquelle MM. Desgenettes, Geoffroy et Lerminier observèrent des parotides et des hémorrhagies (la mort survenait souvent le deuxième ou le troisième jour de la maladie), Pinel termine en faisant remarquer *combien est fondée son opinion sur la nature du typhus, qui n'est, selon lui, qu'une épidémie de fièvres de différents caractères.* Reste à savoir comment une seule et même maladie peut revêtir ainsi les formes si variées décrites sous les dénominations de fièvres inflammatoires, fièvres gastriques, fièvres adynamiques, fièvres ataxiques, etc

de-Marsan par M. Dufau, sans qu'il existât d'encombrement. Les typhus de ce genre ne sont évidemment que la fièvre adynamique ou typhoïde ordinaire, telle qu'on l'observe en tout temps sur un nombre plus ou moins considérable d'individus, et que certains observateurs modernes, M. le professeur Fouquier entre autres, désignent encore sous le nom de typhus. Toutefois, Pinel est de ceux qui font jouer à l'encombrement un rôle important dans le développement du typhus, et il regarde comme contagieuse cette grande espèce de typhus épidémique, à laquelle il rattache celui qui sévit à Paris en 1814, époque de douloureuse mémoire, où les armées ennemies envahirent notre capitale.

La méditation des observations de ce dernier typhus rapportées par Pinel prouve d'ailleurs qu'il s'agissait réellement, dans la plupart des cas, de la fièvre typhoïde des modernes, régnant dans des conditions d'encombrement propres à produire un état d'*infection* putride ou septique de l'atmosphère que respiraient les malades. Mais, dans d'autres cas, l'infection primitive de la masse sanguine par les miasmes putrides paraît avoir été l'élément fondamental de la maladie, et c'est pour ces cas que la contagion aurait pu être particulièrement invoquée. Pinel admet cette contagion d'une manière générale; cependant on cherche vainement dans sa *Monographie* des faits concluants, péremptoires, en faveur de cette opinion. Il attribue aux vêtements mêmes des malades le pouvoir contagieux, s'appuyant sur ce fait, d'ailleurs fort grave, que tous les infirmiers employés aux vêtements succombèrent. Toutefois, il ajoute que l'infirmier chargé de faire les fumigations à la Guyton-Morveau périt également. Parmi les huit médecins qui vinrent partager les travaux de Pinel, dans le cours de l'épidémie qui sévit sur les soldats placés à la Salpêtrière, trois, les docteurs Serain, Duval et Blin, payèrent aussi de leur vie le généreux dévouement dont ils firent preuve, et c'est un des arguments sur lesquels Pinel établit sa doctrine de la contagion. Mais ces faits et tous les autres s'expliquent naturellement par l'infection, en sorte que, jusqu'à plus ample informé, la contagion proprement dite ne saurait être admise comme prouvée.

Nous concluons, de tout ce qui vient d'être exposé, que l'espèce de *fièvre essentielle* décrite par Pinel sous le nom de *typhus contagieux* est un véritable composé de plusieurs éléments morbides, mais particulièrement d'un élément putride et d'un élément inflammatoire. Par conséquent, cette espèce de fièvre n'est rien moins qu'*essentielle*, et les divers groupes de phénomènes qui lui ont été assignés trouvent leur explication dans la double affection du sang et des appareils généraux et locaux, telle que nous l'avons signalée en traitant des fièvres *adynamique* et *ataxique*, d'origine ordinaire ou non miasmatique.

II. Ainsi que nous l'avions déjà dit plus haut, c'est à l'ordre des *fièvres ataxiques* ou *malignes* que Pinel a rattaché le *typhus d'Amérique* ou la *fièvre jaune*. Cependant il rapproche en même temps ce typhus de la fièvre *bilioso-putride* ou *gastro-adynamique*, « qui est si fréquente dans nos climats, et qui est marquée par une chute des forces bien moins rapide, *et une affection bien moindre des organes qui correspondent à la région épigastrique.* » Selon Pinel, ce serait multiplier les espèces sans nécessité que de regarder la première comme une espèce nouvelle, tandis que ses *différences avec l'autre tiennent à l'influence du climat et à l'intensité plus grande des symptômes dans des régions brûlantes.*

Il mentionne seulement ou analyse les recherches faites sur la fièvre jaune de Saint-Domingue, de Cadix, de Livourne, par Gilbert, Dalmas, Leblond, Valentin, Devèze, Berthe, Thiébaut, Guillaume, Gonel, etc. (1), et rapporte

_____

(1) On regrette de ne pas trouver le nom de Tommasini parmi les auteurs que cite Pinel.

en ces termes les résultats de l'autopsie cadavérique :
« L'ouverture des cadavres présentait la rougeur, l'érosion
et la destruction de la membrane muqueuse de l'estomac,
de plusieurs points des intestins grêles, et surtout du duodénum... Dans un petit nombre de cas, le foie était très
volumineux, très engorgé, rougeâtre, *phlogosé, et renfermant des foyers purulents.* La rate était tantôt dure, tantôt
livide et comme putréfiée. L'intérieur de la vessie a paru
quelquefois rouge ou gangrené, contenant une urine brunâtre et sanguinolente; il y avait quelquefois un épanchement séreux et même sanguinolent dans la cavité des plèvres, ainsi que dans le péricarde; les poumons, souvent
très engorgés, offraient aussi, dans quelques cas, du sang
infiltré, des traces d'inflammation et même de suppuration; ils étaient quelquefois dans un état de gangrène.
Le cœur était ordinairement pâle, vide et comme flétri,
excepté l'oreillette droite; d'autres fois, il était très volumineux, et renfermait des caillots de sang noir et épais, ainsi
que des concrétions polypeuses. On rencontrait aussi quelquefois des épanchements sanguins dans le crâne. »

Certes, nous aurions beaucoup de remarques à faire sur
ce chapitre des altérations trouvées après la mort. A l'é-
poque où elles furent décrites, l'art d'ouvrir les cadavres
et la science de l'anatomie pathologique étaient bien im-
parfaits encore et pour ainsi dire à leur enfance : mais en
présence de ces altérations, *telles quelles,* et après avoir déclaré que la fièvre jaune *était marquée par une affection profonde des organes qui correspondent à la région épigastrique,*
comment Pinel a-t-il pu faire de cette maladie une *fièvre
essentielle?*

Sans se prononcer lui-même sur la contagion ou la non-
contagion de la fièvre jaune, Pinel dit « que la plupart des
médecins américains ont maintenant rejeté toute idée de
contagion, et que telle est aussi l'opinion des médecins
français qui ont pratiqué, soit aux Antilles, soit dans les

États-Unis. » Les causes qui paraissent l'occasionner sont l'air infecté par les miasmes émanés des débris des substances végétales et animales en putréfaction, la suppression ou la rétention de la transpiration pendant la nuit. La fièvre jaune ne paraît jamais aux États-Unis, dit Pinel, que dans la saison la plus chaude, lorsque l'atmosphère est étouffante et tranquille. (*Nosog.*, tom. 1er, pag. 233 et suiv.)

III. Le typhus oriental ou la peste, dont Pinel a fait un ordre particulier de fièvres essentielles (fièvres adéno-nerveuses), a été décrit par lui sur les relations qui nous ont été transmises par Mertens, historien de la peste qui ravagea Moscou en 1770-1771, après la guerre entre les Turcs et les Russes commencée en 1769, et par l'illustre Desgenettes, l'historien de la mémorable *épidémie* de Jaffa, qui sévit, en 1798, sur notre glorieuse armée, dont il était le médecin en chef (1).

Selon Pinel, « un des objets sur lesquels nos connaissances sont le plus avancées est le principe contagieux de la peste, » quelle que soit d'ailleurs la nature de ce principe.

Nous ne trouvons du reste, dans Pinel, aucune des grandes données nécessaires pour résoudre les différentes questions qui se rattachent à l'espèce de typhus dont il s'agit ici, et nous n'en parlons que pour mémoire. Nous reviendrons en temps et lieu sur ce sujet.

ARTICLE II.

DOCTRINE DE HERNANDEZ, DE BROUSSAIS ET DE TOMMASINI SUR LES TYPHUS.

I. Dans un ouvrage auquel Broussais fit l'honneur d'une *analyse raisonnée* dans la première édition de son *Examen des doctrines*, le docteur Hernandez, ainsi que l'indique le titre de son ouvrage (2), considère comme semblables les

____

(1) *Histoire médicale de l'armée d'orient*, 3e édition, Paris, 1835, in-8.

(2) *Essai sur les typhus ou fièvres dites maligues, putrides, bilieuses, muqueuses, jaune, la peste, etc.* Paris, 1816, in-3.

typhus et les fièvres essentielles de Pinel. Toutefois il établit une classification beaucoup plus simple que celle de l'auteur de la *Nosographie*. En effet, il n'admet que deux fièvres, savoir : la fièvre *inflammatoire* ou *sthénique*, et le *typhus* ou la fièvre *asthénique*. Il s'appuie sur l'autorité de Cullen pour justifier son opinion sur le caractère *asthénique* de la fièvre qu'il appelle *typhus*. Celui-ci, qui comprend la peste et la fièvre jaune, consiste, répète-t-il, en un affaiblissement marqué de tous les systèmes ou de quelques uns d'entre eux.

Les typhus *partiels* admis par le docteur Hernandez sont les typhus nerveux (fièvre ataxique), musculaire ou fibreux (fièvre adynamique), et lymphatique (fièvre adéno-méningée). Je laisse au lecteur le soin de faire justice de cette division, et je passe à l'exposition de quelques autres idées de l'auteur sur les typhus (1).

Comme Pinel, le docteur Hernandez est un solidiste des plus déclarés. Il ne veut pas que les humeurs puissent se *corrompre,* que leur *altération* soit le principe des typhus ; et c'est peut-être là le seul point sur lequel son illustre critique (Broussais) soit d'accord avec lui (2). Partout il ne s'agit que de l'altération des *forces vitales,* et nulle part on

(1) J'ajouterai cependant ici que le docteur Hernandez, dans la quatrième partie de son ouvrage, consacrée aux *dégénérations des fièvres primitives en typhus, et de ceux-ci entre eux*, établit que *c'est par la gangrène que le typhus survient dans la fièvre inflammatoire, que la synoque dégénère encore en typhus parce qu'on a trop saigné ou parce qu'on n'a pas assez saigné.* Mais par quel mécanisme s'opèrent ces prétendues métamorphoses, c'est là un secret que, pour de bonnes raisons, l'auteur ne nous apprend pas.

(2) Broussais est même plus anti-humoriste que le docteur Hernandez lui-même. En effet, celui-ci ayant avancé *que dans le typhus le sang est séreux, foncé, et que la couenne n'est pas celle des maladies inflammatoires,* Broussais lui répond qu'*ici l'imagination* de l'auteur *supplée à la réalité.* Au reste, il n'est pas besoin de dire que le docteur Hernandez subordonne l'état du sang à *l'asthénie, la débilité;* et c'est bien alors le cas d'affirmer qu'il substitue son imagination à la réalité, ou même qu'il prend l'effet pour la cause.

ne prend en sérieuse considération les lésions des organes eux-mêmes. Le docteur Hernandez se constitue partisan de la contagion des typhus. C'est avec raison que Broussais, alors partisan de la contagion dans le vrai typhus, lui reproche d'étendre à tous les typhus le caractère contagieux, ce caractère ne pouvant évidemment appartenir aux diverses phlegmasies *simples* qu'il a confondues avec les typhus proprement dits.

II. Si nous avons consacré quelques instants à l'exposition des idées du docteur Hernandez sur les fièvres et les typhus, maladies dont il n'a fait qu'une seule classe, c'est que l'ouvrage de cet auteur, ainsi que nous l'avons énoncé plus haut, fut l'objet d'une discussion approfondie de la part de Broussais, et comme la cause occasionnelle de la grande révolution pyrétologique qu'il accomplit en 1816.

1° A la suite de cette discussion, Broussais formule à son tour ce qu'il appelle la doctrine du *typhus proprement dit* (typhus nostras). Il commence par poser en principe que les inflammations les plus intenses et les plus phlegmoneuses, une pneumonie, par exemple, entraînent, si l'on n'a pas assez saigné dans le principe, les phénomènes adynamiques ou typhoïdes. Il reproche aux essentialistes d'avoir fait de cette terminaison une maladie spéciale, qu'ils désignent sous les noms de *fièvre adynamique* ou de *typhus*, d'*ataxie*, d'*adynamie*, et de prendre ainsi une abstraction pour une réalité (1). Il conclut que l'idée d'une fièvre adynamique-sporadique (l'un des typhus du docteur Hernandez) est chimérique (2).

Si l'on ne peut, sans déraisonner, poursuit-il, appli-

(1) « Toujours les mots pris pour les choses ! s'écrie-t-il, tant est grande la fureur des abstractions, tant il est vrai qu'il existe encore aujourd'hui des hommes aussi peu sages qu'à l'époque où l'on voyait des querelles sérieuses au sujet des kiskis et des kankans ! »

(2) Rien n'est moins chimérique, au fond, que l'idée de phénomènes adynamiques ou typhiques, et celle d'altérations spéciales correspon-

quer les dénominations de typhus ou de fièvre adynamique à la dernière période des maladies inflammatoires qui
présentent une vive réaction sanguine dès le début, à quoi
donc seront-elles applicables (1)?

Les causes épidémiques, et même la contagion, donnent
lieu à des *fièvres* que l'on a souvent combattues avec avantage par la saignée et les rafraîchissants. Il n'est donc pas
de l'essence de ces causes, selon Broussais, pas plus que
des sporadiques, de produire constamment une *fièvre
adynamique* ou un *typhus*.

Qu'est-ce donc, pour cet auteur, que le typhus? le
voici : il dépend de l'*impression* faite sur l'économie par
un miasme putride, provenant soit de la décomposition
des corps organisés privés de la vie, soit des rassemble-
ments d'animaux sains ou malades, soit du corps des
sujets affectés d'*une fièvre* qui en est le produit. S'il est fort
actif, ce modificateur délétère détruira la vie en peu d'instants, sans permettre aucune réaction, et en *foudroyant* la
puissance nerveuse. A un moindre degré d'activité, il ne
tuera pas, il se manifestera une réaction fébrile avec
phlegmasie dans la membrane muqueuse du système gastrique, et dans celle des poumons, ainsi que dans d'autres
organes, *selon les circonstances*. En résumé, les *typhus
fébriles sont des gastro-entérites ordinairement compliquées de
catarrhes pulmonaires* (2). On n'oubliera pas que Broussais
attribue ces gastro-entérites, avec complication de catarrhes

dantes à ces phénomènes. Mais il importe de ne pas négliger les rapports
qui existent entre ces phénomènes et ces altérations d'une part, et les
phlegmasies locales terminées d'une certaine manière que nous avons spé-
cifiée plus haut, d'autre part.

(1) Cela ne serait déraisonnable qu'autant qu'on méconnaîtrait, comme
le faisaient les adversaires de Broussais, l'identité des phlegmasies terminées par un état typhoïde ou adynamique avec les fièvres essentielles du
même nom. Mais cette identité une fois reconnue qu'importent les dénominations?

(2) Ouv. cit., pag. 108, 109, 113, 171.

pulmonaires, à l'action d'un agent miasmatique, d'un principe contagieux. Je dis d'un principe contagieux, car à la page 175 de son ouvrage et ailleurs, il pose en fait la contagion (1). Plus tard, il est vrai, Broussais modifia ses opinions sur ce point.

Quelque différente que soit la doctrine de Broussais de celle de Pinel et du docteur Hernandez, sous tant d'autres rapports, elle s'en rapproche en ce sens que, comme ses adversaires, il ne tient aucun compte de l'altération des liquides, de celle du sang en particulier. Il ne parle que d'*impression* faite sur le *système nerveux*, de la *sidération* de la *puissance nerveuse*, des inflammations de divers organes *spéciaux*, de celle de l'appareil digestif surtout. Il ne songe nullement à *généraliser* pour ainsi dire le siége du mal, ce qu'il n'eût pas manqué de faire si, au lieu d'étudier seulement les phénomènes morbides provenant des affections d'organes spéciaux, en quelque sorte locaux, il eût porté son attention et son coup d'œil observateur sur les phénomènes morbides dus à l'affection d'un système ou d'un appareil général, tel que le système sanguin. Absorbé par la considération de chaque organe en particulier, Broussais perdait de vue l'état de l'organisme tout entier, lequel est nécessairement affecté par cela seul que la masse sanguine et le système dans lequel elle circule, sont sous l'influence du miasme délétère auquel Broussais lui-même attribue le véritable typhus.

2° En ce qui touche au typhus américain (fièvre jaune), les opinions de Broussais ne diffèrent pas au fond de celles de Tommasini, dont je vais parler tout-à-l'heure (2). Pour

____

(1) Que fera, dit-il, le médecin, quand la *contagion* frappera des milliers d'individus ?

(2) Je ne puis m'empêcher à cette occasion de noter que Broussais avait recueilli en Italie une partie des matériaux de son *Histoire des phlegmasies* ; qu'il avait dû par conséquent se trouver en contact avec les princes de l'école italienne, et que c'est peut-être là une des raisons de la conformité de quelques unes des doctrines de Broussais avec celles

le prouver je me contenterai de citer le passage suivant de l'*Examen des doctrines*, passage dans lequel Broussais rappelle avec approbation la doctrine de l'auteur italien, en combattant celle du docteur Hernandez : « Quoi, s'écrie-t-il, ni les tristes résultats de la méthode excitante dans cette maladie, ni les succès d'un traitement émollient, sédadif, tel que celui qu'emploient tous les créoles, ni les nombreuses ouvertures de cadavres qui montrent les organes gastriques frappés de la plus terrible phlegmasie, *ni les sages et profondes discussions de Tommasini qui, quoique Brownien, n'a pu méconnaître le caractère phlogistique de cette maladie, qu'il a judicieusement rapprochée des fièvres prétendues bilieuses,* rien n'a pu ramener notre auteur de ses funestes préventions (1)! »

III. L'un des plus remarquables ouvrages qui, au commencement de ce siècle, aient été publiés sur le *typhus jaune*, est, en effet, celui de Tommasini, cette lumière de l'école italienne (2). L'auteur a mis à contribution les recherches de Clark, Carey, Rush, Currie, Devèze, Gilbert, Hillary, Pugnet sur cette maladie, diversement dénommée par les auteurs (*typhus icterodes* de Sauvages, Cullen et Selle; *febris Indiæ occidentalis maligna flava* de

de l'école italienne. Cela soit dit sans que la gloire de notre immortel compatriote en puisse souffrir la moindre atteinte.

(1) On sait que le docteur Hernandez, fidèle à la doctrine de Brown, plaçait la *fièvre jaune* dans le genre *typhus*, lequel est une *fièvre asthénique*, c'est-à-dire d'une nature opposée à la fièvre dite inflammatoire ou *sthénique*.

(2) *Sulla febbre di Livorno del* 1804; *sulla febbre gialla americana e sulle malattie di genio analogo, ricerche patologiche, Parma* 1805 ; avec cette épigraphe de Baglivi (*Praxis medica ;* lib. I, § IX) : *Abusus accusandi fictam quamdam in febribus malignitatem medicis frequenter imponit... Errores hinc in methodo curativa committunt per quos morbus graviter exacerbatur... Malignitatem medicamentis calefacientibus aggrediuntur, quibus non solum non submovetur, sed* LATENTES VISCERUM INFLAMMATIO-NES, *quæ talium febrium ut plurimum sunt causæ genuinæ, magis magisque adaugentur.*

Makittrick ; *febris flava Americæ* de Lining, Carey, Clark, Hillary ; *f. maligna-biliosa Americæ* de Moultrie ; *vomito pietro* des Espagnols, et *maladie de Siam et des matelots* des Français).

Tommasini pense que la fièvre jaune a pour *élément fondamental une inflammation du foie*, ajoutant qu'il en est de même des *fièvres* dites *bilieuse, ardente,* de celle de Livourne, lesquelles réunies ainsi à la fièvre jaune, ne constituent que des degrés divers d'une seule et même maladie. Il appuie d'ailleurs son assertion non seulement sur le *raisonnement,* mais encore sur l'autorité de Sennert, de Bianchi et de Vulcarenghi, qui déclarent avoir très fréquemment observé l'*inflammation gangréneuse* du foie dans la fièvre bilieuse et ses analogues. La phlegmasie du système hépatique réagit par *voie de diffusion* sur les parties voisines et sur toute la machine, soit qu'elle naisse de *causes générales,* telles que *la chaleur de certains climats,* soit qu'elle provienne de l'action spéciale d'un *miasme particulier sur le foie* (1).

Examinant ensuite les doctrines de Brown, dans leur application à la nature de la fièvre jaune, Tommasini cherche à démontrer que le fond de cette maladie et de ses analogues est *sthénique,* d'où il conclut qu'on ne doit pas les appeler *typhus,* si l'on entend par ce mot une maladie absolument et originairement *asthénique.* On pourrait seulement se servir de ce nom, si par là on entendait une maladie qui, après avoir été produite, à son origine, par une cause *sthénisante,* et s'être présentée sous une forme *sthénique* ou *phlogistique,* revêt ensuite plus ou moins rapidement les traits d'une *forte langueur vitale* ou bien d'une *habitude gangréneuse* (ABITO GANGRENOSO). A cette occasion, comme je l'ai déjà dit précédemment, Tommasini loue

(1) Cette dernière opinion a été enseignée par Rubini, lequel admet *un état de prédisposition morbide du foie* dans les climats où sévissent la fièvre jaune et ses analogues.

beaucoup Pinel d'avoir considéré la fièvre bilieuse comme produite et entretenue par une irritation membraneuse du système gastrique.

Ici, Tommasini fait remarquer qu'il diffère de son collègue Rubini, lequel attribue la fièvre jaune à l'action d'un miasme qui n'opère pas comme les puissances ordinaires en *stimulant*, en *excitant*, mais bien à la manière des autres miasmes, tels que le *morbilleux*, le *varioleux*, le *vénérien*, c'est-à-dire en produisant des effets et des modifications qui ne consistent ni en une *augmentation* ni en une *diminution de l'excitement*, de sorte que la *fièvre jaune*, d'après cela, ne serait ni *sthénique* ni *asthénique* (1). Toutefois, Tommasini reconnaît (p. 320) que la fièvre jaune, en tant que produite par un miasme, rentre dans le cas de la variole, mais il soutient que, même en admettant l'origine miasmatique de la fièvre jaune, celle-ci n'en constitue pas moins une maladie dans laquelle l'excitement est affecté (*attaccato*) par le miasme même qui a engendré la maladie.

Voici maintenant quelles sont les idées de Tommasini sur la grande question de la contagion de la *fièvre jaune* (p. 326 et suiv.). Il commence par signaler la difficulté de distinguer la contagion de la *susceptibilité épidémique ou constitutionnelle*. Partant de cette donnée, que la fièvre jaune n'est que le *maximum* de la fièvre bilieuse ordinaire, il n'est guère disposé à lui reconnaître un pouvoir *conta-*

____

(1) Il serait oiseux sans doute de trop insister aujourd'hui sur ces doctrines browniennes. Je ferai donc seulement la réflexion suivante : c'est que les systèmes de solidisme et de vitalisme *purs* ne sauraient rendre compte de tous les phénomènes des *fièvres* et des *typhus* des auteurs; qu'il y a dans ces maladies un élément *humoral*, qu'on me passe cette expression, d'une immense importance; lequel élément, jusqu'à un certain point, tient sous sa dépendance les phénomènes qui se passent dans les solides et dans les *forces vitales* elles-mêmes. Sous ce rapport Rubini a parfaitement raison : Les miasmes exercent sur le sang lui-même une action morbide qui n'est ni *sthénique*, ni *asthénique*; mais il n'en est pas moins vrai que des phénomènes de sthénie et d'asthénie ont lieu dans les maladies appelées *fièvres, typhus*, etc.

gieux. Il est porté à croire que la propagation, la *diffusion épidémique*, tient à l'influence de la *constitution médicale*, aux *conditions atmosphériques et climatériques* locales. Il ne lui est pas même démontré que la maladie tire son origine d'un miasme. Il cite divers auteurs qui ont observé qu'en Europe la fièvre bilieuse, la fièvre jaune en Amérique, se déclarent sous la seule influence de fortes chaleurs, surtout si celles-ci coïncident avec l'humidité. Il admet toutefois l'influence des marais sur le développement de la fièvre jaune. Il note que la maladie sévit particulièrement chez les étrangers, les nouveaux débarqués ou les sujets non acclimatés.

Tommasini combat surtout avec vigueur le système de *l'importation*. Il conclut néanmoins, avec une circonspection bien voisine de la *timidité*, que « quelque nombreux et puissants que soient les arguments pour ne pas croire à la contagion de la fièvre jaune, nos connaissances sont encore trop imparfaites pour que les magistrats doivent renoncer à toutes les précautions possibles. » (P. 396.)

Il était réservé à un médecin français d'avoir l'insigne honneur de faire triompher le système de la non-contagion. Le monde médical tout entier connaît aujourd'hui le nom de ce médecin : c'est cet infatigable et intrépide Chervin, que la mort vient de nous ravir, avant qu'il ait pu jouir du triomphe qu'il avait remporté, et recevoir le juste prix dû à ses pénibles travaux.

ARTICLE III.

RECHERCHES ET OPINIONS DE QUELQUES AUTEURS MODERNES SUR LE TYPHUS D'AMÉRIQUE ET SUR LE TYPHUS D'EUROPE.

§ Iᵉʳ. Fièvre jaune.

On devait beaucoup attendre des travaux de la commission médicale française, composée de MM. Chervin, Louis et Trousseau, qui, en 1828, fut envoyée à Gibraltar pour y observer l'épidémie de fièvre jaune dont cette ville était ravagée. Malheureusement, arrivée à l'époque où l'épidémie touchait à son déclin, cette commission ne put, dit-elle, faire que vingt et *quelques* ouvertures de cadavres. M. Louis conclut de ces ouvertures que, dans la fièvre jaune, la coloration jaune du foie était la seule lésion constante, la seule qui ne s'observe dans aucune autre maladie, et par conséquent la seule qui fût *caractéristique* (1).

En écrivant ceci, M. Louis ajoutait : « Une lettre que j'ai reçue, il y a peu de temps, de M. le docteur Rufz, médecin à la Martinique, et dont le talent d'observation est bien connu des lecteurs des *Archives*, m'apprend que *les choses, comme on devait s'y attendre, se sont passées, dans l'épidémie de cette colonie, de la même manière que dans l'épidémie de Gibraltar. La seule lésion constante a été l'altération de coloration du foie... M. Rufz doit incessamment communiquer les résultats de ses observations à l'Académie de médecine.* »

M. Rufz a, en effet, communiqué le résultat de ses observations à l'Académie, et voici comment il s'exprime sur le point dont il s'agit : « *Quant au foie, je n'ai trouvé que deux fois sur trois cette coloration jaunâtre, qui était la lésion principale dans l'épidémie de Gibraltar* (2). »

Quoi qu'il en soit, on a quelque lieu de s'étonner que, dans l'état actuel de la science, un anatomo-pathologiste tel que M. Louis ait donné pour *seule lésion caractéristique de la fièvre jaune, la coloration jaune du foie.* Dans les deux Mémoires que M. Rufz a récemment adressés à l'Académie sur la *fièvre jaune* qui a régné à la Martinique de 1838 à 1841, Mémoires sur lesquels M. Chervin a fait, en octobre 1842, un rapport à l'Académie royale de médecine, on ne trouve que des faits incomplets, et rédigés de telle sorte que l'histoire de cette maladie n'en saurait véritablement retirer aucune espèce de profit. On y voit confondues ensemble des maladies réellement différentes, ou bien, au

(1) *Arch. de médecine*, Paris, 1839, 3ᵉ série, t. VI, p. 68.
(2) Chervin, rapport à l'Acad. de méd. (*Bulletin de l'Acad. royale de médecine*, Paris, 1842, t. VII, p. 1045 et suiv.)

contraire, des distinctions des plus subtiles, en même temps que les contradictions les plus frappantes. Les recherches de M. le docteur Rufz paraissent d'ailleurs confirmer celles de M. Chervin sur la non-contagion de la fièvre jaune, et sur l'influence de *l'infection* dans le développement de cette maladie.

M. Rufz et son rapporteur ont cru pouvoir *identifier* les fièvres des différents types (continu, rémittent et intermittent), qui, sous l'influence des émanations *paludéennes*, peuvent se manifester dans les régions où sévit la fièvre jaune. C'est ici l'une des *confusions* que j'ai pris la liberté de reprocher plus haut à M. le docteur Rufz. Cet observateur paraît avoir compris tout ce qu'il y a de forcé dans un rapprochement poussé jusqu'à *l'identification* d'une fièvre jaune continue parfaitement caractérisée avec ce qu'on appelle une fièvre jaune *intermittente*, quand, à l'occasion de celle-ci, il a pris la précaution de noter ce qui suit : « Quand je dis intermittentes, c'est pour employer le mot générique. Je ferais mieux d'appeler ces fièvres rémittentes, car ce ne sont pas des intermittences qui en séparent les accès. » En dépit de cette remarque si judicieuse, M. Rufz n'en déclare pas moins, dans ses conclusions, que « l'épidémie de fièvre jaune (de septembre 1839 jusqu'au 30 octobre 1840), dans la plupart des cas, prit une forme intermittente ou rémittente bien prononcée. »

Quant à M. Chervin, il affirme, sans *précaution aucune*, que la fièvre jaune peut être indifféremment continue ou intermittente, et il s'élève de toute son énergie contre moi, qui, dans une discussion, au sein de l'Académie, me suis permis de dire que la fièvre jaune, *bien caractérisée*, est une maladie essentiellement continue comme la fièvre typhoïde, et contre M. Rochoux, qui, dans la même discussion, soutint que : « la fièvre jaune n'est qu'une variété de la gastrite ordinaire des régions tempérées, et que la fièvre qui accompagne la gastrite aiguë suit le type continu comme celle de toutes les autres phlegmasies. »

De quelque poids que soit pour moi l'autorité de M. Chervin, je ne saurais admettre son opinion de l'*identité* d'une fièvre jaune continue avec une fièvre jaune intermittente, jusqu'à ce qu'il m'ait été démontré que la variole, la rougeole, la scarlatine, le typhus et la fièvre typhoïde parmi les maladies inflammatoires avec élément septique ou putride, la pneumonie, l'hépatite, etc., *bien conditionnées* (qu'on me passe l'expression), peuvent aussi revêtir un *véritable type intermittent*. Jusque là, je continuerai à penser que, dans les fièvres continues, quelles qu'elles soient, il y a constamment un véritable travail inflammatoire plus ou moins généralisé, tandis que, dans les fièvres intermittentes, il n'existe qu'une simple excitation directe ou indirecte de l'appareil circulatoire, avec ou sans infection de la masse sanguine.

M. Rufz, pour son propre compte, paraît avoir fait peu de recherches sur les altérations anatomiques propres à la fièvre jaune. Ces altérations n'auraient pu échapper à son attention, si, comme l'admettent des médecins dont il ne combat pas l'opinion (entre autres M. Cornuel de la Guadeloupe), « la fièvre jaune et la fièvre typhoïde sont des maladies congénères, qui ne diffèrent peut-être que par une activité plus grande dans la manière dont les causes agissent dans l'un et l'autre cas. »

Assurément, toutes les dissidences que présentent les doctrines émises sur la fièvre jaune, ne viendraient pas nous affliger, si l'on n'avait à discuter que sur des observations exactement recueillies sous tous les rapports.

§ II. Typhus nostras.

I. Dans un *Mémoire sur l'épidémie de typhus qui a régné à Reims dans les années* 1839 *et* 1840 (1), M. Landouzy s'est

(1) Voir ce Mémoire dans les *Arch. gén. de méd.*, Paris, 1842, IIIe série, t. XIII, pag. 1 et 306.

proposé l'examen des questions suivantes : « Les symptômes les plus ordinaires de la *fièvre typhoïde* se trouvent-ils dans le *typhus?* Les caractères anatomiques du typhus sont-ils les mêmes que ceux de la fièvre typhoïde? Le *typhus des hôpitaux, des prisons, des armées,* etc., n'est-il autre, en un mot, que la *fièvre typhoïde,* répandue par la *contagion,* ou exagérée dans ses symptômes par une *constitution épidémique?* Le *typhus de France* ressemble-t-il au *typhus feber* ou *continued feber* de *l'Amérique* et de la *Grande-Bretagne?* L'absence de lésion des follicules isolés de Brunner, des *plaques de Peyer et des ganglions abdominaux,* est-elle constante dans le *typhus nostras?* Est-elle constante dans le typhus d'Irlande et d'Angleterre, comme semblent l'indiquer les travaux publiés à ce sujet?

Voilà, selon l'auteur, des questions de la plus haute gravité, et qui sont restées indécises faute de documents suffisants. Mais quelles questions seraient, en effet, résolues par les méthodes *inexactes* adoptées jusqu'ici en médecine clinique, tant sous le rapport de l'observation des faits que sous le rapport de l'analyse philosophique et de l'interprétation de ces mêmes faits? Que dis-je? il n'est pas jusqu'à la dénomination des objets en question qui ne révèle le déplorable état actuel de la science? Que signifient aujourd'hui, quel sens *déterminé,* clair et précis, offrent de tels mots : *typhus, typhus des prisons, des armées, des hôpitaux, d'Angleterre, d'Amérique, de France, de Reims, typhus feber, continued feber, constitution épidémique, affection des plaques de Peyer,* etc.? De tels noms n'indiquent-ils pas l'enfance de la science, et comment résoudre des problèmes posés dans des termes ambigus, mal définis, etc.?

Voici, d'après M. Landouzy, le chiffre mensuel des malades et des morts :

	Malades.	Morts.		Age de 104 malades.	
Octobre.	32	3		de 15 à 20	13
Novembre.	45	1 (1)		de 20 à 30	47
Décembre.	20	3		de 30 à 40	22
Janvier.	12	1		de 40 à 50	14
Février.	14	3		de 50 à 60	6
Mars.	11	4		de 60 à 70	2
Avril.	14	1			
Mai.	00	0			104
Juin.	00	1			
	138	17			
	136		$8\frac{2}{17}$		
	2				

De ces 138 malades, frappés en sept mois, 103 étaient
des prisonniers, et 35 des personnes chargées de leur
donner des soins dans l'hôpital où ils furent placés. Sur
ces 35 derniers, on compte 9 morts, c'est-à-dire plus
de la moitié de la totalité des morts (2).

1° *Causes.* M. Landouzy pense que *l'encombrement des
prisons doit être regardé comme la cause de l'épidémie de
Reims.*

2° *Symptomatologie.* Stupeur, somnolence, coma, délire,
céphalalgie, mouvements spasmodiques, prostration des
forces, rougeur des yeux, bourdonnements d'oreilles, sur-

(1) Qu'est-ce qu'une épidémie de *typhus*, c'est-à-dire d'une maladie
que l'on regarde comme plus grave que la fièvre dite typhoïde, et qui ne
tue que 1 malade sur 45, tandis que cette dernière, *dans les mêmes conditions de traitement*, en fait périr 1 sur 3 au moins? Il est vrai que la
mortalité générale a été de 1 sur 8 environ, et non de 1 sur 45, comme
au mois de novembre. Mais on peut encore, jusqu'à un certain point, appliquer à ce résultat la réflexion que nous a inspirée l'autre.

(2) M. Landouzy dit à cette occasion que la mortalité a été beaucoup
plus considérable pour les sujets atteints par *voie de contagion* (il considère comme tels tous les sujets atteints à l'hôpital) que pour les sujets
frappés directement à la prison. Cette différence de mortalité est assez
extraordinaire, en effet, pour fixer l'attention ; mais il est bien fâcheux que
M. Landouzy n'ait donné aucune *explication* d'un résultat si digne d'être
expliqué..., s'il est bien exact.

dité, odeur de souris (1), taches pétéchiales, taches rosées lenticulaires, absence de diarrhée, râle sibilant des plus prononcés; fréquence variable du pouls : 80, 90, 120, 140 et même 180 (2); température du corps très peu élevée, avec sécheresse de la peau (il regrette de n'avoir pu faire de recherches thermométriques qui pussent être comparées à celles que j'ai entreprises pour la fièvre typhoïde) : tels sont les phénomènes observés (3).

3° *Contagion.* Pour être à l'abri de toute objection, M. Landouzy ne l'admet que pour les cas qui se sont dé-

(1) Il se demande si cette odeur est particulière au typhus et ajoute qu'elle n'a pas été indiquée par MM. Bouillaud, Andral, Chomel, Forget, Louis, etc. J'ai souvent rencontré cette odeur, que M. le professeur Lallemand a depuis longtemps signalée dans ses *Lettres sur l'encéphale.*

(2) L'auteur ne parle pas ici du caractère *redoublé*, *bis-feriens* du pouls. Mais, chose remarquable, dans les deux observations rapportées, ce caractère a été *noté.*

(3) M. Landouzy dit avoir examiné avec attention l'état du sang *dans un grand nombre de cas*, et à la sortie de la veine, et le lendemain de la saignée; mais qu'en tenant compte des circonstances accessoires qui influent tant sur l'état du caillot, il a paru impossible de lui assigner un caractère spécial. Il fait remarquer en passant que, d'après l'examen du sang fourni par 123 saignées pratiquées pour des cas de fièvres typhoïdes, M. le professeur Forget, de Strasbourg, est arrivé à conclure que les altérations apparentes du sang, *lorsqu'elles existent*, sont purement accidentelles et dues à des circonstances le plus souvent inappréciables.

De telles assertions de la part de médecins aussi distingués surprendront beaucoup tous les observateurs *exacts* qui auront examiné le sang tiré des veines des individus affectés d'une fièvre typhoïde *bien caractérisée.* Quant à nous, qui depuis plus de douze ans avons tous les jours procédé à cet examen (examen répété des milliers de fois depuis l'époque indiquée), nous affirmons que rien n'est plus constant et plus facile à constater que l'état anormal du sang, dans les cas dont il s'agit, état variable, d'ailleurs, selon les périodes de la maladie.

M. Landouzy *n'a observé d'autres abcès que des abcès parotidiens, et encore n'en a-t-il vu que deux cas. Dans l'un, les deux parotides furent prises à la fois, et celle du côté droit seule suppura; dans l'autre, il n'y eut que la parotide gauche de prise.*

M. Landouzy *a eu occasion de noter huit fois les épistaxis.* Chez aucun malade elles ne parurent au début, et ne survinrent que du 8ᵉ au 15ᵉ jour... Il ajoute que *déjà, dans les épidémies précédentes de typhus, elles*

clarés en dehors de la prison. Mais cette précaution ne suffit pas pour l'*abriter* ainsi de toute objection. En effet, qu'est-ce qui prouve, sans réplique aucune, que c'est par pure voie de contagion qu'un certain nombre de personnes qui ont donné des soins aux malades, ont été toutes atteintes du prétendu typhus de ces derniers ? Pourquoi n'auraient-elles pas été frappées sous l'influence de causes semblables à celles qui ont agi sur les premiers malades ? Comment un *typhus*, assez léger pour ne faire périr que 8 individus sur 103, a-t-il pu posséder une force de contagion telle, que 35 des personnes qui ont soigné ceux-ci aient été victimes de ce contact ? Et comme ces dernières ont été plus gravement atteintes que les malades dont on suppose qu'elles tenaient leur *typhus*, n'eût-il pas été plus logique de ne pas négliger la part que les premiers malades *non prisonniers* ont prise à la contagion (si cette contagion a réellement existé) des sujets qui sont tombés malades plus tard (il s'agit toujours de ceux affectés en dehors de la prison)? Par suite du transfert des prisonniers malades à l'hôpital, un certain encombrement n'a-t-il pas dû avoir lieu ; et comme celui des prisons, sans le concours de la contagion proprement dite, cet encombrement n'a-t-il pas pu déterminer des cas du prétendu typhus, etc. ?

4° *Anatomie pathologique*. M. Landouzy n'a pu ouvrir que six des dix-sept sujets qui ont succombé.

Contrairement à MM. Pellicot, Gerhard, Shattuck, Fleury (1), etc., qui, de leurs recherches, ont conclu à *l'absence complète de lésions intestinales dans le typhus épidémique*, M. Landouzy conclut de ses propres investigations qu'*il est impossible de trouver des lésions plus*

___

ont été notées comme rares, ce qui ne me paraît pas rigoureusement conforme à l'histoire, et que *sans doute elles ont manqué à Philadelphie*, puisque *M. Stewart n'en fait pas mention*.

(1) *Mém. de l'Acad royale de médecine*, Paris, 1833, t. III, p. 501.

prononcées, plus caractéristiques des follicules intestinaux isolés ou agglomérés, des transitions plus marquées entre l'é-ruption et l'ulcération ; qu'il est impossible de voir un ensemble plus complet des altérations du système glanduleux intestinal, depuis les cryptes isolées du duodénum, jusqu'à celles du gros intestin, jusqu'aux ganglions du mésentère et du mésocolon.

M. Landouzy cite comme bien digne de remarque l'*état normal* de la rate chez les sujets qu'il a ouverts : « Sur ce point, dit-il, les résultats nécroscopiques de l'épidémie de Reims se trouvent d'accord avec ceux des Etats-Unis et de la Grande-Bretagne, mais, par contre, en désaccord avec ceux des auteurs qui ont observé les autres épidémies du typhus et qui ont noté un gonflement considérable(1). »

M. Landouzy ne dit pas un mot sur l'état du sang après la mort, non plus que sur l'état du cœur et des vaisseaux, et c'est en 1839 et 1840 qu'a régné l'épidémie dont il a tracé la description! Il n'a pas cru devoir profiter des conseils que nous donnions à ce sujet dans le *Traité des fièvres*, publié par nous dès 1826.

5° *Diagnostic et conclusions.* Considérant 1° que l'*encom-brement* est l'origine de tous les typhus, tandis qu'il est sans action sur le développement de la fièvre typhoïde (dernière assertion qu'on ne saurait adopter dans toute son extension); 2° que la stupeur est beaucoup plus prompte et plus prononcée dans le typhus que dans la fièvre ty-

(1) « C'est là, sans contredit, ajoute M. Landouzy, un des points les plus curieux de l'histoire de notre typhus carcéraire : analogue au typhus d'Amérique par l'état normal de la rate, qui le *différencie* du typhus d'Allemagne et de France ; analogue au typhus d'Allemagne et de France par l'existence des lésions intestinales, qui le *différencient* du typhus d'Amérique. »

Ce qui paraît ici *curieux* à M. Landouzy, qu'il nous soit permis de le considérer comme déplorable. De telles différences cesseront d'exister quand de bons observateurs auront décrit avec toute l'exactitude né-cessaire, dans un nombre *suffisant* de cas, les lésions réelles et constantes qui existent chez les individus affectés d'un *véritable typhus*, en ayant soin de mettre à part celles qui tiennent à de simples complications.

phoïde (différence bien digne de remarque, en supposant qu'elle fût aussi tranchée que l'affirme l'auteur); 3° que les symptômes abdominaux si constants dans la fièvre typhoïde, ont toujours et complétement manqué dans le typhus, où l'on n'a jamais trouvé ni météorisme, ni douleurs abdominales, ni gargouillement, ni diarrhée (il faudrait attacher une très grande importance à cette différence une fois qu'elle aurait été bien établie, mais l'auteur ayant déclaré que, d'après ses recherches, il existe dans le typhus des altérations intestinales *identiques* à celles qui constituent le *caractère* anatomique de la fièvre typhoïde, il est difficile de croire que les symptômes abdominaux ont toujours et complétement manqué); 4° que dans la fièvre typhoïde l'exanthème pétéchial est l'*exception*, l'éruption lenticulaire la *règle*, ce qui est l'inverse de ce qu'on observe dans le typhus; 5° que l'odeur de souris, si prononcée dans le typhus, n'existe pas dans la fièvre typhoïde (assertion erronée); 6° que le typhus est contagieux et que la fièvre typhoïde ne l'est pas (assertion qui peut être doublement contestée, puisque, d'une part, les faits de M. Landouzy ne démontrent pas invinciblement la contagion du typhus, et que, d'une autre part, MM. Bretonneau, Gendron, etc., admettent la contagion de la fièvre typhoïde); 7° que la rate est toujours augmentée de volume dans la fièvre typhoïde, tandis qu'elle est à l'état normal dans le typhus (différence contestable, car l'augmentation du volume de la rate n'est pas *constante* dans toutes les *formes* de la fièvre typhoïde, et il n'est pas prouvé ensuite que si M. Landouzy eût ouvert cent, deux cents sujets au lieu de six seulement, et qu'il eût constamment trouvé dans le tube intestinal les mêmes lésions que celles dont il est le siége après la fièvre typhoïde, la rate ne lui aurait jamais montré d'augmentation de volume); de tout cela, M. Landouzy conclut qu'*il trouve entre le typhus de Reims et la fièvre typhoïde des différences trop prononcées pour regarder ces deux maladies comme identi-*

ques. Il rappelle ici que l'Académie royale de médecine ayant mis au concours, en 1839, cette grave question : *Quelles sont les analogies et les différences qui existent entre le typhus et la fièvre typhoïde?* l'auteur auquel fut décerné le premier prix avait conclu, au contraire, en faveur de l'identité des deux affections (1). Précieuse conformité de doctrines dans des matières d'une si haute et si capitale importance !

Quiconque, un peu versé dans l'art très difficile de la clinique exacte, aura lu bien attentivement le travail de M. Landouzy, ne pourra s'empêcher de se demander si c'était bien un typhus, ou si ce n'était pas plutôt une fièvre typhoïde, ou bien encore un composé de typhus et de fièvre typhoïde, que la maladie observée à Reims par ce médecin distingué, comme, de son côté, M. Landouzy, en discutant la question de la contagion, après avoir dit qu'on arguerait contre son opinion des faits signalés par MM. Bretonneau, Gendron et Gaultier de Claubry, ajoute : Mais pour tous ceux qui ont lu avec attention les relations des épidémies de Vendôme, de La Flèche, etc., *il serait bien difficile de déterminer si l'on avait affaire à des cas de typhus,* ou de *dothinentérie* (fièvre typhoïde). Tant il est vrai que pour s'entendre en médecine ainsi qu'en toute autre chose, il faut avoir une langue bien faite, recueillir les faits avec une complète *exactitude*, et les discuter avec une saine et rigoureuse logique ! C'est là ce qui doit désormais distinguer la nouvelle ère médicale.

VI. Il résulte de cette analyse raisonnée du travail intéressant de M. Landouzy que, loin d'avoir été éclaircies par ce travail, les questions posées par M. Landouzy n'en sont restées que plus obscures encore, et par conséquent plus insolubles.

Pour dissiper les désolantes incertitudes signalées plus haut, il reste encore à recueillir, avec toute la précision et

____

(1) *Mémoires de l'Académie royale de médecine*, Paris, 1838, t. **VII**, p. 1 et suiv.

toute l'exactitude convenables, un nombre *suffisant* d'observations particulières de véritable typhus. Cela fait, rien ne sera plus facile à tout esprit juste et sévère que de déterminer les caractères exclusivement propres au typhus. Mais combien sont rares les médecins capables de recueillir un grand nombre d'observations exactes et complètes !

VII. Nous ne terminerons pas sans ajouter que certains auteurs n'établissent aucune différence *essentielle* entre le typhus continu proprement dit, ou la fièvre typhoïde également continue, et les fièvres intermittentes. Tel est, entre autres, M. Broqua, de Mirande. Dans un travail que ce médecin a récemment communiqué à l'Académie royale de médecine (1), il avance que le typhus, la fièvre jaune, la peste, le choléra, appartiennent à la famille des fièvres intermittentes ; qu'on arrive par degrés de la fièvre intermittente la plus légère aux maladies qui viennent d'être nommées ; et comme on guérit les fièvres intermittentes avec le sulfate de quinine, il en conclut que ce médicament est le meilleur moyen qu'on puisse opposer au typhus, à la fièvre typhoïde, à la fièvre jaune, à la peste et au choléra ! Cette curieuse et belle doctrine a sérieusement occupé l'Académie pendant quelque temps ; et, employé contre la fièvre typhoïde, le sulfate de quinine a paru d'abord faire des merveilles, à Paris comme à Mirande. Mais les merveilles ont été de courte durée, et de plus amples renseignements recueillis sur les lieux ont démontré que rien n'était plus *imaginaire* que le typhus ou la fièvre typhoïde dont M. Broqua croyait avoir triomphé, à Mirande, grâce à l'emploi du sulfate de quinine. Qu'on lise dans la note ci-dessous deux observations rapportées par cet auteur, et j'espère qu'on me dispensera ensuite de toute réflexion. Il ne saurait, en effet, après cette lecture, rester aucun doute sur ce

____

(1) *Bulletin de l'Acad. roy. de médec.* Paris, 1840-41, t. VI, p. 619.

point, savoir, que M. le docteur Broqua n'est pas de ceux qui se piquent d'exactitude et de précision en matière de médecine (1).

ARTICLE IV.

DOCTRINE DÉFINITIVE DE L'AUTEUR SUR LES FIÈVRES DITES ESSENTIELLES CONNUES SOUS LE NOM DE TYPHUS.

Comme les idées que je professe aujourd'hui sur les typhus ne diffèrent pas, quant au fond, de celles que j'ai consignées, en 1826, dans mon *Traité clinique et expérimental des fièvres dites essentielles,* je commencerai par l'exposition de ces dernières.

I. « Ce n'est pas sans quelque hésitation, disais-je, que je me décide à écrire sur des maladies que je n'ai pas eu occasion d'observer moi-même...

» Le typhus proprement dit (le typhus jaune, fièvre jaune) et le typhus oriental (peste) ont cela de commun qu'ils sont tous produits par des miasmes qui se dégagent

(1) Observ. 1re. — Madame de *** présentait *tous les symptômes d'une inflammation abdominale;* le ventre était tendu et ballonné; la plus légère pression au creux de l'estomac lui causait des douleurs intolérables; *on croyait même que ses poumons étaient en suppuration. Je n'hésitai cependant pas à prescrire le sulfate de quinine, à fortes doses et sans interruption (325 grains en 15 jours.) Cette personne est parfaitement guérie.*

Observ. 2e. — *Une personne* fut atteinte de *typhus,* à Plaisance, pendant que j'étais à Mirande; on l'avait presque épuisée de sang, lorsque je fus appelé; les hommes de l'art l'avaient abandonnée, et sa mort était regardée comme très prochaine : on croyait qu'elle allait succomber à une *gastro-céphalite.* Je lui fis administrer le sulfate de quinine à la dose de 2 grains toutes les heures d'abord, puis toutes les deux heures sans interruption. *Ce malade* est dans ce moment en pleine convalescence. »

C'est après avoir rapporté deux pareils faits que M. Broqua pense qu'il serait inutile d'en citer d'autres, pour prouver ses doctrines et pour démontrer en particulier que « les congestions viscérales et les phlegmasies *réelles ou apparentes,* que l'on observe dans le *typhus,* disparaissent sous l'influence du sulfate de quinine, comme les inflammations franches se dissipent à l'aide des saignées et des sangsues. »

des matières animales en putréfaction, qu'ils se propagent rapidement à une grande masse d'individus, et qu'ils se communiquent souvent des individus *infectés* aux individus sains (1).

» Malgré les nombreux travaux dont les fièvres dites *contagieuses* ont été l'objet, leur histoire est encore bien loin de la perfection qu'elle peut atteindre, surtout sous le rapport des altérations organiques correspondantes aux symptômes et à la nature intime des agents méphitiques qui engendrent ces affections. Ces agents délétères sont doués d'une énergie quelquefois égale à celle des poisons gazeux les plus terribles, et, sous ce rapport, M. Broussais nous semble avoir eu raison de classer les typhus parmi les empoisonnements *gazeux.*»

Après avoir décrit les symptômes et les lésions organiques observés *jusqu'ici* dans les trois espèces de typhus (en insistant sur l'état d'extrême pénurie de la science en ce qui concerne l'anatomie pathologique); après avoir fait connaitre les causes et le mode de propagation de ces mêmes typhus, et discuté les questions d'infection et de contagion, je tâchais d'établir que, quelque incomplète que soit encore la doctrine générale des typhus européen, américain et oriental, on peut avancer qu'ils constituent moins trois maladies différentes au fond que trois variétés d'une seule et même maladie, tout en reconnaissant que les bubons dans le typhus oriental ou la peste, l'ictère et le vomissement noir dans le typhus américain, doivent être signalés comme des particularités distinctives d'une haute importance.

Dans une section spéciale, j'exposais les considérations suivantes sur la *théorie* des typhus :

« La théorie d'une maladie quelconque ne peut être complète qu'autant que l'on connaît ses causes et leur *mé-*

---

(1) Cette assertion ne doit être admise qu'avec certaines restrictions.

canisme, ses symptômes et les altérations organiques correspondantes à ceux-ci. La conséquence de ce principe est que, dans l'état actuel de la médecine, il est impossible de présenter une théorie entièrement satisfaisante des typhus. En effet, leurs causes productrices se sont jusqu'ici dérobées à toutes les expériences de la physique et de la chimie, et nous ne possédons qu'une description encore très imparfaite des altérations matérielles que déterminent dans les solides et dans les liquides les agents miasmatiques appliqués sur l'économie animale.

» Introduits dans la masse du sang, les miasmes putrides circulent avec ce liquide dans toute l'étendue du système vasculaire, et vont par conséquent exercer leur funeste influence sur tous les organes. Pendant la vie, des phénomènes de putridité et d'irritation se développent chez les individus infectés, et, après la mort, on constate à la fois et des traces de phlegmasie dans plusieurs organes, et des décompositions évidentes dans les liquides, notamment dans la masse du sang. Mais ce n'est pas seulement dans l'estomac et les intestins que l'on rencontre des traces de phlegmasie : l'appareil cérébro-spinal et ses membranes, quelquefois les poumons et la plèvre, en offrent également. *Ce serait donc commettre une erreur grave que de soutenir que les typhus ne sont qu'une gastro-entérite.*

» Si, d'un côté, l'examen cadavérique démontre l'existence de diverses phlegmasies chez les sujets qui succombent aux typhus, le tableau des symptômes, d'une autre part, ne permet pas de révoquer en doute la présence de ces mêmes phlegmasies. Les expériences relatives aux maladies artificielles produites chez les animaux soumis à l'action des substances putrides pouvait nous faire prévoir ce résultat; mais, comme nous l'avons vu, ces substances ne se bornent pas à enflammer plus ou moins violemment les organes avec lesquels elles se trouvent en contact; elles exercent en outre une influence funeste sur le sang lui-même, et par suite sur le système nerveux : aussi les observateurs qui ont *examiné* le sang des individus morts de typhus ont-ils remarqué que ce liquide avait, en grande partie, perdu sa force plastique, la faculté de se coaguler, et qu'il était plus noir que dans l'état ordinaire. Sans doute nos connaissances sont encore bien peu avancées sur cette matière. Il est difficile de décrire exactement et de préciser le genre d'altération que le sang a subie; mais cette altération existe incontestablement, et il n'est pas permis de la nier. En attendant que *des expériences chimiques* nous aient dévoilé plus complétement les mystères de l'anatomie pathologique des liquides, nous croyons devoir, dès à présent, insister sur la parfaite analogie qui existe entre le sang des sujets qui succombent aux divers typhus, et celui des animaux qui périssent d'une injection de matières putrides dans les veines.

» Ce n'est pas seulement par l'autopsie cadavérique que l'on peut s'assurer de la réalité de l'altération du sang dans les cas qui nous occupent : plusieurs des phénomènes observés pendant la vie, tels que les *pétéchies,* les infiltrations sanguines du tissu cellulaire, les hémorrhagies des membranes muqueuses et séreuses, la fétidité de toutes les excrétions, sont autant de signes irrécusables d'une profonde altération du sang. Et comme la plupart de ces phénomènes sont précisément ceux qui caractérisent la décomposition putride commençante, il serait difficile de ne pas admettre que les sujets atteints de typhus sont, pour ainsi dire, frappés pendant la vie d'une sorte de putréfaction dont le sang est le siége primitif.

» L'altération putride du sang est tellement marquée dans les typhus, qu'elle influe même sur les caractères des inflammations qui ont lieu en même temps. On sait, par exemple, que, dans les maladies, plusieurs observateurs, frappés de l'infiltration sanguine dont les tissus enflammés sont souvent le siége, et de la teinte noirâtre qu'ils présentent, désignent cette espèce de phlegmasie par l'épithète de *scorbutique*. Or, cet aspect noirâtre, cette infiltration comme scorbutique des parties enflammées, on en trouve l'explication dans l'altération même du sang, lequel est devenu noirâtre et s'est pour ainsi dire *dissous*, ce qui facilite son épanchement dans les tissus, où l'*attire* l'irritation, etc.

» Les considérations précédentes sont bien propres à faire sentir qu'il existe une étroite affinité entre les typhus et la fièvre putride née sous l'influence de phlegmasies d'un génie putride, gangréneux, etc. Cette affinité n'a d'ailleurs été méconnue par aucun des observateurs qui ont étudié ces maladies. Ils conviennent seulement que, vu l'intensité de leurs causes, les *typhus* marchent avec une violence que l'on ne rencontre pas ordinairement dans la fièvre putride produite ainsi qu'il a été dit tout-à-l'heure. Il existe entre eux et cette dernière une distinction qu'il importe de noter : c'est que, dans celle-ci, les phénomènes de putridité sont consécutifs à une phlegmasie terminée ainsi qu'il a été dit, tandis que dans les typhus ils se développent pour ainsi dire d'*emblée*.

» Il est probable que l'extrême danger des maladies désignées sous le nom de typhus a plutôt sa source dans l'altération profonde du sang que dans les phlegmasies qui coïncident avec celle-ci. On affirme que certains sujets affectés de peste, de fièvre jaune, ou même du typhus *nostras*, périssent, sinon *en un clin d'œil*, comme dit Huxham, du moins dans l'espace de quelques jours. Il est évident que, dans de semblables cas, ce n'est pas à une phlegmasie que la mort doit être attribuée, mais bien à l'action d'un miasme délétère, lequel, si la mort survenait avec la rapidité dont parle Huxham, pourrait être réellement rangé dans la classe de ces poisons subtils (acide cyanhydrique, sulfhydrique, venin de certains animaux, etc.), qui, par un mécanisme dont il est impossible de se faire encore aucune idée précise, anéantissent en un instant et foudroient pour ainsi dire toutes les puissances vitales. Une autre considération bien propre à prouver que ce n'est pas à l'élément inflammatoire seulement, et à la *gastro-entérite* en particulier, qu'il faut rapporter les principaux accidents des typhus, c'est que la fièvre putride consécutive à une gastro-entérite offre certainement moins de gravité que les typhus proprement dits. N'oublions pas d'ailleurs que cette gastro-entérite elle-même n'entraîne de grands dangers que parce qu'il se développe à sa suite une altération du sang analogue à celle qui se remarque dans les typhus.

» Je livre les réflexions précédentes à la méditation des disciples de la nouvelle école ; qu'ils les examinent de sang-froid et sans prévention. Je ne leur dirai point que les plus illustres médecins des temps passés admettaient l'existence de l'altération du sang dans les maladies miasmatiques et putrides : ils pourraient, avec quelque droit, récuser leur autorité ; mais je leur rappellerai que les trois plus grands physiologistes des temps modernes, Haller, Bichat et M. Magendie, sont en ce point d'accord avec les anciens, et je pense que l'opinion de ces trois auteurs sera de quelque poids auprès de médecins qui tiennent à honneur de porter le nom de physiologistes.

» L'irritation de la membrane interne du cœur et des vaisseaux, inséparable de la fièvre continue des typhus, comme de toute autre, n'a jusqu'ici fixé l'attention d'aucun des auteurs qui ont écrit sur les typhus. Voici une observation qui me porterait à croire qu'elle peut laisser à sa suite des traces semblables à celles que nous avons déjà signalées. Cette intéressante observation est relative à un jeune homme qui mourut après nous avoir présenté des symptômes presque entièrement semblables à ceux que l'on remarque dans le typhus dit *fièvre jaune*.

» Cognasse (Jean), âgé de vingt-deux ans, fortement

constitué, entra à l'hôpital Cochin le 30 juillet 1822. Il sortait ce jour-là de l'Hôtel-Dieu, où il avait été traité pour un engorgement de la face et du cou, et pour *une douleur occupant le creux de l'estomac et l'hypochondre droit.*

Jour de l'entrée. Coliques, selles très abondantes, liquides (probablement sanguinolentes); *teinte ictérique de la peau, et surtout de la conjonctive;* soif ardente, langue saburrale, rouge sur ses bords; toux, son mat et absence de respiration à la base du côté droit de la poitrine, mais point de crachats sanglants ni d'oppression très notable; abattement, malaise, visage profondément anxié, décubitus dorsal; peau chaude, alternatives de frissons et de sueurs; pouls fréquent et assez élevé.

Le lendemain de l'entrée (31 juillet), même état. (*Saignée; gomme édulcorée; diète.*)

1er *et* 2 *août.* Fièvre considérable; continuation des selles et des coliques.

3. Peu de changement. (30 *sangsues à l'épigastre.*)

4. Le malade se sent mieux : cependant *il a éprouvé ce matin un frisson d'un quart d'heure;* l'oppression est plus marquée, l'anxiété toujours très grande. — Six heures du soir. *Tremblement,* pâleur des joues, qui étaient colorées auparavant, de la langue et des lèvres; pouls mince et presque filiforme, accéléré; anxiété inexprimable.—Deux nouveaux accès de tremblement dans le cours de la nuit.

5, *au matin.* Envies de tousser et de cracher, que le malade ne peut satisfaire, parce que, dit-il, l'haleine lui manque; *douleur à la région diaphragmatique.* — Le soir, peu de changement : persistance de la douleur vers le creux de l'estomac; quelques crachats adhérents, gélatiniformes; facultés intellectuelles intactes, malgré les angoisses, qui sont toujours extrêmes. Dans la nuit, après s'être levé plusieurs fois pour aller à la selle, le *malade éprouve de nouveau un tremblement violent,* accompagné de petites quintes de toux continuelles.

6. Fièvre très vive, sueurs; assoupissement, pendant lequel les paupières entr'ouvertes laissent apercevoir une portion du globe de l'œil tourné en haut.

7. *Tremblement, frissons, et en même temps peau brûlante;* ventre élevé, ballonné, dur. (*Lavement diacode.*)

8. Anxiété plus considérable encore; *hoquet.* (*Une saignée du bras.* Le sang coulant difficilement et sans jet, on n'en tire qu'une palette et demie.) — Le soir, à cinq heures, *le hoquet est continuel,* l'anxiété si grande que le malade ne sent point son *mal;* fièvre brûlante, visage animé, langue rouge et sèche, soif insatiable, pouls fréquent, assez développé, mais facile à déprimer, comme rebondissant; peau sèche; léger trouble des facultés intellectuelles; ventre toujours météorisé, non douloureux à la pression; *la respiration ne s'entend point à la partie inférieure du côté droit de la poitrine;* le visage est rétréci, contracté. (*40 sangsues au côté droit et sur l'épigastre; potion calmante.*) — A dix heures du soir, l'anxiété est moindre, le hoquet très rare, le pouls bien développé. A onze heures, légère épistaxis, *vomissement d'environ un demi-verre de sang liquide d'un rouge brun;* respiration anhéleuse; pâleur du visage; pouls précipité, faible et peu développé; œil languissant; tendance au sommeil; région épigastrique sonore à la percussion. — Dans la nuit, *persistance de l'écoulement de sang par la bouche et le nez.*

9. Râle trachéal; visage pâle et décomposé, lèvres décolorées, œil éteint; voix basse, faiblesse extrême; agonie...; mort à deux heures après midi, le malade ayant conservé jusqu'au dernier moment l'usage de son intelligence.

Autopsie cadavérique vingt-quatre heures après la mort.

1º *Habitude extérieure.* Rigidité cadavérique très prononcée; cadavre d'un jeune homme vigoureux, ayant les muscles rouges et bien développés. Un liquide noirâtre abreuve la bouche : on le fait couler en abondance en comprimant le ventre.

2° *Organes thoraciques.* La plèvre gauche est généralement injectée, rouge, surtout à la base du poumon, où l'on voit des plaques d'un rouge si foncé qu'on croirait qu'il existe une infiltration de sang : ses portions pulmonaire, médiastine, costale et diaphragmatique adhèrent entre elles au moyen d'un tissu cellulaire frais, tendre et bien organisé. Le poumon gauche, principalement à son bord postérieur, est gorgé d'un sang qui s'en écoule en écumant. Le poumon droit, refoulé par le foie vers la clavicule, offre des adhérences à son sommet. *La plèvre diaphragmatique est très rouge et admirablement injectée.* Les deux poumons sont d'ailleurs crépitants. Les gouttières destinées à recevoir le bord postérieur de ces organes contiennent une sérosité sanguinolente. Les bronches et leurs ramifications sont tapissées d'un mucus sanguinolent, et leur membrane muqueuse est d'un rouge foncé. Le tissu cellulaire sous-pleural et sous-péritonéal est rouge et légèrement infiltré de sang.

Le péricarde contient une médiocre quantité de sérosité d'un jaune foncé. Le cœur est volumineux, robuste et bien conformé. *Il contient des caillots de sang mollasses, blanchâtres dans les cavités droites et noirs dans les gauches. La membrane interne présente, surtout à gauche, une couleur d'un rouge brun, contrastant avec une rougeur rutilante de l'aorte pectorale et ventrale, dont la membrane interne, ainsi colorée, est très facile à détacher. Le tissu du cœur est flasque et mou* (1).

3° *Organes encéphaliques.* L'arachnoïde et la pie-mère sont généralement injectées; sérosité rougeâtre, à la base du crâne et dans les ventricules. La substance cérébrale, d'une bonne consistance, n'est pas beaucoup piquetée de sang.

4° *Organes abdominaux.* Le ventre est dur, distendu par des gaz, et à peine ses parois sont-elles incisées que les cir-

(1) Qu'on se rappelle bien qu'il existait une forte rigidité cadavérique, que les muscles étaient rouges, et que rien n'annonçait encore la décomposition cadavérique.

convolutions intestinales s'échappent à travers l'ouverture. L'estomac et les intestins, mais particulièrement le cœcum et l'arc du colon, sont énormément dilatés par des gaz, de telle sorte que le foie, refoulé jusque vers la troisième côte, a pour ainsi dire envahi la majeure partie de la place du poumon droit; à gauche, l'estomac est également refoulé vers la poitrine (1). La cavité abdominale contient environ deux verres d'un liquide presque purement sanguin; le péritoine est généralement injecté, rouge, sec et comme visqueux.

Le foie présente une injection sous-séreuse très considérable; son tissu est en général plus dense et plus grenu que dans l'état naturel. Plongé dans sa profondeur, un scalpel a pénétré dans un foyer rempli de bile jaune, à peu près pure, foyer qui pouvait contenir un œuf ordinaire, et était tapissé de toutes parts par une membrane pulpeuse, d'une couleur-jaune-verdâtre; autour de ce foyer central en ont été trouvés cinq autres, de même étendue, plus voisins de la face concave que de la face convexe du foie, mais contenant, au lieu de bile, un pus légèrement verdâtre, liquide et fétide. Tous ces abcès sont enkystés : le kyste est une membrane albumineuse, fragile, qui se détache aisément du tissu du foie. Autour des foyers purulents, la substance du foie est ramollie, d'une couleur lie de vin qui tranche avec la couleur pâle-jaunâtre du reste de l'organe. Du sang est infiltré dans la substance ramollie, comme cela arrive dans les ramollissements du cerveau.

« La teinte ictérique de la peau, le vomissement de sang noir, les selles de même nature, la gravité des symptômes généraux, la rapidité de la mort, telles sont les raisons qui m'ont fait dire que la maladie de Cognasse avait de la ressemblance avec la fièvre jaune.

(1) Ceci explique la matité de la partie inférieure du côté droit de la poitrine, notée pendant la vie, et en même temps l'oppression observée, surtout dans les derniers jours (toutefois, d'autres causes concouraient à produire cette oppression).

» La fièvre jaune *sporadique*, dont je viens de rapporter un exemple, est à la fièvre jaune *épidémique* ce qu'est la fièvre adynamique ou putride *sporadique* aux fièvres putrides épidémiques (typhus).

» On ne saurait trop engager les médecins qui ouvriront désormais des sujets morts de fièvre jaune à examiner attentivement le système vasculaire. Je crois que cet examen dissipera tôt ou tard une partie des ténèbres dont l'histoire du typhus jaune est encore enveloppée. Mais la connaissance des lésions vasculaires elles-mêmes est peut-être moins importante encore que celle de l'altération du sang. Nous ne saurions donc, je le répète, cultiver avec trop de soin cette portion si longtemps négligée de la science anatomico-pathologique. »

II. Telles sont les opinions que, dès 1826, je m'étais formées sur les trois espèces de typhus que Pinel avait rangées dans sa classe des *fièvres essentielles*. Depuis cette époque, je n'ai rien vu dans les recherches nouvelles, très incomplètes malheureusement, faites sur ces affections fébriles, qui fût de nature à modifier profondément mes premières opinions. J'ajouterai qu'elles se trouvent confirmées par les faits recueillis, depuis quelques années seulement, sur deux affections appartenant essentiellement à la famille des fièvres d'origine miasmatique ou des typhus, je veux dire la morve et le farcin aigus observés chez l'homme. En effet, dans ces deux affections, ou plutôt dans ces deux formes d'une seule et même affection, une infection putride de la masse sanguine et diverses phlegmasies purulentes ou gangréneuses, tels sont les deux éléments fondamentaux de ce nouveau typhus.

En dernière analyse donc, tout observateur exercé qui examine d'un esprit attentif les diverses fièvres graves et les typhus dont les auteurs nous ont transmis des monographies plus ou moins complètes, ne tarde pas à reconnaître que, sous les noms imposés à ces affections, on a compris des états morbides complexes, et qu'on a souvent confondu ensemble des maladies fort différentes. C'est là une vérité que Stoll avait bien saisie lui-même, et sur laquelle il insiste avec tant de raison. Après avoir dit qu'on peut avoir l'idée d'un mot plutôt que l'idée d'une chose, il ajoute : « C'est ce que je vois arriver à un grand nombre, qui, ayant entendu nommer, par exemple, la fièvre putride, s'imaginent tenir la chose et non pas seulement sa dénomination, *que l'on a coutume d'appliquer à des fièvres très différentes* (quelque ressemblance qu'il y ait entre les symptômes), *et ne croient pas qu'il faille rechercher ultérieurement quelle est cette dégénérescence qu'ils appellent* PUTRIDITÉ OU FIÈVRE PUTRIDE, mot *qui embrasse souvent beaucoup de choses et différentes et opposées.* » De son côté, Pinel s'exprime ainsi : « Rien n'est plus obscur, plus confus, souvent même plus contradictoire que la doctrine générale des maladies connues sous les noms de *fièvres adynamiques* (PINEL), de *fièvres putrides* (STOLL, QUARIN), de *typhus* (HIPPOCRATE, SAUVAGES, CULLEN), de *fièvres pestilentielles* (FRACASTOR, SYDENHAM, GRANT). »

On peut appliquer aujourd'hui à la *fièvre typhoïde* ce que Stoll et Pinel disaient des fièvres putrides, etc. Que d'affections différentes ne désigne-t-on pas tous les jours sous cette dénomination, et combien n'est-il pas difficile de dissiper l'immense confusion qui, grâce à quelques modernes pyrétologistes, règne sur cette matière! Mais tel est l'empire des idées et des dénominations reçues, qu'avant d'en faire adopter de nouvelles, il faut, pendant de longues années, livrer les combats les plus opiniâtres et sans cesse renaissants!

Puisque les typhus et les fièvres typhoïdes des auteurs sont une collection plus ou moins compliquée d'éléments morbides spéciaux, divers par leur nature ou par leur siége, on ne peut bien concevoir ces composés morbides qu'après une connaissance exacte de tous ces éléments, à peu près comme on ne peut étudier les divers composés chimiques qu'après avoir étudié les corps simples ou élémentaires qui concourent à les constituer. Les affections morbides qui résultent ainsi de la combinaison des divers états morbides simples ou élémentaires, se dérobent à l'analyse des vulgaires observateurs ; et comme dans la pratique ils se présentent plus fréquemment que les états morbides simples, il ne faut pas s'étonner si l'on trouve si peu de médecins qui diagnostiquent d'une manière exacte et complète.

Ce qui frappe au premier coup d'œil dans l'examen analytique des fièvres typhoïdes et des typhus proprement dits des auteurs, c'est, il faut le répéter, la coïncidence de phénomènes et de lésions inflammatoires avec des phénomènes et des lésions qui révèlent un travail d'infection putride ou septique dont le foyer est tantôt au-dehors et tantôt au-dedans de l'individu. Qu'il s'agisse de la fièvre typhoïde proprement dite, ou du typhus européen, ou du typhus oriental (peste), ou du typhus américain (fièvre jaune), ou du charbon, de la pustule maligne et de la morve, etc., toujours vous constaterez la présence du double élément que je viens de signaler. Mais, comme nous l'avons dit plus haut, dans certains cas, l'état typhoïde ne se manifeste pas dès l'origine même de la maladie, tandis qu'il en est réellement ainsi dans les *vrais* typhus.

Les affections inflammatoires qui, en se terminant par gangrène, en donnant naissance à des matières septiques susceptibles de résorption, deviennent le principe de l'état typhoïde général que l'on observe dans le cours de ces phlegmasies, ne possèdent pas toutes au même degré le funeste pouvoir que nous signalons. Parmi les inflammations aiguës de l'ordre médical, il n'en est aucune qui soit plus apte à donner naissance à l'état typhoïde que celle de la membrane folliculeuse de l'intestin grêle. On n'en sera pas surpris quand on réfléchira bien à toutes les conditions favorables à la septicité qui se trouvent réunies dans les cas d'une violente inflammation de la portion inférieure de l'intestin grêle , ce foyer *naturel* d'infection putride, cette sorte de *latrine vivante*, comme je l'ai dit ailleurs.

Je décrirai en temps et lieu cette inflammation ainsi que les autres, et c'est alors que nous verrons quel rôle précis elles jouent dans les maladies complexes désignées sous le nom de typhus ou de fièvres pestilentielles. Puis, quand nous en serons aux maladies produites par l'action des miasmes putrides, de quelque manière et par quelque voie qu'ils se soient introduits dans la masse sanguine, nous montrerons de nouveau la part qui revient à ces agents dans le développement des fièvres indiquées. De cette manière, nous aurons complété notre œuvre, et nous avons lieu d'espérer que quelque lumière nouvelle aura jailli sur une matière jusque là si obscure.

EXPOSITION ET DISCUSSION DES PRINCIPALES DOCTRINES SUR LES FIÈVRES
INTERMITTENTES ET RÉMITTENTES.

Réflexions préliminaires.

Comme les fièvres continues, les fièvres intermittentes
et rémittentes peuvent être d'origine miasmatique ou d'origine non miasmatique (1), *simples* ou *composées*, c'est-à-dire
uniquement constituées par l'élément fébrile, ou constituées
par cet élément combiné avec un principe septique provenant des émanations marécageuses. Les fièvres intermittentes de la première catégorie sont assez généralement *bénignes;* celles de la seconde catégorie, au contraire, peuvent,
si elles ne sont bien traitées dès leur début, entraîner
promptement la mort des malades, et de là le nom de
pernicieuses sous lequel elles sont alors désignées.

J'aurais bien voulu étudier à part chacune de ces deux
catégories dans la présente exposition ; mais elles sont tellement confondues et entremêlées dans les auteurs, que
j'ai dû renoncer à ce dessein. Je vais donc suivre l'ordre
qu'ils ont adopté eux-mêmes, si toutefois on peut appeler
ordre le véritable chaos que nous présente cette matière
chez la plupart de nos pyrétologistes.

ARTICLE PREMIER.

DOCTRINE DE PINEL.

I. Ainsi que nous l'avons déjà dit, Pinel n'a fait qu'une
seule et même classe des fièvres continues, des fièvres

(1) Nous verrons, dans un autre endroit de cet ouvrage, que certains
auteurs ont pensé que les miasmes aptes à produire les fièvres intermit-
tantes sont d'origine végétale, tandis que les miasmes propres à produire
les fièvres continues de la catégorie correspondante proviendraient des
substances animales en décomposition.

intermittentes et des fièvres rémittentes; et dans chacun de ses six ordres, le sixième excepté (1), il étudie successivement les fièvres qui en sont l'objet, sous les types continu, rémittent et intermittent.

Il faut éviter, dit-il, la distribution usitée des fièvres en trois ordres, suivant leur type de continuité, de rémittence ou d'intermittence.

Il nie l'existence d'une fièvre intermittente simple, soutenant que, comme les *continues*, les fièvres intermittentes appartiennent, du moins dès leur origine, à quelqu'un des ordres qu'il a établis. Du reste, nulles généralités sur les types intermittent et rémittent, nulle description d'un véritable accès de fièvre intermittente.

A l'occasion des *fièvres gastriques rémittentes*, Pinel définit ainsi la rémittence : « Elle ne se borne point à de simples exacerbations de la chaleur et des *autres symptômes*, mais elle consiste en des accès complets, c'est-à-dire en des retours réguliers d'un sentiment de froid et de chaleur; c'est là ce qui donne le vrai caractère de la rémittence, et l'on ne saurait être trop en garde contre la fausse acception de ce mot, que plusieurs auteurs ont attachée à des fièvres continues avec alternatives d'exacerbation et de rémission de leurs symptômes. » Pinel blàme Stoll d'avoir considéré l'exacerbation de la fièvre rémittente comme un accès complet ou incomplet de fièvre intermittente. Cette manière de voir lui paraît peu exacte, et, en faisant regarder cette fièvre comme composée d'une fièvre continue et d'une fièvre intermittente, elle pourrait, selon lui, avoir une influence dangereuse dans l'exercice de la médecine, en suggérant l'idée qu'on peut attaquer directement la fièvre intermit-

---

(1) On sait que cet ordre est affecté à la peste (fièvre adéno-nerveuse). Assurément, il eût été difficile à Pinel de faire l'histoire d'une véritable *peste* à type intermittent : mais puisqu'il a considéré les autres typhus comme pouvant affecter le type indiqué, on ne voit pas trop pour quel motif il a pensé autrement à l'égard du typhus d'Orient.

tente par le quinquina, pour rendre le traitement de l'autre plus simple. Nous ne nous prononcerons pas ici entre Stoll et Pinel, attendu que les données d'une solution rigoureuse du problème qui les divise ne nous paraissent pas avoir encore été bien positivement déterminées.

Quoi qu'il en soit, non seulement Pinel a négligé de décrire d'une manière générale les fièvres intermittentes et rémittentes, et de les diviser en celles qui sont d'origine miasmatique ou paludéenne et en celles qui reconnaissent une autre origine, mais il n'a pas même songé à rechercher comment une seule et même fièvre pouvait être ainsi tour à tour continue, intermittente ou rémittente. Cette question valait pourtant bien la peine d'être sérieusement étudiée. Quelle que soit, en effet, la doctrine qu'on adopte sur l'identité ou la non-identité du *fond* même des fièvres de ces divers types, toujours faut-il admettre que toutes les conditions ne restent pas les mêmes dans les types *continu*, *rémittent* et *intermittent* ; car s'il en était ainsi, pourquoi ces différents types existeraient-ils? leur existence n'aurait réellement aucun sens. Quelles sont donc les *raisons d'être* particulières à chacun d'eux? Pinel ne s'en est nullement inquiété.

Dans son *Appendice des fièvres essentielles*, revenant sur la question des fièvres intermittentes, il consacre un article à celles qu'il appelle avec d'autres auteurs, *fièvres intermittentes-splanchniques ou avec lésions des viscères*, et présente quelques considérations sur les types divers des fièvres intermittentes. Nous allons mettre sous les yeux du lecteur les idées de Pinel sur ces objets.

« Les vrais observateurs ont dû être portés à examiner avec soin l'état des viscères, surtout ceux de l'abdomen, dans les cas particuliers de fièvres intermittentes ou rémittentes devenues funestes. Mais en procédant ainsi on peut très bien se méprendre, et admettre comme cause ce qui n'est que l'effet ou bien un objet accessoire. » Après avoir indiqué divers viscères dans lesquels les auteurs disent avoir observé des altérations, il poursuit ainsi : « Mais c'est surtout la rate qu'on a regardée comme un foyer principal de désorganisation; on dit l'avoir souvent trouvée remplie d'un sang épais, et on croit que, dans des cas analogues, elle peut passer à un état de dissolution ou même de putrilage, ce qui me paraît un peu difficile à constater à cause de son tissu naturellement spongieux.

» Quelles lumières d'ailleurs peut-on retirer de ces recherches d'anatomie pathologique relativement à la nature de la fièvre? Les mêmes effets nuisibles et la même atteinte portée sur les viscères abdominaux ne peuvent-ils point être la suite d'autres maladies tout-à-fait différentes ? D'ailleurs ne voit-on point des fièvres intermittentes et rémittentes ne produire aucun effet semblable et aboutir à une terminaison salutaire ? Que deviennent alors ces diverses théories et hypothèses gratuites, sur un prétendu venin fébrile qui se porte sur les viscères abdominaux, et qui produit, suivant les notions vulgaires, des *stagnations*, des *obstructions*, des *tumeurs*, une *dégénérescence des humeurs*, etc., et autres ravages purement imaginaires ? En outre combien de fois les maux internes qui résultent des fièvres intermittentes ou rémittentes ne sont-ils point dus à un traitement empirique ou mal entendu qui fait prodiguer les médicaments à contre-temps, tandis qu'il faudrait se borner à soumettre les malades aux sages préceptes de l'hygiène, et éloigner seulement les causes propres à exaspérer l'état fébrile? »

Les observations de divers auteurs sur les fièvres *intermittentes-splanchniques*, rapportées par Pinel, sont tellement incomplètes, et si mal recueillies, qu'elles ne méritent pas qu'on s'en occupe sérieusement. Tout ce qu'on peut en conclure avec quelque probabilité, c'est qu'on a donné pour exemples de fièvres rémittentes ou intermittentes des phlegmasies lentes, sourdes, chroniques de divers viscères, du foie en particulier, dans le cours desquels il est survenu, à des époques irrégulières, des *exaspérations*, des frissons, etc., etc.

Voici maintenant dans quels termes Pinel répond aux trois questions suivantes : 1° Toutes les fièvres quotidiennes peuvent-elles être rapportées à l'ordre des fièvres muqueuses? 2° Toutes les fièvres tierces peuvent-elles être rapportées à l'ordre des fièvres gastriques? 3° La fièvre quarte peut-elle toujours se rapporter à l'ordre des fièvres gastriques ?

« Ces trois questions, dit Pinel, trouvent leur solution dans la *Nosographie*, puisqu'il est reconnu que le type des fièvres intermittentes ne peut point du tout servir de fondement à leur classification, et que, sans égard à ce type, on doit les distribuer d'après les caractères communs qu'elles peuvent offrir avec quelqu'un des ordres primitifs de la classe des fièvres. J'avais d'abord pensé que les fièvres quotidiennes et quartes appartenaient spécialement à l'ordre des fièvres muqueuses ou adéno-méningées, comme cela arrive pour le plus grand nombre, et j'avais donné le nom de *fausses quotidiennes* ou *fausses quartes* à celles qui sous ce type avaient des caractères communs avec l'ordre des fièvres gastriques. Par la même raison, si la fièvre tierce avait des caractères communs avec l'ordre des fièvres muqueuses ou adéno-méningées, je lui donnais alors le nom de *fausse tierce*. En multipliant les observations, j'ai reconnu la nécessité de rejeter cette vaine dénomination, et de disposer indistinctement les fièvres quotidiennes et quartes dans leurs ordres respectifs, suivant le caractère de leurs symptômes ; les unes dans l'ordre des fièvres intermittentes gastriques, les autres dans celui des fièvres adéno-méningées ; de même, la fièvre tierce, suivant les symptômes gastriques ou muqueux, a été aussi rapportée au deuxième ou troisième ordre des fièvres, sans égard à son type. »

Tout cela n'est rien moins que l'expression des cas journellement observés, et ne satisfait guère les esprits les moins exigeants.

Ce qui suit n'est pas de nature à répandre quelque lueur sur le sujet qui nous occupe : « J'ai fait remarquer ailleurs, dit Pinel, que les fièvres intermittentes ou rémittentes, qui paraissaient dans des cas très rares ne pouvoir être rapportées à aucun des ordres de la classe des fièvres, ainsi que celles qui tiennent à des lésions organiques, devaient être *provisoirement* consignées dans un appendice, en attendant les résultats de nouvelles observations et les perfectionnements ultérieurs des méthodes. » De ce passage, il résulte que Pinel admet des fièvres intermittentes qui tiennent à des *lésions organiques* et d'autres qui n'y tiennent pas ; des fièvres intermittentes qui peuvent être rapportées aux ordres de sa classe des fièvres, et des fièvres intermittentes qui n'y peuvent pas être rapportées. On conviendra que c'est une triste chose que l'étude d'une telle médecine, et Pinel le sentait bien lui-même, puisqu'il terminait en exprimant le désir que les *vrais observateurs profitassent de toutes les circonstances favorables pour faire faire des progrès solides à cette partie de la medecine, et qu'ils contribuassent d'une manière efficace à former une suite d'observations exactes, propres à servir à l'histoire des fièvres intermittentes.*

Comme pour mettre le comble à toutes ces incertitudes sur la nature des fièvres intermittentes et sur la place qu'elles doivent occuper dans un cadre nosologique, Pinel dit encore, dans son *Appendice*, que « les fièvres périodiques avec une affection morbifique des viscères, la fièvre hectique, la fièvre puerpérale, celle que M. Petit appelle entéro-mésentérique, semblent tenir un milieu entre la première et la deuxième classe, c'est-à-dire entre les fièvres essentielles et les phlegmasies. » Pinel n'avait qu'un pas à faire pour rencontrer la vérité en ce qui concerne le rapprochement qu'il établit ici entre certaines fièvres continues et les phlegmasies; mais il s'éloignait de cette même vérité en *identifiant* les fièvres réellement intermittentes avec les fièvres continues.

Examinons maintenant les fièvres intermittentes et rémittentes telles qu'elles ont été établies par Pinel à l'occasion de chacun de ses cinq premiers ordres de fièvres essentielles.

II. Il ne se prononce pas sur l'existence des fièvres rémittentes et intermittentes inflammatoires ou angioténiques. Il se renferme dans les bornes du doute philosophique, et appelle sur ce point de doctrine l'attention des vrais observateurs.

III. Pinel admet des fièvres gastriques rémittentes et intermittentes : les exemples qu'il donne des premières ne sont rien moins que concluants; les exemples de fièvre intermittente gastrique ne le sont guère plus. Il parle des tierces, double-tierces *exquises* ou *légitimes*, des quotidiennes et des quartes vraies ou *fausses*. Mais rien ne prouve que ces fièvres périodiques appartiennent à l'ordre des fièvres gastriques plutôt qu'à tout autre : elles ne sont probablement, au contraire, que des espèces de cette fièvre intermittente simple dont Pinel a contesté l'existence.

IV. Les fièvres muqueuses peuvent, selon Pinel, revêtir les types rémittent et intermittent.

A propos des *rémittentes*, il présente des considérations sur la *fièvre hémitritée*, terme dont la signification est, dit-il, restée jusqu'ici si vague et si indéterminée, et qu'il n'a malheureusement point contribué à éclaircir par les observations incomplètes qu'il rapporte. Il accuse Galien d'avoir confondu cette *hémitritée* avec la *tritéophie*, dernier mot pour le moins aussi vague que l'autre, et qui, tout aussi bien que les mots *demi-tierce* ou *semi-tertiana*, aurait mérité de prendre naissance dans ce que Pinel appelle les siècles barbares. Quelle médecine, en effet, bon Dieu! que ce jargon indéfinissable dont il appartiendrait à un autre Molière plutôt qu'à nous de faire justice!

Quoi qu'il en soit, Pinel nous apprend que des observations multipliées, faites tant à l'hospice de la Salpêtrière que dans d'autres hôpitaux, ont démontré que les fièvres intermittentes quotidiennes et quartes n'appartiennent pas toutes à l'ordre des fièvres muqueuses, tandis qu'il existe beaucoup de fièvres doubles-tierces et tierces qui sont évidemment muqueuses.

Nous n'avons rien à dire à cet égard, sinon que la maladie à laquelle convient pleinement le nom de *fièvre muqueuse* n'est ni tierce ni quarte, etc., attendu que l'inflammation ulcérative des plaques de Peyer, etc., qui en fait le fond, constitue une maladie essentiellement et nécessairement continue.

V. Pinel admet l'existence de la *fièvre adynamique rémittente*. A cette occasion, il revient à la signification du mot *rémittence*. « Le mot de *fièvre rémittente* a été appliqué, dit-il, en général aux fièvres marquées par des alternatives de *rémission* et d'exacerbation des symptômes, ce qui comprend presque toutes les fièvres essentielles. Quelques auteurs, plus sévères dans leur marche, n'ont appelé *fièvres rémittentes* que celles qui offrent, avec une *continuité de l'état fébrile*, des retours périodiques d'accès en froid et en chaud, la seule signification qu'on doive conserver si on veut s'entendre. »

Cela posé, Pinel renvoie le lecteur à une observation de fièvre rémittente adynamique *essentielle*, qu'il a rapportée dans sa *médecine clinique*. Or, cette observation est évidemment un cas de *péripneumonie qui n'était point parvenue à une terminaison favorable*, et dans le cours de laquelle on vit les *accès* varier beaucoup pour l'heure de l'invasion. Voilà donc quel était l'état de la pyrétologie sous le règne de l'auteur de la *Nosographie philosophique!* Cet illustre nosologiste nous donne pour exemple de *fièvre adynamique essentielle rémittente* une véritable pneumonie des vieillards dans le cours de laquelle il survient des frissons irréguliers !

Quant à l'existence de la *fièvre adynamique intermittente,* Pinel commence par la poser en question, signale la confusion des idées et le vague des expressions sur ce sujet, demande ce que signifie cette *prétendue putridité du sang périodique* dont parle Selle, et termine en disant qu'il *pense que la fièvre intermittente adynamique peut se présenter quelquefois, quoiqu'elle soit très rare.* Il a eu occasion d'en observer quelques cas à la Salpétrière, et il en rapporte un autre de M. Bayle, *médecin connu par son exactitude extrême.*

Maintenant que l'on sait à quoi s'en tenir sur l'*anatomie pathologique de la fièvre adynamique essentielle,* et sur le véritable acte morbide qui détermine les altérations propres à cette fièvre, on ne saurait trop admirer comment des médecins *connus par leur exactitude extrême* ont rapporté des observations d'inflammation ulcérative, suppurative, gangréneuse, avec infection générale de l'économie, disparaissant et revenant ainsi d'un jour à l'autre ! O déplorable influence des faux systèmes !

VI. Enfin, voici ce que nous lisons dans Pinel sur la *fièvre ataxique rémittente* ou *intermittente :* « Les fièvres rémittentes malignes sont appelées par certains auteurs *sous-continues* ou *subintrantes malignes,* parce que la terminaison d'un accès semble coïncider avec le commencement d'un autre. Ces fièvres ataxiques rémittentes (quotidienne, double-tierce, tierce, quarte) peuvent se combiner diversement avec les fièvres gastriques, muqueuses, adynamiques. On peut, avec Torti, admettre la division des fièvres ataxiques intermittentes en espèces, suivant une prédominance de quelque symptôme violent et dangereux, et les distinguer en cholériques, dysentériques, cardialgiques, diaphorétiques, syncopales, algides, etc.; mais on ne peut douter, comme le remarque M. Alibert, que *cette fièvre* ne puisse se masquer encore sous d'autres affections aussi redoutables ; elle peut simuler la pleurésie ou le rhumatisme, ou bien prendre les formes insidieuses de douleurs néphrétiques, d'attaques d'épilepsie, de convulsions, de dyspnée, de céphalalgie violente, ou même d'hydrophobie. Comme d'ailleurs ces fièvres offrent d'autres symptômes ataxiques qui leur sont communs, on ne peut guère les regarder, sous ce rapport, que comme de simples variétés d'une même espèce. Mais peut-on donner pour fondement de caractères spécifiques l'ordre du retour des accès ou les divers types de fièvres connus sous le nom de *quotidienne*, de *tierce*, de *quarte*, ou admettre même d'autres divisions ultérieures, comme lorsque les premières sont doublées, et la troisième doublée ou triplée? Dans les fièvres ataxiques intermittentes j'ai reconnu, en général, que celles dont les accès se renouvellent tous les jours ou à des jours alternatifs n'offrent point de différences très remarquables sous le rapport ataxique; mais celles qui sont sous le type de quarte se distinguent par leur fréquente complication avec des lésions des viscères abdominaux. »

Il est fort difficile de bien comprendre la doctrine de Pinel en matière de fièvres ataxiques intermittentes. Comment peut-il donner un seul et même nom à des fièvres aussi variées que le sont, quant aux symptômes, celles décrites par Torti et d'autres auteurs sous le nom de fièvres pernicieuses? Quoi! une fièvre pernicieuse cholérique, une fièvre pernicieuse péripneumonique, une fièvre pernicieuse algide, une fièvre pernicieuse ictérique, etc., etc., recevraient la même dénomination que la fièvre continue, à laquelle on a consacré le nom d'*ataxique*, et dont les symptômes vraiment caractéristiques sont le délire, les mouvements spasmodiques, l'extrême susceptibilité des sens, etc.! Mais passons, si l'on veut, condamnation sur ce point. La chose grave, c'est que Pinel n'ait pas compris que l'affection qui donne lieu à sa fièvre ataxique continue ne pouvait être absolument la même que celle d'où proviennent des accès fébriles dits également ataxiques, qui peuvent se dissiper complétement au bout de quelques heures, pour ne revenir que tous les jours, tous les deux jours, ou même tous les trois jours. On est d'autant plus surpris d'une telle assimilation que Pinel, comme pour mieux faire ressortir toute la différence qui existe entre les deux espèces de fièvres dont il s'agit, ne manque pas d'insister sur l'insuffisance des moyens que la médecine peut opposer aux fièvres ataxiques continues d'une part, et sur l'efficacité de ceux qu'on oppose aux fièvres ataxiques intermittentes, d'autre part (1). Or, comment des maladies identiques pourraient-elles présenter une telle différence sous le rapport du traitement?

ARTICLE II.

DOCTRINE DE BROUSSAIS. — SA PHYSIOLOGIE DES FIÈVRES EN GÉNÉRAL, A L'OCCASION DES INTERMITTENTES.

I. Avant d'exposer ses propres idées sur les fièvres rémittentes et intermittentes, Broussais, dans la première édition de son *Examen,* s'exprime ainsi sur la classification de Pinel et de ses disciples :

« Tout cet échafaudage est arbitraire et chimérique; d'abord parce que leurs prétendues fièvres continues ne sont que des abstractions insignifiantes; en second lieu, parce qu'ils n'ont pas une idée plus claire de la périodicité d'irritation, phénomène qui doit être étudié d'après des

---

(1) « Il semble, dit Pinel, qu'on se dédommage des *méthodes précaires* du traitement et de *la fréquente insuffisance des moyens que la médecine peut opposer aux fièvres ataxiques continues,* lorsqu'on porte sa vue sur les principes fixes et l'exacte détermination du traitement propre aux fièvres ataxiques rémittentes ou intermittentes, savoir, l'administration du quinquina, d'après l'expérience la plus uniforme et la plus constamment répétée. »

vues plus étendues et surtout plus physiologiques. » Il poursuit en ces termes :

« La périodicité se présente dans toutes les irritations, soit inflammatoires, soit nerveuses. Or, ces irritations sont aussi nombreuses qu'il y a d'organes sensibles, aussi variées qu'il existe de différences dans la susceptibilité de chaque organe, et que le lieu irrité peut en offrir dans son étendue.

» Les mots fièvres rémittentes, fièvres intermittentes quotidiennes, tierces, quartes, etc., ne peuvent donc nous donner qu'une idée fort incomplète de ce phénomène, surtout quand on en fait des êtres abstraits existant par eux-mêmes et qu'on les rattache à d'autres abstractions qui sont également hypothétiques.

» Peut-on entendre sans dégoût demander à chaque instant si les obstructions sont produites par les fièvres intermittentes ou par le quinquina, si ces fièvres ne sont pas quelquefois un travail de la nature, un effort salutaire destiné à résoudre ces engorgements ; si, en effet, la nature cherche à détruire une matière morbifique ; si le principe morbifique contre lequel elle agit a quelque rapport ou quelque liaison avec celui qui la détermine ; s'il est bien vrai que la plupart des fièvres intermittentes soient dépuratives, et s'il faut un grand nombre d'accès pour opérer la coction ?

» Que l'on étudie physiologiquement les organes malades, que l'on bannisse les dénominations qui sont censées représenter leurs souffrances, et l'on trouvera bientôt la solution de toutes ces questions. Pour y concourir autant qu'il est en mon pouvoir, je vais renfermer tous les faits relatifs à l'histoire des fièvres en général (les typhus exceptés), dans une supposition que l'on peut regarder comme le résumé des observations que j'ai recueillies et des méditations auxquelles elles ont donné lieu.

» Onze personnes reçoivent l'impression d'un air froid et humide ; le premier éprouve ce qu'on appelle une fièvre inflammatoire, le second une fièvre dite gastrique, le troisième un embarras gastrique, le quatrième une fièvre muqueuse, le cinquième une fièvre intermittente; les sixième, septième et huitième, contractent les types quotidien, tierce ou quarte, avec apyrexie entre les accès; le neuvième est attaqué d'une fièvre pernicieuse; le dixième d'une phlegmasie continue, et le onzième d'une phlegmasie intermittente. Voilà ce qu'on observe chaque jour en hiver, en automne, dans toutes les saisons froides et humides, ou quand on s'expose, pendant l'été, au froid de la nuit... Comme les alternatives de froid, surtout humide, et de chaud, sont des causes communes aux irritations périodiques et non périodiques, je place mes malades sous cette double influence, afin de faire ressortir la liaison qui existe entre toutes les irritations. Je ne prétends point par là que d'autres causes que celles-ci ne puissent produire *des fièvres plus ou moins générales ou locales* (1); mais alors elles ne tendent guère à la périodicité : au surplus, lorsqu'elles y tendent, ces cas rentrent dans ceux dont je fais ici mention; et quand le contraire a lieu, on peut les rapprocher des irritations continues qui se développent également par l'influence des vicissitudes atmosphériques, c'est-à-dire de la plupart de celles qui vont se présenter dans l'histoire supposée de mes onze malades. Je continue :

» Quelle différence y a-t-il entre tous ces individus? Chez le premier, le froid détermine un refoulement des *forces vitales* et du sang, lequel exalte l'action organique dans tous les viscères, et surtout dans l'immense étendue des surfaces muqueuses des voies gastriques et respiratoires. Ce refoulement est suivi d'un mouvement d'expansion avec fièvre dont la durée est de douze heures, de vingt-quatre heures, ou de sept à neuf jours, selon le degré d'irritation que la concentration plus ou moins rapide a

____

(1) Le mot *fièvres* est évidemment pris ici comme synonyme des mots *irritations, phlegmasies*. En effet, pris dans le sens propre, le mot *fièvre* suppose nécessairement une affection *générale*.

laissé dans les trois principaux viscères. Enfin, cette irritation se calme avec un rétablissement impétueux des sécrétions, ou une hémorrhagie, et le malade est rétabli. Telle est la fièvre inflammatoire (1). Elle peut encore dépendre d'une irritation des viscères, introduite peu à peu par toutes les causes qui exaltent l'action sanguine et par la pléthore (2); mais comme cette condition, la pléthore, n'est point de rigueur, je l'appelle *fièvre simple* (3).

» Son caractère est une irritation générale des viscères, *siégeant particulièrement dans les membranes muqueuses* et non dans les tissus cellulaires et séreux, si ce n'est secondairement, partagée quelquefois par les tuniques des vaisseaux sanguins eux-mêmes, comme l'ont cru Franck et beaucoup d'autres (4). Si cette irritation cède promptement, le malade guérit, comme nous venons de le dire.

(1) Ici, Broussais considère la fièvre inflammatoire comme *symptomatique*. Il en est de même dans le passage suivant. Il ne pouvait en quelque sorte se plier à l'idée de cette fièvre, considérée comme *primitive*, c'est-à-dire comme une irritation idiopathique du système sanguin, bien qu'il eût dit ailleurs quelques mots en faveur de cette doctrine.

(2) Pinel et ses disciples avaient confondu l'état pléthorique avec la fièvre inflammatoire. Broussais ne commet pas ici tout-à-fait la même erreur ; mais il attribue, lui, à la pléthore plus d'influence même qu'elle n'en a réellement sur le développement de la fièvre inflammatoire. Toutefois, plus bas, il reconnaît que la pléthore n'est pas une condition nécessaire de la fièvre inflammatoire.

(3) Pourquoi Broussais appelle-t-il cette fièvre *simple*? Il ne s'explique pas assez là-dessus. La suite prouve qu'il n'entend point par là une fièvre indépendante de toute irritation viscérale.

(4) Il est bien évident que la *fièvre simple* de Broussais, ainsi *localisée* dans les viscères en général, et particulièrement *dans les membranes muqueuses*, est au contraire, sous le rapport de son siège, quelque chose de très complexe. En rappelant ici l'opinion de P. Franck, Broussais ne lui accorde qu'une très médiocre importance. En effet, l'irritation des tuniques des vaisseaux sanguins n'est pour lui qu'un élément accessoire, qu'un accident, pour ainsi dire. Franck lui-même n'avait point clairement et nettement déterminé le rapport qui existe entre l'*irritation* plus ou moins intense des tuniques du système vasculaire et la *fièvre* considérée comme une maladie existant par elle-même : c'est ce que nous avons essayé de faire pour notre propre compte.

» Si elle se concentre et s'exalte dans quelqu'un d'entre eux , la fièvre cesse d'être simple ou la *phlegmasie d'être générale dans les viscères , pour dégénérer en phlegmasie locale* (1). C'est ce que les auteurs désignent quand ils disent qu'il peut se faire un *raptus* ou une concentration plus ou moins considérable sur un organe ; mais ils veulent toujours parler de la poitrine ou de la tête ; car ils n'ont point connu les phlegmasies gastriques qui peuvent aussi bien se développer et même plus souvent que les précédentes, mais plus tard que dans le cas suivant, qui est celui de notre second sujet (2).

» Chez celui-ci, la concentration sympathique de l'*action vitale* repoussée de l'extérieur est plus considérable dans la muqueuse des voies gastriques que dans tout le reste ; de là, la rougeur avec sécheresse de la langue , la soif, le désir des acides, la répugnance pour les *ingesta stimulants,* une dédolation plus considérable, la sensibilité de l'épigastre, les vomissements, les douleurs de ventre, la chaleur âcre ; en un mot, tout ce qui constitue la *fièvre gastrique* (3).

» Supposez le sujet prédisposé à la sécrétion bilieuse, rempli de matières stercorales ; les symptômes dits d'em-

---

(1) Mais si la *phlegmasie était générale,* elle affectait donc déjà le viscère où elle se concentre plus tard, pour constituer une phlegmasie *locale ;* elle était à la fois locale et générale. Tout cela manque de clarté, de précision, de rigueur, de logique. Pourquoi ? Parce que l'on n'avait pas *localisé* la fièvre dans le système sanguin.

(2) Broussais a raison sans doute quand il reproche à ses prédécesseurs de n'avoir pas assez tenu compte des *phlegmasies gastriques* (il eût mieux valu dire des phlegmasies gastriques et intestinales). On pourrait lui reprocher le contraire. En tout cas, on est autorisé à reprocher aux premiers et au dernier d'avoir *ignoré* les phlegmasies de l'appareil sanguin.

(3) Je crois être obligé de noter ici qu'il est bien rare de voir une véritable *fièvre gastrique* se développer sous l'influence de la cause à laquelle sont censés avoir été soumis les onze malades dont il s'agit. Cette réflexion s'applique plus ou moins complétement aux troisième et quatrième cas, dont il va être question tout-à-l'heure.

barras gastrique, soit bilieux, soit stercoraux, sont ajoutés ;
et, parmi les auteurs, les uns disent *fièvre bilieuse,* d'autres *embarras gastrique,* compliquant la fièvre gastrique ;
mais c'est une circonstance tenant à la prédisposition.

» Que le malade soit prédisposé à la sécrétion muqueuse, c'est-à-dire d'une constitution qu'on appelle pituiteuse ; que les catarrhes bronchique et vésical s'y joi-
gnent, c'est le cas du quatrième malade que l'on dit
attaqué d'une *fièvre muqueuse.* Que la membrane interne
des voies gastriques soit sèche et rouge, ou qu'elle soit
plus ou moins baignée de bile et de mucosités par l'irritation concomitante du foie et du pancréas ou des follicules
muqueux, celle qui règne le long du canal digestif est susceptible de mille degrés qui déterminent beaucoup de variétés dans les symptômes extérieurs. Ceux-ci ne sont, en
effet, que les phénomènes sympathiques ou des produits
de la *douleur* plus ou moins considérable, selon le tempérament, la susceptibilité, le point du canal le plus irrité,
les médicaments et le régime : c'est ainsi que la forme de
choléra-morbus, celle de *fièvre adynamique,* celle de *fièvre
ataxique* même, se lient et s'enchaînent comme autant de
nuances de la gastro-entérite. Mais nous prenons ici le cas
le plus simple : c'est celui où l'irritation gastrique n'a que
le degré d'activité nécessaire pour entretenir un mouvement fébrile de sept à quatorze jours, qui se termine avec
une sortie plus ou moins brusque des excréments, une sécrétion copieuse de bile, quelquefois même un rétablissement un peu actif de la transpiration.

» Mais la périodicité d'action est dans la nature ; l'état
physiologique nous offre mille exemples du refoulement
de l'*action vitale* vers les viscères, et de son retour plus ou
moins impétueux vers la périphérie. Le froid, les passions,
la digestion, une douleur violente, en un mot tout ce qui
nous modifie d'une manière un peu active, détermine un
frisson avec pâleur et rétrécissement des parties exté-

rieures, chaleur et compression dans les trois principales cavités viscérales ; à cet état succède bientôt un état opposé qui nous présente le développement du pouls, la chaleur et la coloration des parties extérieures, le rétablissement plus ou moins actif des sécrétions. Il n'est donc point étonnant que cette périodicité physiologique de l'action circulatoire devienne pathologique par *l'exaltation générale des forces vitales* : aussi ne voit-on presque pas de fièvre sans redoublement.

» Plus l'irritation intérieure qui entretient la fièvre est intense, sans être très douloureuse, et le système sanguin riche et actif, moins la périodicité est marquée. Lorsqu'elle l'est à peine, la fièvre est dite *continente;* un moindre degré de l'irritation des viscères donne des redoublements quotidiens très dessinés, mais sans frissons, que l'on nomme aujourd'hui *paroxysme.*

» Au-dessous de ce second degré il en est un troisième non intense au point d'entretenir toujours l'état de chaleur au même degré, mais qui l'est assez pour que cet état ne cesse pas entièrement. Or, à l'époque où il est à sa moindre intensité, le phénomène du frisson recommence, la congestion *viscérale* l'accompagne, les *viscères,* irrités de nouveau, déterminent encore un développement de la réaction fébrile, qui se termine comme le précédent, jusqu'à ce qu'un nouveau frisson provoque la répétition de la même scène.

» Telle est la fièvre dite *rémittente, hémitritée, subintrante, demi-tierce,* dont les accès présentent divers types en vertu de *causes primordiales qui sont hors de notre portée ;* car nous ne saurons peut-être jamais pourquoi un accès revient en tierce ou en quarte plutôt qu'en quotidienne, comme les paroxysmes ordinaires : ce que nous savons très positivement, c'est que cette fièvre se compose d'une irritation des viscères, *surtout gastriques* (1), et du phénomène de la

(1) Ceci n'est pas aussi positif que le prétendait Broussais : tant s'en faut !

périodicité. Spigel (*de Semi-Tertiana*) a constaté dans les cadavres des sujets qui avaient succombé par les suites des fièvres rémittentes, l'inflammation et même le sphacèle des intestins grêles, surtout à la partie inférieure de l'iléon, près de la valvule du cœcum; c'est-à-dire les désordres de la *gastro-entérite*, de l'iléus, des prétendues *fièvres gastriques, adynamiques* et *entéro-mésentériques* (1). »

Après avoir énuméré les causes assignées par Spigel aux fièvres rémittentes observées par lui, Broussais continue ainsi : « Pourrait-on imaginer un concours de circonstances plus propres à entretenir des embarras gastriques et intestinaux continuels, et à provoquer l'inflammation de la membrane muqueuse du canal digestif?

» Ajoutez maintenant à cette irritation le phénomène de la périodicité, qui dépend plus particulièrement des alternatives du froid et du chaud, et vous trouvez cette fameuse fièvre rémittente ou subintrante des auteurs (2). Tel est le

(1) Certes, si Spigel a découvert ainsi dans les fièvres rémittentes qu'il observait en Moravie et en Pannonie, les altérations qui se rencontrent chez les sujets atteints de fièvre *entéro-mésentérique*, il mérite une mention des plus honorables parmi les observateurs qui ont concouru le plus puissamment à nous révéler le mystère des *fièvres* dites *essentielles*. Mais assurément, on n'a jamais observé dans de telles *fièvres* les types tierce, quarte, etc., dont il était question plus haut; en un mot une véritable périodicité d'état de pyrexie et d'apyrexie. Il eût donc été à désirer que Broussais signalât ici cette circonstance, savoir, que dans une fièvre assimilée à celle dite entéro-mésentérique, les accès de *rémittence* ne peuvent affecter les types tierce, quarte, etc., à moins d'admettre la complication de la fièvre *continue* et de la fièvre *intermittente*, ce qui semble contradictoire au premier abord.

(2) Broussais fait ici ce que je supposais plus haut, c'est-à-dire qu'il compose sa fièvre rémittente d'une *fièvre continue*, produite par les causes ordinaires de ce qu'il appelle une *gastro-entérite*, et d'une fièvre *intermittente*, produite par les alternatives de chaud et de froid. Mais qu'est-ce alors que cette dernière ? On l'assimile d'une part à la première et d'autre part on l'en distingue comment concilier ces contraires ? Nous verrons plus loin ce qu'il faut faire pour éclaircir et lever ces graves difficultés.

cas de mon cinquième malade; et, si vous supposez des miasmes marécageux dans l'air qu'il a respiré, vous aurez formé de toute pièce une fièvre rémittente pernicieuse plus ou moins analogue à certaines épidémies de fièvre jaune, et aux rémittentes que Pringle a vues dans les Pays-Bas. Mais ce point me paraît assez éclairci (Broussais se contente ici de peu), et je reviens au développement de ma supposition.

» Chez les sixième, septième et huitième malades, le phénomène fébrile est d'abord le même que dans les cas précédents; il y a action sédative à la périphérie, refoulement sur les viscères, qui y détermine une *exaltation des propriétés organiques*, c'est-à-dire chaleur, *douleur*, injection sanguine, tuméfaction, enfin un commencement de phlegmasie, ou le premier degré de ce phénomène; mais, *à raison de la prédisposition individuelle*, cette congestion ne persiste pas, elle cède complétement au retour de l'action circulatoire et sécrétoire dans les capillaires de la périphérie, et le malade se trouve rétabli : *c'est donc une inflammation avortée*. Mais cette dépense d'*action vitale* a *débilité* le malade; les causes de périodicité qui agissent continuellement sur nous déterminent ensuite la récidive de cette première congestion, soit le lendemain, ou le surlendemain, ou le jour d'après, selon le degré de force de l'individu, et *peut-être en vertu d'autres lois qui nous sont inconnues;* et l'on prononce que le malade est attaqué d'une *fièvre intermittente quotidienne, tierce* ou *quarte*.

» Elles diffèrent des rémittentes en ce que l'*irritation des viscères* n'a pas été assez permanente pour entretenir toujours l'état fébrile, et forme le troisième degré d'irritation décroissante depuis les continues.

» Ainsi, *premier degré*, irritation *générale des viscères* qui entretient la fièvre dans un très haut degré d'intensité pendant plusieurs jours, de telle sorte que le refroidissement de l'extérieur n'est pas possible. *Deuxième degré*, qui entretient l'état fébrile, mais dans une nuance moins intense, et qui permet le refoulement de l'action circulatoire des capillaires extérieurs, et le retour du frisson et des conges-tions de l'intérieur. *Troisième degré* d'irritation des viscères, qui ne persiste pas, se dissipe dans le courant des vingt-quatre heures, laisse les viscères et toute l'économie affai-blis par la dépense des forces nerveuses, et le sujet exposé à l'influence des causes qui peuvent reproduire le refoule-ment et la congestion.

» On me contestera peut-être l'identité des irritations qui déterminent chacune de ces fièvres, et l'on voudra qu'elles diffèrent les unes des autres autrement que par le degré... Je pourrais répondre par les faits ; car j'ai plusieurs fois changé le type rémittent en continu par des excitants, et en intermittent par des sédatifs ; de même que j'ai fait passer les intermittentes au type rémittent et au continu (1), et les *phlegmasies gastriques légéres*, au degré qui détermine la fièvre, pendant que je suivais la routine empyrique que je combats aujourd'hui (2). Mais si l'on ne veut pas que ces différences ne soient que dans le degré, il faudra tou-jours bien qu'on les trouve dans le tempérament, la na-ture de la susceptibilité, l'aptitude plus ou moins grande de l'appareil sanguin à s'émouvoir à l'occasion des *irrita-tions locales,* etc. (3). Mais qu'importe tout cela, pourvu

(1) De telles métamorphoses ne s'opèrent pas ainsi, en quelque sorte à volonté, et pour les admettre, il n'aurait fallu rien moins que l'exposi-tion d'un grand nombre d'observations exactement recueillies. Il est pro-bable que Broussais s'est fait illusion. Pour en rester convaincu, il suffit de se rappeler ce que nous avons dit des éléments constitutifs des *fièvres essentielles continues* des auteurs.

(2) On conçoit facilement cette dernière espèce de métamorphose. Mais il y a loin d'elle à celles dont il était question plus haut, et l'on ne doit pas confondre les phlegmasies gastriques avec les *fièvres considérées en général,* et avec les diverses espèces de fièvres considérées chacune en particulier. Autant vaudrait confondre un viscère spécial avec un appareil général, tel que les systèmes sanguin ou nerveux, etc.

(3) Toujours des irritations locales pour *mobile* de l'excitation, de l'ir-

que l'*irritation*, qui ébranle le système sanguin dans les fièvres, puisse être reconnue et constatée *dans les viscères suspendus au milieu du squelette?* Or, la thérapeutique et les autopsies ne laissent aucun doute à ce sujet; elles vont même jusqu'à nous montrer le tissu le plus irrité, et c'est constamment celui des membranes muqueuses, quelque répugnance qu'on témoigne aujourd'hui pour en convenir (1).

» J'arrive au neuvième sujet soumis aux mêmes causes qui ont paralysé ou suspendu l'*action vitale* à l'extérieur du corps; *le transport* de cette action se fait chez lui sur un viscère déterminé, et il s'y développe une phlegmasie qui provoque une réaction sanguine générale plus ou moins considérable, selon la *sensibilité* du viscère affecté, son importance, la quantité de capillaires sanguins qu'il contient, la nature de la douleur, etc., etc. La phlegmasie diffère donc, dans ce cas, des précédents, en ce qu'étant moins étendue elle devient plus facile à reconnaître (2). Mais je ne saurais entrer dans le détail des symptômes qui signalent la phlegmasie de chaque viscère, ni en suivre la marche ou les résultats jusqu'à la guérison ou jusqu'à la

ritation de l'appareil sanguin! Mais pourquoi donc ne serait-il pas le siége d'une irritation directe, idiopathique? pourquoi le système nerveux qui préside à ses mouvements, aux actes qui s'accomplissent dans les capillaires, ne contracterait-il pas une irritation spéciale, également idiopathique?

(1) Je n'éprouve nullement pour mon compte de répugnance pour l'affection de tel ou tel *tissu;* mais je suis obligé de déclarer que les autopsies ne nous ont encore rien appris sur les *altérations propres aux fièvres intermittentes simples dans les divers tissus, sans en excepter celui des membranes muqueuses.*

(2) Quoi! la phlegmasie d'un *viscère déterminé* ne diffère de la fièvre tierce et de la fièvre quarte qu'en ce que la phlegmasie étant moins étendue dans ce cas que dans ceux de fièvre tierce ou quarte, elle est plus facile à reconnaître! Mais s'il n'existe dans les cas opposés ici les uns aux autres, qu'une différence dans l'étendue de la phlegmasie, il s'ensuit que les fièvres tierce et quarte ne sont autre chose qu'une collection de phlegmasies viscérales, un composé de gastrite, de pneumonie, d'encéphalite,

mort. Je dois me contenter d'indiquer les phénomènes en grand, et laisser les conclusions à mes lecteurs, comme je l'ai fait pour les irritations précédentes ; je passe donc à mon dixième sujet dont l'histoire va jeter le plus grand jour sur ce qui est arrivé aux dix autres.

» Chez celui-ci, la congestion, effet de la cause *sédative* qui agit sur l'extérieur, a lieu, comme chez le précédent, sur un viscère ; mais il lui arrive ce qui est arrivé aux trois personnes attaquées de ce qu'on appelle fièvres intermittentes : cette congestion n'est pas durable, elle cède au bout de quelques heures, et le *viscère* reprend son intégrité. Ce cas présente une *phlegmasie intermittente*(1) ; c'est l'histoire de ceux qu'on désigne par les mots de *fièvres larvées*, dont les accès, à peine accompagnés de frisson lorsque la congestion ne cause pas une grande accumulation de sang, sont marqués par une céphalalgie, une oppression, une colique, une douleur nerveuse, musculaire, ou autre (2). C'est à cette espèce d'irritation qu'il faut aussi rapporter les fièvres dites pernicieuses ; car la congestion reçoit ce nom quand elle a lieu avec beaucoup de rapidité sur un viscère important dont la souffrance détermine des symptômes alarmants. Dans ces cas, les troubles de la circulation sont très prononcés, et il y a une combinaison de la congestion générale qui porte le nom de fièvre intermittente simple, avec une congestion particulière et plus marquée sur un viscère important ; ou bien, en d'autres termes, la conges-

---

d'hépatite, etc. Une telle conséquence prouve assez combien est peu fondé le principe dont elle découle si naturellement. D'ailleurs, plus haut, par une erreur contraire à la présente, Broussais n'a-t-il pas assimilé les fièvres rémittentes à la *phlegmasie du viscère déterminé*, qui produit la *fièvre entéro-mésentérique ?*

(1) Jusqu'ici, dans le cas en question, il n'existe point d'*intermittence*, puisqu'on ne parle que d'une congestion dissipée en quelques heures, et sur le retour de laquelle on ne s'est pas encore expliqué.

(2) Peut-on, en conscience, reconnaître là une *phlegmasie d'un viscère déterminé ?*

tion générale qui consiste dans le refoulement des forces
et du sang repoussés des parties extérieures, est plus
remarquable sur un point très sensible et très influent de
notre organisme que sur tout le reste. Si le sujet était débilité d'avance, ou s'il est modifié par des miasmes délétères, tel que nous pouvons supposer notre onzième
malade, la congestion est plus grave, les viscères sont
exposés à la *suffocation;* car la prompte résolution d'une
congestion exige un certain degré d'*énergie vitale.* C'est
donc à l'*épuisement rapide des forces* qu'il faut attribuer le
danger toujours croissant des récidives des fièvres pernicieuses (1).

» On demandera que j'administre les preuves de la congestion inflammatoire que je dis exister dans les cas en
question sur *les viscères.* Pour les fournir toutes, il faudrait
donner l'histoire complète des maladies d'irritation, les
comparer les unes aux autres, forcer la physiologie de
prêter ses lumières à la pathologie, et faire parler tous ces
cadavres qui ne restent jamais muets que pour ceux qui ne
savent pas les interroger.

» Je me bornerai à faire observer ici que la congestion,
c'est-à-dire l'augmentation locale de l'action organique
de nature inflammatoire est prouvée par son changement
en phlegmasie, lorsqu'on emploie les stimulants mal à
propos; par l'ouverture de ceux qui périssent dans ce cas
et dans un accès prolongé de pernicieuse *apoplectique, pectorale* ou *gastrique,* puisque les viscères offrent alors les
mêmes lésions qu'après les phlegmasies (2); enfin, par la

(1) L'*épuisement des forces* est bien loin de rendre raison des dangers,
quelquefois mortels, qu'entraîne le retour d'un accès des fièvres dites
pernicieuses. Si quelque Brownien s'était avisé d'une pareille explication, Broussais l'aurait vigoureusement relevé. Dans les cas de fièvre
pernicieuse par *cause miasmatique,* il importe de ne pas perdre de vue
l'action délétère exercée sur le sang en même temps que sur le système
nerveux.

(2) Toute cette argumentation de Broussais pèche par sa base ou par le

rougeur qui se montre périodiquement à l'extérieur du corps, au nez, aux yeux, aux parties génitales, sous certaines influences atmosphériques : ce qui constitue ces fièvres larvées dont j'ai parlé plus haut (1).

» Si les phlegmasies locales périodiques, prolongées par le défaut de traitement, se terminent tantôt par la gangrène, d'autres fois par la suppuration ou par un engorgement funeste, ces différences sont les résultats de la prédisposition ou les effets d'une cause délétère qui agit simultanément avec le froid et les autres causes d'irritation (2). Mais on n'en peut déduire aucune conséquence contre l'identité du phénomène de l'irritation périodique, qui dépend toujours de la même modification physiologique; et l'on ne pourra jamais nier que l'*inflammation périodique* du nez, des yeux, etc., dans les cas cités, ne soit la vive image des congestions générales ou locales qui se font sur les viscères profonds, dans ce qu'on appelle des *fièvres intermittentes* (3).

» Si les congestions qui ont lieu sur les expansions ner-

principe dont elle dérive, et par les faits qu'elle invoque à son appui. Toute congestion, en effet, n'est point nécessairement inflammatoire, à rigoureusement parler; et il n'est pas prouvé, il n'est pas même probable que les altérations trouvées à la suite d'une fièvre pernicieuse soient identiques à celles qui ont lieu après des phlegmasies bien caractérisées. S'il en était ainsi, il n'y aurait plus de logique possible en pyrétologie.

(1) Est-ce qu'une rougeur suffit pour caractériser un *véritable état inflammatoire?*

(2) Les véritables *fièvres larvées* dont parle ici Broussais ne se terminent point par suppuration, par gangrène, sans quoi elles perdraient leur nom de fièvres larvées pour prendre celui de phlegmasies proprement dites, lesquelles ne sont pas intermittentes. Vainement Broussais s'épuise en rapprochements plus ou moins ingénieux : il ne peut parvenir à démontrer l'*identité* parfaite de choses si différentes entre elles, que celles dont il s'occupe ici. Une névralgie de l'œil n'est pas une ophthalmie, une névralgie des nerfs intercostaux, dite pleurodynie, n'est pas une pleurésie, etc.

(3) Précédemment, au lieu d'*inflammation*, Broussais avait dit seulement *rougeur* du nez, des yeux, etc.; ce qui n'est pas la même chose. Ici, il se sert maintenant des mots *inflammation* et *congestion* comme syno-

veuses soit *extrà*, soit *intrà-céphaliques*, et sur les membranes séreuses, ne sont pas toujours accompagnées d'engorgement sanguin, elles n'en sont pas moins de même nature que les autres, puisqu'elles peuvent alterner avec elles. En un mot, dans tous les phénomènes d'irritation périodique, soit qu'on les appelle *fièvres*, soit qu'on les désigne par toute autre expression, je ne saurais voir qu'une *exaltation des forces organiques*, qui se fait dans un tissu aux dépens de tous les autres; ensuite les différences de la texture qui est plus ou moins sanguine, sécrétoire ou nerveuse; celles de la sensibilité, des rapports, de l'importance de l'organe affecté, de la prédisposition, rendent raison de la chaleur générale ou locale, des sécrétions extraordinaires, des douleurs, des phénomènes dits spasmodiques ou convulsifs, de la suppuration, de la gangrène, ou de la mort générale dans toutes les suppositions (1). »

Pour compléter le système de Broussais sur les fièvres intermittentes, ajoutons à ce qui précède, extrait de la partie de l'*Examen* consacrée à la discussion de la doctrine même de Pinel, les réflexions que présente Broussais sur le même sujet à l'occasion de son analyse raisonnée de l'ouvrage du docteur Hernandez sur les typhus (*ouvr. cité*, pag. 73 et suiv.).

Après avoir combattu l'opinion de cet auteur, qui, avec les disciples de Brown, admet que la fièvre continue, rémittente ou intermittente, consiste en un état *asthénique* de l'économie, toutes les fois que *le pouls n'est pas plein, vigoureux, et que les forces musculaires ne sont pas en excès*

nymes, ce qui manque encore d'exactitude. Dans les sciences, on ne saurait trop le dire, la précision du langage est de la dernière rigueur.

(1) Les diverses circonstances indiquées ici, j'en demande pardon à l'illustre pyrétologiste dont nous exposons la doctrine, ne rendent point une raison claire et satisfaisante des phénomènes des *fièvres intermittentes*. Dans toutes ses suppositions, on est toujours étonné de voir Broussais parler de la *suppuration*, de la *gangrène* comme de phénomènes appartenant à de véritables fièvres intermittentes.

(ainsi qu'il arrive dans les typhus *continus* ou *intermittents* du docteur Hernandez); après avoir signalé quelques unes des circonstances qui peuvent faire varier le pouls sous le rapport de sa force et de sa plénitude dans les diverses espèces de fièvres intermittentes, et spécialement dans les *bénignes* et les *pernicieuses* comparées entre elles, Broussais expose en ces termes le *mécanisme* des fièvres intermittentes :

« On ne saurait douter que ce qui constitue les fièvres intermittentes pernicieuses, c'est une *excitation partielle;* et pendant qu'elle a lieu, on observe des signes de force ou de faiblesse générale selon l'influence *sympathique* exercée sur les muscles, sur le cœur, par *l'organe qui est le terme de la congestion.*

» Il en est absolument ainsi des intermittentes bénignes; *il n'y a pas de différence dans le fond de la modification physiologique :* on ne saurait en admettre que dans la *forme;* et celle-ci est subordonnée à l'activité des causes, à la prédisposition des sujets, soit générale, soit locale. Toute fièvre intermittente offre une congestion passagère, et *cette congestion en constitue l'essence :* elle est de même nature que l'inflammation, quand elle affecte les tissus vasculaires sanguins, comme on peut s'en convaincre dans les cas où le *raptus* est dirigé vers l'extérieur du corps, sur les yeux, sur le nez, etc. (1) : elle est nerveuse, lorsque *l'effort vital* agit sur la pulpe nerveuse, soit dans l'encéphale, soit dans une branche de cet appareil; car j'ai vu des accès marqués par une simple douleur du nerf sciatique : elle est nerveuse convulsive, si elle tourmente les extrémités des nerfs au point où elles se fondent dans la fibre musculaire; enfin, ce qui démontre l'identité, c'est que, de l'un de ces siéges, elle peut passer dans l'autre chez le même sujet (Broussais en a rapporté un exemple). J'ai vu aussi le *raptus* agir sur le

(1) Je me suis expliqué plus haut sur la signification et la valeur de ce rapprochement.

tronc du nerf sciatique, après avoir porté sur les sécréteurs du foie. J'ai dit qu'on avait rencontré des accès marqués par une activité prodigieuse de la faculté digestive (1); il serait peu surprenant qu'on en observât un jour avec augmentation des forces musculaires. »

Broussais insiste ensuite sur l'intime liaison qui existe entre les phlegmasies, les hémorrhagies et les névroses, et il conclut que les fièvres intermittentes sont aussi bien que les névroses et les hémorrhagies le témoignage d'un développement réel des *forces vitales*, et non la preuve d'une diminution d'*énergie* dans le lieu où leurs phénomènes se manifestent (2).

II. Dans ses considérations sur les fièvres intermittentes, comme dans celles sur les fièvres continues, Broussais, il faut l'avouer, laisse bien loin derrière lui son célèbre prédécesseur et maître, Pinel. L'on ne peut s'empêcher de reconnaître dans ce travail le cachet d'un grand talent d'observation et d'un esprit éminemment généralisateur. Mais encore ici Broussais brille plus pour ainsi dire par sa puissance de *critique* ou de réfutation que par son génie organisateur. En effet, sa théorie des fièvres rémittentes et intermittentes ne repose pas sur des principes solides, et, comme on l'a déjà vu par les notes ajoutées à l'exposition de cette théorie, elle ne saurait résister à l'épreuve des faits et d'une rigoureuse discussion. Là, comme dans sa doctrine des fièvres continues, Broussais est entraîné, pour ainsi dire, malgré

(1) Et Broussais confond la *congestion*, l'*irritation* qui produit ce phénomène avec une véritable gastrite! Soyons justes, toutefois, et reconnaissons que parmi les considérations ci-dessus développées, il en est qui étaient bien propres à laisser entrevoir la véritable nature des maladies appelées *fièvres intermittentes*.

(2) *Toutes* les névroses et toutes les hémorrhagies ne sont point le témoignage d'un développement réel des *forces vitales*. Il y a des névroses et des hémorrhagies *passives*, comme il y en a d'*actives*. Il y a des hémorrhagies par certaines altérations du sang, et celles-ci ne sont ni *actives* ni *passives*, à proprement parler.

lui, dans un système de *localisation viscérale* en général et de *localisation gastrique* en particulier, qui ne lui permet pas de distinguer nettement et d'apprécier à sa juste valeur la part que prennent les lésions du système sanguin à la production des phénomènes fébriles. Il néglige complétement l'étude des divers états du sang; il ne fait pas ressortir la différence importante qui existe entre une simple congestion active, une simple *fluxion*, une simple *irritation nerveuse* et une véritable inflammation *viscérale* ou autre. Il parle bien d'une *congestion nerveuse*, qu'il paraît vouloir distinguer de la congestion des tissus vasculaires sanguins, laquelle est, dit-il, de même nature que l'inflammation, ce qui n'est pas toujours vrai. Mais il ne s'explique pas assez expressément sur cette congestion nerveuse. Est-elle de même nature que celle du système vasculaire? alors la distinction dont il s'agit n'est pas fondée. Est-elle, au contraire, d'une nature différente? alors elle ne saurait donner lieu aux mêmes effets, et ce serait violer les règles de la logique la plus saine, que d'attribuer indistinctement une seule et même maladie, la fièvre intermittente, à une congestion des tissus vasculaires sanguins, qui est de même nature que l'inflammation, et à une congestion *nerveuse* qui, n'étant pas de même nature que l'autre, ne saurait être par conséquent de la même nature que l'inflammation. Mais puisque, selon Broussais, la seule différence qui existe entre les deux, c'est que l'une affecte les tissus vasculaires sanguins et que l'autre agit sur la pulpe nerveuse, il est clair que leur nature est au fond la même. La différence n'est donc que dans le siége, et la différence des phénomènes tient à la différence des fonctions et des propriétés des *tissus* affectés. Reste donc toujours à déterminer pourquoi une congestion que l'on suppose de nature inflammatoire, quel que soit d'ailleurs son siége, peut être indifféremment intermittente ou continue. La solution du problème n'a point été donnée par Broussais d'une manière satisfaisante. On voit percer quelques éclairs de vérité dans la discussion que nous avons mise sous les yeux du lecteur ; mais comme les éclairs qui brillent dans une nuit obscure n'éclairent un moment les objets que pour les laisser enveloppés ensuite de ténèbres plus profondes, de même ceux dont nous venons de parler, après avoir fait luire quelque clarté sur le mécanisme des fièvres intermittentes, le laissent ensuite plongé dans une plus épaisse obscurité.

ARTICLE III.

DOCTRINE EXPOSÉE PAR L'AUTEUR DANS SON TRAITÉ CLINIQUE ET EXPÉRIMENTAL DES FIÈVRES DITES ESSENTIELLES.

Avant de faire connaître aux lecteurs les doctrines les plus récentes qui ont été proposées sur le sujet que nous examinons, qu'il me soit permis de consigner brièvement ici celles que j'avais cru pouvoir émettre moi-même dans mon *Traité des fièvres dites essentielles*, publié en 1826.

Dans les considérations préliminaires du chapitre consacré aux fièvres intermittentes, j'écrivais ce qui suit :

« I. Les fièvres intermittentes sont peut-être, parmi toutes les maladies, celles dont la théorie a été le plus longtemps un assemblage informe d'hypothèses grossières et d'opinions ridicules. Le double flambeau de l'anatomie pathologique et de la physiologie, qui a répandu sur la doctrine des fièvres continues de si vives lumières, semble n'avoir encore jeté qu'une lueur incertaine sur celle des fièvres intermittentes.

» MM. Pinel et Broussais s'accordent à considérer les fièvres intermittentes comme étant de même nature que les fièvres continues. Cette opinion est incontestable, si les maladies décrites sous le nom de fièvres intermittentes sont réellement des fièvres. En effet, l'intermittence d'un phénomène n'en saurait changer la nature intime. Ainsi donc, pour prouver que les fièvres intermittentes sont es-

sentiellement différentes des continues, il ne faut pas se contenter de dire qu'elles sont intermittentes : il faut faire voir que les causes, les symptômes, les lésions organiques et le traitement des fièvres intermittentes diffèrent essentiellement du traitement, des lésions organiques, des symptômes et des causes des fièvres continues ; en un mot, il ne faut rien moins que démontrer que les fièvres intermittentes ne sont pas des fièvres (1). »

Discutant ensuite les assertions du docteur Bailly, qui s'était livré à des recherches sur les fièvres intermittentes à Rome même, l'un des pays où elles règnent avec une sorte de prédilection, je fis surtout ressortir l'erreur profonde dans laquelle il était tombé en soutenant que l'on trouvait, chez les sujets qui succombent aux vraies fièvres intermittentes, des altérations organiques semblables à celles qui se rencontrent chez les individus emportés par les fièvres essentielles continues, et que même ces lésions sont plus profondes chez les premiers que chez les seconds. « Quoi ! disais-je, s'il existait des pustules et des ulcérations multipliées de la membrane muqueuse gastro-intestinale, avec rougeur, gonflement de cette même membrane ; si des portions de son tissu étaient gangrenées ; si les ganglions mésentériques étaient rouges, gonflés, en-

(1) Je supplie le lecteur de bien remarquer qu'il s'agit toujours ici des *fièvres dites essentielles* et non de la fièvre. Cette remarque est importante ; car la *fièvre*, à mon avis, peut être *continue*, *rémittente* ou *intermittente*, selon des circonstances que nous avons déjà posées. Mais il n'en est pas de même des *fièvres essentielles* des auteurs, lesquelles, bien caractérisées sous tous les rapports, ont au nombre de leurs éléments des affections *locales* trop profondes, trop violentes, trop *matérielles*, pour ainsi dire, en même temps que dynamiques et *vitales*, pour pouvoir revêtir une véritable forme intermittente. On ne saurait trop s'appesantir sur la distinction dont il s'agit ici, car elle est capitale. Il ne faut jamais la perdre de vue, si l'on ne veut pas s'égarer dans l'espèce de labyrinthe que nous présentent les doctrines pyrétologiques : c'est là notre véritable *fil d'Ariane*. Les développements que comporte cette idée seront exposés dans le cours de cet article et du suivant (note de 1844).

flammés; si ces diverses altérations se rencontraient chez les individus affectés de fièvre intermittente, comme chez quelques uns de ceux atteints de fièvre continue adynamique, elles pourraient coïncider avec une véritable apyrexie! Un tel phénomène me paraît aussi impossible que la guérison *subite* des altérations que je viens d'indiquer. D'ailleurs, comment concevoir que les *mêmes* affections organiques qui produisent des fièvres continues puissent, dans d'autres cas, exister sans fièvre?

» Pour moi, je pense que si l'on admet que les fièvres intermittentes sont réellement l'effet de l'irritation, il faut admettre en même temps que cette irritation n'a pas encore entraîné la désorganisation des tissus qu'elle affecte.

» Nous pensons, avec M. Mongellaz, que les accès de la fièvre intermittente constituent moins une seule maladie qu'une série de maladies semblables entre elles. On peut, à la rigueur, considérer chaque accès d'une fièvre intermittente comme représentant une fièvre continue, qui se termine par une sueur critique.

» Or, s'il est rigoureusement possible de considérer une série d'accès de fièvre intermittente comme autant de fièvres continues qui se manifestent périodiquement, il est évident que la nature des fièvres dites intermittentes ne diffère pas essentiellement de celle des fièvres continues (1).

» La fièvre angioténique intermittente de M. Pinel, si elle existe (nous avons vu que Pinel est dans le doute à cet égard), n'est autre chose qu'une irritation intermittente du système sanguin.

(1) Evidemment] ici, je considérais la fièvre en elle-même, c'est-à-dire abstraction faite des inflammations qui entretiennent celle qu'on appelle continue, et l'assertion ci-dessus n'est soutenable qu'en ce sens. Pour plus d'exactitude, il fallait ajouter que la fièvre *continue* est l'effet d'une *phlegmasie* du système sanguin *lui-même*, et que la fièvre *intermittente paraît être* l'effet d'une simple excitation des nerfs de ce système. (*Note de* 1844.)

» Nous avons démontré que la fièvre méningo-gastrique continue correspond à une irritation gastro-intestinale. Par conséquent, *si la fièvre méningo-gastrique intermittente existe,* ce ne peut être qu'une irritation générale du système circulatoire, avec irritation locale de l'appareil digestif. Par la même raison, la fièvre ataxique intermittente de M. Pinel, *si son existence est réelle,* consiste en une irritation générale du système circulatoire, avec irritation de l'appareil encéphalique (1).

» S'il est vrai que dans les fièvres intermittentes les symptômes locaux, soit gastriques, soit cérébraux ou autres, dépendent d'une irritation des organes auxquels ils se rattachent, *on est obligé d'admettre que cette irritation est purement nerveuse,* c'est-à-dire non compliquée d'altération de la structure intime de ces organes. En effet, puisque les symptômes dont il s'agit disparaissent avec l'accès, il est clair qu'elle ne constitue pas cette forme d'irritation dans laquelle les parties qui en sont le siége ont éprouvé une altération profonde ou même une véritable désorganisation. Car il est impossible qu'une telle lésion puisse se dissiper en quelques heures, et, si elle ne se dissipe pas, il est impossible que ses symptômes soient intermittents.

» *Peut-être, dans les maladies appelées fièvres intermittentes, l'irritation a-t-elle son siége dans le système nerveux des parties où réside cette irritation;* mais l'inspection anatomique ne nous a rien appris encore à ce sujet. *Une considération qui semble militer en faveur de cette opinion, c'est que les irritations des nerfs, auxquelles M. le professeur Chaussier a donné le nom de névralgies, affectent assez ordinairement la forme intermittente. Ajoutez à cela que les irritations névral-*

____

(1) On voit que je mettais en doute l'existence des fièvres dites gastriques et ataxiques, sous le type intermittent. Je ne parlais point des fièvres dites adéno-méningée, gastro-adynamique, entéro-mésentérique, parce que je les considérais comme incompatibles avec une véritable intermittence.

giques cèdent comme par enchantement à l'administration du quinquina (1). »

II. Tel est le fond des idées que je m'étais formées, dès 1826, sur la nature des fièvres intermittentes. Déjà, comme on voit, je pensais qu'elles devaient être séparées des fièvres continues, et j'en avais traité dans un chapitre spécial. Plus tard, dans ma *Clinique médicale*, je suis resté fidèle à cette manière de voir. Dans cet ouvrage, en effet, j'ai classé les maladies dites *fièvres continues essentielles* parmi les phlegmasies, tandis que j'ai placé les *fièvres intermittentes* parmi les *irritations* simples de l'appareil nerveux, les rattachant plus spécialement aux irritations du système ganglionnaire ou du nerf grand sympathique.

En adoptant cette classification comme préférable à celle de Pinel et de tous ceux qui avaient fait une seule et même classe des fièvres continues et des fièvres intermittentes, je n'ai pas prétendu qu'elle fût à l'abri de toute objection.

Quoi qu'il en soit, en relisant derniérement l'ouvrage de Prost, j'y trouve le passage suivant sur l'objet qui nous occupe : « La fièvre est continue ou intermittente : *continue,* lorsque les moyens d'irritation agissent *constamment* sur les systèmes artériel et nerveux ; *intermittente,* lorsque l'excitation *varie,* et tient essentiellement aux désordres des fonctions de la peau, et *à celui des viscères abdominaux* (2). »

(1) A côté de ces réflexions sur la fièvre intermittente, j'avais placé les opinions de MM. Rayer et Brachet sur le même sujet. Le premier de ces auteurs, dans l'article fièvre intermittente du *Dictionnaire de médecine,* en 21 volumes, avait considéré les symptômes de la fièvre intermittente comme dus à une lésion de la portion cérébro-spinale du système nerveux. Le second, dans un mémoire sur les fièvres intermittentes (*Archives générales de médecine,* 1825, t. IX, p. 340), avait émis l'opinion que « les fièvres intermittentes consistent dans une modification du système nerveux ganglionnaire. » Mais ces mots *lésion, modification,* étaient bien vagues : il fallait préciser l'espèce de cette *lésion* ou de cette *modification.*

(2) *Médecine éclairée,* etc., page XXXIII.

Cette proposition prouve que son auteur n'admettait point de différence *essentielle* entre la fièvre continue et la fièvre intermittente, et qu'il expliquait la différence des types par l'hypothèse de causes agissant, tantôt d'une manière *continue*, tantôt d'une manière *intermittente*. Il ajoutait, sans en fournir les preuves, que l'excitation productrice de la fièvre intermittente tenait essentiellement *aux désordres* (expression trop vague) des fonctions de la peau, et à *celui* des viscères abdominaux. Cette dernière partie de la doctrine de Prost ne repose sur aucun fondement solide. Quant à la première, elle n'est juste que dans de certaines limites. En effet, s'il ne s'agissait que de la fièvre produite par une pure et simple excitation du système nerveux ganglionnaire, on est suffisamment autorisé à considérer cette fièvre comme pouvant être, selon les cas, tantôt continue, tantôt intermittente. Mais s'il est question d'une fièvre entretenue par une inflammation *réelle* du système vasculaire *lui-même*, elle est forcément *continue*.

ARTICLE IV.

DOCTRINE DE QUELQUES AUTEURS MODERNES.

Parmi les travaux qui ont paru depuis les ouvrages dont j'ai précédemment donné l'analyse, j'examinerai particulièrement ceux de MM. Nepple (1), Maillot (2), Boudin (3), Audouard (4), Piorry et Monneret (5).

I. M. Nepple *voit* dans l'intermittence un phénomène

---

(1) *Essai sur les fièvres rémittentes et intermittentes.* Paris, 1828, in-8°.

(2) *Traité des fièvres ou irritations cérébro-spinales intermittentes observées en France, en Corse et en Afrique.* Paris, 1836, in-8.

(3) *Traité des fièvres intermittentes, rémittentes et continues.* Paris, 1843, in-8.

(4) *Journal général de médecine.* Paris, 1823, t. LXXXIII, p. 238, 331. —*Comptes-rendus de l'Académie des scienc.* Paris, 1842, t. XV, p. 167, 216.

(5) *Compendium de médecine pratique.* Paris, 1843, t. V, article Fièvres intermittentes.

nerveux produit par le fluide de ce nom, qui se porte avec
rapidité sur un point irrité, s'y concentre d'une manière
extraordinaire, et occasionne momentanément une congestion, qui à son tour provoque tous les phénomènes locaux et généraux de l'inflammation. (Ouvr. cit., p. 292.)
En conscience, est-ce là une *détermination* rigoureuse du
siége et de la nature des fièvres intermittentes?

II. M. Maillot pense que la fièvre intermittente est produite « par une irritation qui a pour caractère anatomique
une hypérémie de la matière nerveuse et de ses enveloppes. » Nous reviendrons, avec détail, sur les idées de
ce médecin dans l'analyse du travail de M. Monneret, où
elles ont été amplement exposées.

III. MM. Boudin et Audouard font dépendre la fièvre
intermittente d'une *intoxication* du sang, opinion que, pour
mon compte, j'avais aussi émise en 1826, en ce qui concerne les fièvres des marais. Mais quel est le *genre* précis
de cette intoxication? MM. Audouard et Boudin nous laissent à cet égard dans une grande incertitude. Le premier
de ces observateurs fait d'ailleurs dépendre directement
la fièvre intermittente paludéenne de la congestion de la
rate, congestion qui elle-même est l'effet de l'empoisonnement par le miasme paludéen. Il va jusqu'à l'appeler *fièvre
splénique*.

IV. Cette théorie nous conduit à celle de M. le professeur Piorry, telle que nous la trouvons consignée dans l'article *Fièvre intermittente* que M. Monneret a publié dans
le *Compendium de médecine pratique*. Selon lui, les miasmes
marécageux une fois absorbés exercent une action spéciale sur la rate, occasionnent son hypertrophie, et par
suite une fièvre intermittente. Il admet d'ailleurs, comme
je l'ai depuis longtemps avancé moi-même, avec divers
auteurs, que le point de départ des fièvres intermittentes
est dans le système nerveux, et spécialement dans la portion de ce système qui correspond à la rate (dernière

opinion qui lui appartient). M. Piorry admet aussi que
« toutes les altérations organiques et les contusions de la
rate, la splénite, les névralgies de l'ovaire gauche, du nerf
intercostal et de l'utérus, peuvent donner naissance aux
fièvres intermittentes toutes les fois que la rate est malade et participe aux souffrances des organes voisins. »

Après avoir fait connaître les opinions de M. Piorry sur
ce point, M. Monneret conclut que l'*hypérémie splénique,
loin d'être cause du mouvement fébrile, n'en est que l'effet.*
Cette conclusion n'est que la reproduction de l'opinion que
plusieurs observateurs avaient déjà soutenue, et que
j'avais moi-même adoptée, en 1826, en parlant de l'état
de la rate.

Que l'affection fluxionnaire de la rate soit primitive ou
consécutive, toujours est-il qu'elle constitue une des circonstances les plus remarquables, un des éléments les plus
saillants que présente à notre étude l'histoire des *fièvres
intermittentes.* Je ne fais que noter ici cet état morbide de
la rate, sur lequel je présenterai de plus amples considérations lorsque, dans un autre endroit de cet ouvrage, je
m'occuperai de la description détaillée de la fièvre intermittente, soit simple, soit pernicieuse, soit paludéenne,
soit non-paludéenne.

V. Mais passons à l'examen des opinions de M. Monneret sur ce genre de maladie. Cet auteur commence par
annoncer qu'il décrira dans l'article *relatif à la* FIÈVRE
INTERMITTENTE, *toutes les maladies dont un des éléments
est l'intermittence, que celle-ci soit liée ou non à un mouvement fébrile.* Il divise son travail en cinq chapitres dans
lesquels il traite, 1° des fièvres intermittentes simples;
2° des fièvres pernicieuses (*typhus redoublés* ou *paludiques*
de M. AUDOUARD); 3° des fièvres rémittentes; 4° des fièvres
sub-continues ou pseudo-continues (il les appelle *continues*
dans le chapitre spécial où il en traite); 5° des maladies

dites fièvres larvées (1). Les affections ci-dessus désignées ne sont, selon lui, sous des manifestations variées, que les effets d'une seule et même cause, qu'il existe fièvre ou non, dont un des éléments est l'intermittence. Eh quoi! ces affections ont pour un de leurs éléments l'intermittence, et M. Monneret place parmi elles les fièvres *continues!*

A. A la fin du chapitre relatif à la fièvre intermittente simple, quand il est question de la classification, nous lisons : « La fièvre intermittente reste encore une *fièvre*, une *pyrexie essentielle*, c'est-à-dire une maladie fébrile dont la cause nous échappe, et qui forme un *genre* très distinct dans l'*ordre* des fièvres... Voici comment il faut désormais classer les fièvres intermittentes : Au lieu de s'arrêter à la forme seule de l'appareil fébrile, on doit considérer la cause même qui les détermine, et l'on a ainsi les *fièvres de marais*, ou *fièvres à quinquina*, qui constituent un groupe à part de pyrexies, dans lesquelles le mouvement fébrile est intermittent, rémittent ou continu. (Encore des fièvres continues placées parmi les fièvres intermittentes!) » Certes, M. Monneret conviendra qu'il serait bien triste aujourd'hui pour la science d'en être réduit à une classification qui ne repose ni sur le siége ni sur la nature des maladies, et dont les marais et le quinquina feraient ainsi presque tous les frais.

Ce qui suit n'est guère plus satisfaisant pour un esprit ami de l'exactitude et de la clarté : « Nous voudrions aussi, » dit M. Monneret, que l'on envisageât les fièvres des marais

<hr>

(1) M. Monneret aurait voulu, dit-il, donner à son travail un autre titre. Nous le concevons sans peine. En effet, comment être satisfait du titre *fièvre intermittente*, pour un article dans lequel on traite des fièvres *continues* en même temps que des fièvres intermittentes d'une part, et d'autre part de maladies dans lesquelles il n'existe pas de fièvre? Assurément, ce n'est pas respecter une des règles les plus importantes de toute saine philosophie scientifique, savoir, de n'employer que des termes à sens rigoureusement *défini*.

» à la manière de Sagar, de Sauvages, de Cullen, et de la
» plupart des nosographes du siècle dernier, c'est-à-dire
» comme un groupe de maladies qui peuvent se compliquer
» d'autres affections. On aurait ainsi des fièvres intermit-
» tentes, rémittentes et continues, et dans chacun de ces
» trois principaux ordres on décrirait, comme autant d'es-
» pèces particulières, les différents types avec leur com-
» plication. La fièvre *intermittente tierce*, par exemple, peut
» être, 1° simple, 2" rémittente, 3" continue, et se com-
» pliquer d'exanthèmes, ou enfin d'accès pernicieux. »

La fièvre INTERMITTENTE TIERCE qui peut être CONTINUE !
Voilà, selon M. Monneret, où nous conduirait la doctrine
de Sauvages et autres, et c'est pour un tel résultat que nous
ferions faire à la médecine un progrès à reculons !

B. Au chapitre des fièvres pernicieuses, M. Monneret
commence par poser en fait que certains auteurs ont décrit
sous le titre de fièvres pernicieuses intermittentes, une
pyrexie qui n'a que des rémissions plus ou moins parfaites,
ou même une pyrexie tout-à-fait continue (p. 325). Pour
dissiper cette confusion dans les noms et dans les choses,
l'auteur lui-même n'aurait pas dû décrire, comme il l'a
fait, les fièvres continues dans un article consacré spécialement aux fièvres intermittentes.

En lisant le savant chapitre de M. Monneret sur les
fièvres pernicieuses, j'espérais voir peu à peu s'effacer
de mon esprit les doutes et les pénibles incertitudes qu'y
avaient laissés les travaux antérieurs. Mon attente a été,
je dois l'avouer à regret, complétement trompée. En effet,
après la lecture de ce chapitre, d'ailleurs si recommanda
ble, il m'a semblé que, loin de s'évanouir, les ténèbres s'é-
taient réellement épaissies. Quoi qu'il en soit, après avoir indiqué les divisions de Mercatus, de Torti, d'Alibert, de Bailly,
de M. Maillot, M. Monneret décrit à part chacune des espèces suivantes avec leur vieille synonymie : 1" fièvre pernicieuse soporeuse, apoplectique, léthargique, carotique :

tritœophia, febris carotica, soporosa, apoplectica, tertiana, lethargica, febris cum caro, cataphora, cari causa, tritœophia com tosa; 2° fièvre pernicieuse délirante; 3° fièvre pernicieuse convulsive; 4° fièvre pernicieuse algide; 5° fièvre pernicieuse diaphorétique; 6° fièvre pernicieuse cholérique et dysentérique; 7° fièvre hépatique ou atrabilaire, ictérique; 8° fièvre pernicieuse cardialgique (*fièvre cardiaque, carditique, febres cardiacæ legitimæ* de Torti); 9° fièvre pernicieuse syncopale (Torti); 10° fièvre pernicieuse pneumonique, pleurétique. Les auteurs, dit M. Monneret, ne font que mentionner les fièvres pernicieuses aphonique, asthmatique, laryngée, croupale, péritonique, néphrétique, exanthématique, gangréneuse, rhumatismale, catarrhale...

Avant de décrire chacune de ces espèces, M. Monneret étudie les caractères généraux de la fièvre intermittente pernicieuse. Cette étude nous laisse dans la plus profonde ignorance sur les causes réelles de la *perniciosité*. Les recherches anatomo-pathologiques de MM. Audouard, Bailly, Nepple et Maillot ne suffisent pas pour la solution du problème. Dans une lettre qu'il lui adresse à ce sujet, un médecin militaire, M. le docteur Rietschel, dit à M. Monneret que la *perniciosité* lui paraît dépendre des complications étrangères à la fièvre elle-même, formées en même temps qu'elle ou avant elle, complications qui ont pour siége un organe essentiel à la vie. A cette théorie, M. Monneret oppose cette objection, qu'il avait déjà faite à celle de MM. Audouard, Maillot, etc. : « Si les lésions que l'on trouve sur les cadavres étaient constantes, dit-il, on devrait leur attribuer sans hésitation la *perniciosité* et la *forme* rémittente des fièvres; mais comme il existe d'autres faits également incontestables qui n'ont révélé aucune lésion appréciable (1), on est toujours en droit de se demander si ce sont bien

---

(1) Il faut accorder une médiocre valeur aux recherches anatomico-pathologiques de la plupart des auteurs qui ont écrit sur le sujet qui

elles qui déterminent la *perniciosité* et la sub-continuité quand elles existent. » Il renouvelle encore cette objection à l'occasion de l'une des principales espèces de la fièvre pernicieuse, celle dite *soporeuse*, *apoplectique*, etc. « Il n'existe, selon lui, aucun accord entre les résultats nécroscopiques auxquels les médecins sont parvenus. On est en droit de soutenir que la congestion des méninges et du cerveau est un effet de l'intermittence fébrile, comme les congestions splénique et hépatique en sont d'autres effets. Il est permis enfin de *supposer* que, dans les cas où l'on a trouvé des hémorrhagies dans les méninges ou dans la pulpe cérébrale, des adhérences entre les deux feuillets de l'arachnoïde, des ramollissements, ou d'autres altérations de la substance cérébrale, ces désordres tenaient à une complication qui a pu marcher rapidement vers une terminaison funeste sous l'influence de l'intermittence. Il serait préférable, en pareil cas, d'appeler ces fièvres intermittentes soporeuses, des fièvres compliquées de telle ou telle lésion. Les fièvres soporeuses, qu'on pourrait nommer *légitimes*, seraient celles qui ne s'accompagneraient que de simples congestions encéphaliques. »

C. A l'égard de cette *perniciosité*, M. Monneret répète au chapitre des fièvres *rémittentes* ce qu'il avait dit au chapitre des *fièvres intermittentes pernicieuses*. Nous n'avons donc pas à revenir sur ce point. Nous ajouterons seulement à ce que nous avons dit un peu plus haut, que, si la forme rémittente et la perniciosité étaient réellement dues aux complications signalées précédemment par M. Monneret, et que cette forme fût inséparable des complications dont il s'agit, il en résulterait que la dénomination de fièvre *intermittente pernicieuse* serait une sorte de *contre-sens nominal*, puisque la *perniciosité coïnciderait* toujours avec la forme

nous occupe. Elles ont été exécutées avec des méthodes trop imparfaites, et n'ont pas porté sur les objets les plus importants, tels que le sang, par exemple.

rémittente (ou continue, comme nous le verrons plus bas).
M. Monneret n'a pas cru devoir s'arrêter à cette *question
de mots*, et je n'y ferais aucune attention moi-même si sous
cette question de mots n'était cachée une très grave question de choses.

Tout ce que nous dit M. Monneret des diverses espèces
de fièvres rémittentes indiquées tout-à-l'heure, et auxquelles il ajoute, on ne sait trop pourquoi, trois autres
fièvres *rémittentes compliquées*, sous les dénominations de
fièvres rémittentes *inflammatoire, gastrique saburrale, gastrique bilieuse* (je dis on ne sait trop pourquoi, parce que
ces dénominations ne sont guère que la reproduction de
quelques unes des dénominations déjà proposées), tout
cela, je le répète, est pour moi une sorte d'énigme où
mon esprit se perd complétement.

Au chapitre des *fièvres rémittentes*, M. Monneret déclare
encore, en commençant, que les fièvres rémittentes de
certains auteurs sont des fièvres continues de certains
autres, et que la synonymie de ces fièvres n'est pas facile
à établir. Il est impossible de savoir à quelle maladie *déterminée* se rapporte la description générale qu'il donne,
d'après Baumes (1), de la fièvre rémittente, laquelle, selon
lui, peut revêtir tous les types. Sur la foi de M. Maillot,
M. Monneret établit que les lésions qui s'y rattachent,
indépendamment de toute complication, sont la congestion des vaisseaux de la pie-mère, et peut-être de la pulpe
cérébrale. Mais il a bien soin d'ajouter que les *nécropsies*
pratiquées par M. Maillot laissent beaucoup à désirer.

Abordant ensuite la description des diverses espèces de
fièvres rémittentes, M. Monneret avoue qu'il ignore réellement ce que c'est que la fièvre rémittente : si, selon l'opinion
de MM. Maillot et Nepple, elle est *un composé d'une fièvre
intermittente, et d'une lésion de quelque viscère, qui jouerait
le rôle de complication, ou si elle est une fièvre intermittente*

______
(1) *Traité des fièvres rémittentes.* Montpellier, 1821, 2 vol. in-8.

qui, *en raison de la dose considérable du poison miasmatique paludéen introduit dans l'économie, tend à devenir continue, les lésions et les troubles fonctionnels graves que l'on observe n'en étant que des effets et des déterminations morbides toutes secondaires.*

Cela posé, M. Monneret admet pour les fièvres rémittentes les *divisions* que voici : 1° *fièvre rémittente simple;* 2° *avec forte réaction de l'appareil vasculaire;* 3° *avec prédominance de symptômes bilieux, sans lésion appréciable du foie;* 4° *avec prédominance de symptômes gastro-intestinaux;* 5° *avec trouble profond de l'innervation :* A *des centres nerveux,* B *de l'appareil respiratoire,* C *circulatoire,* D *de l'estomac ou de l'intestin,* E *d'une altération du sang.* Ces *divisions* sont loin, je l'avoue, de me rendre plus claire et plus intelligible la théorie des fièvres rémittentes, et je me demande pourquoi, puisque les fièvres *intermittentes, rémittentes* et *continues* de M. Monneret peuvent également être *pernicieuses*, il a fait un chapitre *spécial* pour les fièvres *intermittentes* pernicieuses.

D. Nous venons de voir des *fièvres intermittentes rémittentes;* il s'agit maintenant de quelque chose de plus singulier encore, c'est-à-dire de fièvres *intermittentes continues.* Expliquons-nous sur ce jeu de mots. Je dis qu'en décrivant à l'article des *fièvres intermittentes*, des *fièvres continues*, on est en quelque sorte forcé de réunir des choses incompatibles, ce qu'il eût été facile d'éviter, si, au lieu de décrire ainsi les fièvres de tous les types à l'article *fièvre intermittente*, on les eût décrites à l'article *fièvre* ou *fièvres* en général. Mais dire que dans la grande classe des fièvres *intermittentes* se trouvent comprises à la fois des *fièvres continues* d'une part, et des maladies *sans fièvre* d'autre part, c'est, comme je l'ai déjà dit, bien peu se conformer aux lois de la saine nosologie, de la saine nomenclature et de la saine logique. L'auteur reconnaît lui-même « que c'est par un étrange abus de mots que l'on place parmi les

fièvres intermittentes, les fièvres continues et les rémittentes. » (P. 154.)

Poursuivons notre exposition. « Les fièvres intermittentes, rémittentes et continues, ne sont, dit M. Monneret, que des degrés différents d'une même affection.
Dans la fièvre continue, l'appareil fébrile persiste sans
rémission ni exacerbation appréciables, et l'observateur
qui ne consulterait que la marche de la maladie, sans
remonter à son origine première, y trouverait tous les
caractères d'une fièvre *continue essentielle* (1)..... Sans
aucun doute, elle n'est point de la même *nature* que les
pyrexies non paludéennes ; mais quant aux symptômes et
à la marche de la maladie, la continuité est bien réelle. »
Ainsi, voilà maintenant deux espèces de maladies que l'on
désigne par le seul et même nom de *fièvres continues*, et
cependant on proclame qu'elles ne sont point de la même
nature ! Comment peut-on donner une même dénomination
à des maladies de *nature* différente? L'auteur invoque à
l'appui de sa doctrine l'autorité de M. Maillot, qui, dans
ses *Recherches sur les fièvres intermittentes du nord de l'Afrique*,
s'exprime ainsi : « Que l'on ne croie pas que les affections
continues, une fois établies, ne révèlent en rien dans leurs
symptômes leur affinité avec les affections intermittentes.
Transporté du nord de la France au milieu de nos salles,
un médecin verra dans toutes les *gastro-céphalites* des affections vraiment continues, et les traitera comme telles.
Cette erreur est inévitable, parce qu'il n'y a plus de rémittence, plus de sub-intrance, plus de paroxysme saisis-
sable. » (P. 21.)

M. Maillot se trompe ici : d'abord, un médecin versé
dans les principes de la médecine exacte ne désignera

(1) Assurément; et j'ajouterai même que cette fièvre *continue* dont il
est question serait encore plus *continue* que la fièvre *continue essentielle*
à laquelle on fait allusion ici; car il est bien rare que celle-ci *persiste sans
rémission ni exacerbation appréciables.*

point sous le nom de *gastro-céphalites* des fièvres intermittentes proprement dites, et, d'un autre côté, s'il rencontre des *fièvres continues* qui soient évidemment produites par l'action d'un miasme paludéen, il saura tenir compte de cette donnée dans leur traitement, qu'il modifiera d'ailleurs d'après les circonstances en vertu desquelles la *continuité* existe et non l'*intermittence*, circonstances dont on chercherait bien vainement la détermination précise dans l'ouvrage de l'honorable confrère que nous venons de citer. Certes, nous ne prétendons pas nier toute *consanguinité* entre les fièvres intermittentes et les fièvres rémittentes et continues que l'on voit régner en même temps dans les pays marécageux ; mais la *consanguinité* n'est pas l'identité : il y a aussi de la consanguinité entre certaines pleurodynies et des pleurésies, entre certaines céphalalgies et des méningites ; mais il n'y a pas pour cela *identité complète*, et nous pensons qu'entre les fièvres vraiment intermittentes et les fièvres vraiment continues des marais, il y a la même différence qu'entre les deux espèces d'affections que nous venons de comparer.

Cependant, selon M. Monneret, « les symptômes des fièvres continues sont *absolument* les mêmes que ceux des fièvres intermittentes. » Si l'on demande maintenant comment parmi des maladies à symptômes *absolument les mêmes*, et partant à lésions organiques et vitales *absolument les mêmes* aussi, les unes affectent une marche intermittente, les autres une marche continue, on ne trouve point de réponse satisfaisante dans le travail que nous examinons.

Les fièvres continues y sont catégorisées, comme les intermittentes, en *bénignes* et en *pernicieuses,* et l'on y donne le nom de bénignes à des fièvres qui comptent parmi leurs symptômes des *pétéchies nombreuses*, des *selles sanguinolentes.* (P. 251.) Ces fièvres *bénignes* ne sont point divisées en espèces distinctes comme les pernicieuses. Ces dernières comptent les cinq formes suivantes : 1° la *comateuse ;* 2° la *délirante*; 3° l'*algide*; 4° la *dysentérique*; 5° la *typhoïde*. Sans nous prononcer sur l'exactitude de cette division, nous ferons remarquer qu'elle n'est pas la même que celle des rémittentes, ni celle-ci la même que celle des intermittentes, et cependant ces trois ordres de fièvres sont censés ne constituer qu'une seule et même maladie. Est-ce là de la précision, de la clarté, de la véritable médecine?

« Dans les fièvres paludéennes, M. Maillot avance, ajoute M. Monneret, qu'à l'autopsie on trouve constamment une altération du centre cérébro-spinal, par laquelle il *explique* la mort Si la congestion s'isole ou au moins prédomine dans la substance blanche et centrale du cerveau, on a la forme comateuse; la forme délirante, si la congestion s'opère sur les membranes d'enveloppe et sur la substance grise de la périphérie de l'encéphale; la forme algide si la congestion s'établit sur la moelle épinière.

» M. Maillot *regarde ces congestions comme étant de nature irritative et nullement inflammatoire, mais comme pouvant le devenir sous l'influence des congestions répétées qui déterminent les accès, ou de l'intensité de la cause, comme on l'observe dans les fièvres continues.* »

Le chapitre que nous examinons étant spécialement consacré aux *fièvres continues*, il était bon de n'y pas confondre et les lésions anatomiques propres aux fièvres intermittentes, et celles qui appartiennent aux continues. D'un autre côté, puisque les symptômes sont *absolument les mêmes* dans les deux catégories, il serait assez singulier que les *altérations anatomiques*, au contraire, fussent *absolument différentes*. C'est pourtant ce qui semble résulter du passage que nous venons de citer. En effet, les *congestions* dont parle M. Maillot ne seraient *nullement inflammatoires* dans l'une de nos deux catégories, tandis qu'elles pourraient le devenir dans l'autre (celle des continues). A l'exemple de M. Monneret, nous pensons donc que les recherches anatomico-pathologiques de M. Maillot *laissent beaucoup à désirer.* Mais nous ne faisons ici qu'examiner les inductions qu'on en peut tirer relativement à l'identité admise par ce médecin et par M. Monneret entre les fièvres intermittentes et les fièvres continues. Or, ces recherches ne seraient rien moins que favorables à cette doctrine, puisqu'elles attesteraient que dans les unes il existe des *inflammations,* et qu'il n'en existe nullement dans les autres, mais seulement des congestions irritatives. S'il en était ainsi, nous trouverions dans les recherches mêmes de ceux que nous combattons une démonstration nouvelle de notre propre doctrine sur les différences fondamentales qui distinguent entre elles les fièvres continues et les fièvres intermittentes.

Mais, comme pour redoubler notre incertitude, et, si j'ose le dire, notre désappointement, on ajoute « que, dans un cas relatif à la forme *typhoïde* des fièvres continues, M. Laveran, à l'autopsie, ne trouva aucune altération du tube digestif, et seulement du sang infiltré dans le tissu cellulaire des membres. » Certes, quoi qu'on dise, voilà une fièvre continue typhoïde qui ne ressemble guère à nos véritables fièvres typhoïdes bien caractérisées !

Puisque tout est confusion et contradiction dans les auteurs qui ont écrit sur les fièvres intermittentes, on ne sera pas étonné qu'ils aient décrit sous le nom de fièvres *intermittentes larvées* ces fièvres *continues* dont nous parlions tout-à-l'heure, par l'excellente raison qu'elles se présentent sous le *masque* de *fièvre continue.* Quant à M. Monneret, il ne veut pas qu'on accorde un *masque* à cette espèce de fièvres. Bien que *continues,* elles doivent être, selon lui, considérées comme des *intermittentes vraies* (1).

____

(1) J. Franck, en particulier, avait donné le nom de *larvées* à ces fièvres *continues,* qui sont néanmoins intermittentes ; d'autres les ont appelées pseudo-continues. Toutes ces expressions attestent le déplorable état de la science. En considérant comme des fièvres intermittentes *vraies* des fièvres continues, M. Monneret est forcé de reconnaître que c'est là *un*

Il trouve plus raisonnable de réserver le nom de *fièvres larvées pour celles qui revêtent les symptômes et toutes les apparences d'une autre maladie, mais qui appartiennent aux affections périodiques.*

Il est bien vrai que le nom de fièvres intermittentes appliqué à ces dernières n'est pas des plus rigoureux, puisque la plupart d'entre elles, pour ne pas dire toutes, existent sans *fièvre*. Mais doit-on y regarder de si près, et qu'importe un contre-sens nominal de plus ou de moins ? Ce vice de nomenclature n'a point échappé à M. le docteur Monneret : aussi serait-il plus convenable, selon lui, d'appeler *maladies intermittentes* les *fièvres larvées* qui ne sont accompagnées d'aucun mouvement fébrile, en ajoutant au nom de la maladie l'*épithète qui en fait connaître la nature et le siége* (1).

Assurément, ce n'est pas nous qui contesterons la justesse de cette remarque. Si M. Monneret avait suivi la méthode qu'il recommande ici dans le savant article que nous analysons, il aurait épargné à l'esprit de ses lecteurs bien des obscurités et des incertitudes vraiment désolantes ; mais en médecine, comme ailleurs, il est plus

étrange abus de mots (*Compendium* , t. V, pag. 354). Mais qui nous force donc à cet étrange abus de mots, inconnu dans toute science qui se pique de quelque exactitude ?

(1) J'ai dit un peu plus haut que toutes les maladies appelées *fièvres larvées* appartenaient à la catégorie dont il s'agit. La lecture attentive du chapitre 5 de M. Monneret prouvera que cette assertion n'est point démentie par les faits que cet auteur a étudiés. Que serait-ce, en effet, qu'une maladie intermittente avec fièvre ? Elle rentrerait évidemment dans quelqu'une de ces *fièvres* qui ont été examinées dans les quatre précédents chapitres, et ne mériterait plus dès lors le nom de *fièvre larvée* proprement dite. Au reste, on ne saurait trop le répéter : raisonner, argumenter avec des termes qui n'ont aucun sens précis, fixe, invariable, parfaitement déterminé, c'est s'exposer à ces disputes logomachiques, dont la médecine aurait bien dû laisser le triste et stérile privilége aux sciences qui ne relèvent pas du tribunal de l'observation et de l'expérience directes.

aisé de donner de bons conseils que de les mettre en pratique.

Au reste, il faut convenir que celui-là se ferait une idée bien fausse et bien incomplète des *fièvres continues* engendrées par les émanations marécageuses, qui les considérerait comme de pures et simples inflammations. Les noms de fièvres synoques *putrides*, de fièvres *putride, maligne, pestilentielle* des pays chauds, de *typhus paludique,* etc., par lesquels elles ont été successivement désignées, selon M. Monneret, indiquent assez qu'il s'agit ici d'autre chose, et qu'il faut admettre un autre élément. Cet élément, c'est l'*empoisonnement spécial,* l'*infection* sui generis *du sang.* Sous ce rapport, nous sommes de l'avis de M. Monneret, quand il dit : « L'altération du sang nous paraît jouer un rôle important dans la production des fièvres continues paludéennes. Comment, en effet, ne pas être frappé de la fréquence de l'état typhoïde, des hémorrhagies, des ecchymoses, des gangrènes?...»

Après avoir rappelé que, touchant la nature des *fièvres continues,* on a émis les mêmes opinions que pour celle des *rémittentes* et des *pernicieuses* (je me sers des mots de l'auteur), M. Monneret conclut en faveur de l'opinion qui attribue la violence des accidents et la *continuité* de la fièvre paludéenne à une lésion viscérale *persistante* compliquant l'empoisonnement miasmatique... Mais nous ne trouvons rien de précis, de positif, ni sur le siége ni sur la nature de cette *lésion* viscérale persistante.

E. Voyons maintenant la doctrine de M. Monneret sur les *maladies périodiques à quinquina,* dites fièvres *larvées.*

« La *fièvre intermittente* peut, dit-il, prendre le masque d'un grand nombre de maladies : elle simule tantôt une fièvre, tantôt une hémorrhagie (métrorrhagie, épistaxis, pneumorrhagie); tantôt une congestion que l'on a prise à tort pour une inflammation, car elle en diffère par sa marche et sa terminaison rapides (ophthalmie, congestion encéphalique); tantôt elle se présente sous la forme d'une névralgie (névralgie faciale, otalgie, odontalgie); ou d'une névrose (chorée, amaurose, épilepsie).

Les névralgies, et après elles les névroses, sont les maladies avec lesquelles l'INTERMITTENCE se masque le plus ordinairement.

Les névralgies se montrent plus souvent que toute autre affection avec le type intermittent. M. Mondière en a trouvé dans différents ouvrages 70 dont l'intermittence était complète (21 névralgies sus-orbitaires, 16 frontales, 4 temporales, 26 faciales, 10 du lobule de l'oreille, 3 sciatiques, 1 cervico-brachiale).

«Il ne faut pas, dit fort bien M. Monneret, admettre à la légère l'existence des névroses franchement intermittentes, et confondre la périodicité avec l'intermittence. Une maladie peut très bien être périodique sans être pour cela intermittente. La périodicité comporte l'idée d'accès et d'intermittence, mais irrégulière. Dans l'*intermittence*, ces accès et cette *intermittence*, ou, en d'autres termes, les périodes, affectent une régularité parfaite. En comprenant ainsi l'intermittence, nous trouvons que la chorée, l'épilepsie, la dyspnée, purement nerveuses, et tant d'autres névroses, sont des maladies paroxystiques ou à périodes, et non des *intermittentes larvées*.

» Copland prétend que les fièvres intermittentes larvées peuvent encore affecter des formes autres que celles que nous avons déjà fait connaître. La rhumatalgie musculaire ou articulaire, l'AMAUROSE, la migraine, le catarrhe et l'asthme, les palpitations nerveuses, les douleurs spléniques, la néphralgie, l'hystérie, le HOQUET, la gastralgie, l'entéralgie, peuvent appartenir à la fièvre intermittente larvée; elles affectent, suivant lui, les types *quotidien, tierce* ou *double-tierce, quarte* ou *double-quarte.* »

M. Monneret admet qu'on a vu des fièvres larvées revenir tous les huit jours (ophthalmies, hémicranies, octanes de M. Burnier, Fontan et Meynier, *salius diversus*).

Bartholin, Camérarius, parlent de diabète intermittent mensuel. M. Mondière a récemment publié l'observation d'un diabète insipide qui revenait d'abord tous les deux jours, puis tous les huit jours. M. Monneret pense qu'il ne faut y voir que des exemples de maladies pseudo-intermittentes qui ne cèdent pas au quinquina. Quelquefois, ajoute-t-il, le frisson, la chaleur et la sueur n'occupent qu'une moitié du corps ou une seule partie, le visage, le bras, le côté de la poitrine, par exemple (*fièvres topiques des auteurs*).

En vérité, que penser d'une doctrine dont la conséquence serait de placer ainsi jusqu'au diabète lui-même à côté d'une fièvre intermittente proprement dite, soit simple, soit pernicieuse? Qu'est-ce qu'un diabète qui revêt la forme d'accès mensuels? Quand cesserons-nous donc d'appuyer nos doctrines sur des faits empruntés à de vieux auteurs auxquels l'art de bien observer était nécessairement inconnu, au lieu de leur donner pour fondement des faits recueillis avec toute la précision que comportent nos méthodes actuelles d'exploration, si supérieures à celles de nos devanciers? Comment se reconnaître au milieu de choses et de dénominations telles que celles dont nous venons d'offrir le bizarre tableau? Qu'est-ce que le Protée de la fable en comparaison de la fièvre intermittente? Quel Protée-modèle, en effet, qu'une maladie qui se métamorphose à son gré, ou plutôt au gré de l'imagination de certains auteurs, en fièvre, en hémorrhagie, en chorée, en amaurose, en épilepsie, en névralgie; qui vous apparaît chez l'un sous le *masque* d'une métrohémorrhagie ou d'une épistaxis, chez un second sous le *masque* d'une otalgie ou d'une sciatique, et, chez un troisième, sous le *masque* d'une ophthalmie ou d'une congestion cérébrale, etc., etc.! Quoi! c'est pour vous un empoisonnement miasmatique paludéen, que la fièvre intermittente, celle surtout qu'on appelle pernicieuse, et vous considérez comme tel une simple migraine, un *simple mal de dent!* et vous croyez qu'une seule et même maladie peut être indifféremment une hémorrhagie, une fièvre, une névrose, une phlegmasie, etc.! En présence de telles doctrines, aujourd'hui comme il y a près de vingt ans, je pourrais donc dire : « Les fièvres intermittentes sont peut-être, parmi toutes les maladies, celles dont la théorie a été le plus longtemps un assemblage informe d'hypothèses grossières et d'opinions ridicules. » (*Traité des fièvres dites essentielles*, ch. *Fièv. intermitt., Consid. prélimin.*)

F. En définitive, voici la classification de M. Monneret relativement aux maladies dont il s'est occupé à l'article *fièvre intermittente* :

Première classe. *Fièvres à quinquina,* comprenant toutes les fièvres intermittentes, soit pernicieuses, soit continues, soit rémittentes.

Deuxième classe. Toutes les maladies, quels qu'en soient la nature et le siége, qui ont des périodes revenant avec une certaine régularité, et qui guérissent par le quinquina : on les appellerait *maladies périodiques à quinquina.* Elle comprend les fièvres dites *larvées* et les maladies qui ne sont pas fébriles, mais qui ont été réunies aux fièvres larvées.

Troisième classe. Maladies tout-à-fait étrangères aux deux premières, qui constituent une seule et même famille, comprenant les maladies à périodes paroxystiques, dont les accès ne sont pas réguliers, et qui résistent au quinquina (épilepsie, manie, hystérie, asthme, convulsions, chorée, etc.). On peut encore les appeler *pseudo-intermittentes.* C'est à tort que Cas. Médicus les a regardées comme étant de la même famille que les fièvres intermittentes.

Il faut mettre au nombre des maladies pseudo-intermittentes celles que M. Mélier appelle *maladies intermittentes à courte période,* comme, par exemple, des convulsions qui se renouvellent d'heure en heure. M. Monneret déclare qu'on a eu tort de ne pas étudier avec soin les maladies à période plus courte que ne le sont les types quotidien, double-quotidien et quadruple-tierce, mais il ne peut consentir à y voir des maladies que l'on devrait rapprocher des fièvres intermittentes dites larvées. « Un second ordre de fièvres *pseudo-intermittentes* se compose, selon M. Monneret, de celles qui sont symptomatiques d'une maladie viscérale plus ou moins facile à reconnaître (suppuration interne à la suite des amputations et des grandes opérations chirurgicales, la pénétration du pus dans le sang, quelle qu'en soit la cause, la phlébite, l'état puerpéral, des abcès symptomatiques des maladies des os, une blennorrhagie, une orchite, une contusion de la rate, l'introduction d'une bougie dans l'urètre, l'éruption de la dernière dent molaire, l'infection vénérienne, la lèpre, l'hystérie, l'arthritis, les calculs biliaires, le scorbut, la chlorose, le cancer, la phthisie pulmonaire, les maladies des ovaires, des os du bassin, la carie du rocher, la présence de vers dans l'intestin). » Quel amalgame!

Les caractères à l'aide desquels on peut distinguer les *maladies à quinquina* des maladies *pseudo-intermittentes* à périodes longues ou courtes sont assez mal déterminés par M. Monneret. Le meilleur, dit-il, c'est qu'elles cèdent merveilleusement au sulfate de quinine, tandis que les pseudo-intermittentes ne sont pas modifiées plus avantageusement par ce remède que beaucoup d'autres affections. Ce caractère a le grave inconvénient de ne servir au diagnostic qu'après l'époque où il eût été important d'établir ce diagnostic; car, pour bien traiter une maladie, il faut d'abord en avoir posé le diagnostic. Néanmoins, à défaut d'autres, il a sa valeur : *naturam morborum ostendit curatio* (1). Mais

___

(1) Il est bon de rappeler toutefois que, d'une part, les fièvres rémittentes et continues, que M. Monneret a placées parmi les intermittentes, ne cèdent pas toujours au quinquina, comme ne le prouve que trop l'article *mortalité* de l'auteur, et que ce médicament, d'autre part, peut être

la plupart des cas qui ont été entassés plus haut, sans affinité réelle entre eux, sont tellement différents d'une fièvre intermittente franche et légitime, que toute confusion de celle-ci avec les autres, de la part d'un observateur exercé, est impossible. Il faut seulement ne pas oublier qu'une véritable fièvre intermittente peut coïncider avec certaines des affections indiquées plus haut, et qu'alors il importe de ne pas considérer comme une seule et même maladie des états morbides essentiellement différents, soit par leur siége, soit par le fond qui les constitue.

Par cette classification, qui résume la doctrine de M. le docteur Monneret, nous voyons, je le répète pour la dernière fois, qu'il confond en une seule et même classe les fièvres intermittentes, les fièvres rémittentes et les fièvres continues. Il les réunit sous le nom commun de *fièvres à quinquina*, et il leur oppose, sous le nom de *maladies périodiques à quinquina*, d'autres maladies dont les unes sont des *fièvres*, et dont les autres sont des affections sans fièvre. Mais pour quelle raison les *fièvres* de cette seconde classe ont-elles été séparées de celles appelées *fièvres à quinquina*, puisque, comme celles-ci, elles guérissent par le quinquina? Pourquoi, d'ailleurs, la *périodicité* ou l'intermittence constitue-t-elle le caractère constant, invariable, des affections de cette seconde classe, tandis qu'on avance que parmi celles de la première on range des fièvres continues?

Je m'arrête ici; mais, avant de terminer, je préviens les lecteurs que, au chapitre des irritations des différentes parties dont se compose le grand appareil nerveux, nous

employé avec avantage contre des maladies autres que celles dont il s'agit ici. Pour mieux caractériser ces deux premières classes de *maladies à quinquina*, M. Monneret aurait bien voulu les rattacher toutes à une influence paludéenne; mais on n'est pas assez sûr, dit-il, que cette cause soit la seule capable de produire la périodicité fébrile ou non fébrile. (*Ouv. cit.*, pag. 354.)

aurons à revenir sur les graves questions agitées dans le cours de notre examen des doctrines sur les diverses maladies appelées fièvres intermittentes

ARTICLE V.

CONCLUSIONS DÉFINITIVES SUR LA NATURE ET LA CLASSIFICATION DES MALADIES DITES FIÈVRES INTERMITTENTES.

I. D'après les auteurs que nous avons analysés dans les articles précédents, les opinions sur la nature des fièvres intermittentes peuvent être ramenées à deux principales. Suivant la première de ces opinions, ces fièvres, comme les continues dites *essentielles,* constitueraient des maladies différentes des phlegmasies et des simples irritations. Dans la seconde de ces opinions, elles devraient être, au contraire, ralliées à l'un des deux ordres de cette dernière classe de maladies. Si les maladies décrites sous le nom de fièvres intermittentes méritent réellement ce nom de fièvres, la première des deux opinions indiquées tombe pour ainsi dire d'elle-même. En effet, si les fièvres intermittentes sont de la même famille que les continues dites essentielles, comme celles-ci, elles doivent, conformément à la seconde des opinions exposées plus haut, être rangées dans la classe qui comprend les phlegmasies proprement dites et les simples irritations.

Mais ces deux genres de fièvres diffèrent entre eux sous le rapport de leur type ; il reste à déterminer quelle est la cause réelle de cette grande différence. Or, nous avons clairement démontré, je crois, que les phlegmasies proprement dites ne se présentaient jamais sous le type intermittent. Donc les fièvres intermittentes n'appartiennent pas à l'ordre des phlegmasies proprement dites.

II. Puisqu'il en est ainsi, et qu'il est également certain que les accès de ces maladies offrent les caractères indubitables de l'état fébrile, c'est-à-dire d'un état qui, de l'aveu de tous les auteurs, est constitué par un surcroît d'excitement ou par une irritation de l'appareil sanguin, il est évident que les fièvres intermittentes se rangent naturellement dans l'ordre des simples irritations.

La fièvre intermittente est donc à la fièvre continue ce qu'est à la phlegmasie de l'appareil sanguin la simple irritation nerveuse de ce même appareil.

Cette doctrine étant une fois admise, il reste à distinguer les maladies appelées fièvres intermittentes en deux grandes espèces. Dans celles de la première espèce, l'irritation ou le surcroît d'excitement constitue en quelque sorte toute la maladie. Dans celles de la seconde espèce, à cet élément s'en ajoute un autre, savoir, l'élément infectieux, l'élément paludéen. Ces deux espèces correspondent à nos deux espèces de fièvres continues.

III. Voici maintenant des faits qui s'accordent en quelque sorte merveilleusement avec notre doctrine. On sait que, sous le nom assez bizarre de *fièvres larvées,* les auteurs ont décrit des maladies apyrétiques, qui sont de véritables névralgies, d'origine miasmatique ou non-miasmatique. Eh bien ! ces irritations nerveuses locales sont aux phlegmasies des parties dans lesquelles elles apparaissent ce que les fièvres intermittentes sont aux fièvres continues. Ces fièvres intermittentes locales, s'il m'est permis de parler ainsi, avaient été faussement considérées par Broussais et quelques autres comme des inflammations proprement dites. Elles ne sont à leur véritable place que parmi les névralgies (1).

Mais, dira-t-on, ces névralgies, ces irritations nerveuses,

______

(1) Je ne prends pas ici le mot névralgies dans son acception étymologique (*douleur de nerf*); je l'emploie comme synonyme d'*irritations nerveuses.* Dans son sens rigoureux, le mot névralgie ne pourrait être donné qu'à *l'irritation* des nerfs du sentiment ou de la sensibilité générale (sensibilité animale de l'école de Bichat).

ne sont autre chose qu'une *fièvre intermittente qui a pris le masque de ces maladies (fièvre larvée)*, et il faut bien se garder de confondre deux choses aussi différentes. Si notre esprit avait moins de tendance à se payer de mots au lieu de choses, on pourrait se dispenser de répondre à ceux qui prennent au sérieux un pareil raisonnement, c'est-à-dire qui prennent une figure de rhétorique pour une véritable *raison* scientifique. Que nous importe, en effet, qu'une névralgie, une irritation nerveuse intermittente, soit dépouillée de son nom accoutumé pour revêtir celui de *fièvre larvé*? En changeant de nom, la chose change-t-elle de nature? Pourquoi, d'ailleurs, donner ainsi le nom de fièvre à des névralgies locales, telles qu'une otalgie, une pleurodynie, etc., etc., qui, par elles-mêmes, ne constituent point une fièvre, en ajoutant à ce mot celui de *larvée*, qui, en conscience, ne signifie absolument rien ici, et ne serait tout au plus qu'un voile jeté sur notre ignorance?

Que ces névralgies locales se rencontrent dans certains cas avec une véritable fièvre intermittente, bénigne ou pernicieuse, c'est là une coïncidence qui, dans notre doctrine, est fort naturelle, puisque cette fièvre elle-même n'est autre chose qu'une irritation intermittente, une sorte de *névralgie* du grand système nerveux ganglionnaire ou nerf grand sympathique, avec ou sans infection paludéenne. On comprend avec la même facilité comment ces fièvres intermittentes dites *larvées*, ou, ce qui est la même chose, ces névralgies locales, peuvent alterner avec la véritable fièvre intermittente, c'est-à-dire avec la névralgie d'un système nerveux général.

IV. Enfin cette doctrine nous permet également de nous faire une idée plus satisfaisante des rapports et des différences qui existent entre les fièvres continues et les fièvres intermittentes, résultat précieux qu'on demanderait vainement aux autres doctrines précédemment discutées.

L'élément commun à ces deux ordres de fièvres, c'est l'excitation de l'appareil sanguin : cet élément se rencontre, en effet, dans un accès de fièvre intermittente comme dans une fièvre continue, et l'on peut, sans un rapprochement forcé, soutenir qu'une fièvre continue n'est réellement qu'un accès de fièvre intermittente prolongé, ou, réciproquement, qu'une fièvre intermittente n'est qu'une fièvre continue qui se répète à des intervalles réguliers. Dans les fièvres intermittentes comme dans les fièvres continues, l'élément indiqué ci-dessus peut exister seul ou combiné avec un état d'infection miasmatique de la masse sanguine (1).

Voici maintenant l'élément différentiel ou distinctif qu'il faut admettre entre les deux ordres de fièvres que nous étudions. Dans les fièvres *continues*, il existe, soit dans l'appareil sanguin lui-même, soit dans les différents organes, une véritable inflammation qui tient sous son empire l'excitement fébrile, et le fait participer à ce *type continu* qu'elle affecte nécessairement. Dans les fièvres intermittentes, au contraire, l'excitement fébrile est dégagé de tout état réellement inflammatoire des organes, soit général, soit local, condition sans laquelle le type intermittent serait absolument impossible. Ce que nous disons ici est tellement vrai, tellement fondé sur l'observation attentive des faits, que, dans les fièvres appelées intermittentes, toutes les fois qu'une véritable inflammation s'allume, la maladie revêt le type continu, et de là ces *fièvres continues* que certains auteurs, M. le docteur Monneret entre autres, par le plus singulier des abus de mots, ont désignées sous la dénomination de *fièvres intermittentes*, en y ajoutant, il est vrai,

(1) Que cette infection provienne des émanations végétales en putréfaction pour les fièvres intermittentes, et des émanations des matières animales en putréfaction pour les fièvres continues, c'est là une question que nous examinerons ailleurs, mais dont la solution ne nous est pas nécessaire en ce moment.

l'adjectif *larvées*, comme si cette addition pouvait faire que ces mots *fièvres intermittentes continues* ne fussent réellement étonnés de se trouver réunis! Qu'on ne nous objecte pas que chez les mêmes individus on peut rencontrer à la fois une fièvre intermittente et une fièvre continue. Dans ces cas mêmes, on admet, sans s'en douter, la distinction sur laquelle nous insistons, puisqu'on est obligé de se servir des deux dénominations de fièvre intermittente et de fièvre continue. Donc l'une n'est pas la même chose que l'autre; donc, pour la dernière fois, c'est un énorme vice de nomenclature que d'appeler *fièvres intermittentes* des *fièvres continues*.

Cela bien entendu, nous ne prétendons pas que sous l'influence des mêmes causes qui produisent des fièvres intermittentes et rémittentes, il ne puisse se développer des fièvres continues; mais cela n'infirme en rien la doctrine que nous développons. Les fièvres intermittentes n'en restent pas moins différentes des fièvres continues, dans les termes, dans les limites que nous avons fixés plus haut. C'est ainsi que, sous l'influence des mêmes causes agissant sur une grande masse d'individus, on voit régner à la fois de véritables phlegmasies de divers organes et de simples névralgies, comme des pleurésies et des pleurodynies, des arthrites rhumatismales et de simples névralgies des membres, etc., etc. S'ensuit-il qu'une pleurésie soit la même chose qu'une simple pleurodynie; qu'une simple névralgie des nerfs des membres soit aussi la même chose qu'une violente arthrite rhumatismale? Non, certainement; il en est exactement de même des fièvres intermittentes comparées aux fièvres continues.

V. Par toutes les considérations qui précèdent, l'auteur de cet ouvrage espère n'avoir fait que se conformer aux principes qui doivent présider aux classifications vraiment *naturelles*, d'une part en faisant rentrer les fièvres dites essentielles des différents *types* dans la grande famille des maladies appelées *irritations*, c'est-à-dire des maladies dont un *surcroît de l'excitation normale* constitue l'élément vital prédominant, et d'autre part, en plaçant dans deux ordres distincts les fièvres continues et les fièvres intermittentes, jusque là confondues en un seul et même ordre.

Nous rappellerons, avant d'aborder l'histoire des nombreuses espèces dont ces deux grands ordres se composent, que les fièvres continues et intermittentes se partagent les unes et les autres en deux principaux genres, selon qu'elles sont ou qu'elles ne sont pas compliquées d'un élément septique, typhoïde, *miasmatique*, soit simplement infectieux, soit contagieux. Il est de la plus haute importance de ne jamais perdre de vue le grand fait que nous signalons encore une fois dans ces généralités, et sur lequel nous aurons si souvent à revenir dans les descriptions particulières que nous allons tracer.

SECONDE PARTIE.

DES PHLEGMASIES ET DES IRRITATIONS EN PARTICULIER, MA-
LADIES DANS LESQUELLES SE TROUVENT COMPRISES LES
ANCIENNES FIÈVRES ESSENTIELLES.

Pour ne pas trop nous éloigner des idées et des méthodes
d'enseignement jusqu'ici adoptées, nous avons compris
dans une seule et même classe les phlegmasies proprement
dites et les simples irritations; mais nous avons apporté
un soin extrême à bien faire ressortir les différences fondamentales qui existent entre les unes et les autres. C'est
pour rester fidèle à ce principe de distinction que nous
allons diviser cette classe en deux ordres. Le premier com-
prendra les phlegmasies proprement dites, maladies dans
lesquelles, comme nous l'avons démontré, viennent se
ranger les *fièvres essentielles continues* de Pinel. Le second
ordre sera consacré aux simples irritations, affections
auxquelles nous avons cru pouvoir rallier les fièvres essentielles intermittentes du même pyrétologiste.

ORDRE PREMIER.

DES PHLEGMASIES OU INFLAMMATIONS PROPREMENT DITES EN PARTICULIER.

Nous ne devons nous occuper ici que des phlegmasies qui sont du ressort de la médecine ou de la pathologie interne. Nous n'avons point adopté la méthode de classement ou de distribution des plegmasies par *systèmes*, telle qu'elle a été suivie dans la *Nosographie philosophique*. C'eût été, non sans de graves inconvénients, séparer les unes des autres les diverses phlegmasies dont peut être affecté un seul et même organe composé de plusieurs éléments ou systèmes anatomiques, tel que le cœur, le poumon, le cerveau, etc.

Il nous a semblé tout-à-fait *naturel*, en effet, de rapprocher dans leur étude les diverses phlegmasies qu'un seul et même appareil, qu'un seul et même organe d'un appareil général peut éprouver. Et comme l'appareil sanguin est pour ainsi dire le grand théâtre où se passent directement, là les phénomènes des maladies longtemps décrites sous la dénomination de *fièvres essentielles continues*, ici ceux des maladies connues sous le nom de *phlegmasies* ou de *fièvres locales* (1), on ne sera pas étonné que nous ayons mis en tête de l'ordre des PHLEGMASIES celles de l'appareil que nous venons de nommer.

Immédiatement après ces phlegmasies, j'ai placé l'inflammation rhumatismale des articulations (*rhumatisme articulaire*). En agissant ainsi, c'est, j'en conviens, rapprocher

(1) En parlant du siége des inflammations (ANATOMIE GÉNÉRALE, art. *des systèmes capillaires*), Bichat a dit : « Il y a manifestement deux genres de maladies relatives à la circulation : 1° celles qui troublent la générale ; 2° celles qui affectent la capillaire. *Les différentes fièvres forment spécialement le premier genre ; les éruptions diverses, les tumeurs, les inflammations, etc., produisent le second.* »

des phlegmasies de parties qui, sous le double rapport de leur *situation et de leurs fonctions spéciales*, ne présentent pas d'étroites affinités ; mais les lecteurs voudront bien ne pas oublier que les phlegmasies des articulations appartiennent à un genre d'organes dont les maladies sont du domaine spécial de la chirurgie. Par conséquent, en extrayant ainsi du nombre de ces maladies celle qui porte le nom de rhumatisme articulaire, et que revendique à si bon droit la médecine, il fallait nécessairement, après l'avoir séparée de ses compagnes *naturelles* sous le rapport de ce qu'on pourrait appeler la *pathologie des régions*, lui trouver en quelque sorte un asile auprès de quelques unes des phlegmasies dont il nous appartient de traiter. Or, sous ce point de vue, quoi de plus naturel que de placer l'arthrite rhumatismale à côté de ces phlegmasies du système sanguin avec lesquelles elle est liée, dans certains cas, par une grande loi de coïncidence que nous ferons connaître plus loin ! Cette considération justifie suffisamment, ce me semble, l'espèce d'infraction qui vient d'être signalée à la méthode générale de classement que j'ai adoptée.

CHAPITRE Ier.

DES INFLAMMATIONS DE L'APPAREIL SANGUIN EN GÉNÉRAL ET DE CHACUNE DE SES DIVISIONS EN PARTICULIER (1).

Réflexions préliminaires.

L'inflammation de l'appareil sanguin en général, et de chacun des divers éléments dont il se compose, n'a été

---

(1) Les principales divisions de ce grand appareil sont le cœur ou l'organe central de la circulation du sang, les artères et les veines. Les capillaires sanguins n'étant que les dernières ramifications des artères et des veines, ne constituent pas, à rigoureusement parler, une division distincte des deux dernières. Leur inflammation se confond, au reste, d'après les auteurs, avec celle du tissu même des organes, puisque, comme nous

bien étudiée que depuis le commencement de notre siècle. Déjà, cependant, quelques observateurs du siècle dernier avaient recueilli d'utiles matériaux sur cet important sujet; tels sont : G. Hunter, Sherwen, Pierre Frank, Schmuk, Abernethy, Meckel, Sasse, etc. Mais ces auteurs étaient bien loin de se douter de toute l'extension que l'on ne tarderait pas à donner à la phlegmasie qu'ils avaient constatée dans quelques cas.

Pierre Frank, le premier, a noté que des traces d'*inflammation* se rencontraient dans une étendue plus ou moins considérable des vaisseaux sanguins, à la suite de la *fièvre inflammatoire* (1). Pinel, comme nous l'avons vu, n'ignorait pas les recherches de P. Frank ; mais il ne saisit pas le rapport réel qui existait entre la phlegmasie dont nous traitons et la fièvre inflammatoire ou angioténique, puisqu'il fit de celle-ci un ordre particulier de ses fièvres essentielles, c'est-à-dire de maladies qui, dans son système nosologique, constituaient une classe différente de celle des phlegmasies.

Parmi les auteurs qui, au commencement de ce siècle, entrevirent le mieux le grand rôle de la phlogose du système sanguin dans le développement de la fièvre considérée en elle-même, on doit placer Tommasini (2). Pinel ne tint pas plus de compte des idées de ce célèbre observateur que des

l'avons vu, ces auteurs nous enseignent que l'inflammation, considérée d'une manière abstraite et générale, a son siège dans les capillaires sanguins. D'après cela, faut-il s'étonner si les inflammations des organes spéciaux sont si souvent accompagnées de cet état général qu'on appelle fièvre *continue*, puisque cette fièvre n'est réellement, ou que la phlegmasie même des capillaires propagée, avec plus ou moins d'intensité, à l'ensemble du système sanguin, ou que la réaction simplement irritative exercée sur cet appareil par la voie du système nerveux qui lui est affecté ? Quoi qu'il en soit, l'artérite et la phlébite *capillaires* jouent, en effet, un rôle immense dans les phénomènes attribués à l'inflammation considérée d'une manière générale.

(1) Voy. *Traité de médecine pratique.* Nouv. édit. Paris, 1842, t. I, p. 99.
(2) Voy. son traité, déjà cité, sur la fièvre jaune, publié en 1805.

recherches de P. Frank. Il faut avouer, d'ailleurs, que Tommasini lui-même manquait des données cliniques nécessaires pour féconder ses idées, et tirer toutes les conséquences légitimes des principes qu'il avait posés (1).

Depuis vingt-cinq ans passés que Pinel fit paraître la dernière édition de sa Nosographie, de très nombreuses et très importantes recherches ont été faites, surtout en France, sur les phlegmasies du système vasculaire et les lésions concomitantes du sang. Depuis plus de vingt ans, je n'ai cessé pour mon compte d'étudier ces maladies, soit sur le vivant, soit sur le cadavre ; et déjà, en 1826, cette étude clinique m'avait conduit, d'une part à *localiser* définitivement la fièvre dite inflammatoire *essentielle* dans le système sanguin, et à établir d'autre part que cette fièvre et la phlogose du système indiqué ne constituaient qu'une seule et même maladie. Toutes les recherches que j'ai faites depuis 1826 sont venues confirmer mes travaux antérieurs, en sorte que, j'ose l'assurer, la *localisation formelle* de la fièvre dite inflammatoire continue dans le système sanguin, et l'*identification* de cette fièvre avec la phlogose du système sanguin, doivent figurer désormais parmi ces vérités que la clinique a sanctionnées, et dont l'adoption générale n'est plus qu'une question de temps. Dans la des-

(1) Dans l'ouvrage que nous venons de rappeler, Tommasini discutant la fameuse doctrine de Brown sur le caractère toujours *asthénique* des FIÈVRES, et sur le caractère toujours *sthénique*, au contraire, des PHLEGMASIES, dit que, « de son côté, il appellera FIÈVRE *une affection générale pyrétique qui n'est point engendrée par la phlogose ou l'inflammation d'une partie quelconque, mais bien produite immédiatement par l'action des puissances morbides; et que, par opposition, il appellera PHLEGMASIE une affection générale pyrétique engendrée non immédiatement par les puissances morbides, mais par la phlogose ou l'inflammation de quelque partie du corps.* » Ce passage prouve évidemment que Tommasini ne connaissait pas bien alors les véritables rapports qui rattachent les fièvres continues en général aux phlegmasies des organes spéciaux ou des appareils généraux, et la fièvre continue inflammatoire en particulier à la phlogose du système sanguin.

cription suivante, se trouveront tous les éléments nécessaires à la démonstration de la doctrine exposée dans ces rapides considérations préliminaires.

Les divers tissus dont se composent les parois des trois grandes divisions de l'appareil circulatoire peuvent s'enflammer ensemble ou séparément. C'est ce qu'il est facile de constater pour le cœur en particulier ; aussi consacrerons-nous un article spécial à l'inflammation de l'endocarde, à celle du péricarde et à celle du tissu musculaire du cœur. Il n'en sera pas de même pour les artères et les veines. L'inflammation de la membrane interne est la seule que nous étudierons d'une manière spéciale ; mais nous aurons soin d'intercaler dans sa description les particularités qui se rattachent à celle des autres membranes constituantes des parois vasculaires. C'est aussi de l'inflammation de cette membrane interne qu'il s'agit particulièrement dans la première section de ce chapitre.

PREMIÈRE SECTION.

DE L'INFLAMMATION DE LA MEMBRANE INTERNE DE L'APPAREIL SANGUIN
EN GÉNÉRAL OU DE L'ANGIO-CARDITE (1).

Cette phlegmasie, si longtemps ignorée, est pourtant l'une des plus fréquentes, soit qu'elle se développe primitivement, soit qu'elle ne survienne que consécutivement à diverses phlegmasies des organes intérieurs ou extérieurs. Simple, dégagée de toute complication étrangère, elle constitue la fièvre inflammatoire ou angioténique franche et légitime (2). Compliquée d'un élément septique, putride ou typhoïde, elle n'est autre chose que la fièvre *putride*,

(1) Pour indiquer la part que prend le sang lui-même à la maladie qui va nous occuper, on pourrait, mettant à profit une expression proposée par M. le professeur Piorry, remplacer le nom d'angio-cardite par celui d'*angio-hémite*.

(2) Synoque simple ou imputride (*synochus imputris*).

typhoïde ou *adynamique* (1). Nous allons la décrire sous la double *espèce* qui vient d'être indiquée.

ARTICLE PREMIER.

ANGIO-CARDITE SIMPLE, FRANCHE OU LÉGITIME.

Comme toutes les phlegmasies, elle peut présenter divers degrés d'intensité. Notre description portera spécialement sur l'angio-cardite d'une intensité telle, que ses caractères essentiels soient suffisamment dessinés aux yeux de nos lecteurs pour qu'ils ne puissent pas la méconnaître.

Dans la section où nous traiterons de l'inflammation de chacune des grandes divisions de l'appareil sanguin, nous aurons soin de compléter ce qui va être dit ici de la phlogose *générale* de cet appareil. Ajoutons seulement que si la phlogose occupe souvent une grande partie des divisions dont il s'agit, il n'arrive presque jamais qu'elle les envahisse dans toute leur immense étendue.

§ Ier. Caractères anatomiques.

A. Lésions de la membrane interne du système vasculaire en général, et secretum accidentel de cette membrane.

I. Rougeur dans une étendue plus ou moins considérable de la membrane interne du cœur et des vaisseaux. Cette rougeur occupe le plus ordinairement les grosses artères, telles que l'aorte, les artères carotides, sous-clavières, les iliaques et l'endocarde, surtout dans ses replis valvulaires. Elle est uniforme, d'une teinte plus ou moins foncée, plus vive, plus éclatante dans les artères que dans les veines, dans les cavités gauches que dans les cavités droites du cœur. Cette rougeur pouvant se développer par le simple effet d'une imbibition cadavérique, on ne doit la considérer comme un caractère anato-

(1) Synoque putride (*synochus putris*).

mique de l'inflammation de la membrane qui en est le siége, qu'autant que les conditions propres à donner lieu à l'imbibition cadavérique ne se rencontrent pas, et qu'elle coïncide avec d'autres caractères anatomiques de l'inflammation dont nous nous occupons. Au reste, pour attacher en général quelque valeur au phénomène de la rougeur signalée, il faut qu'on ait observé du vivant des sujets les symptômes positifs d'une phlegmasie du système sanguin. J'ai si souvent et si longuement discuté ailleurs (1) le point d'anatomie pathologique dont il s'agit, que je ne crois pas devoir y insister plus longtemps ici.

II. L'*épaississement*, le *ramollissement* de la membrane enflammée, et parfois de toutes les parties qui constituent les parois de l'appareil sanguin, ne se montrent à un degré bien notable que dans les cas où la maladie a été très intense à la fois et prolongée, ce qui n'a guère lieu que dans les inflammations partielles.

III. *Secretum inflammatoire ou accidentel.* On ne le rencontre à son état complet que dans de violentes inflammations partielles. Dans celles qui sont généralisées, et qui par cela même perdent pour ainsi dire en profondeur, en intensité, ce qu'elles gagnent en étendue, le secretum, délayé en quelque sorte dans le torrent sanguin où il est déposé, s'y confond avec les éléments dont le sang se compose (2). Nous allons bientôt voir jusqu'à quel point il peut concourir par sa présence aux lésions de la masse sanguine elle-même. J'ai dit ailleurs (3) que peut-être ce secretum

(1) *Traité clinique et expérimental des fièvres dites essentielles.* Paris, 1826, in-8. — *Traité clinique des maladies du cœur.* Paris, 1841, 2 vol. in-8.— Art. *Angéite, Artérite* du *Dictionnaire de médecine et de chirurgie pratiques,* etc.

(2) Lorsque toutes les membranes des vaisseaux participent à l'inflammation, des secreta ont lieu au-dessous d'elles ou dans leur épaisseur, et ces secreta éprouvent des transformations que nous décrirons plus loin.

(3) Réflexions sur l'état du sang dans les inflammations *simples* et dans les inflammations *putrides* ou *typhoïdes,* publiées en 1835 dans le t. III du *Journal hebdomadaire.*

concourait à la formation de la couenne dite inflammatoire; et si cette hypothèse finissait par être rigoureusement démontrée, nous aurions en même temps trouvé la cause, l'une des causes du moins de l'augmentation de la proportion de la fibrine du sang dans la maladie qui nous occupe, car ce secretum est essentiellement composé de fibrine.

B. Altérations du sang.

Les recherches faites après la mort sur le sang des sujets atteints d'angio-cardite laissent encore beaucoup à désirer; mais nous connaissons mieux les lésions que présente le sang tiré des vaisseaux pendant la vie des malades, et nous nous réservons de faire connaître celles-ci en traitant des symptômes de la maladie. Il est, d'ailleurs, bien rare d'ouvrir les cadavres d'individus qui aient succombé à une angio-cardite *simple*, ou non compliquée d'un élément typhoïde, à moins toutefois que cette fièvre ne *coïncide* avec une inflammation de quelque organe important à la vie, tel que le poumon, le cœur, etc. Or, dans les cas de ce dernier genre, on trouve dans les cavités du cœur et des gros vaisseaux des concrétions sanguines plus ou moins abondantes, fermes, décolorées, en tout ou en partie, fibrineuses, plus ou moins adhérentes.

Les masses fibrineuses, les concrétions blanches, plastiques, dont nous venons de parler, ne seraient-elles pas quelquefois, comme la couenne dite *inflammatoire,* en partie composées de la *lymphe* plastique, coagulable, organisable, que la membrane enflammée aurait sécrétée? Nous ne possédons pas toutes les données nécessaires à la solution rigoureuse de cette question ; mais il ne répugne pas à l'analogie d'y répondre par l'affirmative. Au reste, en nous occupant de certaines inflammations partielles de la membrane interne du système sanguin, de l'endocardite en particulier, nous reviendrons sur ce sujet.

Je ne terminerai pas sans faire remarquer que les altérations anatomiques observées jusqu'ici dans les vaisseaux et le cœur des individus emportés par des inflammations franches d'organes divers, accompagnées d'une fièvre inflammatoire réactionnelle, *symptomatique, secondaire,* comme on le dit, sont en général peu prononcées. Toutefois j'ajouterai que parmi ces inflammations il en est quelques unes, telles que les grandes fluxions de poitrine, les violentes phlegmasies *rhumatismales* des articulations, dans lesquelles on rencontre une inflammation coïncidente de la membrane interne du cœur, soit isolée, soit combinée avec une inflammation des vaisseaux, de l'aorte en particulier, lesquelles inflammations, si les malades succombent, laissent sur le cadavre des lésions *caractéristiques.* Que si ces phlegmasies du cœur et des vaisseaux ne sont pas enlevées par un traitement convenable, elles amènent à leur suite, quand les malades résistent aux premiers accidents, des *lésions* dites *organiques* plus ou moins profondes.

Les lésions rencontrées à la suite des grandes fièvres inflammatoires, soit primitives, soit consécutives à des phlegmasies locales, ont leur siége principal dans le système à sang rouge, c'est-à-dire dans les grosses artères et dans les cavités gauches du cœur.

Un dernier mot encore : si dans l'inflammation générale de l'appareil sanguin on ne rencontre pas toujours après la mort de grandes altérations du sang, c'est que, disséminée et en quelque sorte éparpillée dans un si vaste appareil, la phlegmasie, ainsi que je le disais tout-à-l'heure, perd en *intensité* ce qu'elle gagne en étendue. Mais quand l'inflammation se concentre dans le cœur, dans quelques troncs artériels ou veineux, et qu'elle acquiert une grande intensité, constamment alors, comme nous le verrons plus loin (1), elle entraîne la coagulation du sang contenu dans la partie enflammée.

(1) Voy. l'*Histoire de l'endocardite, de l'artérite et de la phlébite.*

§ II. Symptômes et diagnostic.

A. Symptômes idiopathiques, ou symptômes fournis par l'exploration directe
de l'appareil sanguin et du sang lui-même.

1. L'augmentation de la température du corps et l'accélération de la circulation constituent deux des plus grands phénomènes auxquels on reconnaît la présence de l'angio-cardite ou de la fièvre inflammatoire (1).

Jusqu'ici les pyrétologistes s'étaient peu occupés de préciser les divers degrés de l'échelle que les deux phénomènes fébriles ci-dessus indiqués peuvent parcourir.

a. Quant à l'augmentation de la chaleur en particulier, on ne s'était point appliqué à la déterminer, à la *mesurer* par la méthode thermométrique ordinaire, et l'auteur d'un traité *classique* de pathologie générale avait, sans aucun fondement expérimental, affirmé que l'augmentation de la chaleur dans les maladies n'était point appréciable au thermomètre. L'expérience directe a fait justice de cette singulière assertion. Depuis douze ans qu'il ne s'est guère passé de jour où je n'aie appliqué le thermomètre sur un ou plusieurs individus atteints de fièvre plus ou moins intense, j'ai constaté des milliers de fois que la température de la peau s'élève d'un ou de plusieurs degrés, qu'elle monte de 36, 37° cent. (2) à 38, 39, 40, 41° cent., et même

(1) Un frisson plus ou moins violent et plus ou moins prolongé précède ordinairement ces deux phénomènes et ceux que nous étudierons plus bas. Ce frisson coïncide avec une sensation de froid pour les malades, sensation qui résiste pendant quelque temps à l'emploi des couvertures les plus chaudes et d'autres moyens de réchauffement. Cette sensation n'est pas en rapport avec l'état de la température du corps, car je me suis assuré, par l'application du thermomètre au moment même du frisson, que cette température était de quelques degrés supérieure à la température normale.

(2) J'ai cherché à déterminer la température normale des individus bien portants ou du moins à l'état apyrétique, jeunes, adultes ou déjà vieux, et des expériences cent et cent fois répétées m'ont démontré que la *moyenne* est de 36 à 37°. La région sur laquelle j'ai mesuré la température est celle de l'abdomen, comme la plus commode à explorer dans

un peu plus. Répétées plus tard dans d'autres services, ces expériences ont donné des résultats analogues à ceux que nous avions déjà signalés (1).

Lorsqu'on s'est longtemps exercé à comparer les divers degrés de chaleur ressentis par la main avec les divers degrés fournis par le thermomètre, on peut, ainsi que nous l'avons fait maintes et maintes fois, déterminer très approximativement, et quelquefois même rigoureusement, le chiffre de la température thermométrique par la simple application de la main. Ici, comme en toutes choses, l'habitude donne à nos appréciations pratiques un caractère de précision vraiment admirable, et nos sens, dans certains cas, acquièrent une exactitude, une fidélité telles qu'ils rivalisent en quelque sorte avec les instruments physiques eux-mêmes. Néanmoins, toutes les fois que la chose est possible et en même temps utile, il faut soumettre nos sensations au contrôle des méthodes physiques.

Quand on se sert de la main ou du toucher pour apprécier les divers degrés de la chaleur ou de la température fébrile, on dit qu'elle est légère, faible, ou forte, considérable, ou moyenne, médiocre. La chaleur fébrile est légère quand le thermomètre ne marque qu'un à deux degrés de plus qu'à l'état normal; elle est forte, considérable, extrême, quand le thermomètre s'élève à quatre, cinq degrés au-dessus de l'état normal; elle est

les maladies en général. Je n'indiquerai point ici toutes les précautions que j'ai prises pour que les expériences fussent exactes. Je dirai seulement qu'il importe, 1° de laisser le thermomètre appliqué assez de temps pour qu'il ne monte plus, quelle que soit ensuite la durée de son application; 2° de se servir d'un thermomètre *ad hoc*, à boule aplatie, qu'on met successivement par ses deux faces en contact avec la peau, en prenant garde qu'elle ne soit ni refroidie ni réchauffée notablement par les corps environnans.

(1) *Clinique médicale de l'hôpital de la Charité.* Paris, 1837, t. II, p. 169 et suiv. — *Essai sur la philosophie médicale.* Paris, 1836, in-8, p. 345 et suiv.

moyenne ou médiocre, enfin, quand le thermomètre flotte
en quelque sorte entre les extrêmes dont il vient d'être
question. Ainsi, en fixant à 36° cent. environ la température normale d'un sujet donné, 37, 37 1/2, constituent
une chaleur fébrile *légère;* 40, 41°, une température
forte, très forte; 38, 38 1/2, une chaleur moyenne, modérée (1).

b. De même qu'il faut préciser les divers degrés de la
chaleur fébrile, de même aussi l'on doit déterminer exactement, c'est-à-dire en comptant, le nombre variable des
pulsations artérielles par minute : il faut donc *compter* le
pouls en même temps que le *tâter.* Or, pour ne pas commettre d'erreur dans la détermination du degré de fréquence du pouls fébrile, il est indispensable de connaître
la moyenne des pulsations artérielles ou des battements
du cœur à l'état normal, moyenne qui ne varie pas seulement selon les âges, le sexe, etc., mais aussi selon certaines particularités individuelles non encore parfaitement
connues.

Le nombre des pulsations artérielles est d'un quart,
d'un tiers, quelquefois même de moitié plus considérable
qu'à l'état normal. Ainsi, par exemple, chez les sujets dont
le pouls bat de 60 à 70 fois par minute, il peut s'élever à
80, 100, 120, 130 pulsations et au-delà pour le même espace de temps (2).

(1) D'après un grand nombre de faits , il m'a semblé que deux tempé-
ratures fébriles étant égales au thermomètre, elles ne le paraissent pas
parfaitement à la main, suivant que la peau est sèche ou abreuvée de
sueur. Dans ce dernier cas, la chaleur paraît un peu moins forte que
dans le second, soit que cela dépende du refroidissement auquel donne
lieu l'évaporation dans le cas de sueur, soit que d'autres causes puissent
produire cet effet, indépendamment du phénomène de l'évaporation,
ou bien en s'y ajoutant. C'est là , du reste, une particularité d'assez peu
d'importance, et que de nouvelles recherches exactes éclairciront.

(2) Assez généralement on dit que, chez les jeunes gens et les adultes ,
la moyenne des battements du pouls par minute est de 72 environ. J'ai

c. L'augmentation de la force et du volume du pouls est un accompagnement ordinaire de sa fréquence. Elle comporte divers degrés que l'habitude clinique seule apprend à bien connaître. L'augmentation de la force est en rapport d'ailleurs avec l'augmentation de la force des battements du cœur. Quant à l'augmentation du volume, de l'ampleur, de la largeur du pouls, elle tient principalement à l'augmentation de la chaleur du sang, d'où une dilatation de ce liquide proportionnelle au degré de cette chaleur. C'est à la même cause aussi qu'il faut attribuer en grande partie l'augmentation du volume, la turgescence des veines accessibles à nos sens dont il va être question ci-dessous.

d. Les malades ont le sentiment de l'augmentation du nombre et de la force des pulsations artérielles, comme celui de l'augmentation de la chaleur du corps; leur visage est plus ou moins rouge et animé, l'œil brillant; les veines sous-cutanées sont saillantes, gonflées, comme turges-

---

compté exactement le pouls tous les jours, chez des milliers de sujets, dont les uns étaient convalescents de maladies fébriles, et dont les autres avaient des maladies apyrétiques ou se portaient tout-à-fait bien'; or, parmi ces sujets, j'en ai trouvé un très grand nombre (la moitié peut-être) dont le pouls ne donnait que 60, 64, et beaucoup d'autres (un tiers ou un quart à peu peu près) dont le pouls ne s'élevait pas jusque là, et ne battait que de 40-44 à 52-56 fois par minute. Il est de la plus haute importance de ne pas ignorer ces vérités incontestables, si l'on ne veut pas s'exposer à commettre de graves erreurs dans l'appréciation du pouls fébrile. Ainsi, chez un fiévreux dont le pouls ne battra que 80 à 84 fois par minute, mais chez lequel, à l'état normal, il ne battait que 40 à 44 fois, la fréquence sera plus considérable que chez un fiévreux dont le pouls donnera 96 à 100 battements, si, chez ce dernier, le pouls à l'état normal battait 72 à 76 fois. J'ai cent et cent fois insisté sur ce point, à ma clinique. Lorsque, chez un individu dont le pouls bat 72 fois par minute à l'état sain, il monte à 112-120 et au-delà, il offre une fréquence *grande* ou *assez grande;* s'il ne bat que 84 à 92 fois, une fréquence *légère;* et une fréquence *moyenne,* s'il bat de 92 à 100, 104, 108. Il suffit d'une simple règle de proportion pour évaluer ainsi le degré de fréquence du pouls fébrile chez les individus dont le pouls normal bat plus ou moins de 72 fois par minute.

centes; il se manifeste parfois des hémorrhagies actives dites spontanées, et spécialement des épistaxis; l'haleine est plus chaude qu'à l'état normal, et n'exhale aucune fétidité bien notable.

e. J'ai noté plus haut que la chaleur fébrile coïncidait tantôt avec une transpiration cutanée plus ou moins abondante, et tantôt avec un état de sécheresse de la peau. Ce n'est pas ici le lieu de discuter toutes les questions qui se rattachent à ces états opposés de la peau; mais je ne dois pas oublier de signaler les rapports qui existent entre certaines éruptions cutanées, telles que les sudamina et la miliaire particulièrement, et une diaphorèse abondante et prolongée. Contrairement à ce qui avait été avancé par d'autres observateurs, il est certain, et je l'ai démontré cent et cent fois à ma clinique, il est certain, dis-je, qu'il se manifeste presque constamment des sudamina plus ou moins abondants, avec ou sans miliaire, soit *rouge,* soit *blanche,* chez les individus qui ont eu des sueurs abondantes et prolongées, quelle que soit d'ailleurs la maladie fébrile dont on ait constaté l'existence. Ces sudamina, toutes choses d'ailleurs égales, sont plus multipliés là où les sueurs ont lieu plus spécialement et séjournent, comme les régions claviculaires, axillaires, les aines, le creux épigastrique, etc. On a vraiment peine à concevoir comment cette relation a pu être méconnue par certains observateurs, et comment, par une erreur nouvelle, on a pu mettre au rang des symptômes caractéristiques de ce qu'on appelle la *fièvre* ou *affection typhoïde* la présence de ces sudamina, lesquels sont assurément plus fréquents et plus abondants chez les individus affectés d'un violent rhumatisme articulaire (fièvre rhumatismale) que chez ceux atteints de fièvre typhoïde, etc.

11. Voilà pour les phénomènes fournis par l'exploration de l'appareil sanguin lui-même et de ses fonctions. Voyons

maintenant ceux que présente le sang retiré par les saignées.

a. Celui que fournit la phlébotomie offre constamment les caractères suivants : 1° Si l'angio-cardite est dans son plein, et qu'elle s'annonce avec ce cortége de symptômes qui caractérisent la fièvre inflammatoire ou angioténique pure et simple, le caillot de la saignée se recouvre d'une couenne épaisse de plusieurs millimètres, opaque, ferme, résistante, à demi organisée en membrane, et ressemblant, jusqu'à un certain point, à une peau de chamois, ordinairement retroussée, renversée et plissée à sa circonférence, ridée à sa surface (1). Cette couenne ne se rompt pas à une pression assez forte des doigts, dont elle conserve l'empreinte. La sérosité qu'elle retient dans sa trame est d'autant moins abondante que les autres symptômes dits inflammatoires ont été plus intenses et plus *francs.*

On a réellement lieu d'être étonné de voir des auteurs renommés, Pinel par exemple, avancer que, dans les fièvres inflammatoires franches, bien caractérisées, le sang se présente avec des caractères si variables, que son examen ne saurait fournir aucune donnée positive au diagnostic. En effet, toutes les fois qu'on observe une couenne telle que celle dont je viens de tracer les caractères, on peut affirmer qu'il existe une diathèse inflammatoire générale, une phlogose de l'appareil sanguin, une *fièvre sanguine,* comme le disaient quelques anciens observateurs.

Quand la couenne indiquée ici existe, le caillot sousjacent est fortement rétracté, ce qui tient à la rétraction de la couenne elle-même ; et, en raison du renversement, du retroussement de cette couenne sur les bords, c'est

______

(1) Cette couenne est ordinairement composée de deux couches principales : une superficielle, molle, analogue à de la glu, facile à enlever ; l'autre, située au dessous de la précédente, et offrant les caractères qui viennent d'être assignés à la couenne en général.

alors qu'il ressemble à une *cupule* ou à un *champignon*. Ce caillot, en général, est lui-même assez ferme, résistant, d'un rouge vif sur ses bords ; il supporte la pression sans se rompre, et cède à peine quelques atomes de sa matière colorante à la main qui le presse. (Toutefois, dans certains cas où la couenne est tellement épaisse, qu'il ne reste plus au-dessous d'elle qu'une petite quantité de coagulum proprement dit, celui-ci peut être mollasse et n'offrir plus cette vive rougeur que l'on observe dans les cas ordinaires.)

2° Lorsque l'inflammation n'a pas encore atteint toute son intensité, ou qu'après l'avoir acquise, elle marche vers son déclin, la couenne dite inflammatoire est mince ; elle peut même manquer complétement (1) ; mais alors le caillot est encore plus rétracté qu'à l'état normal, et il offre cette augmentation de consistance, cette résistance élastique, qui m'ont engagé à le désigner sous le nom de *caillot glutineux*, en même temps qu'une rougeur vive, rutilante.

La sérosité qui entoure le caillot est d'une limpidité parfaite, et, toutes choses d'ailleurs égales, d'autant plus abondante que la diathèse inflammatoire a été plus prononcée, ce qui dépend évidemment de ce que, plus le retrait de la couenne et du caillot lui-même est considérable, plus est abondante la sérosité exprimée de son sein par l'effet de cette rétraction.

b. Dans les cas où l'on a retiré du sang par des ventouses appliquées sur des régions correspondantes à quelque phlegmasie locale coïncidant avec la phlogose générale de l'appareil sanguin, les rondelles sont fermes, glutineuses, d'un beau rouge, et se réunissent en un caillot également glutineux, rétracté, à la surface duquel on distingue parfois quelques plaques de couenne : on peut presser, soulever cette masse de rondelles agglutinées, sans qu'elle se rompe.

(1) On trouve souvent alors une couche rouge, plus ou moins épaisse, que l'on pourrait considérer comme le rudiment de la véritable couenne.

La sérosité qui entoure le caillot indiqué est limpide, nullement ou presque nullement rougie par la matière colorante du sang, etc.

c. Nous ajouterons, avant de terminer, que, d'après MM. Andral et Gavarret, ainsi que nous l'avons rapporté dans nos généralités sur l'inflammation, le sang, dans les cas où l'on observe les caractères indiqués, contient une proportion de fibrine plus considérable qu'à l'état normal.

La couenne dite inflammatoire est en très grande partie composée de cette fibrine. D'où vient cet excès de fibrine? MM. Andral et Gavarret nous laissent malheureusement dans une ignorance complète sur ce point important. Cette augmentation dans la proportion de la fibrine du sang et la couenne inflammatoire elle-même ne pourraient-elles pas, comme nous l'avons donné à entendre plus haut, se rattacher à une sorte de sécrétion pseudo-membraneuse de la membrane enflammée?

B. Symptômes sympathiques, ou symptômes fournis par la réaction de l'angio-cardite sur les divers organes.

Comme il n'est aucune partie qui ne soit plus ou moins soumise à l'influence du grand appareil dont nous étudions la phlogose, il n'en est également aucune dont l'action, l'exercice, le jeu, ne soient plus ou moins modifiés par l'effet de cette phlogose. L'espace nous manquerait ici pour l'exposition de tous les détails qui se rattachent à cette partie de la séméiologie de l'angio-cardite. Il nous suffira de toucher les points principaux.

I. *Fonctions sensoriales, intellectuelles et locomotives.* Un sentiment de malaise général, qu'en raison de sa spécialité je désignerai sous le nom de *malaise fébrile,* est un des phénomènes qui méritent le plus de fixer l'attention. Il coïncide avec un sentiment de lassitude générale, de *courbature* (1), de fatigue, ce qui rend les malades impropres

______
(1) Quelques médecins désignent sous ce nom le premier degré de la maladie qui nous occupe.

à toute occupation physique ou morale, et les condamne
à garder le lit. S'ils restent levés, s'ils marchent, ils ont de
la peine à se soutenir, chancellent, éprouvent des étourdissements, des éblouissements et des tintements d'oreilles.

Quand le malaise fébrile est très prononcé, la chaleur
brûlante, les malades s'agitent dans leur lit, changent de
place à chaque moment, se découvrent, cherchent le frais
de toutes les manières.

Une lumière un peu vive, les bruits de tout genre,
irritent les malades, prompts à s'impatienter pour les
moindres choses; le sommeil est nul ou souvent inter-
rompu, agité par des rêves pénibles ou de simples rêvasseries (*insomnie fébrile*). On observe, en un mot, un état
d'excitation des facultés sensitives, intellectuelles et morales, qui se rapproche du véritable délire, accident qui,
chez les sujets très nerveux, très *irritables,* comme on dit,
se manifeste quelquefois.

II. *Fonctions des organes sécréteurs.* Nous avons déjà,
à l'occasion de la chaleur fébrile, parlé de la transpiration
cutanée. Disons quelques mots des urines : elles sont, en
général, peu abondantes, plus foncées en couleur et plus
acides qu'à l'état normal, surtout s'il existe des sueurs
assez copieuses; quand celles-ci sont très abondantes,
les urines ne tardent pas à se troubler après leur émission
et présentent des sédiments plus ou moins abondants, formés par la précipitation de certains sels de l'urine, tels que
les phosphates et les urates (cette précipitation est due à ce
que, d'une part, l'urine ne contient pas sa proportion accoutumée d'eau, et à ce que, d'autre part, les sels indiqués
sont peut-être aussi en plus grande proportion qu'à l'état
normal).

III. *Fonctions digestives.* Une soif plus ou moins vive est
un des symptômes les plus constants de la fièvre, et les
boissons les plus rafraîchissantes sont celles que les malades prennent de préférence. Cette soif est quelquefois

tellement ardente, que cinq à six litres des boissons indiquées pris dans les vingt-quatre heures ne suffisent pas pour la satisfaire. La soif est accompagnée d'inappétence ou même d'un dégoût très prononcé pour les aliments les plus légers. Une rougeur et une sécheresse plus ou moins marquées de la langue coexistent ordinairement avec la soif et l'anorexie.

Lorsqu'il survient des phénomènes gastriques plus prononcés, comme des vomissements bilieux, plus ou moins répétés, du hoquet, des éructations, de la douleur à la région épigastrique, etc., il ne faut pas les rapporter à la maladie dite *fièvre inflammatoire*, à l'angio-cardite pure et simple, mais à l'existence d'une complication inflammatoire du côté de l'estomac lui-même.

IV. *Respiration.* A moins de complication du côté des organes chargés de cette fonction, elle ne présente aucun trouble bien notable. Elle est quelquefois un peu accélérée; des bâillements, des soupirs ont lieu assez souvent; ainsi que nous l'avons dit précédemment, l'haleine est plus chaude qu'à l'état normal; elle n'exhale aucune fétidité qui tienne à la maladie elle-même, tant que celle-ci reste simple (1).

V. *Nutrition.* Lorsque la maladie ne se prolonge pas trop longtemps, les fonctions nutritives ne subissent pas de trouble bien profond; mais il n'en est plus ainsi quand la durée de la maladie est considérable et que la *chronicité*

---

(1) L'augmentation considérable de la température générale des malades ne saurait, comme on le voit, être expliquée par les changements survenus dans la respiration. Cette augmentation tient donc évidemment et essentiellement à la phlogose elle-même, laquelle produit dans les parties qui en sont le siége un surcroit de chaleur qui, par l'intermédiaire du sang principalement, et conformément à des lois bien connues, se répand avec ce liquide dans toutes les parties de l'économie vivante. L'accélération de la circulation est aussi une circonstance qui peut, dans une certaine mesure, concourir à l'augmentation de la température qu'on observe dans l'état fébrile.

s'établit. Alors , en effet, la nutrition ne s'opère plus que très incomplétement ; elle se *déprave* en même temps, et les malades tombent dans un état de marasme et de *cachexie* (*fièvre hectique* des anciens auteurs). On conçoit aisément une terminaison pareille , quand on réfléchit que le sang est la source, la *matière* de la nutrition, et que, dans le cas qui nous occupe, sa quantité diminue chaque jour, en même temps que sa composition s'altère , et par le fait de l'inflammation elle-même et par le fait des produits morbides qui viennent se mêler à ce liquide.

C. Diagnostic.

Les phénomènes dont nous venons d'exposer le tableau ne permettent aucune espèce de doute sur l'existence de l'angio-cardite ou de la fièvre inflammatoire. Reste à déterminer s'il s'agit d'une fièvre continue ou d'une fièvre intermittente, d'une fièvre *primitive*, *idiopathique* ou d'une fièvre *secondaire*, *sympathique* (d'une fièvre *essentielle* ou d'une fièvre *symptomatique*, pour conserver encore un moment les dénominations consacrées par l'école de Pinel).

I. La distinction entre une fièvre continue et une fièvre intermittente n'est rien moins que facile, en s'en tenant à la pure considération des phénomènes caractéristiques de l'état fébrile. En un mot, un accès de fièvre intermittente ne diffère point, en apparence, d'une fièvre continue dont la durée ne dépasserait pas celle de l'accès dont il s'agit, comme on l'observe dans certaines fièvres continues dites éphémères ; mais, dans un cas, la disparition complète de l'accès, au bout d'un temps plus ou moins long, sans que toutefois cet espace de temps dépasse en général le quart, le tiers ou tout au plus la moitié d'un jour complet ; le retour de l'accès, le deuxième, le troisième ou le quatrième jour ; dans l'autre cas, la persistance de l'état fébrile pendant un ou plusieurs jours sans interruption, en voilà suffisamment pour le diagnostic différentiel qui nous occupe. D'où il suit que si, comme il est arrivé à des observateurs, d'ailleurs fort habiles, on prenait un accès de fièvre intermittente pour une fièvre continue, l'erreur ne serait pas de longue durée.

II. Maintenant, comment établir le diagnostic *différentiel* entre une fièvre primitive, idiopathique, *essentielle*, et une fièvre secondaire, sympathique, *symptomatique?* Aujourd'hui même, la chose n'est pas toujours aussi facile que bien des médecins, peu familiarisés avec les rudes épreuves de la clinique exacte, se l'imaginent; et il ne faut point s'étonner si, avec leurs méthodes peu précises d'observation, nos devanciers ont longtemps méconnu certaines phlegmasies, et désigné sous le nom d'*essentielles* des fièvres *symptomatiques* de ces phlegmasies. De nos jours, j'ai vu assez souvent commettre des erreurs en sens inverse, et attribuer, par exemple, à une phlegmasie des plaques de Peyer une fièvre qui en était indépendante; j'ai vu prendre pour une *fièvre typhoïde* ou *entéro-mésentérique* une variole dont la période d'éruption n'était pas encore arrivée, etc., etc. C'est par une connaissance approfondie des signes positifs par lesquels se révèlent les diverses phlegmasies locales que l'on parvient à distinguer les deux espèces de fièvres dont nous nous occupons. Quand ces signes manquent *réellement*, il faut bien reconnaître que la fièvre existe par elle-même, je veux dire indépendamment des phlegmasies de tel ou tel organe *spécial*, de telle ou telle partie, soit extérieure, soit intérieure, et qu'elle tient à une affection inflammatoire primitive, idiopathique du système sanguin; mais il ne faut pas ignorer que quelques phlegmasies locales, profondément situées, ne se révèlent pas toujours par des signes locaux certains, évidents, et que même ces signes peuvent complétement nous échapper. Alors, si l'on observe une fièvre continue bien caractérisée, on pourra la considérer comme *idiopathique*, et commettre une erreur de dia-

gnostic dont l'ouverture du cadavre pourra seule fournir la démonstration. On raconte que dans les premiers
temps où le dogme de l'*essentialité* des fièvres venait d'être
si violemment attaqué, un observateur célèbre, vivement contrarié de ne rencontrer aucune lésion viscérale
chez un *fiévreux* qu'il croyait atteint d'une *gastro-entérite*,
frappant de toutes parts le cadavre de son scalpel, fit
tout-à-coup jaillir des flots de pus de l'une des cuisses
ainsi frappées. Ce cas n'était donc point favorable à
l'ancienne doctrine de l'essentialité ; mais il prouvait que,
par une double erreur, on pouvait attribuer une fièvre
continue à une phlegmasie qui n'existait pas, et méconnaître celle qui lui avait donné naissance. J'ai moi-même,
il y a une quinzaine d'années, été témoin d'un cas qui
offre quelque analogie avec le précédent. Dans l'un des
services de la Charité, une femme avait succombé à **une
fièvre continue.** On avait cherché en vain des traces d'inflammation dans les divers viscères, et l'on était fort em-
barrassé de trouver un point de départ à cette fièvre, lorsque, multipliant les recherches, on découvrit un vaste
foyer de suppuration dans le tissu cellulaire placé au-
devant de la colonne vertébrale.

§ III. Causes.

Nous n'avons à nous occuper ici que des causes de
l'angio-cardite ou de la fièvre continue inflammatoire *idiopathique,* attendu que l'étiologie de celle qui est *sympathique*
ou *symptomatique* rentre évidemment dans l'histoire des
phlegmasies locales dont cette dernière espèce de fièvre
est un des effets.

I. Les principales causes de l'angio-cardite ou de la fièvre
angioténique primitive, idiopathique, d'origine non spécifique ou toxique, sont les suivantes : 1° des excès de
régime et spécialement de liqueurs excitantes; 2° des exercices violents, des fatigues de toute espèce; 3° l'exposition

prolongée du corps à une vive chaleur. Toutes les causes dont il s'agit exercent une action des plus évidentes sur le système vasculaire et sur le sang, et cette action rentre dans l'ordre de celles qu'on appelle des excitations, car les ingesta, la chaleur et l'exercice sont, en effet, les excitants naturels. Qui de nous, au reste, sous l'influence d'un violent exercice, d'une chaleur forte et prolongée, d'un excès de régime, n'a plus d'une fois éprouvé un état d'excitation générale, qui ne diffère que par le degré d'une fièvre inflammatoire ou angioténique des mieux caractérisées?

4° Les grandes alternatives de chaud et de froid sont-elles aptes à produire la phlogose générale qui constitue la fièvre inflammatoire, comme elles le sont à produire tant de phlegmasies locales? On ne conçoit guère comment il pourrait en être autrement, en réfléchissant à la coïncidence si fréquente de l'inflammation de la membrane interne du cœur et des gros vaisseaux avec les grands rhumatismes articulaires, lesquels, comme nous le verrons, ne sont autre chose qu'une phlogose des synoviales produite par un refroidissement plus ou moins brusque du corps préalablement échauffé jusqu'à la sueur. Nous ne faisons qu'effleurer ici une grave question sur laquelle nous reviendrons avec tous les développements qu'elle réclame, en traitant des inflammations spéciales du cœur, des artères et des veines.

II. La fièvre continue qui précède la première période des éruptions cutanées aiguës, spécifiques et contagieuses, et de quelques autres affections analogues, reconnaît probablement aussi pour cause l'introduction de miasmes, de virus, de principes étrangers, plus ou moins subtils, dans le système sanguin. Sous ce rapport, cette fièvre peut être mise au rang des espèces diverses que comprend la fièvre inflammatoire ou angioténique. Mais on doit reconnaître que ces principes, quels qu'ils soient, impriment néanmoins à la fièvre un cachet particulier, une physionomie spéciale, ce qui tient vraisemblablement à un mode d'action spécifique et sur le sang, et peut-être aussi sur le système nerveux. Il faut en appeler à des recherches ultérieures pour savoir à quoi s'en tenir sur le point d'étiologie et de pathologie que nous venons d'aborder.

III. La prédisposition et les circonstances prédisposantes n'ont pas encore été suffisamment étudiées. Le tempérament sanguin, la pléthore, ont été signalés comme favorables au développement de la maladie. Je ne conteste pas cette assertion : je dois seulement faire remarquer que jusqu'ici des faits bien observés et suffisamment nombreux n'ont pas encore été présentés à son appui. Mais il est bien certain qu'il existe une *prédisposition* pour cette affection, comme pour tant d'autres, puisque les mêmes causes déterminantes, agissant sur un nombre donné d'individus, les uns en seront atteints, et non les autres.

§ IV. Marche et durée.

1. La marche de cette phlegmasie générale est ordinairement aiguë; cependant elle est quelquefois lente, chronique. Il est rare, d'ailleurs, que la fièvre continue affecte dès son début la marche lente ou chronique. Le plus souvent ce n'est qu'après avoir existé pendant un certain temps à l'état aigu qu'elle dégénère en fièvre lente; et comme sous cette dernière forme elle finit, ainsi que nous l'avons dit, par entraîner la maigreur, la *consomption* des malades, on l'a désignée alors sous le nom de *fièvre hectique.*

Dans le cours de cette dernière, il se manifeste ordinairement des paroxysmes ou des redoublements plus ou moins fréquents, plus ou moins violents, qui s'annoncent souvent par des frissons, et se terminent par des sueurs, de manière à imiter assez exactement les accès d'une fièvre intermittente, surtout quand ils se manifestent avec une certaine régularité.

Comme je l'ai dit précédemment, rien n'est vraiment plus rare qu'une fièvre hectique primitive. Qu'elle soit telle, ou qu'elle soit, au contraire, secondaire, symptomatique, elle n'est jamais le simple résultat de la *générali-sation*, de la *diffusion* d'un travail phlegmasique dans tout l'appareil sanguin. Dans tous les cas, il faut tenir un compte sérieux de la présence d'une quantité plus ou moins considérable de pus plus ou moins altéré dans le torrent sanguin, soit que cette espèce de corps étranger, de *poison*, y ait été introduit par voie de résorption, ou qu'il s'y soit formé par une phlegmasie suppurative des vaisseaux eux-mêmes, et plus spécialement des veines et des vaisseaux lymphatiques (1). J'ajoute que, dans certains cas, les miasmes fétides qui se forment et se dégagent au sein de foyers purulents peuvent par eux-mêmes, et sans que le pus soit résorbé en nature, produire des accidents analogues à ceux de l'*infection purulente*.

Il est probable que l'altération du sang, l'*infection puru-lente chronique* de ce liquide, est une des grandes causes de cette consomption, qui forme le caractère *essentiel* de la fièvre qui nous occupe, et d'où elle tire son nom. Il ne faut pas confondre les lésions fonctionnelles pures et simples de l'appareil circulatoire avec cette consomption générale elle-même. Au reste, on ne doit pas oublier que, dans les cas si nombreux où des phlegmasies d'organes importants alimentent la fièvre dite hectique, l'altération profonde que les fonctions de ces organes ont subie est par elle-même un obstacle plus ou moins direct à l'*hématose*, et

(1) A une époque où l'humorisme n'était rien moins qu'en honneur, en 1803, Broussais, dans la *thèse citée*, écrivait lui-même ce passage : « Je pense (page 100) que *dans quelques cas (ulcères cutanés et autres lésions analogues)*, il y a, outre l'irritation, UNE VÉRITABLE ABSORPTION DE PUS. »

partant une puissante cause de *consomption*. En toutes choses, on ne saurait trop s'appliquer à ne négliger aucune des conditions, aucun des éléments qui concourent à la production d'un phénomène, d'un effet, d'un résultat quelconque; autrement ce serait prendre la *partie pour le tout*, ce qui n'arrive que trop souvent à une foule de médecins.

II. L'angio-cardite à forme aiguë, quand elle est traitée conformément aux préceptes que nous avons posés ailleurs (voy. l'article *Traitement* au chapitre de l'histoire générale de l'inflammation), n'a qu'une durée de quelques jours, et se termine heureusement avant la fin du premier septénaire.

Mais quand cette phlegmasie n'est pas combattue avec une énergie suffisante, elle peut se prolonger pendant plusieurs semaines, et même pendant un temps indéfini, affectant alors la forme désignée sous le nom de fièvre hectique (1).

§ **V. Traitement.**

I. Il est des plus simples, et j'en ai exposé les principes dans mes considérations sur l'inflammation en général. Les indications sont tellement claires et formelles qu'elles se présentent pour ainsi dire d'elles-mêmes.

II. On diminuera, et par suite on ramènera l'excitation générale, ou plutôt l'excitation du système sanguin, à son degré normal par la diète, les boissons rafraîchissantes, délayantes, et le repos physique et moral. Si la fièvre est

---

(1) « Les altérations du système circulatoire, à la suite de cette forme de angio-cardite, sont des rougeurs, le ramollissement, la friabilité de la membrane interne du cœur et des artères, quelquefois une dégénérescence athéromateuse, ulcéreuse, de cette membrane.

« L'altération du sang, compagne inséparable de la maladie que nous étudions, n'a pas encore été l'objet de recherches assez positives et assez multipliées. C'est un riche et beau sujet à étudier : on emploiera à cette étude les méthodes exactes ou physico-chimiques, telles que l'inspection ordinaire et microscopique, l'analyse chimique, etc. » (*Traité clinique et expérimental des fièvres dites essentielles*. Paris, 1826, in-8.)

légère, et qu'on ait bien éloigné toutes les causes qui l'ont produite, et qui pourraient l'entretenir, il suffira de cette méthode, on ne peut plus simple, pour obtenir une prompte guérison.

III. Mais si la fièvre est forte, il ne faut pas s'en rapporter à la méthode ci-dessus, vulgairement désignée par le nom d'*expectante,* sous peine de voir survenir des accidents plus ou moins graves, et qui pourraient compromettre la vie des malades. C'est alors le cas de recourir aux émissions sanguines, en se conformant aux principes que nous avons posés, à l'article du traitement de l'inflammation en général. On soustrait ainsi une dose *suffisante* du principe d'excitation de l'organisme en général, et du système circulatoire en particulier.

Quand cette excitation n'est pas entretenue par un foyer d'inflammation locale plus ou moins violente, elle cède, en général, à une ou deux saignées générales de 3 à 4 palettes, selon la force, le tempérament du malade, et le degré d'intensité de la fièvre, pratiquées dans l'espace du premier jour seulement, ou du premier et du second jour. Ce n'est que dans les cas graves qu'on pourrait être obligé d'augmenter le nombre des saignées.

IV. Dans les cas si nombreux où la fièvre inflammatoire n'est en quelque sorte que le reflet d'une inflammation locale plus ou moins violente et étendue, dans ceux aussi où l'inflammation *locale* et la fièvre inflammatoire, c'est-à-dire une phlogose directe du système sanguin général auront débuté en même temps, et réagiront ensuite réciproquement l'une sur l'autre, on se comportera, dans l'emploi des saignées générales et locales, d'après les règles que j'ai établies en traitant des phlegmasies en général, et dont on trouvera les détails et les formules dans les chapitres consacrés à diverses phlegmasies *locales* en particulier.

V. Le mécanisme des moyens que nous venons d'indiquer est, au fond, bien simple : par les saignées, convenablement formulées, on soustrait à la masse sanguine une proportion donnée de ses éléments plastiques, et l'on s'oppose par la diète à leur *réparation* immédiate; d'un autre côté, par l'usage des boissons indiquées, on fait prédominer l'élément aqueux du sang: En procédant ainsi, il est de toute évidence que l'on diminue les *principes d'excitation et les matériaux de nutrition* (la fibrine entre autres) que le sang apporte à tous les organes, en même temps qu'on affaiblit cet excès de plasticité, de coagulabilité, que nous avons signalé dans le sang inflammatoire. Toutes ces modifications entraînent nécessairement une diminution dans la production de la chaleur animale, et, sous ce rapport, le nom d'*antiphlogistique* donné à la méthode qui nous occupe n'a rien que de très légitime.

VI. Quand l'angiocardite se présente sous la forme de *fièvre lente* ou *hectique,* elle comporte l'ensemble des moyens que nous avons exposés ailleurs (Voy. l'art. *Traitement de l'inflammation chronique en général*), en les appropriant à toutes les conditions individuelles et particulières; problème de clinique dont nous avons fait ressortir toutes les difficultés et pour ainsi dire toute la délicatesse. Comme cette fièvre est presque toujours alimentée par une phlegmasie locale *suppurative,* soit extérieure, soit intérieure, il faut en outre et surtout combattre celle-ci par tous les remèdes appropriés, parmi lesquels ceux qu'on appelle *topiques* ou *chirurgicaux* tiennent le premier rang. Malheureusement ces derniers ne sont applicables dans toute leur plénitude que dans les cas où les altérations phlegmasiques (ulcérations, suppurations, gangrènes, etc.) sont accessibles à nos sens, soit nus, soit armés de certains instruments de l'art.

Nous renvoyons, d'ailleurs, à ce que nous dirons dans le cours de cet ouvrage sur le traitement spécial de chacune des diverses phlegmasies locales chroniques.

ARTICLE II.

ANGIO-CARDITE TYPHOÏDE, C'EST-A-DIRE AVEC COMPLICATION D'UN ÉTAT PUTRIDE
OU SEPTIQUE (ADYNAMIQUE).

§ Ier. Réflexions préliminaires.

Il en est de cette espèce d'angio-cardite ou de fièvre
continue comme de la première : elle se rattache souvent
à la présence d'une phlegmasie locale ; mais alors cette
phlegmasie est devenue un foyer plus ou moins actif d'infection septique, et c'est de la combinaison de ce nouvel
élément avec l'élément inflammatoire que résulte l'espèce
de fièvre ou d'angio-cardite qui fait le sujet de cet article.

Dans les cas où la fièvre inflammatoire ou l'angio-cardite
est idiopathique, les phénomènes typhoïdes peuvent être
l'effet de l'action de matières ou de miasmes septiques
venus du dehors ou formés dans l'intérieur même de l'appareil sanguin dont la phlegmasie se serait terminée par
une véritable suppuration plus ou moins abondante, et
aurait été suivie de ce qu'on appelle aujourd'hui, en chirurgie, l'*infection purulente*.

Dans la partie de cet ouvrage que j'ai consacrée à la
discussion des fièvres dites primitives ou essentielles
(*ordre des fièvres adynamiques ou putrides*), j'ai longuement
exposé la théorie, et, si j'ose le dire, le mécanisme des phénomènes typhoïdes, soit qu'ils se développent primitivement, soit qu'ils succèdent et se surajoutent en quelque
sorte à des phlegmasies qui, à leur origine, étaient franches, simples, légitimes. Pour éviter des répétitions su-
perflues à la fois et fastidieuses, je ne reviendrai pas ici sur
ce point de l'étude de l'état typhoïde, septique ou adynamique. Le lecteur me dispensera d'autant plus volontiers
de ce travail que, dans la partie de cette nosographie où je
traiterai des affections gangréneuses et de la fermentation
septique dont elle est suivie, je serai naturellement ramené

à l'examen de la question *pathogénique* dont il s'agit. Alors aussi je ferai connaître les moyens par l'emploi desquels il convient de combattre l'état typhoïde.

Qu'il me suffise donc ici de présenter le tableau fidèle des phénomènes caractéristiques de la complication de la fièvre inflammatoire ou de l'angio-cardite avec un état typhoïde. Lorsque, plus tard, nous aurons à signaler cette complication pour d'autres phlegmasies, nous pourrons nous contenter de renvoyer à la description que nous allons tracer.

§ II. Exposition des caractères constitutifs de l'état typhoïde ou putride.

I. Les signes qui annoncent la complication de l'élément typhoïde, adynamique ou putride avec l'état fébrile, dont il modifie profondément certains caractères, sont les suivants : expression d'abattement et de stupeur, prostration des forces musculaires, étourdissements, tournoiements de tête, éblouissements, tintements ou bourdonnements d'oreilles; les malades ne peuvent se tenir debout, ou marcher qu'en chancelant comme dans l'ivresse, ne tardent pas à éprouver alors des faiblesses, des défaillances, et tomberaient si l'on ne les soutenait; quand la stupeur est portée à son plus haut degré, non seulement les malades restent étrangers à ce qui les environne, ne comprennent pas, n'entendent pas les questions qu'on leur adresse, mais encore restent insensibles à leurs premiers besoins, et c'est alors qu'ils rendent involontairement sous eux leurs urines et leurs matières fécales.

Les malades répandent autour d'eux une odeur fétide plus ou moins forte; l'odeur de l'haleine en particulier offre une fétidité *spécifique* et pour ainsi dire *caractéristique*, quand elle est très prononcée (de là le nom d'*haleine typhoïde* sous laquelle nous désignons ordinairement celle qui a lieu dans les deuxième et troisième périodes de la fièvre dite entéro-mésentérique, typhoïde, etc.); avec cette fétidité coïncident en général d'autres phénomènes qui décèlent une tendance générale des solides et des liquides à la décomposition, tels que l'alcalinité des urines au moment même de leur émission, et leur prompte putréfaction après cette émission, des croûtes noirâtres, fuligineuses, sur les lèvres, les dents et la langue, avec dépôt d'une matière pulvérulente à l'entrée des narines; il se manifeste sur diverses régions de la peau, sur celle du tronc principalement, une éruption plus ou moins abondante de taches lenticulaires, d'une couleur rosée, s'effaçant à la pression pour revenir ensuite, entremêlées ou non de papules de même couleur, d'un petit volume, comme celui d'un grain de chènevis, par exemple, souvent même moindre. Il ne faut pas confondre les éruptions que nous signalons avec les *pétéchies* proprement dites, véritables hémorrhagies cutanées que l'on rencontre également, ainsi que d'autres hémorrhagies, lorsque l'état typhoïde ou putride est porté à un haut degré : ces hémorrhagies tiennent essentiellement à une sorte de *dissolution* du sang sur laquelle nous insisterons plus loin, et diffèrent beaucoup par conséquent des hémorrhagies *actives* (l'épistaxis, entre autres), très fréquentes au début de certaines maladies aiguës qui n'ont pas encore revêtu la forme typhoïde.

Des escarres gangréneuses se montrent dans les parties qui supportent le poids du corps, telles que les régions trochantériennes, celle du coccyx et du sacrum (1).

II. J'ai dit plus haut que la présence de l'élément typhoïde exerçait sur l'élément inflammatoire concomitant une influence des plus considérables. Cette influence porte d'une manière toute spéciale sur le sang. En effet, il ne faut plus s'attendre à rencontrer alors les caractères du sang inflam-

---

(1) On en rencontre aussi quelquefois ailleurs, et tout récemment j'en ai vu aux oreilles, aux parties génitales, chez un malade auprès duquel M. le docteur Fiévée nous fit appeler en consultation M. le docteur Jobert (de Lamballe) et moi.

matoire tels que nous les avons décrits précédemment. Si l'état typhoïde est très prononcé et qu'il ait duré pendant un certain temps, le caillot du sang retiré par la phlébotomie ou ne présente pas de couenne, ou s'il en offre une, elle est remarquable par sa mollesse et son infiltration séreuse, de sorte qu'elle ressemble à une couche de graisse récemment figée, et se déchire à la moindre pression. Le caillot lui-même est mou, ou plutôt ramolli, *dissous*, noirâtre; il ne se rétracte pas, reste en contact avec les parois du vase où il a été reçu, ou du moins s'en éloigne à peine.

Cette sorte d'état de ramollissement ou de dissolution du sang offre d'ailleurs plusieurs degrés. Dans le plus haut degré, le caillot et la sérosité sont confondus en une seule masse d'une mollesse diffluente, noirâtre, analogue au résiné le plus mou. Dans les premiers degrés, une certaine quantité de sérum se sépare de la partie plastique, se dépose à la face supérieure du caillot, laquelle, par l'effet du poids de ce liquide, devient plus ou moins concave. Le reste de sérosité, infiltré pour ainsi dire dans le caillot non rétracté, ou du moins très peu rétracté, est une des circonstances qui concourent à la production de l'état de mollesse du caillot.

Le sang fourni par les ventouses scarifiées ne présente pas des lésions moins constantes et moins remarquables que celles dont nous venons de parler. Les rondelles forment une masse noirâtre, mollasse, de consistance de gelée de groseilles mal cuite, rougissant fortement la main qui les touche.

La sérosité qui entoure cette masse est plus ou moins fortement rougie par la matière colorante du sang qu'elle tient pour ainsi dire en dissolution; et, dans les cas extrêmes, les rondelles et le sérum ne forment qu'une sorte de masse demi-liquide, de magma noir tout-à-fait diffluent.

Les caractères dont nous venons de parler ont été constatés par nous mille et mille fois, depuis douze ans passés que nous avons examiné le sang de tous les individus atteints de fièvre avec phénomènes typhoïdes, chez lesquels nous avons pratiqué des saignées générales ou locales.

Ces caractères tranchent tellement avec ceux du sang franchement *inflammatoire*, qu'à la première inspection, pour peu qu'on ait quelque habitude clinique, rien n'est plus facile que de distinguer ces deux espèces de sang ; on peut ensuite en toute sûreté, d'après cette simple inspection, annoncer si l'individu auquel appartenait le sang examiné est affecté d'une fièvre franchement inflammatoire ou d'une fièvre avec complication septique ou typhoïde.

Il serait à souhaiter que des recherches chimiques suffisamment précises et nombreuses eussent été faites sur le sang *typhoïde*. Celles qui méritent d'être rappelées ici appartiennent à MM. les professeurs Andral et Gavarret. Elles ont appris, ces recherches, que, dans les fièvres ou phlegmasies avec phénomènes typhoïdes, la proportion de la fibrine du sang a diminué, ce qui est l'inverse de ce que les mêmes observateurs ont constaté dans les phlegmasies fébriles franches et légitimes (1).

Je ne terminerai pas ce sujet sans ajouter que, à part quelques ultra-solidistes, les médecins qui ont eu occasion d'étudier avant nous les fièvres avec état typhoïde (*adynamique* de Pinel), avaient signalé, eux aussi, des altérations du sang essentiellement semblables à celles dont nous venons de nous occuper. Prost, en particulier, ainsi que nous l'avons montré précédemment, a insisté sur ce genre de lésions (2).

---

(1) M. Magendie appelle sang *défibriné* le sang que nous désignons sous le nom de *sang typhoïde*. Juste sous un rapport, la *qualification* de M. Magendie ne donne pas une idée complète de la lésion du sang à laquelle elle s'applique.

(2) Nous manquons encore de travaux satisfaisants sur le sang contenu

III. En dernière analyse, il existe donc un sang *typhoïde* comme il existe un *sang inflammatoire;* le premier remarquable par sa fermeté, son excès de plasticité, de fibrine, etc.; le second remarquable par sa mollesse, son défaut de plasticité, de fibrine, etc., caractères *spécifiques* diamétralement opposés aux précédents.

Si quelque chose doit nous étonner maintenant, c'est que Pinel ait pu considérer comme purement imaginaire, et comme inconciliable avec la vie, un certain degré de putridité de la masse sanguine. Rien n'est effectivement plus positif, plus réel que ce genre important d'affection du sang, affection qui résulte d'une sorte d'empoisonnement de ce liquide vivant par des principes putrides, comme l'ivresse proprement dite résulte de l'introduction de principes alcooliques dans le torrent sanguin. L'ivresse typhoïde, s'il m'est permis de parler ainsi, étant réellement l'effet d'une lésion déterminée du sang, le nom d'*adynamique* imposé par Pinel à la *fièvre* dans laquelle ce phénomène se rencontre ne nous donne aucune idée exacte de la véritable nature du mal, et il a été créé par Pinel sous l'influence d'une idée fausse, savoir, que, dans la fièvre adynamique, *il y a une atteinte profonde portée directement aux forces musculaires.* Je dis que cette idée est fausse, car l'atteinte portée aux forces musculaires est ici subordonnée à l'état septique ou putride du sang, tandis que dans d'autres cas, comme, par exemple, celui d'une compression, d'une simple commotion cérébrale, dans lesquels cette atteinte est portée aux forces musculaires, l'*adynamie* est vraiment directe et primitive, pourvu toutefois qu'avec nous on entende par ces mots,

dans le cœur et les vaisseaux après la mort. J'ai exposé ceux qui me sont propres en discutant plus haut la question des fièvres dites essentielles de l'ordre des *adynamiques* ou *putrides.* Je renvoie le lecteur à ce que j'ai dit alors. On y trouvera aussi les résultats des recherches faites sur l'état du sang des animaux directement soumis à l'action des substances putrides, sorte de complément des recherches cliniques proprement dites.

forces musculaires, les forces nerveuses qui président aux mouvements musculaires.

Les vues que nous venons de présenter sur la véritable *nature* des phénomènes que Pinel appelait *adynamiques* fournissent encore une explication satisfaisante de cette particularité, savoir, que le cadavre des individus morts des fièvres caractérisées par ces phénomènes se décompose avec une promptitude remarquable. Quoi de plus naturel, en effet, que cette prompte putréfaction après la mort, puisque ce travail *décompositeur* avait commencé du vivant même des malades (1) !

SECONDE SECTION.

DE L'INFLAMMATION DE CHACUNE DES PRINCIPALES DIVISIONS DE L'APPAREIL SANGUIN.

I. Des inflammations du cœur.

Les divers tissus élémentaires ou constituants du cœur peuvent être enflammés ensemble ou séparément. Dans les violentes inflammations de cet organe, tous ces tissus paraissent pris simultanément, mais il est néanmoins bien rare qu'ils le soient tous au même degré. Étant connue d'ailleurs l'inflammation de chacun des tissus constituants du cœur en particulier, on connaîtra par cela même celle de tous ces tissus réunis. Nous avons cru devoir diviser ainsi ces inflammations : 1° inflam-

______

(1) En raison de cette promptitude avec laquelle les cadavres se décomposent dans les cas qui nous occupent, il faut bien prendre garde, à l'examen des organes, de ne pas rapporter à des lésions vitales des altérations qui seraient le résultat pur et simple de la décomposition cadavérique. Tels sont, entre autres, certains ramollissements, certaines rougeurs de la membrane interne du cœur et des vaisseaux, certaines productions de gaz dans l'intérieur de cet appareil, sous les membranes muqueuses, etc. J'ai indiqué ailleurs par quels moyens on parvenait à éviter de pareilles erreurs. (Voy. les *Considérations sur les caractères anatomiques de l'inflammation en général.*)

mation de l'enveloppe ou membrane interne du cœur et des valvules ou *endocardite* (nous avons réuni ici le tissu séreux et l'élément fibreux qui concourt à la formation des valvules et du cercle auquel elles s'insèrent, l'étude isolée de l'inflammation de ces éléments anatomiques étant *pratiquement* impossible); 2° inflammation de l'enveloppe extérieure du cœur, composée d'une poche fibreuse et d'une membrane séreuse, ou *péricardite* (nous avons compris également ici le tissu fibreux avec le séreux, attendu qu'il serait impossible de faire l'histoire de l'inflammation de ce tissu séparément de celle de la membrane séreuse); 3° inflammation du tissu propre ou musculaire du cœur, ou *cardite* proprement dite; 4° inflammation du tissu adipeux du cœur. L'histoire de l'inflammation du tissu cellulaire intermusculaire du cœur se confond avec celle de la substance musculaire, comme l'histoire de l'inflammation du tissu cellulaire sous-jacent au péricarde et à l'endocarde fait en quelque sorte corps avec celle de ces membranes. Au reste, chacune de ces espèces d'inflammation du cœur peut être *générale* ou *partielle*.

Les vaisseaux et les nerfs du cœur sont aussi susceptibles d'inflammation pour leur propre compte, et participent vraisemblablement plus souvent qu'on ne pense à celle des membranes enveloppantes et du tissu propre de cet organe. Malheureusement nous manquons de faits particuliers bien observés sur le point dont il s'agit. Or, *ces faits* sont les seuls matériaux qui puissent servir à l'histoire générale des inflammations des parties indiquées plus haut. Les altérations que l'on trouve assez souvent dans les artères coronaires, entre autres l'épaississement, les productions crétacées, cartilagineuses, de leurs parois, surtout chez les sujets non encore avancés en âge, ne permettent pas de douter que ces vaisseaux ne soient assez souvent le siége d'une phlegmasie plus ou moins violente.

ARTICLE PREMIER.

DE L'ENDOCARDITE OU DE L'INFLAMMATION DE LA MEMBRANE INTERNE DU CŒUR
ET DES VALVULES.

§ Ier. Fréquence, degrés, formes, espèces de l'endocardite.

Bien qu'elle doive être mise au nombre des inflamma-tions les plus fréquentes, la maladie qui va nous occuper n'a pourtant été *réellement* découverte que depuis une dixaine d'années, et, avant nous, elle était si peu connue qu'elle n'avait pas reçu de nom particulier (1). Celui d'*endo-cardite*, vient du mot *endocarde* sous lequel j'ai désigné la membrane interne du cœur, membrane dont les anatomistes avaient négligé la description. Comme les *valvules du cœur*, surtout les gauches, sont le siége principal, parfois même le siége unique de la maladie, j'ai proposé aussi la dénomina-tion de *cardivalvulite*, qu'on peut remplacer d'ailleurs par celui d'endocardite valvulaire, dans les cas où l'on voudra *préciser* rigoureusement le siége du mal. Cette espèce elle-même se divise en autant de variétés qu'il y a de valvules distinctes, et un jour viendra où chacune de ces variétés aura sans doute son histoire particulière.

Tantôt, en effet, l'endocardite est générale et tantôt partielle. L'endocardite gauche est infiniment plus fré-quente que l'endocardite droite, et quand elle n'est pas bien traitée, elle laisse à sa suite des lésions en général plus graves que ne le fait l'autre. Ce sont les valvules et les orifices qu'elles bordent qui, dans ces derniers cas, comme nous le verrons plus loin, offrent surtout les lésions dont il s'agit.

L'endocardite peut être légère ou sub-aiguë, *intense, sur-aiguë* ou de *moyenne intensité*. Elle peut être superficielle,

____

(1) Pour l'historique de l'endocardite, je renvoie le lecteur à mon *Traité clinique des maladies du cœur*, 2e édition. Paris, 1841, 2 vol. in-8.

érysipélateuse en quelque sorte, ou bien profonde et comme phlegmoneuse.

Parmi les nombreuses *formes* ou *espèces* en lesquelles on pourrait diviser l'endocardite, deux méritent surtout d'être signalées. La *première* est l'endocardite *simple, pure, franche, légitime, inflammatoire* exclusivement : telle est celle qui accompagne si souvent les grands rhumatismes articulaires et les violentes péripneumonies ou pleurésies. La *seconde espèce* est celle que l'on rencontre dans les maladies *septiques, putrides* ou *typhoïdes*. Si, pour la distinguer de la précédente, nous la désignons parfois sous le nom d'endocardite *typhoïde*, le lecteur n'oubliera pas qu'en nous servant de cette dénomination, nous entendons indiquer la coïncidence de cette maladie avec un *état typhoïde*, et non une endocardite qui par *elle-même* donne lieu à cet état typhoïde. Sans doute, l'endocardite *gangréneuse* pourrait constituer cette nouvelle espèce; mais que savons-nous encore de positif sur l'endocardite gangréneuse?

§ II. Description et appréciation des caractères anatomiques de l'endocardite dans les diverses périodes qu'elle peut parcourir.

Étudions successivement les altérations des tissus séro-fibreux, les produits dont le travail inflammatoire a provoqué la sécrétion, et l'état du sang que contiennent les cavités du cœur.

PREMIÈRE PÉRIODE. A. *Rougeur* de l'endocarde, plus ou moins vive, tantôt rosée, écarlate, tantôt violette, brunâtre, occupant assez souvent les valvules seulement, et, quand elle est générale, ayant presque constamment son maximum d'intensité sur les parties indiquées. Ordinairement aussi, la rougeur est d'une nuance plus foncée dans les cavités droites que dans les gauches, ce qui tient, selon toutes les probabilités, à la différence de couleur du sang *droit* et du sang *gauche*. La rougeur n'est point due à une injection capillaire, du moins appréciable, mais bien à une sorte de *teinture* ou d'*imbibition* des parties qui en sont le siége. Elle ne pénètre pas ordinairement au-dessous de l'endocarde. Elle ne disparaît point par le lavage, mais (et en cela nos expériences ne s'accordent pas complétement avec celles de M. C. Broussais) elle ne résiste pas à une macération suffisamment prolongée.

La *nature* et la *valeur* de la rougeur de la membrane interne du cœur et des vaisseaux ont été, depuis une quinzaine d'années déjà, l'objet de vives discussions qui devraient bien être terminées et qui durent néanmoins encore. Il est difficile de faire plus de recherches que je n'en ai fait, depuis le temps indiqué, sur le point d'anatomie pathologique dont il s'agit. Or, il résulte bien évidemment de ces longues et attentives recherches, que les rougeurs de la membrane interne du système sanguin sont tantôt d'origine inflammatoire et tantôt le résultat d'une imbibition cadavérique pure et simple. Il ne s'agit donc pas de discuter désormais pour savoir si ces rougeurs sont *toujours inflammatoires* ou *toujours* cadavériques, non-*inflammatoires :* toute opinion exclusive à ce sujet est évidemment *erronée.* ce dont il s'agit, c'est de déterminer quelles sont les rougeurs de la première espèce et quelles sont celles de la seconde espèce. Or, pour résoudre ce problème, quelquefois très difficile, il faut un certain nombre de données dont voici les principales : 1° les sujets chez lesquels on observe les rougeurs ont-ils été ou n'ont-ils pas été ouverts avant qu'il se fût manifesté aucune trace notable de décomposition putride? avaient-ils présenté ou n'avaient-ils pas présenté pendant la vie les symptômes assignés à l'inflammation de la membrane interne du cœur et des vaisseaux? existait-il ou n'existait-il pas d'autres caractères anatomiques propres à l'inflammation de cette membrane? Si sur ces trois points la réponse est affirmative, la nature inflammatoire des *rougeurs* sera suffisamment démontrée. Si la réponse est au contraire négative, ces rougeurs de-

vront être considérées comme des effets de la décomposition putride, comme des imbibitions sanguines cadavériques ou posthumes. On devra rester dans le doute sur la
véritable *nature* de ces mêmes rougeurs, dans certains cas
où les malades ayant présenté pendant la vie des symptômes d'une inflammation incomplétement caractérisée de la
membrane interne du cœur et des vaisseaux, ont été ouverts à une époque où un commencement de décomposition
cadavérique existait déjà. Le doute serait encore plus fondé
si la putréfaction était déjà avancée, surtout dans certaines
maladies, les affections typhoïdes entre autres, où, par l'effet
des altérations qu'il a subies pendant la vie, de sa *dissolution*
en particulier, le sang imbibe les tissus plus facilement et
plus rapidement qu'à l'état normal. Au reste, en ce qui me
concerne, dans quelques centaines d'ouvertures de cadavres
qui, depuis vingt ans, m'ont présenté des rougeurs plus ou
moins étendues et plus ou moins vives de la membrane interne du cœur et des vaisseaux, j'ai toujours eu pour habitude de ne les attribuer positivement à une inflammation,
qu'autant qu'on ne pouvait raisonnablement invoquer aucune circonstance sérieuse en faveur de leur origine *cadavérique*. J'ajoute que, *seule*, la rougeur ne suffit jamais pour
prouver l'existence d'une inflammation, et que d'un autre
côté l'absence de cette rougeur ne prouve pas absolument
qu'il n'y a pas eu d'inflammation.

B. Un notable *épaississement*, une sorte de *tuméfaction* de
l'endocarde et surtout des valvules, lorsque l'endocardite
a persisté 8, 12, 15, 20 jours et même plus, accompagne
la rougeur dont nous venons de parler. Un véritable boursouflement des valvules existait même alors chez quelques uns des sujets dont les observations ont été consignées
dans le *Traité clinique des maladies du cœur*. Ajoutons que
l'endocarde offre une surface moins polie qu'à l'état normal, et qu'il est moins transparent et même un peu opaque.

C. Un *ramollissement* plus ou moins marqué, une sorte

de friabilité de la membrane interne du cœur est au nombre des caractères de l'endocardite, friabilité qui s'étend au tissu cellulaire sous-jacent; d'où une plus grande facilité à détacher l'endocarde. Enfin, on rencontre dans quelques cas des érosions, des ulcérations commençantes de la surface interne des cavités du cœur ou des valvules elles-mêmes.

D. Des *concrétions pseudo-membraneuses* et parfois même du *véritable pus*, soit libre, soit caché au centre d'un caillot de sang, se rencontrent dans les cavités du cœur. On en trouverait, sans doute, plus souvent encore ou du moins en plus grande quantité, si, à mesure qu'ils se forment, ces produits n'étaient en tout ou en partie balayés par le mouvement ou le courant continuel du sang. Douées d'une grande ténacité, les pseudo-membranes se collent aux valvules dans les tendons desquels elles s'entrelacent, font adhérer quelquefois entre eux, surtout vers leurs angles, les bords opposés des valvules, et de là plus tard des rétrécissements des orifices valvulaires, etc. Dans d'autres cas, on trouve la matière pseudo-membraneuse disposée sous forme de granulations, de végétations arrondies, plus ou moins multipliées, occupant principalement les faces et les bords des valvules, agglomérées en manière de choux-fleurs, de poireaux, de grappes, ou étalées en bandes et en rubans. Ces concrétions s'écrasent à la pression comme de la fibrine ou de l'albumine concrète.

E. Quatre ou cinq faits qui me sont propres et un autre recueilli par mon compatriote et ami, M. le docteur Gigon, tendraient à faire penser qu'un ramollissement putrilagineux de la surface interne du cœur, avec infiltration gazeuse du tissu de cet organe, peut être le résultat d'une *endocardite gangréneuse;* mais il faut bien prendre garde de ne pas considérer comme tel un commencement de décomposition cadavérique du cœur.

F. A l'instar de la phlébite et de l'artérite, l'endocardite

détermine ordinairement la formation de concrétions sanguines plus ou moins abondantes. Ces concrétions, différentes de celles qui surviennent au moment de l'agonie ou
après la mort, sont blanches, élastiques, glutineuses,
adhérentes aux parois du cœur, comme les concrétions
pseudo-membraneuses elles-mêmes, et, comme ces dernières, entortillées autour des tendons et des lames valvulaires. Analogues à la couenne inflammatoire du sang, à
demi organisées, elles offrent çà et là quelquefois des
points et des lignes rouges qui sont réellement des rudiments de vaisseaux. Elles se prolongent plus ou moins
profondément dans les gros vaisseaux qui s'insèrent au
cœur. Quelques unes de ces concrétions, déposées sous
forme de grains sur le bord des valvules, y deviennent,
ainsi que les granulations pseudo-membraneuses elles-
mêmes, le noyau des végétations dont nous parlerons
plus bas.

Seconde période. Si l'endocardite ne se termine pas
par une prompte résolution, et qu'elle se prolonge,
par exemple, quinze, vingt, trente jours et même plus,
les tissus affectés s'épaississent, s'hypertrophient jusqu'à un certain point, et les produits qu'ils ont anormalement sécrétés passent définitivement de l'état amorphe
ou de semi-organisation à un état de véritable organisation.
Alors, suivant les divers accidents de position, de configuration et de composition de la matière plastique et organisable, on rencontre, soit des végétations *fibrineuses, verruqueuses,* plus ou moins confluentes et racémifiées, soit
des adhérences, ou brides cellulo-fibreuses, soit des couches
fibreuses ou séro-fibreuses. Les végétations ou granulations
affectent une remarquable prédilection pour les valvules, et
se plaisent particulièrement sur leur bord libre. (De toutes
les valvules, la bicuspide en est le siége le plus fréquent;
viennent ensuite les valvules aortiques.) Toutefois, elles se
développent quelquefois aussi à la face interne des parois

auriculaires et ventriculaires. Quelques unes des granulations dont il s'agit ont une grande ressemblance avec celles que l'on trouve, dans certains cas, à la surface de la plèvre, du péricarde ou du péritoine chroniquement enflammés; la ressemblance est même si frappante, qu'on aurait bien de la peine à les en distinguer, comme je m'en suis assuré en comparant des granulations de la plèvre et du péricarde avec des végétations valvulaires, rencontrées les unes et les autres sur le même sujet, atteint à la fois de pleurésie, de péricardite et d'endocardite valvulaire. D'autres fois, les végétations sont composées d'un tissu comme corné ou fibro-cartilagineux; mais il est possible que celles-ci ne soient qu'une métamorphose des précédentes. Le dépôt de la fibrine qui donne naissance aux productions organisées dont nous nous occupons, est sans doute favorisé par l'agitation qu'éprouve le sang *inflammatoire* continuellement battu par les mouvements du cœur, et les tendons valvulaires représentent alors, jusqu'à un certain point, les verges avec lesquelles on bat le sang pour en extraire la fibrine. Disons aussi, avec Laënnec, que, d'*après la position même des végétations sur les bords des valvules et le long des tendons des piliers, il semble qu'il y a une sorte d'analogie entre elles et les cristallisations qui se forment le long de fils ou de rameaux tendus dans une liqueur chargée d'une solution saline.* Mais comment agit l'inflammation pour déterminer ainsi la cristallisation *organique* et *vivante* dont il s'agit? C'est là un problème de chimie organique pour la solution duquel nous ne possédons pas encore assez de données exactes.

Les *adhérences anormales* que l'endocardite peut entraîner à sa suite, n'avaient pas fixé l'attention des observateurs avant l'époque où je publiai le *Traité clinique des maladies du cœur.* Ces adhérences sont de plusieurs espèces. 1° Il en est qui s'établissent entre une des lames des valvules auriculo-ventriculaires et la paroi correspondante des ventricules, et de là une *immobilité* plus ou moins complète de cette lame, qui, d'ailleurs, est ordinairement alors plus ou moins *déformée*. C'est un des cas qui constituent l'état qu'on a désigné sous le nom d'*insuffisance* des valvules. 2° Il est d'autres adhérences bien plus communes que les précédentes : je veux parler de celles qui s'établissent entre les tendons valvulaires, ainsi qu'entre les bords opposés des lames valvulaires elles-mêmes, là où elles sont le moins éloignées, c'est-à-dire vers les angles. L'adhérence des bords valvulaires rappelle, jusqu'à un certain point, celle qui, par le fait de certaines ophthalmies, se forme vers les angles des paupières, et il en résulte un rétrécissement plus ou moins considérable de l'orifice correspondant en même temps qu'un obstacle au libre jeu de la valvule, ou, si l'on veut, une *insuffisance* d'une nouvelle espèce. 3° A côté des adhérences variées des valvules et des tendons, il faut placer les adhérences qui s'établissent entre des couches de matière plastique et la surface de l'endocarde qui tapisse les parois des ventricules et des oreillettes, lesquelles couches s'organisent en tissu fibreux, fibro - cartilagineux même, et constituent pour l'endocarde des *taies*, des plaques laiteuses, opalines, qui sont les analogues de celles du péricarde. Dans un bon nombre de cas, l'épaississement de l'endocarde lui-même n'est qu'*apparent :* il résulte de la présence de ces couches organisées, quelquefois multiples et superposées. Après les avoir détachées, l'endocarde apparaît avec ses caractères accoutumés. Toutefois, dans certains cas, on le trouve hypertrophié pour son propre compte, surtout dans le voisinage des valvules aortique et bicuspide. Souvent aussi on rencontre en même temps une hypertrophie des valvules, de la zone tendineuse où elles s'insèrent, et des tendons qui viennent se fixer sur leur bord libre. La valvule bicuspide est le siége le plus fréquent de l'hypertrophie qui nous occupe; et quand la zone de l'orifice auquel elle s'adapte est fortement hypertrophiée, il en résulte un rétrécissement plus ou moins marqué de celui-ci, avec froncement du bord adhérent de la valvule vue du côté de l'oreillette.

TROISIÈME PÉRIODE. Dans cette période, le travail hypertrophique et *organisateur* existe encore ; mais il survient ordinairement des changements, des *métamorphoses* dans les produits organisés. Ainsi les tissus fibreux nés de ces produits passent en tout ou en partie à l'état cartilagineux, calcaire, crétacé, *osseux*, comme on le dit assez généralement. Ces transformations peuvent se présenter dans les différentes espèces de produits décrits précédemment ; et comme le travail *organique* anormal peut se prolonger indéfiniment, la masse de ses produits est extrêmement variable. Suivant les *accidents* divers des productions cartilagineuses, osseuses, crétacées, etc., les cavités du cœur, et spécialement les valvules ainsi que leurs orifices (toujours du côté gauche du cœur bien plus souvent que du côté droit), éprouvent des *vices* de conformation, de configuration, en un mot des lésions de leurs conditions physiques et mécaniques, qui apportent des obstacles plus ou moins grands au jeu du cœur, au cours du sang à travers les cavités de cet organe. Dans la plupart des cas, les lésions *chroniques-organiques* des valvules sont accompagnées d'un rétrécissement plus ou moins considérable des orifices. Dans quelques autres cas, les lames valvulaires affectées sont comme repliées sur elles-mêmes, rétractées, en même temps que l'orifice est dilaté au lieu d'être rétréci. Alors elles sont, en quelque sorte, doublement *insuffisantes*. Dans la plupart des cas de rétrécissement des orifices auriculo-ventriculaires, la lésion a commencé par l'agglutination des bords valvulaires vers leurs angles, au moyen des produits organisables indiqués plus haut. Dans cet état, la valvule bicuspide forme une espèce de diaphragme, percé à son centre d'une ouverture arrondie, ovalaire ou elliptique, parfois assez petite pour contenir à peine l'extrémité du petit doigt. On trouvera dans mon *Traité clinique des maladies du cœur* un grand nombre de détails sur les variétés de rétrécissement des orifices, de déformation, d'insuffisance des valvules, variétés qu'il serait trop long de consigner ici, et par lesquelles s'expliquent les modifications que présentent les lésions des bruits et des battements du cœur dont nous parlerons bientôt.

Nous ne terminerons pas cependant cet article sans faire bien remarquer aux lecteurs que le rétrécissement *organique* des orifices du cœur, si commun à la suite d'une endocardite prolongée, *chronique,* est un nouveau trait de ressemblance entre cette phlegmasie et celles qui affectent d'autres organes creux. Qui ne sait, en effet, que l'urètre, le col de la vessie, les canaux excréteurs des larmes, de la salive, de la bile, de l'urine, les diverses régions du tube digestif, etc., peuvent éprouver un rétrécissement *organique* plus ou moins considérable, à la suite d'une longue inflammation de leur membrane interne, et que, comme pour le cœur, ce sont les points les plus étroits, les orifices des organes indiqués, qui sont plus spécialement le siége du rétrécissement?

L'hypertrophie de la substance musculaire du cœur accompagne presque constamment, à un degré plus ou moins considérable, les lésions dont nous venons de nous occuper, comme on voit l'hypertrophie de la membrane musculeuse de l'estomac, de celle des intestins, de la vessie, etc., accompagner les lésions anatomiques propres à l'inflammation prolongée des membranes muqueuses des viscères indiqués. C'est, en effet, une loi générale que le développement d'une hypertrophie, soit pure et simple, soit avec dégénérescence (hétérotrophie), des tissus voisins de ceux qui ont été le siége d'une longue phlegmasie, et spécialement de ceux qui sont sous-jacents à ces derniers. Des milliers d'exemples à l'appui de cette loi se présentent d'eux-mêmes, quand on porte des regards attentifs soit sur les phlegmasies chirurgicales, soit sur les phlegmasies médicales.

Je suis forcé de laisser de côté les altérations secondaires que l'on trouve dans divers organes des individus qui ont succombé aux suites d'une endocardite *chronique*.

Je crois qu'il est également superflu aujourd'hui d'insister sur les preuves cliniques dont je me suis appuyé pour démontrer l'origine inflammatoire des lésions *chroniques-organiques* de l'endocarde et des valvules précédemment décrites dans des cas bien déterminés. Avant que nous eussions découvert la véritable endocardite aiguë, l'endocardite *rhumatismale*, et qu'on eût pu suivre en quelque sorte l'évolution successive des altérations anatomiques dont elle est la cause, il était permis de disputer sur la question qui nous occupe. Mais aujourd'hui, en vérité, de telles disputes sont-elles fondées? On trouvera dans le *Traité des maladies du cœur* la réfutation de toutes les objections dont nos doctrines ont été l'objet. On y verra que les *secreta inflammatoires*, variables non seulement selon la nature des organes sécréteurs, mais encore selon les périodes auxquelles on les examine dans le cours de l'inflammation d'un tissu donné, se comportent, dans le cas particulier qui nous occupe, à peu près de la même manière que ceux sécrétés dans le travail de l'ostéogénie normale, ou, bien mieux encore, de la même manière que ceux sécrétés pour la formation du cal, etc. Comme l'os pendant le cours de l'évolution fœtale, comme le cal, sorte d'ostéogénie *accidentelle*, les ossifications valvulaires ou autres, d'origine inflammatoire, ne se forment point de toutes pièces et en un clin d'œil : elles subissent une sorte d'*évolution*, et ont pour *germe* la matière pseudo-membraneuse, fécondée en quelque sorte par le tissu séreux ou séro-fibreux, sur lequel elle s'est *greffée*. Ces *greffes organiques*, ces *organes parasites*, se développent ensuite en vertu de *forces* dont il appartient aux physiologistes de nous signaler les lois. Nous n'insisterons pas plus longtemps sur ce point, que nous avons étudié, d'une manière générale, dans nos *Considérations sur l'inflammation en général.*

§ III. Signes et diagnostic.

PÉRIODES D'ACUITÉ. A. En raison du siége de la maladie, *trois* des quatre symptômes dits locaux assignés à toutes les inflammations (savoir, la *chaleur*, la *rougeur*, la *tuméfaction*), sont comme non avenus, et quant au quatrième, la *douleur*, il est nul dans l'endocardite pure, nouvelle preuve de l'erreur des pathologistes qui l'ont placé au rang des symptômes *essentiels* de l'inflammation.

B. Les signes *physiques* fournis par l'*auscultation*, la *palpation*, la *percussion* et l'*inspection* sont les seules données positives du diagnostic; et comme jusqu'ici les signes de cet ordre n'avaient été constatés par aucun observateur, il ne faut pas s'étonner si l'endocardite n'avait jamais encore été diagnostiquée.

1° L'*auscultation* fait entendre un bruit de soufflet plus ou moins rude et râpeux, quelquefois un peu sibilant, qui masque les deux claquements valvulaires normaux à la fois, ou bien un des deux seulement. Souvent aussi, et cela quand les battements du cœur ont une assez grande intensité, on entend un tintement métallique isochrone à la systole ventriculaire.

2° La *main appliquée sur la région du cœur* fait constater une augmentation de force et d'étendue plus ou moins considérable dans les battements de cet organe, et quelquefois aussi un frémissement vibratoire correspondant au bruit de souffle ou de râpe.

3° La *percussion* donne un son mat dans une étendue plus grande qu'à l'état normal, et qui varie de 4 à 16 pouces (112 à 448 millimètres) carrés.

4° *L'inspection* montre quelquefois une saillie ou voussure légère de la région précordiale. Comme la palpation, l'inspection fait constater l'augmentation de force et d'étendue des battements du cœur, lesquels sont quelquefois assez intenses pour mériter le nom de véritables *palpitations aiguës*. (Quelques expériences me portent à croire qu'au moyen du *sphygmomètre* de M. Hérisson, ou de quelque autre instrument du même genre, on parviendra quelque jour à mesurer d'une manière précise, *exacte*, les *divers degrés* d'augmentation de la force des contractions du cœur.)

L'inspection et la palpation font également constater les modifications survenues dans le rhythme et la fréquence des battements du cœur. Ces battements ne sont *irréguliers*, intermittents, inégaux, que dans un certain nombre de cas ; mais constamment ils sont plus fréquents qu'à l'état normal : nous les avons vus s'élever jusqu'à 140, 160 et même plus par minute, et nous devons ajouter qu'à ce degré de fréquence, il est assez rare qu'on n'observe pas des irrégularités, des intermittences (1).

C. Il ne faut pas tout-à-fait confondre avec le véritable état fébrile, qui accompagne presque constamment l'endocardite, l'augmentation de la fréquence des battements du cœur et par conséquent du pouls qui constitue un des symptômes directs et réellement idiopathiques de l'endocardite, soit simple, soit compliquée de péricardite. En effet, cette fréquence peut exister en l'absence d'une réaction fébrile proprement dite. Au mois de janvier 1835, nous avons observé, à la Clinique, un remarquable exemple du fait sur lequel j'appelle l'attention des lecteurs. Un malade, fréquemment atteint de douleurs rhumatismales, fut

(1) Cette sorte d'*ataxie*, d'*incohérence* dans les battements du cœur, est réellement pour cet organe, dans le cas qui nous occupe, ce qu'est pour le cerveau le délire dans la méningo-encéphalite.

pris d'une endo-péricardite sub-aiguë des mieux caractérisées. Les battements du cœur et des artères montaient
à plus de 140 par minute, et ils étaient inégaux, irréguliers, intermittents. Cependant le malade n'éprouvait point
ce malaise intérieur, cette agitation générale qui accompagne le véritable état fébrile; la chaleur de la peau et la
soif n'étaient pas augmentées. Toutefois, je le répète, l'absence de la *fièvre* dans une endocardite aiguë est une circonstance rare, *exceptionnelle*.

Il est bon de noter que, dans l'endocardite aiguë, le
pouls n'est pas, sous tous les rapports, la représentation fidèle, la mesure exacte des battements du cœur.
En effet, dans un assez bon nombre de cas où les battements du cœur s'opèrent avec une violence extraordinaire et dans une étendue bien plus que normale, on
est étonné de trouver un pouls peu développé, petit,
misérable (1). Cette sorte de discordance ou de disharmo-
nie apparente entre les battements du cœur et ceux de
l'artère dépend ordinairement de la présence d'une masse
considérable de concrétions fibrineuses ou pseudo-membraneuses dans les cavités du cœur, autour des valvules
plus ou moins engorgées, d'où un obstacle plus ou moins
invincible au libre passage du sang à travers le cœur : aussi
est-ce alors que l'on voit survenir la pâleur du visage, la
jactitation, l'anxiété, les défaillances, les étouffements, les
éblouissements, et la syncope elle-même.

C'est dans les cas de ce genre seulement que la circulation veineuse, à la période de l'endocardite dont nous
nous occupons, offre une gêne plus ou moins notable.
Quand celle-ci est portée très loin, le visage et les mains
prennent une teinte violette ou livide; il survient de la

(1) Dans quelques cas même, tous les battements du cœur ne donnent
pas lieu à une pulsation artérielle. Celle-ci manque quelquefois parce que
les premiers, en raison d'un obstacle mécanique, n'ont pas chassé de colonne sanguine dans le tube aortique.

bouffissure, de l'empâtement à la face, un engorgement séreux des membres, et je suis très disposé à croire que la perte subite de connaissance, les légers mouvements convulsifs, avec respiration stertoreuse et écume à la bouche, etc., accidents que nous avons observés chez deux ou trois de nos malades, étaient le résultat de l'obstacle qu'apportaient au cours du sang veineux qui se rend au cœur par la veine cave supérieure les concrétions fibrineuses dont les cavités du cœur en général et les cavités droites en particulier étaient distendues.

La respiration n'est sensiblement gênée que dans les cas où la circulation à travers les cavités du cœur éprouve les obstacles dont nous avons parlé tout-à-l'heure. Dans les cas extrêmes de ce genre, les malades sont en proie à la plus déchirante oppression : *ils étouffent*, suivant leur expression, et s'agitent en tous sens, comme pour chercher une position qui leur permette de satisfaire le pressant besoin de respirer qui les tourmente.

Sauf les cas de la gêne profonde de la circulation et de la respiration, les fonctions cérébrales ne présentent aucun trouble notable. Presque jamais il ne se manifeste de véritable délire. Mais quand la dyspnée est extrême, que la syncope et l'asphyxie sont imminentes, les malades éprouvent par intervalle une sorte d'*égarement d'esprit*, tel que celui que peut produire une vive frayeur.

L'explication des signes *physiques* exposés ci-avant se présentera d'elle-même à quiconque n'aura pas oublié les altérations anatomiques que l'endocardite aiguë détermine, et connaîtra bien d'ailleurs les phénomènes physiques et physiologiques de l'action du cœur à l'état normal. L'état de boursouflement des valvules, les concrétions sanguines ou pseudo-membraneuses sont la cause matérielle des bruits anormaux que nous avons signalés ainsi que du frémissement vibratoire, et la turgescence, l'augmentation de volume du cœur donnent lieu à l'augmentation d'étendue de la matité de la région précordiale, à la légère saillie de cette région, etc. L'obstacle mécanique composé que les circonstances indiquées opposent au cours du sang à travers le cœur, doit être aussi placé au rang des causes du désordre, de l'ataxie, qu'on peut observer dans le rhythme des battements du cœur. Je dis une des causes, et non la seule cause, car une *aberration* de la force *nerveuse* peut aussi produire l'effet qui nous occupe, et les deux causes peuvent agir ensemble.

Telle que nous venons de la peindre sous le rapport séméiologique, l'endocardite ne saurait être confondue avec aucune autre maladie. Nous ne comptons plus les cas dans lesquels nous l'avons reconnue de la manière la plus positive, à la faveur des signes dont nous venons de présenter le tableau. Mais pour réussir dans ce genre de diagnostic, comme d'ailleurs dans tout autre, il faut s'être exercé pendant un temps suffisant à la pratique des méthodes exactes d'exploration, et avoir observé attentivement la maladie chez un grand nombre de sujets.

La péricardite est de toutes les maladies la seule qui, si l'on n'y prenait garde, pourrait être confondue avec l'endocardite. Voici quels sont les principaux signes *différentiels* de ces deux maladies, existant isolément l'une de l'autre :

PÉRICARDITE SIMPLE.	ENDOCARDITE SIMPLE.
1° S'il existe un épanchement considérable, la main ne sent plus les battements du cœur, et on ne les distingue plus à la vue. Les bruits, d'ailleurs normaux, sont éloignés de l'oreille.	1° Les battements du cœur sont sensibles à la main et à la vue; les bruits du cœur sont aussi voisins de l'oreille qu'à l'état normal, et accompagnés d'un souffle plus ou moins râpeux.
2° S'il existe un épanchement assez médiocre pour que les feuillets opposés du péricarde puissent encore s'appliquer l'un contre l'autre, on	2° Le souffle plus ou moins râpeux qu'on entend est profond, et l'oreille reconnaît très bien qu'il se passe non à la surface, mais à l'inté-

entend un bruit de frottement péricardique, bruit qui se passe en quelque sorte sous l'oreille même de l'observateur, diffus, rude, sorte de *frou-frou*, qui ne ressemble qu'à lui-même.

3° On peut quelquefois faire disparaître ce *bruit* en changeant la position des malades, de telle sorte que le liquide épanché vienne s'interposer entre les feuillets qui glissaient rudement l'un contre l'autre.

4° L'épanchement péricarditique donne lieu à une matité ordinairement très étendue, et à une voussure considérable de la région précordiale.

rieur du cœur. Il se propage en général plus loin que le bruit de frottement péricarditique, et il est plus circonscrit.

3° Le changement de position des malades ne fait jamais disparaître le bruit dont il s'agit.

4° L'augmentation d'étendue de la matité de la région précordiale est peu considérable, et quand il existe une voussure elle est très légère.

PÉRIODES DE CHRONICITÉ. Dans la forme d'endocardite qui doit nous occuper ici, et qui succède à celle dont nous venons de parler, on observe *au fond* les mêmes symptômes que dans l'autre ; il n'y a de différences que dans le degré d'intensité : les uns sont un diminutif des autres. Mais lorsque le travail inflammatoire proprement dit a fini par se dissiper, il laisse souvent à sa place un autre travail plus lent, plus sourd en quelque sorte, généralement connu aujourd'hui sous le nom de travail hypertrophique ; et certains éléments des produits anormalement sécrétés, ayant été convertis en tissus organisés, se développent, s'accroissent, se *métamorphosent* sous l'influence de ces lois merveilleuses qui président à *l'organogénie accidentelle ou pathologique.* Quel que soit ce mécanisme, et quelque obscurs que soient encore les intimes phénomènes des opérations que nous rappelons, toujours est-il certain qu'une endocardite *prolongée* finit par amener à sa suite les diverses altérations que nous avons décrites en exposant les caractères anatomiques des seconde et troisième périodes de l'endocardite. Ces altérations ne sont pas moins constantes dans l'endocardite *chronique* que ne le sont dans l'endocardite *aiguë*, les exsudations pseudo-membraneuses, la turgescence ou tuméfaction valvulaire, etc., etc. Les *reliquats* de l'endocardite chronique ou prolongée et les accidents de forme, de configuration, de *structure externe* qui en résultent, constituent de véritables maladies *organiques* dont nous aurons à nous entretenir ailleurs (hypertrophie, productions accidentelles, rétrécissements, vices de conformation, etc., etc.). Bien que les répétitions ne soient pas de notre goût, nous devons néanmoins exposer ici brièmement les signes de ces altérations.

A. Signes et diagnostic des lésions organiques des valvules consécutives à la cardivalvulite dite chronique, et accompagnées du rétrécissement de l'un ou de plusieurs des orifices du cœur.

Signes physiques, locaux, directs. — 1° Bruit de râpe, de scie ou de soufflet simple ou sibilant, *musical* (*piaulement, roucoulement*, etc.) dans la région du cœur, se propageant plus ou moins loin, mais, toutes choses égales d'ailleurs, ayant son maximum d'intensité dans la région correspondante à l'orifice rétréci et aux valvules altérées. Pour toutes les variétés des bruits indiqués, nous renvoyons le lecteur à notre *Traité des maladies du cœur.* J'insisterai seulement ici sur l'importance du signe dont il s'agit. Sur trois cents cas au moins de rétrécissement des orifices du cœur, il n'en est que quatre ou cinq dans lesquels je n'aie pas constaté l'existence du bruit indiqué (1). Le bruit de soufflet, de râpe ou de scie est tantôt unique, tantôt double, quelquefois même triple ou quadruple, par des raisons que nous exposerons plus bas. Tantôt il masque complétement les bruits valvu

____

(1) Une chose digne de remarque, c'est que les cas dans lesquels je n'ai pas constaté ce bruit étaient précisément relatifs à des rétrécissements portés au plus haut degré. Toutefois, je ne me rends pas encore un compte satisfaisant de cette singulière *exception*.

laires, tantôt il s'y mêle en quelque sorte sans les effacer complétement.

2° Frémissement vibratoire plus ou moins prononcé dans la région précordiale, ayant son maximum d'intensité dans le point correspondant au siége du rétrécissement et aux valvules malades. Ce frémissement qui manque rarement, se fait quelquefois sentir à la main qui tâte le pouls, circonstance qui n'avait point échappé à l'esprit observateur de Corvisart, et à laquelle il attachait une importance peut-être un peu exagérée.

3° *Palpitations* habituelles, augmentant au moindre exercice, au plus léger effort, comme dans l'action de monter, etc., ainsi qu'à la moindre émotion morale. Ces palpitations sont telles que parfois, même dans l'état de repos, on compte par minute 120, 140 battements du cœur et des artères, et même plus.

4° Il est bien rare que des intermittences, des irrégularités dans le rhythme du jeu du cœur ne se mêlent pas aux palpitations indiquées. Chez beaucoup de malades, les battements et les bruits du cœur sont tellement *tumultueux* et désordonnés que leur analyse est assez difficile. Quelques uns de ces malades, qu'on me permette de rapporter leurs expressions, disent alors, avec assez de justesse, que leur cœur *bat la breloque ou la campagne.*

5° Depuis quelques années, j'ai constaté chez une vingtaine de malades des modifications dans le jeu du cœur, et par suite dans le pouls, qui avaient été ignorées jusqu'ici. Les modifications dont il s'agit sont les suivantes : au lieu des deux battements et des deux bruits normaux du cœur, on en distingue trois et même quatre, et deux pulsations artérielles au lieu d'une, lorsque c'est le premier battement du cœur ou la systole qui se double en quelque sorte. Ce triple ou quadruple battement et bruit du cœur mérite une sérieuse attention, et son importance diagnostique est très grande. En effet, je ne l'ai jusqu'à présent rencontré que chez des individus atteints de rétrécissement *organique* des cavités *gauches du cœur*. Que si ce *rapport* était confirmé par les observations ultérieures, on devrait l'ériger en *loi*, et il s'ensuivrait que le phénomène sur lequel nous insistons annoncerait d'une manière certaine le rétrécissement indiqué ; mais comme on ne l'observe pas dans toutes les espèces de ce rétrécissement, resterait à déterminer celles avec lesquelles il coïncide. La solution de ce problème n'est pas encore entièrement possible ; mais on en trouvera les principales données dans un article *spécial* de mon *Traité des maladies du cœur* (1).

Ce triple ou quadruple bruit consiste ordinairement en un mélange de claquement et de souffle plus ou moins râpeux ; quelquefois le bruit de souffle, de scie, de râpe, ne se fait entendre que dans un seul ou dans deux des battements, tandis que l'autre ou les deux autres coïncident avec un claquement bien frappé (2).

(1) J'ai rapporté dans cet article douze cas de triple ou quadruple battement et bruit du cœur. Dans cinq cas terminés par la mort, l'inspection du cœur confirma pleinement le diagnostic que j'avais porté. Dans trois de ces cinq cas, il existait une lésion *chronique-organique* des valvules aortiques avec rétrécissement de l'orifice correspondant, hypertrophie et dilatation du ventricule gauche. Dans deux de ces trois cas, le pouls était redoublé ainsi que la systole ventriculaire, comme si la quantité de sang contenue dans le ventricule n'avait pu être évacuée à travers l'orifice rétréci qu'au moyen de deux systoles coup sur coup, ou mieux d'une seule systole composée de deux *reprises* ou de deux *temps*. Dans les deux autres des cinq cas indiqués, le rétrécissement existait à l'orifice auriculo-ventriculaire gauche avec lésion *chronique-organique* de la valvule bicuspide. Dans ces deux cas, il ne fut point observé deux pulsations coup sur coup du ventricule gauche et des artères ; les deux derniers bruits et battements semblaient, au contraire, coïncider avec une double diastole ventriculaire, ou bien une double systole de l'oreillette gauche, qui était hypertrophiée et dilatée, comme si, en raison de l'obstacle au passage de la colonne sanguine à travers l'orifice auriculo-ventriculaire gauche, le ventricule correspondant avait eu besoin d'une diastole ventriculaire faite à deux reprises et d'une systole auriculaire également à deux *reprises*.

(2) Voyez les observations rapportées dans le *Traité des maladies du cœur*. Paris, 1841, 2e édition.

D'autres signes encore sont fournis par la percussion,
la palpation, l'inspection, l'auscultation, dans les cas de
rétrécissement *organique* du cœur ; mais comme ces signes
ne dépendent point de ce rétrécissement lui-même, et
qu'ils tiennent essentiellement, au contraire, à quelques
uns de ses accompagnements, tels que l'hypertrophie des
parois du cœur, la dilatation ou le rétrécissement des cavités qu'elles circonscrivent, etc., ce n'est pas ici le lieu
d'en traiter (Voyez les articles *Hypertrophie*, *Dilatation du
cœur*, etc.)

Lorsque les signes dont nous venons de faire l'exposition ont été *bien constatés*, on peut, en toute assurance,
comme nous l'avons fait *cent et cent fois*, diagnostiquer un
rétrécissement de l'un des orifices du cœur.

*Signes dits généraux, indirects ou provenant de l'influence
exercée par le rétrécissement sur les divers organes et leurs fonctions.* — 1° *Influence sur la circulation artérielle et veineuse.*
Le pouls contraste par sa petitesse avec la force et l'étendue
des battements du cœur, dont il partage d'ailleurs les intermittences, les irrégularités et les inégalités ; il offre assez
souvent l'espèce de frémissement vibratoire désigné par
Corvisart sous le nom de *bruissement* (Corvisart paraît
n'avoir étudié ce phénomène que dans les artères radiales
où l'on tâte habituellement le pouls ; mais il aurait pu le
constater plus facilement encore et à un degré plus prononcé dans des artères plus voisines du cœur, telles que
les sous-clavières et les carotides primitives, par exemple).
Dans certains cas dont nous avons parlé, le pouls est *redoublé*, par suite du redoublement de la systole ventriculaire elle-même (1).

Tandis que les artères sont comme revenues sur elles-
mêmes par suite de la petite quantité de sang qu'elles re-

(1) Il ne faut pas confondre ce pouls redoublé avec un autre pouls
également redoublé, presque constant dans la maladie dite fièvre entéro-

çoivent, les veines en général, au contraire, et particulièrement celles qui sont les plus voisines du cœur, les
jugulaires entre autres, offrent une dilatation proportionnelle au degré de l'obstacle au cours du sang à travers le
cœur. J'ai rapporté dans le *Traité clinique des maladies du
cœur* des cas où ces veines formaient d'énormes nodosités
variqueuses dans l'espace sous-claviculaire et sur les
parties latérales du cou, en même temps que l'on voyait
ramper sur les parois de l'abdomen et de la poitrine de
grosses veines anastomotiques, nullement apparentes à
l'état normal.

On observe quelquefois, dans les veines jugulaires ainsi
gonflées et distendues par le sang, une *pulsation* isochrone
au pouls, connue sous le nom de *pouls veineux*, phénomène
qu'il ne faut pas confondre avec le mouvement d'*expansion*
que présentaient les mêmes veines pendant l'expiration,
mouvement auquel en succède un de dépression pendant
l'inspiration, non plus qu'avec le mouvement de soulève-
ment que leur communiquent les battements des carotides
et des sous-clavières. Le *pouls veineux* est le résultat du reflux d'une certaine quantité de sang dans l'oreillette droite
et dans les veines voisines pendant la systole du ventricule
droit, reflux qui suppose dans la valvule tricuspide
l'une des espèces d'*insuffisance* dont nous avons parlé plus
haut.

A la gêne qu'éprouve la circulation veineuse se rapportent cette lividité, cette teinte violacée, ce gonflement du
visage et surtout des lèvres (*facies propria*, suivant l'ex-

mésentérique, surtout à ses seconde et troisième périodes. Ce dernier
consiste en deux pulsations successives, bien distinctes, dont l'une correspond à la diastole artérielle et l'autre à la systole, en sorte que l'artère,
comme le cœur lui-même, présente alors un double *battement* sensible
au toucher, tandis qu'à l'état normal le toucher ne fait percevoir de
pulsations qu'au temps de la diastole artérielle ou de la systole ventriculaire.

pression de Corvisart), cette injection plus ou moins foncée des mains, cet engorgement veineux des poumons, du foie, du cerveau, des membranes muqueuses, etc., ces collections séreuses ou hydropisies *passives*, ces hémorrhagies également *passives*, qui surviennent dans le cours de la *maladie*, portée à un haut degré, phénomènes ou accidents purement mécaniques dont l'explication se présente en quelque sorte d'elle-même.

2° *Influence sur la respiration.* Une légère dyspnée que les malades désignent sous le nom de *courte haleine*, de l'essoufflement après des exercices un peu fatigants, accompagnent les premiers degrés de la maladie. Mais à mesure que celle-ci fait des progrès, la dyspnée devient de plus en plus grande, et de là le nom d'*asthme* sous lequel le vulgaire connaît l'affection qui nous occupe (et plût à Dieu que bien des médecins ne fissent pas à cet égard comme le vulgaire !). Lorsque cette dyspnée est extrême, les malades ne peuvent plus respirer qu'en se tenant assis dans leur lit ou dans un fauteuil (orthopnée); tous les muscles respirateurs se contractent avec des efforts incroyables, et pour me servir de l'énergique expression de certains malades, ils *étouffent* plutôt qu'ils ne *respirent*.

3° *Influence sur les fonctions cérébrales.* Les lésions que présentent ces fonctions sont elles-mêmes subordonnées à celles de la circulation veineuse et de la respiration, et leur sont en quelque sorte proportionnelles. Qui pourrait tracer dans toute sa vérité le déchirant tableau du malheureux livré aux angoisses d'un rétrécissement extrême des orifices du cœur et de ses accompagnements ordinaires ? L'anxiété, la frayeur, le désespoir se peignent dans tous ses traits; ses yeux sont saillants, hagards, égarés, avec des éblouissements plus ou moins fréquents; ses sourcils se redressent, ses narines se dilatent, ses épaules se soulèvent, sa bouche s'ouvre : tout, en un mot, révèle instinctivement le besoin de respirer, besoin de plus en plus impérieux et qu'il est impossible d'assouvir. Incapable de supporter la position horizontale, ordinairement assis sur le bord de son lit, les membres inférieurs pendants, les membres supérieurs fixés sur sa couche pour prêter un point d'appui aux muscles inspirateurs, le dos soutenu par plusieurs oreillers, le tronc fortement courbé en avant, le malade est dans un état de *jactitation* continuelle, cherche le frais, pousse des soupirs et des gémissements plaintifs; il ne goûte plus les douceurs du sommeil, ou s'il lui arrive de s'assoupir, il est tourmenté par des rêves pénibles et se réveille bientôt en sursaut; dans son désespoir, d'une voix entrecoupée, expirante, il accuse souvent l'impuissance de la médecine et implore la mort... Dans quelques cas, il éprouve de courts instants de relâche, et dans cette sorte de trêve, vraiment délicieuse, il se berce de l'heureuse idée de la guérison. Vain espoir qu'une nouvelle attaque d'*asthme* ne tarde pas à dissiper! Cependant, après des efforts dont l'instinct de la conservation est seul capable, les muscles respirateurs eux-mêmes tombent enfin dans l'épuisement...; le malade n'a plus la force de se soutenir; sa tête retombe et roule sur l'oreiller; son corps, obéissant à la pesanteur, gagne les parties les plus déclives pour ne plus les quitter...; il survient un assoupissement sub-apoplectique, sorte de sommeil que la nature accorde au patient à ses derniers moments; celui-ci ne reconnaît plus les personnes qui l'environnent; sa voix s'éteint, son haleine se refroidit, ses yeux se ternissent, son visage se cadavérise...; il expire... Trop heureux, en vérité, si une mort soudaine lui eût épargné les longues douleurs que nous venons d'essayer de décrire (1)!

(1) En présence d'une telle agonie, que penser de ces malheureux médecins qui, par je ne sais quel déplorable aveuglement, méconnaissent encore aujourd'hui cette endocardite, cause première de tout le mal, et poursuivent de leurs attaques la méthode de traitement qui *seule* peut prévenir les terribles conséquences dont nous venons de nous occuper?

Voici maintenant quelques données sur le diagnostic *différentiel* du rétrécissement des divers orifices du cœur.

a. Comme le rétrécissement des orifices gauches est cent fois au moins, mille fois peut-être, plus fréquent que celui des orifices droits, il s'ensuit qu'étant donnés les signes communs dont il vient d'être question, on a d'innombrables probabilités en faveur du siége du rétrécissement à l'un ou à l'autre des orifices gauches. A mon avis, on aura de fortes présomptions sur l'existence d'un rétrécissement de l'un des orifices droits, si, le bruit de soufflet, de râpe ou de scie et le frémissement cataire ayant leur maximum d'intensité dans la région de la poitrine correspondante à ces orifices, on observe en même temps un pouls veineux très prononcé dans les jugulaires, et les signes qui annoncent une hypertrophie considérable du ventricule droit (1). Corvisart fait justement observer que le rétrécissement des orifices droits (celui de l'orifice de l'artère pulmonaire surtout) serait moins difficile à reconnaître, « si l'on pouvait interroger les pulsations de l'artère pulmonaire, comme on examine les battements de l'aorte et de ses branches. »

b. Il s'agit plus particulièrement de savoir s'il existe des données propres à nous faire distinguer l'un de l'autre le rétrécissement de l'orifice aortique et celui de l'orifice auriculo-ventriculaire gauche. Il faut bien qu'il en existe réellement, puisqu'il nous est si souvent arrivé de *diagnostiquer* d'une manière formelle et précise l'un ou l'autre de ces rétrécissements. Mais ces données sont assez délicates pour qu'ici rien ne puisse remplacer une longue habitude d'observation, une expérience des plus répétées,

---

(1) L'hypertrophie du ventricule droit existe souvent sans rétrécissement de l'un des orifices droits; mais lorsque celui-ci a lieu, on peut être à peu près certain qu'il existe en même temps une hypertrophie du ventricule droit. Je ne connais même aujourd'hui aucun fait bien observé qui fasse exception à la règle qui vient d'être posée.

quel que soit, d'ailleurs, le *tact médical* dont on soit doué, et sans lequel, il est vrai, on ne réussirait guère en matière de diagnostic.

1° Il est certain que le *maximum* d'intensité du bruit de soufflet, de râpe ou de scie et du frémissement vibratoire se fait sentir, toutes choses d'ailleurs égales, dans le point de la région précordiale correspondant à celui des deux orifices qui est le siége du rétrécissement. Mais comme les deux orifices ne sont guère éloignés l'un de l'autre, il n'appartient qu'à une oreille et à une main exercées de bien saisir le véritable point où se rencontre le *maximum* dont il s'agit.

2° Le bruit de soufflet de l'orifice aortique, ainsi que M. le docteur Andry, l'un de mes anciens chefs de clinique, l'a remarqué le premier, se propage mieux que celui de l'orifice auriculo-ventriculaire gauche le long du trajet de l'aorte et des artères carotides et sous-clavières. Ce dernier se propage mieux vers la pointe du cœur et dans la région externe-postérieure du côté gauche de la poitrine.

3° L'*isochronisme* du bruit de soufflet, de râpe ou de scie avec la systole ou la diastole ventriculaire, n'a pas à *lui seul* une aussi grande valeur que l'avaient paru penser quelques observateurs superficiels, qui, sous le mot vague d'*insuffisance des valvules*, ont confondu plusieurs lésions valvulaires fort distinctes. Qu'on n'oublie pas, d'ailleurs, que dans la plupart des cas de rétrécissement d'un orifice, le bruit de soufflet, de râpe ou de scie s'entend et pendant la systole et pendant la diastole; mais ce qu'il est important de savoir, c'est que le claquement normal des valvules correspondantes à l'orifice rétréci est nul ou à peu près nul, laissant à sa place le bruit anormal ci-dessus indiqué, tandis que le claquement des valvules saines est conservé. Il est vrai que dans les cas où le bruit de soufflet, de râpe ou de scie existe pendant la systole et pendant la diastole, il masque, absorbe même quelquefois le claquement des valvules restées saines. Toutefois, en éloignant l'oreille du point où le bruit anormal existe à son maximum d'intensité, on distingue peu à peu le claquement correspondant du jeu des valvules saines. Soit, par exemple, un rétrécissement de l'orifice auriculo-ventriculaire gauche avec bruit de soufflet, de râpe ou de scie pendant la systole et la diastole: il est certain que si ce bruit est très fort, l'oreille appliquée sur la région correspondante au siége du mal, c'est-à-dire au-dessous du mamelon et dans les points les plus voisins, ne distinguera pas du tout ou ne distinguera qu'imparfaitement le claquement du second temps à travers le bruit anormal avec lequel il coïncide; mais si l'on applique l'oreille sur la partie moyenne et supérieure du sternum, sur les régions sous-clavières, etc., on entendra plus ou moins nettement le claquement dont il s'agit, lequel, comme on sait, est le résultat du redressement des valvules aortiques pendant la diastole ventriculaire. Nous ne saurions trop engager les observateurs à pratiquer ainsi l'auscultation des bruits du cœur dans des régions diverses de la poitrine. Sans cette précaution, il nous eût été difficile de porter le diagnostic des diverses lésions des valvules et des orifices du cœur au degré de précision qu'il présente aujourd'hui.

4° Ce que nous avons dit précédemment du triple et quadruple bruit du cœur doit être pris en sérieuse considération pour le diagnostic différentiel qui nous occupe. Ainsi la décomposition du premie battement (systole ventriculaire) et du premier bruit annonce que le rétrécissement, l'obstacle au cours du sang occupe l'orifice aortique, tandis que le même phénomène pour la diastole est un indice que l'obstacle a son siége à l'orifice auriculo-ventriculaire.

5° En général, le pouls est plus irrégulier, plus inégal , plus intermittent, plus petit dans le rétrécissement de l'orifice aortique que dans celui de l'orifice auriculo-ventriculaire.

6° Enfin, c'est aussi *spécialement, exclusivement,* dans le premier de ces rétrécissements qu'on perçoit en tàtant le pouls ce frémissement vibratoire , ce *bruissement* (Corvisart) dont il a été question plus haut, et qui, d'après nos recherches, est beaucoup plus marqué dans les artères voisines du cœur, telles que les sous-clavières et les carotides primitives, que dans les radiales.

Dans les cas où les orifices gauches seront rétrécis simultanément, on observera la combinaison des signes particuliers à chacun d'eux. Toutefois l'analyse du cas dont il s'agit n'est pas chose facile, et réclame une exploration attentive autant qu'exercée. Au reste, une *précision* extrême dans le diagnostic du siége du rétrécissement que nous étudions est au fond plus curieuse qu'utile. Ce qu'il est essentiel de savoir, pour le praticien ordinaire, c'est s'il existe ou non un rétrécissement, quel que soit d'ailleurs son siége. Or, ce diagnostic est aujourd'hui à la portée de quiconque a suffisamment étudié la matière au lit des malades.

B. Signes et diagnostic de l'épaississement hypertrophique , des plaques organisées de l'endocarde et des valvules, sans rétrécissement soit des orifices, soit des cavités du cœur.

1° Le diagnostic d'un simple épaississement, d'une *hypertrophie* de la membrane interne du cœur, soit qu'il dépende de l'organisation de pseudo-membranes adhérentes à la surface interne de l'endocarde , soit qu'il résulte d'une véritable hypertrophie de celui-ci, me paraît bien difficile, sinon complétement impossible, du moins dans l'état actuel de la science. Si la pseudo-membrane était organisée en plaque un peu saillante, rugueuse , inégale à sa surface, elle donnerait lieu à un bruit de souffle plus ou moins rude et râpeux ; mais ce seul phénomène, effet de tant d'autres lésions, ne suffirait pas pour le diagnostic.

2° Lorsque les valvules sont le siége d'un épaississement hypertrophique bien prononcé, qu'elles sont en même temps exemptes de déformation et qu'elles peuvent jouer librement, les bruits valvulaires sont plus forts, plus sonores qu'à l'état normal, et ressemblent au claquement de fortes soupapes, ou mieux encore à celui que produiraient deux lames de parchemin appliquées brusquement et fortement l'une contre l'autre, et de là le nom de bruit *parcheminé*, de claquement *parcheminé* que j'ai cru devoir donner aux bruits valvulaires ainsi modifiés. Chez quelques sujets, l'application attentive des doigts sur la région correspondante aux valvules aortiques *hypertrophiées, parcheminées*, nous a fait *sentir* distinctement le jeu de ces valvules, et nous regrettons de n'avoir pas plus tôt employé ce mode d'exploration. Dans un assez bon nombre de cas déjà, sur la foi du double phénomène signalé, et particulièrement du claquement *parcheminé*, bien frappé, il m'est arrivé de diagnostiquer l'hypertrophie des valvules indiquées, et dans plusieurs cas l'autopsie cadavérique a confirmé l'exactitude du diagnostic. Cela ne surprendra que les médecins peu exercés avec le sujet qui nous occupe, médecins dont le nombre est malheureusement trop grand encore.

C. Signes et diagnostic de l'adhérence des valvules, de leur ratatinement, de leur rétraction, etc.

Les espèces de lésions dont il s'agit coïncident souvent ensemble. Dans les six ou sept cas où j'ai rencontré l'adhérence des valvules auriculo-ventriculaires aux parois opposées du cœur, il existait en même temps un épaississement avec endurcissement plus ou moins marqué de ces valvules, dont une ou plusieurs lames *rétractées*, ratatinées, comme repliées ou roulées sur elles-mêmes, n'avaient

plus leur largeur accoutumée (1). Les tendons des valvules
bicuspide et tricuspide participent presque constamment
à cette sorte de rétraction avec hypertrophie, induration, etc. De cette adhérence et de cette *étroitesse organiques* des lames valvulaires, existant ensemble ou séparément, résulte nécessairement une *insuffisance* spéciale de
la *soupape* malade, et par suite le reflux d'une certaine
quantité de sang à travers l'orifice auquel elle est adaptée,
pendant la systole ou pendant la diastole ventriculaire,
selon les valvules affectées. De là un bruit de soufflet, ordinairement très fort, isochrone à la systole ventriculaire,
si les valvules auriculo-ventriculaires sont le siége de l'*insuffisance* dont il s'agit, et isochrone à la diastole ventriculaire, si l'*insuffisance* appartient aux valvules artérielles.
Nous avons souvent diagnostiqué le genre d'*insuffisance* que
nous signalons ici, lequel pourrait être confondu avec un
rétrécissement des orifices, par des observateurs peu habitués à l'étude des diverses maladies du cœur. Pour réussir
dans ce genre de diagnostic, il faut, on ne saurait trop le
répéter, outre une longue habitude, une grande attention,
du temps, de la patience, du TACT. Une oreille suffisamment exercée sait très bien distinguer dans quel sens se
meut la colonne du sang dont le passage à travers un orifice produit le bruit de soufflet, et dans les cas qui nous
occupent elle reconnaît que ce bruit a lieu dans le sens
opposé au cours normal du sang : c'est un souffle de *reflux* ou à reculons, un souffle *en retour*.

Voici quelques différences propres à empêcher de confondre, au lit des malades, le *rétrécissement organique* des

---

(1) Je n'ai rencontré jusqu'ici aucun cas d'adhérence des valvules aortiques ou pulmonaires aux parois de l'aorte ou de l'artère pulmonaire.
Mais ces valvules, les premières surtout, sont très souvent *rétractées, ratatinées, recroquevillées*, et par suite incapables de fermer hermétique-
ment l'orifice aortique pendant la systole de l'a rte et la diastole du ventricule gauche.

orifices du cœur avec l'*adhérence*, la *rétraction*, le *rétrécis-sement* des lames valvulaires : 1° dans cette dernière affection, le bruit de soufflet est plus *large*, moins sec, moins râpeux que dans la première, portée à un certain degré (1); 2° le frémissement vibratoire ou cataire est plus rude et plus étroit, plus circonscrit dans celle-ci que dans celle-là; 3° dans l'*adhérence*, le *ratatinement*, la *rétraction rubanée* des valvules, les battements du cœur sont moins irréguliers, moins inégaux, moins intermittents que dans le rétrécissement des orifices; 4° dans la première espèce de lésion, le pouls est moins petit, moins étroit que dans la seconde; 5° enfin, dans la première, l'étouffement, l'*asthme*, les congestions veineuses, les collections séreuses passives, etc., toutes choses étant d'ailleurs égales, se produisent plus lentement et existent à un moindre degré que dans la seconde.

Des recherches ultérieures compléteront les données nécessaires à la solution du problème du diagnostic différentiel qui vient de nous arrêter un moment.

D. Signes et diagnostic des végétations de la membrane interne du cœur et de celles des valvules spécialement.

Comme les végétations valvulaires coïncident le plus souvent avec les diverses lésions qui déterminent une *insuffisance* des valvules, leur diagnostic se confond presque entièrement jusqu'ici avec celui des lésions dont il s'agit. On ne connaît encore aucun signe qui leur soit *exclusivement* propre. A vrai dire, celles qui se sont développées à la face interne du cœur (et, jusqu'à présent, elles n'ont, que je sache, été rencon-

---

(1) Un reste de claquement valvulaire se mêle quelquefois au bruit de soufflet qui a lieu dans l'*adhérence* de l'une des lames valvulaires, dans la *rétraction* simple de la valvule, etc., tandis que dans le *rétrécissement organique* des orifices bien conditionné, si j'ose ainsi parler, la valvule ne joue plus, et partant le claquement qui résulte de son jeu normal a tout-à-fait disparu.

trées que dans les oreillettes) sont à peu près *indiagnosti-cables,* qu'on me passe cette expression. Quant aux végétations qui croissent sur les valvules elles-mêmes, et qui se plaisent plus particulièrement sur leur bord libre, pour peu qu'elles soient multipliées, elles modifient notablement les bruits valvulaires, et constituent une des causes si variées du bruit de soufflet du cœur. Mais ce phénomène, commun à tant de maladies, ne suffit pas, on le pense bien, pour permettre de diagnostiquer celle qui nous occupe en ce moment. Réuni à quelques autres données, il peut mettre sur la voie de ce diagnostic. Pour moi, j'ai *soupçonné* et même *annoncé* comme au moins très probable l'existence de végétations valvulaires chez certains malades, auxquels il n'était resté d'autres symptômes bien caractérisés d'une endocardite rhumatismale qu'un bruit de soufflet assez *rude* dans la région des orifices gauches du cœur; et déjà dans quelques cas l'autopsie cadavérique a justifié mon diagnostic ou mieux mon *quasi-diagnostic.* Je n'ai pas besoin de dire que, dans l'espèce d'affection dont il s'agit, le bruit anormal tient essentiellement au frottement qu'exerce la colonne sanguine sur la surface inégale et comme raboteuse des valvules ainsi hérissées de végétations, sans préjudice toutefois des autres lésions coïncidentes qui pourraient par elles-mêmes donner lieu au bruit de soufflet.

§ IV. Appréciation rapide de quelques unes des lésions fonctionnelles produites par l'endocardite.

Nous savons déjà que les signes *physiques* proprement dits de l'endocardite s'expliquent facilement par la connaissance, 1° des lésions *matérielles, anatomiques,* survenues dans l'état des parties malades; 2° de l'espèce de *secretum* qui a lieu; et 3° des changements physiques qu'a pu subir le sang contenu dans les cavités du cœur.

Essayons maintenant de montrer la liaison qui existe

entre ces diverses altérations matérielles et quelques symptômes ou accidents considérés par la plupart des médecins des anciennes écoles comme purement et essentiellement *vitaux.* Cette étude me paraît d'autant plus importante qu'elle est plus négligée par de prétendus *praticiens haut placés,* qui ne s'imaginent pas quelle utilité la *pratique* peut retirer de pareilles recherches, de ces *théories,* comme quelques uns le disent d'un air de mépris on ne peut plus *philosophique.* Certes, de l'aveu des *vitalistes* les plus radicaux eux-mêmes, les symptômes les plus graves, les accidents les plus redoutables que l'on observe à la suite d'une endocardite intense dont on n'a pu obtenir la résolution, se rattachent évidemment à l'existence de ces *déformations diverses,* de ces *lésions organiques des valvules,* de ces *rétrécissements des orifices,* etc., qui constituent autant d'obstacles mécaniques au cours du sang. Eh bien! dans les premières périodes de l'endocardite elles-mêmes, lorsque cette phlegmasie est encore dans toute sa vigueur (périodes d'*augment et d'état,* pour parler le langage des écoles), l'état *physique, anatomique, matériel,* des valvules, des cavités du cœur et du sang qui les parcourt, joue un très grand rôle dans la production des principaux symptômes et accidents alors observés. Croit-on, par exemple, que la turgescence inflammatoire des valvules; que les concrétions sanguines déterminées, on ne sait trop encore de quelle manière, par le travail inflammatoire; que les productions pseudo-membraneuses qui se collent, s'accrochent, se *greffent* en quelque sorte sur les lames valvulaires, sur les tendons et les muscles tenseurs de quelques unes d'entre elles, etc.; croit-on, dis-je, que toutes ces altérations ne sont absolument pour rien dans cette profonde gêne de la circulation, et par suite de la respiration, dans ces défaillances, ces lipothymies, cette anxiété, qui impriment aux premières périodes d'une endocardite générale sur-aiguë un caractère si grave et

parfois si justement effrayant? Ce serait nier l'évidence
que de ne pas tenir compte de pareilles altérations *physiques et matérielles*. Que dire d'un mécanicien qui ne chercherait jamais dans les conditions matérielles des rouages
de ses machines la cause de leurs dérangements fonctionnels? Mais quelque importance que les faits bien observés
et bien interprétés nous forcent d'attacher à l'élément *physique, anatomique,* nous ne négligeons pas pour cela l'élément dynamique, *physiologique, vital.* Nous n'ignorons pas,
en effet, qu'il est ici le *principe* de tout, que l'élément anatomique lui-même lui est subordonné; et cela est si vrai que
notre méthode thérapeutique a pour but *fondamental*, pour
objet capital, de faire justice du travail vital en lequel
consiste l'inflammation, avant qu'il ait entraîné à sa suite
ces lésions physiques, ces altérations matérielles et organiques profondes qui résistent si souvent à tous nos moyens
médicaux proprement dits.

**§ V. Des causes de l'endocardite ; de sa coïncidence avec l'arthrite
rhumatismale et les phlegmasies pleuro-pneumoniques.**

a. Comme toutes les autres phlegmasies, l'endocadite
peut se manifester sous l'influence de certaines causes *mécaniques, traumatiques, toxiques.* (Nous comprenons dans
ces dernières les virus, entre autres le virus syphilitique,
lequel, selon quelques auteurs dont nous ne prétendons ni partager ni combattre l'opinion, ne serait pas
étranger au développement des *végétations,* que nous avons
considérées comme l'une des suites de l'endocardite prolongée.)

b. Les causes de l'ordre précédent ne sont pas celles qui
déterminent les endocardites bien caractérisées que la *clinique* nous montre le plus fréquemment. Une exacte et
rigoureuse analyse des nombreuses observations recueillies par nous, depuis douze ans, sur la matière dont nous
traitons, nous apprend que les endocardites se partagent

en deux grandes séries, l'une comprenant celles que l'on rencontre chez les individus atteints de fièvre continue dite grave ou typhoïde, de fièvres éruptives violentes ; l'autre comprenant celles qui accompagnent souvent l'arthrite rhumatismale généralisée, la pleurésie et la pleuropneumonie ordinaire, ou qui, mais rarement, *et toujours sous le même genre d'influence extérieure*, existent indépendamment de ces dernières. Tout n'est pas encore dit, il s'en faut, sur les causes réelles et formelles de l'endocardite typhoïde, et je n'insisterai pas ici sur ce problème encore obscur d'étiologie. Mais quant à la seconde espèce d'*endocardites*, sa cause déterminante est pour ainsi dire aussi claire que le jour : ce sont ces brusques alternatives de chaud et de froid, dont nous nous sommes longuement occupés dans nos considérations générales sur les causes de l'inflammation.

c. Cela posé sur l'*endocardite rhumatismale* ou A FRIGORE, la plus commune de toutes, et pourtant jusqu'à ces derniers temps complétement ignorée, l'un des types des maladies franchement inflammatoires, il ne nous reste plus qu'à renvoyer le lecteur à ce que nous dirons de la *loi de sa coïncidence* avec l'arthrite, la pleurésie, la pneumonie de même origine, savoir, celles produites par le froid, dans les articles de cet ouvrage consacrés aux maladies que nous venons de nommer. Nous reviendrons, d'ailleurs, sur ce grand rapport lorsque, dans l'article suivant, nous allons tracer l'histoire de la péricardite. Répétons seulement ici que cette coïncidence est un accident si facile à concevoir maintenant, que si quelque chose doit nous étonner ce n'est pas son existence, mais bien l'ignorance où l'on est resté à cet égard pendant un si grand nombre de siècles.

§ VI. Marche et durée.

La rapidité plus ou moins grande de la marche de l'endocardite est subordonnée, en général, aux divers degrés d'intensité de cette maladie. Celle qu'on appelle *chronique* n'est, le plus souvent, que l'aiguë dont la marche s'est ralentie par cela même qu'en se prolongeant, elle a perdu de son intensité. C'est par une sorte de contre-sens dans les termes qu'on admet une endocardite primitivement *chronique*. Mais celle qui, dès son origine, est peu intense, marche lentement, et, si on ne la traite pas bien, elle dure longtemps : c'est alors qu'elle mérite le nom de *chronique*. Cette réflexion s'applique, d'ailleurs, à toutes les autres phlegmasies.

Pour *calculer* d'une manière sinon rigoureuse, du moins approximative, la durée de l'endocardite, il faut tenir compte d'un très grand nombre d'éléments ou de circonstances, tels que le degré, l'étendue, les complications de la maladie, l'âge et la force des malades, les méthodes thérapeutiques mises en usage à telle ou telle période de la maladie, etc. Les résultats extrêmement avantageux que nous avons obtenus, depuis douze ans, de l'application de la *nouvelle formule* des émissions sanguines au traitement de l'endocardite aiguë dans sa première période, nous autorisent à proclamer que, *règle générale*, combattue par cette pratique *bien dirigée*, la maladie se terminera d'une manière favorable dans le cours d'un septénaire. (Nous *calculons* ici la durée de l'endocardite d'après les cas nombreux dans lesquels elle coïncidait avec une péricardite, une arthrite rhumatismale, une pleurésie, une pleuro-pneumonie, isolées ou simultanées, cas aussi communs que le sont peu ceux d'une endocardite *simple*.)

La durée des lésions *chroniques-organiques*, suites d'une endocardite mal traitée, est illimitée et subordonnée à une foule de circonstances sur lesquelles nous nous sommes appesanti suffisamment ailleurs.

§ **VII**. Pronostic et mortalité.

L'endocardite *légère* et celle de moyenne *intensité*, traitées convenablement, chez des sujets bien constitués, se terminent par une prompte guérison. La mortalité est nulle à l'état aigu dans les cas de ce genre, même quand le traitement n'est pas employé dans une juste mesure. Mais alors la maladie peut se prolonger et amener à sa suite des lésions qui lui survivront, et pourront à la longue devenir la cause d'une terminaison funeste.

Que si l'endocardite est très *intense*, sur-aiguë, accompagnée des phlegmasies pulmonaires, articulaires, etc., dont nous avons si souvent parlé, il ne faut pas se dissimuler que le cas est grave, et qu'à moins d'un traitement suffisamment énergique, la maladie se terminera souvent par la mort ou par le passage à l'état chronique, ce qui, au temps près, est au fond la même chose. Nous sommes heureux de pouvoir affirmer que, à part de très rares exceptions, notre méthode de traitement triomphe complétement de ces cas eux-mêmes. Chez les individus qui, en raison de leur faiblesse, naturelle ou accidentelle, ne comportent pas l'emploi complet de cette méthode, on évite encore ordinairement la terminaison fatale ; mais il reste quelquefois le germe de lésions *organiques*, d'autant plus prononcées que l'on s'est plus éloigné de la mesure dans laquelle la méthode aurait dû être employée pour un succès complet.

§ **VIII. Traitement de l'endocardite.**

Plus encore que la plupart des autres phlegmasies, l'endocardite *intense* réclame impérieusement la prompte application de cette nouvelle formule des saignées générales et locales dont douze années de la plus laborieuse, de la plus consciencieuse et de la plus authentique expérience attestent les succès vraiment surprenants. Je dis que ce traitement énergique, mais renfermé, comme nous l'avons expressément déclaré, dans les justes bornes que prescrit la prudence, éclairée par une longue pratique, est d'une urgence flagrante dans le cas d'endocardite intense, parce que cette maladie peut entraîner des altérations immédiates des plus dangereuses, et quelquefois prochainement mortelles. Le nombre et la dose des émissions sanguines générales et locales seront, d'ailleurs, en rapport avec l'intensité, les complications de la maladie, la force, l'âge des sujets, etc. Aux articles *arthrite rhumatismale, pleuro-pneumonie*, phlegmasies avec lesquelles peut coïncider l'endocardite, on verra quelles sont les quantités *moyennes* et *extrêmes* de sang qu'on a dû retirer dans un espace de temps donné, selon que les cas appartenaient à l'une des trois catégories que nous avons établies ailleurs. (Déjà, dans nos généralités sur le traitement de l'inflammation, nous avons par anticipation fait connaître ces détails.)

Lorsque les émissions sanguines ont été poussées assez loin et que la maladie n'a pas complétement cédé, il faut recourir aux larges vésicatoires sur la région précordiale, que l'on peut panser ensuite avec 20, 30 ou 40 centigrammes de poudre de digitale, pour ralentir les battements du cœur, ainsi que nous l'avons fait dans un très grand nombre de cas.

La diète la plus absolue et les boissons antiphlogistiques seconderont l'action des moyens précédents, et seront continuées jusqu'à ce que soient tombés l'appareil inflammatoire local et la réaction fébrile.

Faut-il rappeler ici combien le passage de la forme *aiguë* de l'endocardite à la forme *chronique* est fréquent sous l'empire des anciennes méthodes thérapeutiques, puisque les maladies *organiques* du cœur sont au rang des plus communes, et que les observations exactes recueillies par nous, depuis douze ans, ne permettent plus de douter désormais que les maladies de ce nom ne soient, à peu près constamment, des *suites*, des *provenances*, des *produits* d'une endocardite ou d'une endo-péricardite non guérie à la période aiguë? Et pour juger jusqu'à quel point l'*endocardite* rhumatismale spécialement, traitée par les anciennes pratiques (1), dégénère fréquemment en endocardite *chronique*, qu'on sache bien que sur près de quatre cents individus sur lesquels j'ai, depuis dix ans seulement, constaté positivement l'existence d'affections *chroniques-organiques* du cœur, plus de la moitié faisaient remonter les premiers symptômes de leur maladie à d'anciennes attaques de rhumatisme articulaire prolongées pendant plusieurs semaines, ou même pendant plusieurs mois. Calculez par la pensée maintenant tous les cas du même genre qui ont dû se présenter aux autres médecins, et dites-nous combien de milliers de malheureux ont été victimes de l'impuissance de l'ancienne médecine, et combien de milliers sont destinés au même sort, qui seraient sauvés s'ils pouvaient recevoir les secours tout-puissants de la *nouvelle formule*, appliquée par des mains suffisamment éclairées!

En général, lorsque l'emploi de cette nouvelle formule a été commencé à temps, c'est-à-dire dès les premiers jours après la déclaration de la maladie, la convalescence arrive vers la fin du premier septénaire après le début du traitement, quelquefois dès le troisième et le quatrième jour. Dès lors, le moment est venu de permettre quelques légers bouillons.

Il importe de ne négliger aucune des précautions nécessaires pour éviter les recrudescences, les récidives, considérées avec tant de raison comme pires que la maladie primitive, car on ne peut plus leur opposer des moyens aussi énergiques.

Lorsque l'endocardite négligée affecte la forme dite chronique, mais qu'elle n'a pas encore entraîné de trop graves désordres *organiques*, on peut raisonnablement espérer d'en obtenir la guérison par une longue persévérance dans l'usage des émissions sanguines mitigées,

(1) Voyez, à la fin de ce volume, la note II, où ces pratiques se trouvent consignées.

des révulsifs, des exutoires locaux, du repos absolu, de la digitale, des bains et d'un régime sévère.

Les diverses *lésions organiques* décrites ailleurs, une fois bien confirmées, bien établies, ne sont susceptibles d'aucune guérison radicale, d'aucun traitement *rationnel*, puisque ces lésions, essentiellement mécaniques et en quelque sorte chirurgicales, réclameraient l'intervention de moyens également mécaniques et chirurgicaux, et que nulle opération chirurgicale n'est malheureusement praticable dans ce cas (1). Restent seulement les palliatifs, qui varieront selon les divers accidents qu'il s'agira de calmer.

ARTICLE II.

DE LA PÉRICARDITE OU DE L'INFLAMMATION DU PÉRICARDE, ET DE SES SUITES (2).

§ Ier. Caractères anatomiques.

A. PREMIÈRE PÉRIODE, ou *période de congestion sanguine et de sécrétion anormale.* 1° Le péricarde offre une injection et une rougeur plus ou moins prononcées dans les régions qui ont été enflammées. Quelquefois il existe une infiltration de sang au-dessous du péricarde, et cette membrane elle-même peut être comme imbibée de ce liquide. Le péricarde a sensiblement perdu de sa transparence, et peut acquérir un peu plus d'épaisseur qu'à l'état normal. Le

(1) On s'occupe beaucoup depuis quelques années de certaines difformités extérieures pour lesquelles la ténotomie ou quelque autre opération analogue sont employées avec plus ou moins de bonheur. Parmi les lésions des valvules et de leurs tendons décrites par nous, il en est quelques unes qui rentrent dans la catégorie de celles auxquelles nous faisons allusion. Mais hélas! ici, je le répète, les parties malades sont en quelque sorte sacrées pour le chirurgien et inaccessibles à ses instruments.

(2) Je rappelle au lecteur que je comprends sous ce nom l'inflammation combinée du tissu séreux et du tissu fibreux qui constituent la poche dans laquelle le cœur se trouve contenu. Toutefois c'est particulièrement l'inflammation de la séreuse que nous allons décrire.

tissu cellulaire sous-jacent paraît jouer un rôle important dans les altérations signalées ici, et c'est à la diminution de cohésion de ce tissu qu'il faut attribuer la facilité avec laquelle on détache des lambeaux assez larges du péricarde de la surface du cœur. Le sac séro-fibreux est plus ou moins distendu, selon la quantité de l'épanchement inflammatoire dont nous allons parler.

2° Le produit anormal sécrété par l'effet de la péricardite est plus ou moins abondant (on l'a vu s'élever jusqu'à deux kilogrammes, deux litres), et offre plusieurs variétés, dont voici les principales : il se présente ordinairement sous forme d'un liquide plus ou moins trouble, mêlé de flocons ou de masses d'une matière concrète, fibrineuse, blanchâtre ou grisâtre (*pseudo-membrane, lymphe plastique, coagulable, organisable*). Dans certains cas où l'élément coagulable ne s'est pas bien séparé de l'élément séreux, où la coagulation, la précipitation *physiologique* a pour ainsi dire été *confuse*, on ne trouve qu'un liquide *caillebotté*. Quelquefois, la partie liquide ou séreuse est rougie par le mélange d'une quantité plus ou moins considérable de sang (*péricardite hémorrhagique*). La matière concrète ou plastique adhère plus ou moins fortement à la face interne du péricarde, et peut y former plusieurs couches, dont les plus profondes offrent des traces d'organisation plus ou moins avancée, tandis que les plus superficielles sont encore *amorphes*, et sans trace aucune d'organisation *apparente*. Ces couches ont une épaisseur qui varie entre une fraction de un millimètre et quelques millimètres. La surface libre des masses ou couches pseudo-membraneuses est inégale, aréolée, comme la *surface interne du bonnet ou second estomac du veau* (*Corvisart*), ou bien encore comme la surface de deux couches de beurre mou étendues sur deux assiettes plates appliquées l'une contre l'autre d'abord et brusquement séparées ensuite (*Hope*). Dans quelques cas, la disposition réticulée est assez régulière, et rappelle celle des cellules d'un gâteau de miel; alors le cœur, enveloppé de toutes parts de ces pseudo-membranes aréolées et inégales, offre un aspect extérieur analogue à celui d'un *ananas* ou d'une *pomme de pin* (1). Pour plus de détails sur cette pseudo-membrane, on pourra consulter notre *Traité* sur les maladies du cœur.

Nous ajouterons seulement que la matière plastique dont il s'agit en ce moment *s'organise*, dans certains cas, avec une étonnante promptitude (ce qui suppose une péricardite d'intensité modérée), et unit aussitôt entre eux les feuillets opposés du péricarde (péricardite *adhésive*). Il semble alors que cette union, cette agglutination s'opère absolument de la même manière que la réunion des deux lèvres d'une plaie récente convenablement rapprochées : dans l'un comme dans l'autre cas, l'espèce de colle vivante ou du moins viable anormalement sécrétée, passe en quelques heures, ou du moins en quelques jours, de l'état amorphe à l'état de tissu vascularisé d'abord, puis cellu-leux ou séreux, et séro-fibreux.

La seconde forme sous laquelle peut se présenter le produit de la péricardite est celle qui constitue le *pus* proprement dit (péricardite purulente ou suppuratoire), liquide dont nous avons indiqué ailleurs les caractères. (Voyez les généralités sur l'inflammation.)

B. Seconde et troisième périodes, ou *périodes de l'organisation définitive et des diverses transformations de l'élément plastique ou pseudo-membraneux, et de la résorption de la partie liquide de l'épanchement.* Lorsque le travail

---

(1) Cette remarquable particularité dépend évidemment des mouvements continuels de contraction et de dilatation dont le cœur est agité, ce qui doit nécessairement amener des froncements, des dépressions et des saillies dans la pseudo-membrane qui l'enveloppe. Ne trouve-t-on pas ici une sorte de répétition sans cesse renouvelée de l'expérience indiquée par Hope, savoir, la séparation brusque de deux surfaces accolées entre elles par le beurre mou dont elles ont été enduites?

inflammatoire touche à sa fin, ou bien est complétement terminé, la partie liquide ou séreuse de l'épanchement est peu à peu résorbée, et les couches pseudo-membraneuses déposées sur les feuillets opposés du péricarde se rapprochent graduellement, s'appliquent l'une contre l'autre, contractent des adhérences, tantôt générales, tantôt partielles, en sorte que la cavité du péricarde disparait en totalité ou en partie. Les liens au moyen desquels s'opère ainsi ce qu'on appelle l'*adhérence* ou les *adhérences du péricarde* ne sont autre chose que les diverses couches pseudo-membraneuse organisées en tissus cellulaire, séreux ou séro-fibreux. C'est à la présence d'une ou de plusieurs de ces couches qu'il faut principalement attribuer l'épaississement et l'hypertrophie que présente le péricarde à la suite de péricardites prolongées ou chroniques. (Je dis principalement et non uniquement, car il est certain que cette hypertrophie s'opère aussi, du moins quelquefois, par l'augmentation de nutrition du péricarde lui-même). On peut facilement détacher du péricarde les pseudo-membranes nouvellement organisées à sa surface, et on reconnaît alors qu'il existe entre les deux une couche de tissu cellulaire plus ou moins serré. On constate en même temps que l'hypertrophie du péricarde un développement remarquable des vaisseaux sous-péricardiques.

Les pseudo-membranes partielles du péricarde se présentent tantôt sous la forme de brides et de filaments passant d'un feuillet du péricarde à l'autre, tantôt sous la forme de *taches* ou de plaques blanches, *laiteuses*, plus ou moins considérables, à la surface du cœur.

Les pseudo-membranes générales ou partielles, sous quelque forme qu'elles se soient développées, ne restent pas toujours à l'état celluleux, séreux, cellulo ou séro-fibreux, mais subissent, au contraire, dans quelques cas, des métamorphoses diverses, et se transforment soit en partie, soit en totalité, en tissu fibro-cartilagineux ou même osseux, lesquelles métamorphoses, comme nous l'avons dit précédemment, rappellent celles qui s'opèrent dans le cours de l'évolution de la matière sécrétée par le périoste enflammé. Il est des cas où le cœur, enveloppé presque de toutes parts par ces produits cartilagineux ou ossiformes, résonne comme un cornet quand on le frappe.

Quelquefois, au lieu des adhérences et des plaques ci-avant décrites, le péricarde est parsemé et comme hérissé de granulations discrètes ou confluentes, auxquelles certains auteurs ont donné le nom de *tubercules* (péricardite *granuleuse* ou *tuberculeuse*), ou de petites végétations verruqueuses, dont quelques unes offrent souvent un aspect corné ou même une consistance cartilagineuse.

Lorsque la péricardite passe à l'état chronique proprement dit, et qu'elle ne se termine pas par l'organisation complète des produits sécrétés, on rencontre un épanchement de véritable pus plus ou moins épais, ou bien un mélange de pus, de pseudo-membranes, en partie amorphes, en partie organisées, etc. ; quelquefois le liquide consiste uniquement en une sérosité contenant quelques flocons albumineux ou fibrineux, quelques franges tomenteuses ou d'un tissu cellulaire imparfait. Cette sérosité peut être colorée par une quantité plus ou moins considérable de sang.

§ II. Exposition raisonnée des signes et des symptômes. — Diagnostic.

A. Période *d'irritation, de congestion et d'épanchement.*

Signes locaux, soit physiologiques, soit physiques. — 1° La douleur dans la région précordiale, douleur sur laquelle les auteurs ont tant insisté, que plusieurs appellent *atroce*, manque dans l'immense majorité des cas de péricardite *simple* ou sans complication de pleurésie, et spécialement dans la péricardite coïncidant avec l'arthrite rhumatismale. Nous renvoyons à notre article *Pleurésie* pour ce qui concerne la douleur pleurétique. Je dirai seulement ici que dans la péricardite compliquée avec la pleurésie ou la pleuro-pneumonie, la douleur n'est jamais plus vive, plus poignante, plus atroce que dans les cas où l'inflammation affecte la plèvre diaphragmatique et la plèvre costale correspondante, douleur qui tient à la réaction de l'inflammation sur les nerfs voisins (les intercostaux, et peut-être aussi le nerf diaphragmatique).

2° *Battements du cœur* plus forts, plus fréquents qu'à l'état normal, s'élevant quelquefois au degré de véritables palpitations, tantôt réguliers, tantôt irréguliers, tumultueux, inégaux. Dans les cas où il n'existe pas encore d'épanchement notable, ces battements sont *visibles*, et frappent plus ou moins fortement la main appliquée sur la région précordiale. Mais dans les cas où il s'est opéré déjà un épanchement considérable, et lorsque les malades restent couchés sur le dos, les battements ne se font plus ni voir ni sentir à la main, phénomène dont l'explication se présente d'elle-même. Quelquefois, en faisant asseoir les malades, et en leur recommandant de se pencher en avant, les battements deviennent sensibles à la vue et surtout au toucher. J'ai rencontré quelques individus chez lesquels le second battement ou la diastole du cœur ne se faisait qu'en deux temps ou à deux reprises et avec une sorte de craquement dont je parlerai tout-à-l'heure. Ce phénomène, qui n'avait encore été signalé par aucun auteur, m'a paru se produire à cette période de la maladie où commence le travail organisateur des pseudo-membranes. Les adhérences qui s'établissent alors brident pour ainsi dire le cœur; et comme la diastole est moins puissante que la systole, il ne faut pas s'étonner si c'est elle qui se trouve comme entrecoupée et faite en deux temps, le cœur se reprenant pour ainsi dire après s'être incomplétement dilaté.

3° Lorsqu'il existe un épanchement assez considérable, on observe une *voussure* ou *saillie* de la région précordiale(1),

(1) Cette voussure, que j'ai rencontrée et montrée bien souvent aux

voussure qui est bien sensible à la vue et au toucher, et dont on peut évaluer le degré par le *cyrtomètre* de M. le docteur Andry.

4° *Matité* de la région précordiale dans une étendue plus considérable qu'à l'état normal. La matité peut avoir une étendue double et même triple de celle qui est naturelle; elle occupe quelquefois tout le tiers inférieur, et même la moitié de la partie antérieure externe du côté gauche de la poitrine, d'où elle peut s'étendre plus ou moins à droite de la moitié inférieure du sternum. Dans la péricardite qu'on appelle *sèche*, celle qui n'a encore été suivie que d'une exsudation pseudo-membraneuse avec peu ou point de liquide, il n'existe ni voussure ni augmentation bien notable de l'étendue de la matité de la région du cœur, si ce n'est pourtant dans les cas où la masse des pseudo-membranes serait très considérable et le cœur fortement développé ou *tuméfié* par l'effet de sa fluxion inflammatoire.

5° *Un bruit de frottement péricardique*, isochrone aux battements du cœur, est un des signes les plus constants et les plus caractéristiques de la péricardite à la première période, celle d'exsudation pseudo-membraneuse avec un épanchement assez médiocre pour que les feuillets opposés du péricarde puissent venir s'appliquer l'un contre l'autre, et glisser l'un sur l'autre dans les mouvements de systole et de diastole. Comme ce glissement n'a plus lieu sur des surfaces lisses, polies, lubrifiées par un liquide doux et onctueux, mais bien sur des surfaces inégales, aréolées, etc., dont nous avons parlé précédemment, il en résulte une augmentation de frottement qui produit le bruit particulier que nous signalons ici. Ce bruit présente divers degrés d'intensité et de nombreuses variétés dont on ne peut se faire une idée exacte que par une observation directe long-temps répétée. Tantôt c'est un simple bruit de *frôlement,*

élèves depuis une dizaine d'années, est un signe précieux sur lequel M. Louis a le premier appelé l'attention des observateurs.

tantôt un bruit de *frottement rude, râpeux,* tirant un peu sur le bruit de soufflet râpeux auquel donnent lieu certaines lésions des valvules du cœur, etc., tantôt un vrai bruit de tiraillement, de craquement, qui, dans certains cas, imite le *cri* du cuir neuf, ainsi que M. Colin l'a fort bien remarqué. Ces variétés tiennent évidemment aux diverses conditions physiques des fausses membranes, lesquelles diffèrent selon les périodes d'organisation auxquelles elles sont parvenues, etc., à la force plus ou moins grande des battements du cœur, et à d'autres particularités qui ne sont pas encore parfaitement connues. Quelle que soit l'espèce de bruit de frottement péricardique, on le distinguera facilement, *avec de l'habitude,* des souffles et autres bruits qui se passent à l'intérieur du cœur, et on évitera ainsi une erreur qui a été bien souvent commise. Le bruit de frottement ou de *frou-frou* péricardique est plus superficiel, plus diffus que ces derniers : on reconnaît qu'il se passe en quelque sorte immédiatement sous l'oreille (1). Dans quelques cas, et tout récemment encore j'en ai vu un exemple chez un malade que j'ai soigné avec M. le docteur Sorlin, ce bruit de frottement péricardique est assez fort pour imprimer à la *paroi précordiale* correspondante un frémissement vibratoire bien distinct, quoiqu'il soit en quelque sorte *mou* et comme provenant de vibrations par frottement de parties peu vibratiles.

(1) A part le bruit de cuir neuf, qui ne se rencontre qu'assez rarement et à une époque où les exsudations membraneuses péricardiques sont déjà assez anciennes, aucun des bruits que nous venons de décrire n'avait été signalé avant nos recherches consignées dans le *Traité des maladies du cœur.* Ce bruit de cuir neuf ne se rencontre pas d'ailleurs exclusivement dans les cas d'adhérences du péricarde ; je l'ai constaté dans quelques cas d'adhérences des plèvres. Celui-ci est isochrone aux mouvements de la respiration, comme l'autre l'est aux battements du cœur. Nous ajouterons que récemment, sur des chevaux et des chiens chez lesquels M. Leblanc avait produit des péricardites artificielles, il a constaté des bruits de frottement péricardique analogues à ceux que nous venons de décrire.

6° Quand, par suite de l'abondance de l'épanchement, les battements du cœur ne se font plus voir ni toucher, les bruits du cœur sont plus ou moins *lointains*, ce qu'une oreille *exercée* distingue très bien. Ces bruits peuvent d'ailleurs offrir des modifications variables, selon les coïncidences qui peuvent exister du côté des valvules, selon qu'il s'est formé ou non des concrétions sanguines ou pseudo-membraneuses dans les cavités du cœur, etc.

Symptômes dits généraux ou réactionnels. — 1° Une réaction fébrile plus ou moins violente accompagne la péricardite, et l'on ne s'en étonnera pas en réfléchissant à ce que nous avons dit ailleurs du *siége* de la fièvre considérée en elle-même. Le pouls peut offrir des caractères en rapport avec les lésions survenues dans l'intérieur des cavités du cœur, et sur lesquels nous nous sommes suffisamment appesanti à l'occasion de l'endocardite et de ses suites. Le sang retiré par les saignées offre les particularités qui distinguent celui qu'on appelle *inflammatoire*.

2° Chez plusieurs individus atteints de péricardite, on n'observe aucun trouble notable de la respiration. Chez d'autres, au contraire, cette fonction est profondément gênée, et avec cette gêne se manifestent les accidents suivants : sentiment d'anxiété telle que certains malades implorent la mort pour mettre un terme à leurs souffrances ; jactitation continuelle, avec soupirs, gémissements, plaintes, sanglots, hoquets ; visage d'une pâleur plus ou moins livide ou violacée, bouffi, grippé, ordinairement empreint d'une expression de terreur indéfinissable, et quelquefois agité de légers mouvements spasmodiques, ou bien offrant le phénomène si connu sous le nom de *rire sardonique ;* tendance aux défaillances, aux lipothymies ; besoin de respirer le frais ; pouls petit, misérable, irrégulier, inégal, intermittent et très fréquent ; refroidissement des extrémités ; par moments, incohérence dans les idées, léger délire, insomnie des plus cruelles ; des attaques de véritables convulsions s'ajoutent quelquefois aux symptômes indiqués.

Toutes les fois qu'on observe l'effrayant cortége de phénomènes indiqués ci-dessus, on peut être certain que la péricardite n'est pas simple ou isolée de toute complication. Alors, en effet, il existe en même temps soit une pleurésie qui a envahi le diaphragme, soit un grand obstacle au cours du sang, qui, le plus ordinairement, tient à la formation de concrétions dans les cavités du cœur, etc. Mirabeau paraît avoir éprouvé dans toute son atrocité l'horrible supplice de la péricardite compliquée dont il s'agit, et l'on sait que l'immortel orateur suppliait Cabanis, son médecin, de mettre un terme à ses angoisses, à son martyre, en lui donnant de fortes doses d'opium. Si Cabanis eût connu et mis en pratique la méthode dont nous parlerons plus loin, il eût sauvé la vie à son illustre ami et lui eût épargné de terribles souffrances !

Grâce aux signes physiques et physiologiques énumérés plus haut, la péricardite n'est plus, comme l'enseignaient Corvisart et Laënnec lui-même, une maladie dont le diagnostic soit au-dessus de nos moyens. On peut, au contraire, aujourd'hui, ainsi que nous l'avons fait si souvent depuis une dizaine d'années, diagnostiquer la péricardite avec autant de précision et de certitude que la pleurésie elle-même ; mais on ne le peut qu'après avoir acquis un longue habitude clinique, et s'être bien familiarisé avec l'usage des méthodes exactes d'exploration. Les péricardites appelées *latentes* (on donne particulièrement ce nom à celles qui sont *indolentes*, et qui ne troublent pas notablement la circulation et la respiration) ne sont pas elles-mêmes *indiagnosticables*. Si elles sont assez souvent méconnues, c'est qu'on a négligé l'emploi des méthodes d'exploration dont nous parlions tout-à-l'heure, entre autres l'inspection, la percussion et l'auscultation de la région précordiale, méthodes au moyen desquelles on constate infailliblement les épanchements dans le péricarde. C'est pour la même raison que des praticiens, d'ailleurs célèbres, méconnaissent fort souvent encore aujourd'hui des épanchements consécutifs à des pleurésies également dites *latentes*. Pour plus de détails sur le diagnostic de la péricardite, simple ou compliquée, nous renvoyons au *Traité clinique des maladies du cœur*.

B. **Période** *de la formation des adhérences et autres états anormaux du péricarde consécutifs à la péricardite.*

C'est peu que les progrès de la clinique exacte nous aient aplani les difficultés du diagnostic de la péricardite elle-même, ils nous ont encore mis en mesure de reconnaître, de *diagnostiquer* les suites principales de cette phlegmasie, telles que l'adhérence générale ou très étendue du péricarde et des plaques fibreuses ou fibro-cartilagineuses plus ou moins saillantes à la surface du cœur. Comme les états anormaux du péricarde ne dérangent pas, du moins notablement, le jeu du cœur, et que, contrairement à l'opinion de certains auteurs, on en rencontre chez des personnes qui jouissaient de la plus florissante santé, ce n'est qu'au moyen de certains *signes physiques*, jusqu'ici négligés, que depuis quelques années nous sommes parvenu à en établir le diagnostic chez plusieurs individus, diagnostic encore assez obscur pour nous quand nous avons publié la première édition du *Traité clinique des maladies du cœur*.

Chez six ou sept sujets, nous avons annoncé l'existence d'une adhérence intime et générale du péricarde aux signes suivants : 1° *Dépression évidente* de la région précordiale, dépression qui est l'analogue de celle qu'on observe dans un des côtés de la poitrine à la suite d'une pleuresie également terminée par adhésion. Cette sorte de *rétrécissement* de la région précordiale me parait aujourd'hui un signe d'une haute importante. 2° La main et l'oreille appliquées sur la région précordiale font reconnaître que le cœur ne se meut pas, ne joue pas aussi librement qu'à l'état normal dans la cavité qui le contient; ses battements sont en quelque sorte *embarrassés, bridés,* et la pointe ne frappe plus la poitrine par un coup net et bien détaché. Assez récemment encore (novembre 1842), chez un homme atteint des suites d'une *endo-péricardite coïncidant avec un rhumatisme,* traité dans le service d'un médecin qui a combattu la découverte de cette coïncidence, nous avions, sur la foi des deux signes ci-dessus indiqués, diagnostiqué, entre autres lésions, *une adhérence* du péricarde. L'individu ayant succombé, nous avons rencontré chez lui une des plus belles adhérences du péricarde que nous eussions encore constatées. La dépression d'une portion de la région précordiale était un phénomène d'autant plus remarquable dans ce cas, que le cœur avait acquis un volume très considérable (1). 3° Dans les cas d'adhérence partielle par des brides fibreuses, existe-t-il pendant les mouvements du cœur des bruits particuliers, plus ou moins analogues à celui de *cuir neuf* dont nous avons parlé ailleurs? Mon expérience ne m'a pas suffisamment encore éclairé sur ce point. Je suis toutefois assez disposé à le croire, par analogie de ce qui se passe dans certains cas d'adhérences partielles de la plèvre, soit au sommet des poumons, comme il arrive si souvent chez les phthisiques, soit dans d'autres régions. J'ai soupçonné des adhérences partielles du cœur chez certains individus dans la région précordiale desquels j'avais distinctement entendu des bruits de *tiraille-*

(1) M. le docteur Sander a donné comme signe de l'adhérence du péricarde au cœur un signe que je n'ai pas eu l'occasion de constater, savoir : *un mouvement perpétuel d'une très forte ondulation se montrant plus bas que celle que l'on sent naturellement dans la région du cœur.* J'ai quelquefois observé un phénomène qu'il faudrait bien se garder de confondre avec celui dont il s'agit ici : je veux parler d'un mouvement de *dépression* vers la région précordiale se manifestant pendant l'inspiration chez des individus dont la plèvre pulmonaire adhère au péricarde et à la plèvre pariétale voisine.

ment et de *craquement* isochrones aux battements du cœur.

Je me rappelle un certain nombre de cas dans lesquels j'ai diagnostiqué la présence de plaques fibreuses ou fibro-cartilagineuses à la surface du cœur. Il existait, dans ces cas, un bruit de râpement ou de raclement circonscrit, isochrone aux battements du cœur. Dans deux cas, l'au-topsie cadavérique a confirmé le diagnostic. J'ai gardé longtemps dans mes salles un homme qui, à la suite d'une endo-péricardite aiguë bien guérie, conservait néanmoins un très beau bruit de ce genre. Sa santé était d'ailleurs parfaite (1).

§ III. Exposition raisonnée des causes de la péricardite.

A. *Causes déterminantes.* — Comme toutes les autres phlegmasies, la péricardite peut être produite ou déter-minée par les causes traumatiques, les agents physiques ou chimiques *irritants, localement* appliqués. Mais telles ne sont pas les causes déterminantes de la péricardite la plus commune, de celle que certains praticiens appellent encore faussement *spontanée,* pour la distinguer de la péricardite de cause externe ou *chirurgicale.* La péricar-dite de cause dite interne, bien que cette cause elle-même soit au fond externe, comme l'avait très bien déclaré Sy-denham, en la signalant à l'occasion d'autres maladies (il la désigne sous le nom de *causa evidens externa*), la péri-cardite *médicale* reconnaît pour cause ordinaire, *essentielle,* et en quelque sorte *sine quâ non,* un refroidissement plus ou moins brusque et subit, succédant le plus souvent à une forte chaleur du corps avec sueur plus ou moins abondante, et à des exercices plus ou moins violents. Sous ce rapport, Corvisart s'est bien écarté de la vérité, en écri-vant dans le discours préliminaire de son *Essai* que « le » cœur, dans la région qu'il occupe, est à l'abri de toute

(1) J'ai rapporté ce cas dans mon *Traité des maladies du cœur.*

» impression et de toute modification *immédiate* (1) de
» la part de l'air et de ses intempéries variables, brusques
» et multipliées.» Interrogés tous avec un soin minutieux,
les individus atteints de péricardite que nous avons observés depuis douze ans, nous ont appris pour la plupart
que leur maladie était survenue dans les conditions dont
nous venons de parler. Les autres *ignoraient* la *cause* de
leur maladie, n'y *avaient pas fait attention*. Mais comme
ils exerçaient des professions qui les exposaient à l'influence
atmosphérique indiquée, ce n'est pas assurément abuser
du droit d'induction que d'admettre chez eux la même
cause que chez les autres.

Au reste, si la cause qui nous occupe est aussi réelle et
aussi importante que nous l'avançons, on devra rencontrer la péricardite chez un certain nombre des individus
qui, ayant été exposés à un refroidissement violent et plus
ou moins général, auront été atteints de ces arthrites, de
ces pleurésies, de ces pleuro-pneumonies, dont le refroidissement est, de l'aveu de tous les bons observateurs, la
cause évidente (*causa evidens externa*, pour rappeler les expressions de Sydenham). Or, depuis douze ans, nos recherches cliniques n'ont que trop démontré la fréquence
de la coïncidence dont il s'agit, ainsi que nous l'établirons
aux articles de cet ouvrage consacrés à l'arthrite rhumatismale, à la pleurésie, etc. Telle est même cette fréquence,
que si, des cas connus de péricardite, on en retranchait
ceux relatifs à la péricardite coïncidant avec l'arthrite,
la pleurésie et la péripneumonie produites par le froid, il

<hr>

(1) En s'en tenant à la *lettre* même de son assertion, Corvisart aurait eu
raison : en effet, l'air n'agit pas *immédiatement* sur le cœur. Mais l'assertion du célèbre observateur s'applique à l'action *médiate* de l'air elle-
même, et c'est en cela que consiste l'erreur qui lui est échappée dans cet
endroit de son ouvrage. Je dis cet endroit, car lorsqu'il traite en général
des causes de la péricardite, Corvisart n'a point négligé de signaler
l'influence sur laquelle nous insistons d'une manière si spéciale.

en resterait à peine quelques uns. A une époque où la *loi*
de coïncidence de la péricardite avec le rhumatisme articulaire aigu n'était pas encore formulée, Corvisart avait déjà
pu dire : « qu'il n'avait point d'observations propres d'une
» péricardite aiguë sans complication. »

D'après ce qui précède, on voit que nous ne saurions
partager l'opinion de ceux qui, comme M. Louis, professent que les causes *excitantes* de la péricardite *sont inconnues dans la plupart des cas.*

Pour ce qui concerne la théorie de la *métastase* rhumatismale sur le cœur en général, et le péricarde en particulier, nous devons renvoyer le lecteur à ce que nous en
dirons à l'occasion de l'arthrite rhumatismale.

B. *Prédisposition et causes prédisposantes.* — Nous renvoyons pour cet objet à ce que nous avons dit d'une manière générale, à l'occasion d'autres phlegmasies qui se
développent dans les mêmes circonstances que la péricardite. La prédisposition spéciale à cette phlegmasie ne saurait être reconnue *à priori.*

§ IV. Marche et durée.

On peut appliquer à la péricardite ce que nous avons
déjà dit à l'occasion de la marche et de la durée des phlegmasies en général. Ainsi, la marche de la péricardite est
tantôt *aiguë*, tantôt *lente*, *chronique*, et cela dans une
échelle dont les degrés sont très nombreux, selon l'intensité des causes déterminantes, l'âge, la constitution des
sujets, les complications, etc.

La *durée* est subordonnée à un grand nombre de circonstances, et surtout, quoi qu'on ait pu dire de contraire, au
mode de traitement. Une péricardite bien caractérisée,
chez un sujet d'une constitution ordinaire, se termine
d'une manière heureuse dans le cours du premier septénaire, si, dès le début, elle a été traitée par la méthode
que nous employons.

Mal traitée, une péricardite peut se prolonger pendant un temps indéfini, amenant à sa suite un épanchement et d'autres altérations qui peuvent lui survivre, et constituer à leur tour des maladies qui réclament des moyens spéciaux.

§ **V**. **Pronostic et mortalité**.

Rien ne serait plus grave que le pronostic de la péricardite, s'il était vrai que, comme l'a dit Corvisart, la péricardite aiguë et la péricardite chronique sont nécessairement mortelles (la péricardite que Corvisart appelle *sub-aiguë* laissant seule quelque espérance). Mais grâce aux progrès de la science et de l'art, j'ose affirmer que, traitée à temps et avec une énergie proportionnée à son intensité, etc., la péricardite, sauf peut-être quelques exceptions extrémement rares, n'entraîne point la mort, mais guérit très bien, au contraire, dans un assez court espace de temps. J'ajouterai que, même sous l'empire des anciennes méthodes de traitement, la péricardite n'est point aussi souvent mortelle que l'avait cru Corvisart. Pour se convaincre de cette vérité, il suffira de savoir combien il est fréquent de rencontrer certaines lésions du péricarde (adhérences, plaques laiteuses), à l'ouverture d'individus enlevés par des maladies récentes, dans lesquelles le cœur et ses enveloppes ne se trouvaient point compromis. Or, ces lésions sont les traces d'une ancienne péricardite qui s'était terminée par la guérison, bien que traitée par les pratiques ordinaires.

Je terminerai en ajoutant que les péricardites les plus graves sont celles qui coïncident avec une pleurésie, une pleuro-pneumonie, une endocardite, etc. Toutefois, on les guérit elles-mêmes en les traitant avec la vigueur et la prudence convenables.

Lorsque déjà la péricardite est passée à l'état chronique au moment où l'on est appelé à la combattre, le pronostic change pour ainsi dire de face : alors, en effet, la maladie peut se terminer par la mort au bout d'un temps plus ou moins long. Au reste, la méthode que nous employons prévenant ce funeste passage de l'état aigu à l'état chronique, notre expérience personnelle ne nous fournit pas les données nécessaires à la solution de la question de pronostic dont il s'agit, et nous cherchons en vain des données de ce genre dans les auteurs, peu habitués jusqu'ici à recueillir ces observations exactes sans lesquelles on ne peut rien connaître, rien *formuler* en médecine.

§ VI. Traitement.

A. Il est essentiellement le même que celui de tant d'autres phlegmasies dont nous avons déjà tracé, ou dont nous tracerons ailleurs les règles générales. En appliquant avec une hardiesse éclairée, c'est-à-dire dans la mesure convenable, la nouvelle formule des émissions sanguines au traitement de la péricardite prise à son début même ou à une époque qui n'en soit éloignée que de quelques jours, on obtiendra des guérisons auparavant inespérées et impossibles par les anciennes méthodes. Depuis dix ans, j'ai vu plus de soixante cas de péricardite rapidement guéris par cette formule (1). Il n'est pas besoin de faire remarquer que les saignées générales et locales doivent d'ailleurs être proportionnées à l'intensité, aux complications phlegmasiques de la maladie, à la force, au tempérament, à l'âge des sujets, etc., etc.

(1) Parmi les individus traités par cette méthode, deux seuls ont succombé. (Voy. Obs. 5ᵉ et 13ᵉ du *Traité des maladies du cœur*.) Or, dans l'un de ces cas, la maladie datait de huit jours, au moment où le traitement fut commencé. Appliqué plus tôt, il eût réussi infailliblement ; et sans une recrudescence due à une imprudence, la mort eût été évitée malgré les conditions défavorables indiquées. Dans l'autre cas, une imprudence du malade fut également cause de la mort. Tout allait bien, lorsqu'à la suite d'un refroidissement, il survint une complication mortelle de pleurésie diaphragmatique et de pneumonie, et plus tard un érysipèle à la face.

Règle générale : chez un sujet dans la force de l'âge, atteint d'une péricardite intense, trois ou quatre saignées du bras de trois à quatre palettes et deux ou trois saignées locales de la même dose, pratiquées toutes dans l'espace de deux, trois ou quatre jours, suffiront à la guérison. Dans les cas d'une intensité extrême, une, deux ou trois saignées de plus, et à la même dose, pourront être nécessaires. Dans les cas légers, deux ou trois saignées (générales et locales), pratiquées en vingt-quatre à quarante-huit heures, feront justice de la maladie (elle peut être assez légère pour qu'il suffise d'une seule saignée). Dans les cas graves, après les dernières saignées, un ou plusieurs larges vésicatoires volants seront appliqués sur la région précordiale.

La diète et les boissons dites antiphlogistiques seconderont les moyens précédents. Pour complément de ce qui précède, on devra lire ce que nous avons écrit en parlant du traitement de l'arthrite rhumatismale et de la pleurésie ou pleuro-pneumonie, les compagnes ordinaires de la péricardite d'origine *rhumatismale* ou *à frigore*.

B. La péricardite passée à l'*état chronique* ne comporte pas le traitement formulé tout-à-l'heure. Il est rare que les malades ne soient trop affaiblis par l'effet même de la prolongation de la maladie, pour qu'on puisse tenter quelques saignées générales. Quelquefois même on est obligé de renoncer aux saignées locales elles-mêmes, faites en petit nombre et à faible dose. Il ne reste alors que l'emploi des vésicatoires, des cautères, des moxas, des sétons seuls ou secondés par quelques révulsifs intérieurs, administrés avec circonspection, et, comme *moyen extrême*, l'évacuation de l'épanchement par une opération chirurgicale, trop peu souvent pratiquée encore pour qu'on puisse en apprécier exactement les avantages et les inconvénients. Au fond, je crois cette espèce d'opération de *paracentèse ou d'empyème* peu dangereuse. Mais un moyen assuré pour

éviter le besoin d'y recourir, c'est de bien appliquer à
temps la méthode de traitement que nous avons exposée
plus haut.

ARTICLE III.

DE LA CARDITE OU DE L'INFLAMMATION DU TISSU MUSCULAIRE DU COEUR
ET DU TISSU CELLULAIRE SOUS-JACENT.

§ Iᵉʳ. Caractères anatomiques aux différentes périodes.

A. La rougeur, l'injection et une certaine turgescence
de la substance musculaire du cœur et du tissu cellulaire
inter-musculaire sont les seuls caractères anatomiques de
la cardite aiguë à sa *première période*.

B. A la *seconde période* surviennent le ramollissement du
cœur, dont on distingue trois principales espèces sous les
noms de ramollissement *rouge*, de ramollissement *blanc*,
de ramollissement *jaune*, et la *suppuration*, soit sous forme
d'*infiltration*, soit sous forme d'*abcès*.

1° Quelle que soit son espèce, le ramollissement du
cœur se reconnaît aux caractères suivants : le tissu de cet
organe a perdu la fermeté qui lui est naturelle, au point
qu'il suffit de le presser légèrement entre les doigts pour
le rompre : il est devenu friable et pour ainsi dire fragile.
Dans le ramollissement *rouge*, la substance musculaire du
cœur n'est pas toujours d'un rouge franc, mais souvent, au
contraire, d'un rouge violacé, brunâtre; il est parfois accompagné de l'infiltration d'une certaine quantité de sang
altéré, analogue à la lie de vin, dans les interstices musculaires et au-dessous des enveloppes du cœur. A une période
plus avancée de la maladie, le ramollissement rouge se
transforme en ramollissement blanc ou grisâtre, et c'est
alors que l'on observe la suppuration parfaite, tandis que
dans le ramollissement rouge, le travail suppuratoire ne
fait que poindre, en quelque façon, et, au lieu de pus bien
formé, c'est une sanie analogue à de la lie de vin que l'on

rencontre. De même que le ramollissement blanc succède au ramollissement rouge, le ramollissement jaune est une sorte de transformation du ramollissement blanc. Cette troisième espèce me paraît appartenir à la péricardite décidément *chronique*. Elle se distingue des précédentes par la teinte jaunâtre qui lui a fait donner son nom, et que Laënnec a justement comparée à la couleur des feuilles mortes les plus pâles (1).

Je ne connais pas d'exemple authentique de gangrène du tissu musculaire du cœur.

2° La suppuration du cœur coïncide avec l'une ou l'autre des espèces de ramollissement du cœur. Comme nous l'avons dit, elle n'est encore qu'*imparfaite* dans le ramollissement rouge, mais elle est bien formée dans le ramollissement blanc. La quantité et la qualité du pus sont variables selon plusieurs circonstances. Ou le pus est simplement *infiltré*, ou bien il est ramassé en *foyer,* et de là des *abcès solitaires* ou *multiples* (ceux-ci sont enkystés ou non enkystés). Ces abcès peuvent se faire jour à l'intérieur ou à l'extérieur du cœur. S'ils s'ouvraient à la fois dans ces deux points, il en résulterait une perforation du cœur promptement suivie d'un épanchement mortel de sang dans la cavité du péricarde. Ceci nous conduit à parler des solutions de continuité des parois du cœur consécutives aux inflammations des divers tissus dont elles sont composées.

C. Les ulcérations des parois du cœur, suites d'inflammation, commencent presque toujours par la membrane interne et procèdent ainsi de dedans en dehors. Elles varient en nombre, en étendue, en siége, en profondeur (elles affectent pour le ventricule gauche une remarqua-

(1) Je dois prier les lecteurs de bien se rappeler que je n'ai à m'occuper ici que des ramollissements d'origine inflammatoire, et qu'il n'entre nullement dans ma pensée de révoquer en doute l'existence de certains ramollissements d'une autre origine, mais dont il n'est pas besoin de parler en ce moment.

ble et fàcheuse préférence). Elles portent le nom de *perfo-rations*, quand elles ont détruit de part en part la région des parois qu'elles occupent, et dans ce cas, comme nous l'avons dit tout-à-l'heure, il survient une hémorrhagie mortelle dans le péricarde. L'état pathologique dont il s'agit est au fond le même que celui désigné si improprement sous le nom d'*anévrisme faux primitif* des artères. Dans ce cas, il est vrai, la cause de la solution de conti-nuité est *vitale*, tandis qu'elle est *mécanique* dans l'autre.

Dans quelques cas, il survient par l'effet des ulcérations qui nous occupent une *tumeur* tout-à-fait analogue à celles que l'on connaît en chirurgie sous la dénomination de tumeurs anévrismales, en un mot, un véritable *anévrisme faux consécutif* du cœur. Formé par les couches extérieures des parois du cœur, quelquefois par le péricarde seul, qui joue alors le rôle de la membrane externe des artères, le kyste anévrismal, comme celui des vaisseaux indiqués, contient une masse plus ou moins considérable de coagu-lum lamelleux (presque toujours le kyste anévrismal a contracté des adhérences avec le feuillet pariétal du péri-carde, circonstance qui lui donne plus de résistance et de solidité). Les tumeurs anévrismales du cœur varient en volume depuis celui d'une noisette jusqu'à celui d'un œuf ordinaire, ou même des deux ventricules réunis du cœur, comme dans un cas recueilli par M. le professeur Bres-chet(1). Sur treize cas de ce genre d'affection analysés par M. Reynaud, six avaient leur siége à la pointe du cœur, et sept sur d'autres points de la périphérie de cet organe. C'est une chose rare que la rupture des kystes anévrismaux du cœur. Quand il survient une rupture des parois du cœur, elle s'opère ordinairement avant la formation d'une poche anévrismale, et lorsqu'une ulcération a détruit les couches les plus profondes de ces parois.

(1) *Mém. de l'Académie royale de médecine.* Paris, 1833, t. III, p. 101 et suiv.

Des ulcérations, des ruptures peuvent avoir pour siége spécial certaines colonnes charnues que l'on voit à l'intérieur des cavités du cœur, et spécialement celles qui sont destinées au jeu de la valvule mitrale.

D. Tous les auteurs, guidés par l'analogie plutôt qu'éclairés par l'observation directe, ont placé l'*induration* du cœur au rang des terminaisons de la cardite. Voici ce que nous croyons pouvoir en dire, d'après nos recherches personnelles. L'*induration* que l'on observe dans le tissu même du cœur est presque toujours, pour ne pas dire toujours, consécutive à celle du péricarde ou de l'endocarde, dont elle n'est alors qu'une sorte d'extension ou de propagation. Nous avons parlé ailleurs de ces cœurs qui résonnent comme un cornet, *pétrifiés, ossifiés* selon quelques auteurs. Nous n'y reviendrons point ici; nous bornant à dire que, dans ces cas, c'est le tissu séro-fibreux du cœur qui s'est transformé, cartilaginisé, ossifié, etc., et que la substance musculaire du cœur est pour bien peu de chose dans la lésion, si tant est même qu'elle y participe réellement. On conçoit aisément qu'une telle transformation du tissu musculaire du cœur, pour peu qu'elle fût étendue, serait incompatible avec les fonctions ou le jeu de cet organe.

§ II. Symptômes et diagnostic.

A. On ne trouve point dans les auteurs, dans Corvisart et Laënnec, entre autres, de signes *spéciaux* attribués à la cardite. Comment ces auteurs auraient-ils, d'ailleurs, posé les bases du diagnostic de cette maladie, eux qui avouaient ne pas savoir reconnaître une péricardite, et qui ne possédaient aucunes recherches dignes d'être notées sur l'endocardite? Pour moi, je n'ai jamais rencontré de cardite qui ne fût compliquée de l'une de ces deux phlegmasies ou de toutes les deux à la fois, et je ne connais aucun symptôme physique ou physiologique qui lui appartienne en propre, et qui en constitue le signe *caractéristique* ou *pathognomonique*. Il me paraît seulement indubitable que la complication d'une cardite très intense avec une péricardite ou une endocardite doit être une circonstance des plus aggravantes, et je crois qu'on est fondé à soupçonner du moins l'existence de cette complication chez les individus qui présentent au plus haut degré les graves accidents dont nous avons parlé en traitant des deux maladies ci-dessus désignées.

B. Le *diagnostic* de la plupart des lésions *terminales* que nous avons décrites plus haut, telles que les abcès, les ulcérations avec ou sans kyste anévrismal, etc., est tout-à-fait impossible. Une mort rapide comme la foudre est le résultat d'une perforation un peu etendue du cœur avec épanchement de sang dans la péricarde. Si la perforation a lieu sur les cloisons inter-ventriculaires ou inter-auriculaires, non seulement la mort n'en est pas la suite, mais il peut encore n'en résulter aucun accident sérieux. Cette communication anormale est une des lésions dans lesquelles on entend un bruit de souffle à la région du cœur avec ou sans frémissement vibratoire, etc.

Le diagnostic des tumeurs anévrismales du cœur elles-mêmes, en apparence plus facile que celui des simples ulcérations, etc., ne saurait cependant encore être établi sur des signes précis. Dans aucun des quinze à dix-huit cas de cette maladie aujourd'hui connus, elle n'a été, je ne dirai pas diagnostiquée, mais même seulement soupçonnée. Toutefois, je suis loin de penser que la science ait dit sur cet article son dernier mot. Jusqu'ici, l'emploi éclairé des méthodes exactes, telles que l'inspection, le toucher, la percussion, l'auscultation, la mensuration, a été négligé, et s'il ne l'eût pas été, le diagnostic n'aurait pas été aussi complétement en défaut dans les quinze à dix-huit cas indiqués tout-à-l'heure.

§ III. Causes et traitement de la cardite.

Sous le rapport des causes et du traitement comme sous la plupart des autres rapports, la cardite aiguë se confond avec l'endocardite et la péricardite également aiguës. Quant aux *lésions organiques* qui peuvent être la suite de la cardite prolongée et devenue *chronique*, elles ne comportent aucune *médication* interne sérieuse, et malheureusement les moyens externes ou chirurgicaux ne sont pas de mise ici.

ARTICLE IV.

DE L'INFLAMMATION DU TISSU ADIPEUX OU CELLULO-GRAISSEUX DU CŒUR (ADIPOCARDITE).

Malgré le peu de développement de son appareil vasculaire, le tissu adipeux ou cellulo-graisseux dont le cœur est environné n'est sans doute pas entièrement à l'abri des atteintes d'une inflammation, soit aiguë, soit chronique, et, comme on dit, *latente*. Mais, jusqu'ici, je ne possède aucune observation précise sur ce sujet. C'est une lacune que nos successeurs auront à combler.

Je ne serais point étonné qu'on parvînt un jour à démontrer qu'une *inflammation sourde, chronique,* n'a pas été étrangère au développement de certaines masses encéphaloïdes observées à l'extérieur du cœur, et envahissant plus ou moins le corps même de cet organe.

II. Des inflammations des artères.

ARTICLE PREMIER.

DE L'ARTÉRITE OU DE L'INFLAMMATION DES ARTÈRES EN GÉNÉRAL.

Réflexions préliminaires.

Les parois artérielles peuvent être frappées d'inflammation dans toute leur épaisseur, ou bien seulement dans l'une de leurs membranes constituantes. Celle de ces membranes pour laquelle l'inflammation affecte une sorte de prédilection est la membrane interne. Le plus ordinairement l'inflammation de cette membrane s'étend au tissu cellulaire sous-jacent, et, quand elle est intense, elle envahit les autres membranes.

L'inflammation de la membrane interne, ou l'*endoartérite* (1), est beaucoup plus fréquente qu'on ne l'avait pensé jusqu'ici. Néanmoins son histoire laisse encore beaucoup à désirer. Nous ne possédons des observations un peu précises de cette phlegmasie que pour les artères extérieures. Des observations complètes sur l'inflammation des artères intérieures manquent à la science (2). Pour ma part, je n'ai encore recueilli qu'une observation de ce genre, et elle a trait à l'inflammation de l'aorte ascendante ou sousternale. (Je l'ai rapportée dans ma *Clinique médicale*.)

Mais les cas dans lesquels, à l'ouverture des cadavres, les diverses artères, et spécialement l'aorte, les artères carotides, cérébrales, les sous-clavières, les axillaires, les iliaques primitives, les iliaques internes et externes, les crurales, etc., m'ont offert des altérations d'origine ou de provenance évidemment phlegmasique, sont, je puis le dire sans exagération, vraiment innombrables. J'ajouterai que, depuis quelques années, j'ai, du vivant des malades, annoncé ces altérations avec une précision

(1) Nous nous servons de ce mot par analogie avec celui d'endocardite que nous avons donné à l'inflammation de la membrane interne du cœur. D'après notre système de nomenclature des phlegmasies du cœur appliqué à celles des artères, on aurait encore les noms *périartérite* et *artérite* pour désigner les inflammations de la membrane externe et de la membrane *propre* ou moyenne des artères. Toutefois, dans le cours de cet article, nous nous servirons du mot *artérite* comme indiquant l'inflammation de la membrane interne des artères, compliquée ou non de celle des autres membranes.

(2) J'entends ici par observations *complètes*, celles dans lesquelles l'artérite ayant été diagnostiquée à son début, on a recueilli tous les phénomènes qui se rattachent à cette maladie jusqu'à sa terminaison, soit par la guérison, soit par la formation de diverses lésions organiques, etc.

qui a causé quelque surprise aux personnes qui n'ont pas, comme moi, profondément étudié depuis longues années la matière dont il s'agit. Elles coïncident le plus ordinairement avec des lésions du même genre dans le cœur (le cœur gauche spécialement), et se sont développées en même temps qu'elles, sous l'influence des mêmes causes, au premier rang desquelles viennent se placer les *influences* dites *rhumatismales*.

§ Ier. Caractères anatomiques.

Après la description que j'ai donnée des caractères anatomiques de l'angio-cardite, il me reste bien peu de choses à dire de ceux de l'artérite. La rougeur de la membrane interne, l'épaississement, l'injection, le ramollissement ou la diminution de cohésion des parois artérielles, un secretum pseudo-membraneux, ou bien un véritable pus dans la cavité de l'artère, la présence d'un coagulum sanguin dans cette même cavité, et par suite l'oblitération plus ou moins complète des artères; telles sont les lésions anatomiques les plus ordinaires que laisse après elle l'artérite *aiguë*. Quelquefois aussi on rencontre des ulcérations superficielles ou de légères érosions à l'intérieur des artères. Du pus existe parfois au-dessous de la membrane interne. J'en ai recueilli un remarquable exemple que j'ai rapporté à l'article *Artérite* du *Dictionnaire de médecine et de chirurgie pratiques*. M. Andral a observé un cas du même genre.

Le ramollissement des parois artérielles à la suite de leur inflammation a d'abord été signalé par Dupuytren. C'est par l'effet de ce ramollissement que s'explique la facilité avec laquelle se rompent les artères enflammées soumises à l'action d'une ligature.

Les lésions que nous venons de signaler appartiennent, ainsi que nous l'avons dit, à l'artérite aiguë. Lorsque cette phlegmasie ne se prolonge pas, la plupart de ces lésions peuvent disparaître complétement. Toutefois il arrive sou-

vent aussi, quand les artères enflammées sont d'un petit
calibre, qu'il s'établit un *travail d'adhésion* en vertu duquel
la cavité du vaisseau disparaît, et celui-ci se trouve transformé en un cordon résistant, fibreux ou ligamenteux. Des
cicatrices se forment dans les points érodés ou superfi-
ciellement ulcérés.

Si l'artérite s'est prolongée pendant plusieurs semaines,
qu'elle soit passée, comme on dit, à l'état chronique, les
parois artérielles s'épaississent, s'hypertrophient, se développent, les ulcérations s'agrandissent, gagnent en profondeur, et peuvent se transformer en véritables perforations ; enfin, à la longue, les artères subissent une dégénérescence calcaire ou crétacée qui les rend friables, comme
cassantes, et parfois semblables à des branches de corail.
Dans quelques cas, la dégénérescence terreuse ou crétacée
n'affecte que la membrane interne. Les points, les stries,
les plaques, les taches blanchâtres ou jaunâtres que l'on
trouve si souvent à la surface interne des artères, sont les
commencements, les rudiments de cette sorte d'ossification accidentelle (*inchoamenta ossificationis,* comme dit
Morgagni), de même que les taches laiteuses du péricarde,
de la plèvre, etc., sont ceux des plaques cartilagineuses
ou ossiformes qu'on y rencontre à la suite de péricardite
et de pleurésie prolongées. Quoi qu'il en soit, la matière
furfuracée, semi-sablonneuse ou pulvérulente qui se trouve
déposée à la surface interne des artères sous forme de
points, de plaques, d'îles ou de traînées, s'enlève en partie
ou en totalité par le raclement avec l'ongle ou le scalpel.
Les lames ou plaques tout-à-fait fibreuses, fibro-cartilagineuses, calcaires, sont, au contraire, tellement adhérentes
à la membrane interne qu'il est impossible de les en séparer ; elles font en quelque sorte corps avec elle. Dans
quelques cas, les productions, les cristallisations calcaires,
proéminent à l'intérieur des artères, et y forment des espèces de *stalactites.* Les produits que nous décrivons ren-

dent la surface interne des artères inégale, rugueuse, chagrinée, raboteuse. Ajoutons qu'au lieu de se développer à la face interne de la membrane interne des artères, ces produits se développent souvent au-dessous de cette membrane, entre elle et la membrane moyenne ou fibreuse.

Ce n'est que graduellement et à la longue que l'état crétacé ou ossiforme envahit toute l'épaisseur de l'artère dans une étendue plus ou moins considérable. L'artère, comme je l'ai dit, ressemble alors à une branche de corail ou bien encore à une sorte de *tuyau de pipe*.

Les artères hypertrophiées, indurées, ossifiées, présentent, suivant les cas, des dilatations ou des rétrécissements, et même quelquefois des oblitérations complètes.

Lorsqu'il existe des ulcérations des membranes interne et moyenne, le sang s'infiltre autour, et soulève peu à peu la membrane externe ou celluleuse, se coagule, forme une tumeur plus ou moins volumineuse, et de là une de ces nombreuses espèces d'anévrismes décrites par les chirurgiens. Nous ne faisons que noter en passant ces suites de l'artérite chronique sur lesquelles nous reviendrons plus tard.

Nous renvoyons le lecteur à nos généralités sur l'inflammation pour ce qui concerne le mécanisme même de l'évolution, des transformations diverses des matières organisables auxquelles l'artérite a donné naissance. Nous répéterons seulement ici ce que nous avons dit ailleurs (1), savoir, qu'il faut bien se garder de confondre l'opération complexe par laquelle s'organisent et croissent les produits sécrétés par le fait de l'artérite avec cette inflammation elle-même. Il y a plus : c'est que cette opération, dont la *fin* est parfois réparatrice, devient impossible tant que dure l'artérite à un certain degré. C'est ainsi que, dans les phlegmasies extérieures, la *cicatrisation* ne peut

______

(1) *Dictionnaire de médecine et de chirurgie pratiques*, art. ARTÉRITE; t. III, p. 401 et suiv.

s'accomplir tant que le travail inflammatoire persiste à ce degré qui constitue les espèces d'inflammation désignées par Hunter sous les noms d'*inflammation suppurative* et d'*inflammation ulcérative*.

§ II. Symptômes, signes et diagnostic.

Lorsque l'artérite a été assez intense pour déterminer la coagulation du sang dans les artères avec ou sans formation de pseudo-membranes, et que les artères enflammées sont situées à la portée de nos moyens directs d'exploration, on reconnaît la maladie aux symptômes suivants :

1° L'artère, examinée par le toucher, donne la sensation d'un cordon plein, solide, dur; elle n'offre plus de pulsations; les malades éprouvent d'abord un sentiment d'engourdissement et de froid dans la partie dont l'artère est ainsi devenue imperméable au sang, et plus tard une véritable paralysie de cette même partie; le refroidissement est sensible à la main du médecin, et par le thermomètre on peut en déterminer le degré précis.

Au bout d'un certain temps, la partie ainsi refroidie et paralysée par l'interruption du cours du sang artériel qu'elle reçoit normalement, se trouve frappée de mort, se gangrène, et devient le siége d'une décomposition putride. Cet accident redoutable de l'artérite intense ne tient point à l'inflammation elle-même, mais bien à l'oblitération de l'artère par la présence de concrétions sanguines, soit seules, soit mêlées de concrétions pseudo-membraneuses. Cela est si vrai que le même accident peut survenir à la suite de la ligature de la principale artère d'un membre, ou bien encore par l'effet de ces altérations crétacées qui, dans certains cas, rendent impossible le cours du sang dans les artères, et y deviennent une cause de la coagulation de ce liquide.

Comme cette dégénérescence crétacée, désignée par divers auteurs sous le nom d'*ossification des artères*, se rencontre surtout chez les vieillards, on ne sera pas étonné que l'espèce de gangrène à laquelle elle peut donner lieu ait été appelée *sénile*. Néanmoins, cette dégénérescence se rencontre aussi quelquefois chez des individus encore jeunes, ou qui du moins n'ont pas encore dépassé l'âge adulte; l'expression de *sénile* n'est donc pas toujours juste, et d'ailleurs elle a l'inconvénient de ne pas présenter à l'esprit l'idée même de la cause matérielle de la gangrène.

La plupart des auteurs ont donné comme signe de l'artérite et de la gangrène consécutive une violente douleur dans le trajet de l'artère. Mais cette douleur n'est point constante, et tient à la complication de l'artérite avec une irritation des nerfs du sentiment qui accompagnent certaines artères, celles des membres en particulier : aussi est-ce dans les cas d'inflammation des artères de ces membres que la douleur dont il s'agit a été signalée. Elle manque constamment dans les inflammations des artères intérieures qui ne sont pas en rapport avec des nerfs du sentiment, et elle manque même dans les inflammations des artères des membres, dégagées de la complication indiquée tout-à-l'heure. Au reste, quand cette douleur se fait sentir, c'est que la circulation artérielle n'est pas encore entièrement interceptée. Aussitôt qu'il en est ainsi, les parties sont, comme il a été dit, privées de sentiment en même temps que de mouvement : la douleur ne saurait exister, en effet, dans une partie privée de la vie ou *frappée de gangrène*.

Quand le système artériel tout entier, ou du moins dans une grande partie de son étendue, est affecté de phlogose modérée, c'est-à-dire à ce degré qui n'entraîne point la coagulation du sang, ni toute autre altération propre à interrompre plus ou moins complétement le cours de ce liquide dans les artères malades, dans ce cas, dis-je, on observe cette augmentation de la force, du volume et du nombre des pulsations artérielles qui constitue l'un des symptômes caractéristiques de l'état fébrile. Je me suis suffisamment expliqué sur ce point à l'article *Angio-cardite* pour n'avoir pas besoin de m'y appesantir ici. On le voit, toutes les fois que nous abordons les questions de phlogose généralisée de l'appareil sanguin, nous ne pouvons le faire sans montrer que l'état général désigné sous le nom de fièvre n'en est pour ainsi dire que l'expression symptomatique. Le diagnostic de l'artérite généralisée, à un degré modéré, se confond en quelque sorte avec celui de la fièvre elle-même. Qu'est-ce autre chose, du moins, que cette artérite, sinon une fièvre artérielle ?

Il faut bien se garder de confondre l'augmentation de la force et de la fréquence des battements artériels produite par une véritable artérite avec cette même augmentation qu'on observe si souvent chez les sujets *chlorotiques*, *anémiques*, *nerveux*.

Quant à l'artérite partielle, elle ne peut, le plus souvent, être diagnostiquée qu'autant qu'il s'agit de celle des artères extérieures. Pour être diagnostiquée avec certitude, cette artérite elle-même doit être assez intense pour avoir produit la coagulation du sang contenu dans l'artère malade. Dans ce cas, les symptômes énoncés précédemment ne permettent pas de méconnaître l'existence de la maladie. Il faudrait être bien peu attentif et bien peu exercé, pour confondre cette maladie avec les autres affections qui peuvent entraver, suspendre le cours du sang dans la cavité artérielle.

Les différentes altérations *organiques* consécutives à l'artérite chronique, telles que l'hypertrophie, les dégénérescences crétacées, les dilatations, les rétrécissements, etc., constituent de nouvelles maladies dont nous aurons à nous occuper ailleurs. Toutefois, nous dirons dès à présent que, dans les cas où ces altérations affectent des artères que leur position ne dérobe pas à nos méthodes d'exploration, on parvient à les diagnostiquer avec une précision suffisante : le toucher et l'auscultation font les principaux frais de ce diagnostic.

Dans un assez bon nombre de cas, on peut, par voie d'induction, annoncer l'existence d'un état crétacé de certaines artères dont l'exploration directe est impossible. C'est ce qui m'est assez souvent arrivé pour les artères cérébrales, par exemple.

§ III. Causes.

Ce sont les mêmes que celles dont nous avons parlé aux articles *Angio-cardite* et *Endocardite*. Les altérations que l'on rencontre si fréquemment dans les grandes artères en même temps que dans le cœur, chez les sujets qui ont été atteints d'un violent rhumatisme articulaire prolongé, nous autorisent suffisamment à poser en principe que l'artérite rhumatismale accompagne souvent l'endocardite et la péricardite également rhumatismales. L'inflammation des parties ou des organes dans le voisinage desquels se trouvent des troncs artériels, se propage à ceux-ci dans un bon nombre de cas, et l'on ne saurait assez appeler l'attention des observateurs sur ce point, jusque là beaucoup trop négligé.

§ IV. Traitement.

Le traitement de l'artérite n'offre rien de particulier. Quand on aura diagnostiqué cette phlegmasie, on l'attaquera par la méthode antiphlogistique formulée conformément aux principes que nous avons précédemment posés.

La gangrène, qui peut survenir à la suite de cette phlegmasie, réclame des moyens spéciaux dont ce n'est pas le lieu de parler ici.

Les altérations *chroniques-organiques*, également consécutives à l'artérite prolongée, sont la base d'indications particulières qui seront examinées en temps et lieu.

ARTICLE II.

DES ARTÉRITES OU DES INFLAMMATIONS DES DIVERSES ARTÈRES
EN PARTICULIER.

§ Ier.

Je laisse aux chirurgiens la tâche d'étudier l'inflammation des diverses artères extérieures. Quant à celle des nombreuses artères intérieures, elle réclame de nouvelles recherches. Nous nous contenterons de présenter quelques rapides considérations sur l'inflammation des deux grandes artères dont l'une (aorte), née du ventricule gauche du cœur, fournit tous les troncs qui vont apporter aux organes le sang *rouge* nécessaire à l'exercice de leurs fonctions, et dont l'autre (artère pulmonaire), née du ventricule droit, conduit dans les poumons le sang noir qui doit être *revivifié* par son contact avec l'air au sein de ces organes.

§ II. De l'aortite ou de l'inflammation de l'aorte.

A. C'est l'une des artérites les plus communes; en effet, on rencontre très fréquemment sur les cadavres des lésions *chroniques-organiques* de l'aorte tout-à-fait semblables à celles qui, dans les autres organes de structure analogue, annoncent qu'ils ont été autrefois le siége d'un travail inflammatoire prolongé.

B. Sous le rapport de ses caractères anatomiques, l'aortite ne nous présente rien que nous n'ayons exposé à l'article *Artérite en général*, soit *aiguë*, soit *chronique*. Les rougeurs, l'épaississement, les pseudo-membranes et le *pus*, la formation de concrétions sanguines, le ramollissement, l'ulcération et toutes ses suites, plus tard l'hypertrophie avec dilatation ou avec rétrécissement du calibre du vaisseau, l'induration, les dégénérescences terreuses ou crétacées, etc., sont autant d'altérations que l'aortite entraîne à sa suite.

C. Jusqu'ici les auteurs ne nous ont rien appris sur les signes positifs de l'aortite aiguë, et je ne sache pas qu'aucun d'eux l'ait jamais diagnostiquée. Ce n'est que dans ces derniers temps que, pour ma part, j'ai recueilli quelques nouvelles données pour ce diagnostic. L'observation suivante que j'extrais, en l'abrégeant, du tome second de ma CLINIQUE MÉDICALE (*Obs.* 11, p. 10), fera connaître ces nouvelles données de séméiologie.

1° Un jeune homme de vingt-cinq ans, malade depuis trois à quatre jours, fut admis dans notre service le 11 juin 1836. Nous constatâmes chez lui les signes d'une double pleuro-pneumonie (au deuxième degré au sommet du poumon droit, au premier degré à la base du poumon gauche). Ce malade était en outre affecté d'une blennorrhagie et d'une balanite avec petits chancres du prépuce. Voici maintenant les signes fournis par l'exploration du cœur et de l'aorte sous-sternale.

Le jour de l'entrée, le chef de clinique avait noté ce qui suit : *Bruits du cœur un peu secs et âpres, avec bruit de frottement à deux pouces et demi environ en dedans et au-dessus du sein gauche.* (Ce bruit masque ceux du cœur.)

Le lendemain, à ma visite, j'observai les signes suivants : Battements du cœur faciles à sentir à la main; impulsion forte; point de frémissement vibratoire; matité du cœur de trois pouces verticalement et transversalement; double bruit du cœur assez distinct dans toute la région précordiale; *vers le bord gauche du sternum, en haut et en dedans du sein gauche, bruit de soufflet très fort, qui s'entend jusque sous la clavicule, isochrone au pouls, n'empêchant pas d'entendre le double bruit de claquement du cœur.*

En conséquence de ces derniers phénomènes, je fis inscrire sur la feuille de diagnostic : *Caillot dans l'aorte sous-sternale et aortite?*

Le quatrième jour après l'entrée, on continuait à entendre *un bruit de soufflet et de frottement dans la région de*

*l'origine de l'aorte ; ce bruit se rapprochait de celui désigné sous
le nom de* PIAULEMENT, *et se renforçait en quelque sorte en re-
montant vers la partie supérieure du sternum.*

Le malade mourut le huitième jour après son entrée.

A l'ouverture de son corps, nous trouvâmes l'aorte dans
l'état suivant :

La portion supérieure de cette artère (c'est-à-dire depuis
les artères qui naissent de sa crosse jusqu'à un pouce au-
dessus de son insertion au ventricule gauche), *là où elle
est en contact avec le poumon droit hépatisé à son sommet, offre
extérieurement une belle rougeur qui contraste avec la blancheur de ses autres portions. La membrane interne de la crosse
de l'aorte présente une teinte rosée uniforme, laquelle, sur les
valvules aortiques, se change en une vive rougeur qui ne s'ef-
face pas par le lavage, et contraste avec la blancheur de la
membrane interne du ventricule gauche et des valvules de l'artère pulmonaire.* (Il n'existe aucune trace d'imbibition cadavérique.)

*Né dans l'aorte thoracique descendante, un caillot sanguin
parcourt tout le trajet de l'aorte ascendante, s'épaississant et
s'organisant de plus en plus à mesure qu'on s'approche de la
crosse aortique, où il est élastique, glutineux, d'un blanc parfait, du volume du petit doigt, assez semblable pour la forme
et la couleur au cordon de la moelle épinière dépouillée de ses
enveloppes ; il est adhérent aux parois de l'aorte, dont on ne
le détache que par une assez forte traction ; il s'élargit considérablement, et il s'épanouit en quelque sorte en pénétrant dans
le ventricule gauche, qu'il remplit aux trois quarts, laissant
seulement vers la région externe de ce ventricule un assez étroit
passage au sang ; ce caillot se réfléchit autour de la valvule mitrale, s'insinue dans l'oreillette gauche, où il est en partie noir,
en partie blanc, moins dense que dans le ventricule ; dans son
passage à travers l'orifice auriculo-ventriculaire gauche, il
s'entortille autour des tendons valvulaires, avec lesquels il a
contracté d'assez étroites adhérences, ainsi qu'avec les lames de*

la valvule bicuspide elle-même, laquelle est d'ailleurs bien con-
formée et sans altération de couleur ni d'épaisseur.

Le ventricule droit contient aussi un énorme caillot, dense, blanc, fibrineux, qui s'entortille autour des colonnes charnues et des tendons de la valvule bicuspide, et pénètre dans l'oreillette droite, qu'il remplit presque complétement; *la formation de ce caillot paraît plus récente que celle du caillot de l'aorte et des cavités gauches.*

2° C'est, si je ne me trompe, la première fois qu'une phlegmasie aiguë de l'aorte sous-sternale a été *diagnostiquée* d'une manière presque certaine. L'existence d'un bruit de soufflet *piaulant* dans la région de l'aorte, chez un individu jeune, atteint d'une pleuro-pneumonie aiguë, qui n'avait pas encore été saigné, et chez lequel on ne pouvait soupçonner aucune maladie *organique* du cœur ou de l'aorte, antérieurement au début de la pneumonie, me fit d'abord annoncer la présence d'un caillot dans l'aorte sous-sternale. Je présumai ensuite que, dans le cas actuel, ce caillot se rattachait très vraisemblablement à une aortite coïncidant avec une violente pleuropneumonie qui, dans une partie de son étendue, avait pour siége une région du poumon en contact avec l'artère indiquée. Ce n'est, d'ailleurs, qu'après avoir *bien pesé* toutes les circonstances, que je hasardai ce diagnostic, si pleinement justifié par l'autopsie cadavérique. En effet, la rougeur interne et externe de l'aorte, l'injection qui accompagnait la rougeur externe, une concrétion fibrineuse évidemment formée longtemps avant la mort, n'en voilàt-il pas assez pour faire reconnaître les traces d'une phlogose, développée sans doute par voie de contiguïté?

Les diverses lésions organiques dont l'aortite chronique ou prolongée peut être la *cause* première peuvent, pour la plupart du moins, être reconnues aujourd'hui au moyen de signes physiques fournis par l'inspection, la palpation, l'auscultation et la percussion. Depuis quelques années, à l'aide des signes que ces méthodes nous font recueillir, j'ai diagnostiqué une quinzaine de cas de dégénérescence crétacée de l'aorte avec hypertrophie et dilatation de ses parois. Par la vue, la palpation et la percussion, on apprécie exactement le degré de dilatation et de la force d'impulsion de l'artère; la palpation fait en même temps reconnaître, lorsque la surface interne du vaisseau est très rugueuse et comme raboteuse, un frémissement vibratoire des plus prononcés. Quant à l'auscultation, elle fait entendre dans la région de l'aorte un bruit de souffle, ordinairement double, large et parfois tellement fort que je l'ai comparé à un *bruit d'étrille.*

D. Pour les causes et le traitement de l'aortite aiguë (1), nous renvoyons à ce que nous avons dit plus haut des causes et du traitement de l'artérite en général. Nous ajouterons uniquement : 1° que l'aortite rhumatismale accompagne le plus souvent l'endocardite de même espèce; 2° que, comme l'endocardite, l'aortite se développe aussi par l'effet des violentes inflammations du poumon et de la plèvre, lesquelles se communiquent à l'aorte par voie de contiguïté, etc.

§ III. De l'inflammation de l'artère pulmonaire.

Veine par le sang qu'il contient, le gros vaisseau qui nous occupe est artère par rapport à ses fonctions.

Aussi avons-nous cru devoir étudier l'inflammation de ce vaisseau au chapitre de l'artérite plutôt qu'au chapitre de la phlébite, comme l'a fait M. le professeur Cruveilhier (2).

(1) Comme jusqu'ici cette phlegmasie n'avait pas été diagnostiquée, elle n'a été l'objet d'aucun traitement direct. En raison des difficultés que présente encore aujourd'hui son diagnostic, ce traitement *direct* sera bien rarement appliqué. Heureusement que cette phlegmasie coïncide presque constamment avec d'autres dont le diagnostic est généralement facile, et que le traitement qui convient à celles-ci convient également à celle-là.

(2) Voyez *Dictionnaire de médecine et de chirurgie pratiques,* art. PHLÉBITE, t. XII, p. 637 et suiv.

M. Cruveilhier (1) dit avoir observé un cas de cette phlegmasie chez une femme atteinte d'abord de phlébite utérine et crurale à la suite de couches... *Des concrétions dures remplissaient le tronc et les divisions de l'artère pulmonaire : celles des divisions étaient rouges et peu adhérentes aux parois, tandis que celles du tronc principal étaient cohérentes et décolorées. Au centre du caillot principal était une collection de* PUS PHLEGMONEUX. On constata en même temps les traces d'une pneumonie lobulaire.

Un *œdème aigu* du poumon fut, selon M. Cruveilhier, la suite de cette phlébite. Je ne doute nullement que, conformément à la loi que l'auteur de cet ouvrage a formulée ailleurs, l'œdème du poumon ne puisse être le résultat d'un obstacle à la circulation veineuse du poumon. Mais je ferai remarquer que l'artère pulmonaire ne rapportant pas le sang qui revient de ces organes, ce n'est pas à son oblitération qu'il convient de rapporter l'œdème.

J'ai rencontré un très grand nombre de concrétions récentes, fibrineuses, décolorées, dans l'artère pulmonaire, à la suite de graves inflammations des poumons, de la plèvre, etc. Dans un travail spécial d'abord, puis dans mon *Traité des maladies du cœur*, j'ai longuement exposé les raisons propres à démontrer la part que prend l'inflammation à la production de certaines de ces concrétions. Je n'y reviendrai point ici.

III. Des inflammations des veines.

Réflexions préliminaires.

Les premières notions un peu précises que nous possédions sur l'inflammation des veines ne datent guère que d'un demi-siècle, et c'est à Hunter qu'il faut plus spécialement en faire honneur. Mais depuis environ vingt ans, l'histoire de la phlébite s'est enrichie de travaux d'une

______

(1) *Anatomie pathologique du corps humain*, xɪᵉ livraison, pl. 2, in-fol., fig. col.

haute importance, dont le mémoire de M. le docteur Raciborski contient une fidèle exposition (1).

La phlébite peut occuper les différentes veines extérieures ou intérieures, les troncs, les rameaux de ces vaisseaux ou leurs vaisseaux capillaires (dans ces derniers cas, on lui donne le nom de phlébite *ramusculaire* ou celui de *phlébite* capillaire). Elle peut affecter les trois membranes ensemble ou séparément. Mais c'est surtout la phlébite de la membrane interne qu'il est important de bien connaître et que nous décrirons plus particulièrement.

Nous allons nous occuper d'abord de la phlébite considérée d'une manière générale : nous traiterons ensuite de l'inflammation de chacune des principales veines.

ARTICLE PREMIER.

DE LA PHLÉBITE OU DE L'INFLAMMATION DES VEINES EN GÉNÉRAL.

§ Ier. Caractères anatomiques.

1° *Caractères anatomiques tirés de l'état des veines.* Ce sont la rougeur de la membrane interne, l'injection du tissu cellulaire extérieur, l'épaississement des parois veineuses, et un certain degré de friabilité ou de ramollissement de ces mêmes parois. Quand la phlébite s'est prolongée pendant un temps considérable, et qu'elle est passée à l'*état chronique*, l'épaississement des parois veineuses constitue une véritable *hypertrophie*, et l'on voit survenir ces *dégénérescences*, ces transformations de tissu que nous avons signalées ailleurs. Les ulcérations et les perforations sont rares.

Dans son article *Phlébite* du *Dictionnaire de médecine et de chirurgie pratiques*, M. Cruveilhier émet l'opinion que la rougeur sous forme de teinture de la membrane interne des veines n'a lieu que dans la première période (période *adhésive* de cet auteur). Comme j'ai discuté précédemment

(1) *Mémoires de l'Acad. royale de médecine.* Paris, 1841, p. 447 et suiv.

la question dont il s'agit ici, je me contenterai de rappeler que la membrane interne des veines et des artères rougit à sa manière par l'effet de l'inflammation dont elle est le siége, et qu'il ne faut pas confondre cette rougeur avec celle qui résulte d'une imbibition sanguine survenue après la mort. En supposant même que la rougeur *inflammatoire* s'opérât par *imbibition* pendant la vie, toujours est-il qu'elle constituerait un caractère anatomique de la phlébite, caractère auquel il ne faut pas d'ailleurs attacher une trop grande valeur, puisqu'il peut manquer, et que d'ailleurs s'il existait seul, il ne suffirait pas pour *caractériser* la maladie. En céci, comme en toutes choses, il faut savoir se renfermer dans ces justes termes en-deçà et au-delà desquels on ne rencontre plus que l'erreur.

2° *Caractères anatomiques tirés de l'état du sang et du secretum inflammatoire.* — La présence d'une masse de coagulum plus ou moins considérable dans la cavité veineuse est un des caractères anatomiques les plus constants de la phlébite *franche*, de celle qui ne dépasse pas ce degré qui permet le travail *adhésif*. La veine se présente sous forme d'un cordon plein, plus ou moins dur. Le coagulum adhère plus ou moins à la membrane interne des veines, selon qu'il contient plus ou moins de fibrine organisable, provenant du sang lui-même ou du *secretum* fourni par la membrane enflammée. On trouve aussi quelquefois du véritable *pus* en même temps que des concrétions sanguines, et dans certains cas même, on ne rencontre que du pus liquide à l'intérieur de la veine, et des pseudo-membranes étendues sur les parois internes du vaisseau. Ce pus est plus ou moins liquide, de couleur et d'odeur variables, et n'a pas encore été convenablement étudié sous le rapport chimique. On trouve aussi quelquefois des foyers purulents autour des veines.

Le coagulum produit par l'inflammation, comme le *secretum* fibrineux de la membrane interne, peuvent s'organiser, et souvent alors la veine devient imperméable au sang, transformée qu'elle est en un cordon fibreux tout-à-fait plein. D'autres fois cependant, la veine momentanément *oblitérée* par les produits dont il vient d'être question, revient peu à peu à son état normal, et continue à livrer un libre passage au sang.

Il est des cas dans lesquels les masses de coagulum et les secreta accidentels mêlés, combinés en quelque sorte en proportions diverses, se présentent sous forme de produits qui ont une grande analogie avec certaines espèces de cancers dits *encéphaloïdes*. Du reste, toutes les productions de ce genre que l'on a trouvées dans les veines, n'ont pas été précédées d'un travail inflammatoire.

Il résulte de ce qui précède que la phlébite peut revêtir les formes *adhésive*, *suppurative* et *ulcérative* (cette dernière étant toutefois très rare, *exceptionnelle*), et qu'à l'état *chronique* il survient dans les parois veineuses et dans le sang plus ou moins mêlé de secretum accidentel déposé au sein de la cavité veineuse, des altérations, des dégénérescences, des transformations analogues à celles des autres parties chroniquement enflammées, mais offrant des conditions *spéciales* en raison de la *spécialité* des milieux dans lesquels elles s'engendrent.

Ce n'est pas ici le lieu de décrire toutes les autres altérations *coïncidentes* que l'on rencontre chez les individus qui succombent à la phlébite. Nous mentionnerons seulement ces *abcès multiples*, ces ramollissements que l'on trouve soit dans les organes intérieurs, tels que les poumons, le foie, la rate, le cerveau, le cœur, les reins, soit dans les parties extérieures, les épanchements purulents ou simplement séro-pseudo-membraneux dans les cavités séreuses et synoviales, coïncidence qui a beaucoup exercé l'esprit des observateurs et sur laquelle nous reviendrons plus tard.

§ II. Symptômes, signes et diagnostic.

A. *Signes locaux.* — Les signes de cette espèce ne peuvent être constatés que dans les cas où les veines enflammées sont à la portée de la vue et du toucher. Les voici : en palpant ces veines, on les trouve plus volumineuses qu'à l'état normal et transformées en un cordon dur, résistant, sensible à la vue quand elles sont sous-cutanées ; dans la plupart des cas, une rougeur plus ou moins foncée, comme érysipélateuse, existe sur la peau du trajet de ces vaisseaux : cette rougeur coïncide assez souvent avec un certain degré de chaleur, de tension et de tuméfaction.

Une douleur plus ou moins vive se fait ordinairement sentir le long du trajet des veines enflammées. Dans certains cas de phlébite et de lymphatite, existant ensemble ou séparément, la douleur a été prise pour base de la dénomination de la maladie. C'est ainsi qu'on a désigné sous le nom de *phlegmasia alba dolens*, une maladie dont l'inflammation des veines et des vaisseaux lymphatiques des membres inférieurs constitue le *fond*. Ce serait néanmoins une erreur de croire que la douleur tienne essentiellement à la phlébite ou à la lymphatite. En effet, les veines et les lymphatiques ne sont point sensibles à l'état normal et ne sauraient partant être *réellement* douloureux à l'état d'inflammation. La douleur dépend donc encore ici de ce que les nerfs satellites des veines et des vaisseaux lymphatiques extérieurs participent à l'irritation. Aussi les inflammations des veines et des lymphatiques des organes intérieurs non pourvus de nerfs sensitifs, existent-elles sans douleur.

Les signes que nous venons d'exposer sont accompagnés d'un épanchement plus ou moins considérable de sérosité, soit dans le tissu cellulaire, soit dans les membranes séreuses, selon les parties où résident les veines affectées. Quand ce sont les principaux troncs des veines des membres qui sont le siége de l'inflammation *avec obli-* *tération*, il en résulte une infiltration proportionnelle à l'obstacle qu'éprouve la circulation veineuse; et comme alors la peau devient plus blanche et plus transparente qu'à l'état normal, cette circonstance a été prise en considération dans la dénomination de *phlegmasia alba dolens* que nous avons rapportée plus haut.

Quand l'inflammation est bornée aux veinules et aux capillaires veineux, l'infiltration est elle-même bornée aux régions où se trouvent ces derniers; et comme dans le plus grand nombre des inflammations un peu violentes, inflammations dont l'érysipèle et le phlegmon sont les types, les veinules participent à la maladie, l'engorgement séreux que l'on observe alors tient probablement en partie à cette circonstance. (Je dis en partie et non en totalité, car l'irritation locale peut, de son côté, augmenter la sécrétion séreuse de la partie affectée.)

Il y a déjà bien des années que j'ai démontré, par les faits les plus nombreux et les plus concluants, l'influence de l'oblitération des veines sur *certaines* hydropisies dites passives. C'est ici une application de la loi que j'ai formulée alors. En effet, ce n'est pas la phlébite en elle-même qui produit l'hydropisie, soit du tissu cellulaire, soit des membranes séreuses, mais bien l'oblitération consécutive des veines par l'effet des concrétions sanguines, des pseudo-membranes, et du rétrécissement de la cavité veineuse elle-même, dont les parois sont tuméfiées, épaissies.

L'hydropisie dont il s'agit se dissipe aussitôt que la circulation veineuse se rétablit, soit par le retour des veines oblitérées à l'état normal, soit par le développement d'un système veineux collatéral ou *anastomotique*.

B. *Signes généraux ou réactionnels.* Quand l'inflammation n'occupe qu'un petit nombre de veines peu volumineuses, ou qu'une portion d'un tronc volumineux, les signes de cet ordre sont nuls ou presque nuls, surtout si la phlébite n'affecte pas la forme suppurative. Mais dans les cas, malheureusement très communs, où l'inflammation envahit un grand nombre de veines, soit extérieures, soit intérieures, ou même le système veineux presque tout entier, y compris les cavités droites du cœur, une fièvre violente s'allume, et l'on voit apparaître en même temps les accidents qu'entraînent nécessairement à leur suite ces suppurations multiples, tant intérieures qu'extérieures, dont cette phlébite marche accompagnée.

Tant que l'inflammation veineuse ne dépasse pas le degré qui constitue la forme *adhésive*, la fièvre offre des caractères franchement inflammatoires, à moins qu'il n'existe accidentellement quelque foyer de septicité. Mais lorsque la phlébite affecte la forme suppurative proprement dite, on ne tarde pas à voir se manifester ce grave appareil de phénomènes qui constitue l'état typhoïde; et, à une époque où cette phlegmasie n'était pas connue, on a considéré comme appartenant à la fièvre typhoïde, putride ou adynamique, dite essentielle, des cas dans lesquels existait une phlébite de cette espèce. De nos jours même, il n'est pas très rare de voir certains médecins commettre cette *méprise*.

Il est bien digne d'attention que, dans la maladie dont il s'agit, on voit, à des intervalles qui n'ont rien de fixe ou de parfaitement régulier, survenir des frissons plus ou moins intenses, semblables à ceux des fièvres intermittentes, ce qui a même induit quelquefois en erreur les observateurs, lesquels ont, en effet, pris pour véritables fièvres intermittentes ces fièvres continues entrecoupées d'*accès* de frisson. Ces accès paraissent annoncer la formation de foyers successifs de suppurations intérieures ou extérieures : aussi les observe-t-on plus particulièrement dans ces grandes phlébites traumatiques consécutives aux plaies, aux opérations chirurgicales; phlébites dans le cours desquelles surviennent plus particulièrement les suppurations indiquées.

On connaît, en chirurgie, sous les noms de *résorption purulente*, d'*infection purulente*, l'affection générale *complexe* qui nous occupe. Plus récemment, on a cru devoir lui imposer le nom de *fièvre purulente*. Quelle que soit la dénomination qu'on lui assigne, quelle que soit l'explication qu'on en donne, toujours est-il qu'elle constitue une *espèce* de *fièvre typhoïde*. Or, ainsi que nous l'avons établi précédemment, dans le genre fièvre typhoïde il faut toujours bien distinguer deux éléments essentiellement différents l'un de l'autre, savoir, l'élément inflammatoire ou fébrile proprement dit, et l'élément *infectionnel, septique, putride* ou *typhoïde*. Dans l'espèce, l'élément inflammatoire, c'est la phlébite plus ou moins généralisée, compliquée ou non d'autres phlegmasies, et l'élément infectionnel, septique, putride, typhoïde, c'est le pus plus ou moins altéré, plus ou moins décomposé, qui circule en quantité plus ou moins abondante dans le sang, ce qui ne peut avoir lieu sans une profonde altération de celui-ci, altération d'ailleurs cent et cent fois constatée par l'examen physique. Maintenant, que le pus ait été introduit dans le torrent circulatoire par voie de résorption, ou qu'il ait été le produit d'une phlébite suppurative, ou qu'il se soit formé en quelque sorte de toutes pièces dans le sang, comme le veulent assez gratuitement quelques observateurs un peu mystiques, l'effet *essentiel* sera toujours le même. Sans doute, il vaudrait mieux connaître *exactement* tous les éléments du grand et complexe problème que nous étudions, et pouvoir en déterminer toutes les conditions précises, toutes les données rigoureuses. Mais en attendant que de nouvelles recherches aient comblé toutes les lacunes dont cette matière est encore parsemée, n'oublions pas que, sous peine de tomber dans deux excès opposés, on doit, dans les cas par nous examinés ici, tenir également compte et de l'inflammation des veines, simple ou compliquée d'autres phlegmasies, et de l'infection putride de la masse sanguine par une plus ou moins grande quantité de pus. C'est bien à la présence de celui-ci qu'il faut essentiellement rapporter le développement des phénomènes typhoïdes; car, dans la phlébite non suppurative, dans celle où le liquide sécrété est susceptible d'organisation et peut devenir le noyau, la *matière première* d'un travail *adhésif*, on ne voit point éclater les phénomènes indiqués. D'un autre côté, plus les circonstances sont favorables à la décomposition fétide du pus, comme dans les cas de grandes plaies d'origine traumatique ou inflammatoire communiquant avec l'air extérieur ou bien avec des foyers gazeux intérieurs, plus aussi les phénomènes typhoïdes se produisent avec rapidité et avec intensité.

L'explication que je présente ici de la *fièvre typhoïde*, à laquelle peut donner lieu la phlébite dans les conditions posées plus haut, est précisément celle que j'en avais donnée dans mon premier travail sur cette dernière maladie, publié dans la *Revue médicale* dès l'année 1825, et je suis heureux de voir qu'elle ait été accueillie par la plupart des observateurs qui se sont occupés plus tard du même sujet, par M. Cruveilhier entre autres, comme on peut le voir dans son article *Phlébite* du *Dictionnaire de médecine et de chirurgie pratiques.*

Au reste, les partisans de la résorption du pus ou de la phlébite suppurative comme cause première des accidents typhoïdes et autres, qui surviennent à la suite des grandes plaies, des grandes opérations chirurgicales, ne se trompent peut-être qu'uniquement parce qu'ils sont exclusifs. En effet, qui s'oppose, du moins dans certains cas, à ce qu'il y ait à la fois du pus dans le sang par voie d'absorption ou de résorption, et par suppuration des veines? Toutefois, s'il fallait nécessairement opter entre ces deux opinions, je me rangerais du côté de Dance et de MM. Blandin, Cruveilhier, etc., qui professent que le pus trouvé dans l'intérieur même des veines et dans les viscères intérieurs ou les parties extérieures est le produit d'une inflammation développée là où le pus se rencontre, contrairement à Eug. Legallois, Maréchal et M. Velpeau, selon lesquels le pus dont il s'agit aurait été résorbé, puis déposé dans les veines elles-mêmes et dans les divers points où il se trouve accumulé tant à l'intérieur qu'à l'extérieur. Cette dernière opinion est surtout contestable aujourd'hui que la possibilité même de l'absorption des *globules* du pus est fortement révoquée en doute.

Quoi qu'il en soit, jusqu'à plus ample informé, je crois que M. le professeur Cruveilhier, à la suite de ses injections mercurielles dans les veines, s'est un peu trop avancé en écrivant ceci : « Il est donc démontré, avec toute la rigueur des expériences physiques, que le pus en circulation avec le sang est arrêté dans les divers départements du système capillaire ; que partout il détermine des *phlébites capillaires* ou des inflammations circonscrites qui parcourent plus ou moins rapidement leurs périodes pour produire des abcès ; que ce pus, comme le mercure, s'arrête le plus souvent dans les poumons, puis dans le foie, la rate ; qu'il peut d'ailleurs, comme le mercure, parcourir successivement plusieurs fois le système capillaire et déterminer des inflammations circonscrites dans toutes les parties du corps. » M. Cruveilhier, si je ne m'abuse, exagère la part que prend le pus dans le développement des inflammations productrices du même liquide rencontré dans les viscères, dans les membres, dans les cavités séreuses, etc., inflammations qui, selon lui, ne sont autre chose que des *phlébites capillaires* (1). Sans refuser absolument toute participation au pus dans le développement des phlegmasies spé-

____

(1) L'opinion de M. Cruveilhier me paraît juste, du moins dans *une certaine mesure*. Dance avait déjà expressément noté qu'il se rencontrait quelquefois des *veinules pleines de pus* dans les foyers d'inflammation dont les poumons sont le siége chez les femmes mortes de phlébite puer- pérale, etc. Il n'est guère douteux que les altérations du sang dans la

ciales et si rapidement suppuratives dont il est question, je pense qu'il faut aussi prendre en très grande considération cette loi d'après laquelle une grande inflammation, née dans une portion assez étendue d'un même système, tend à se propager dans d'autres portions, et quelquefois même dans l'universalité de ce système, quel que soit, d'ailleurs, le mécanisme de cette propagation, que l'on peut comparer toutefois, jusqu'à un certain point, à ce qui se passe lorsqu'un foyer de combustion ou d'électrisation envahit graduellement les parties qui se trouvent dans sa sphère d'activité. Pour l'explication du fait, il faut tenir compte aussi de certaines influences extérieures, dont l'étude est trop négligée peut-être par les chirurgiens.

Au reste, quel que soit le jugement que l'on porte sur l'opinion de M. Cruveilhier, il n'en est pas moins vrai que ses expériences sur les animaux (injection de mercure dans le système veineux, etc.) ont puissamment concouru à éclairer l'histoire de la phlébite.

C. Le diagnostic de la phlébite extérieure, de celle des principaux troncs veineux du moins, n'est pas chose difficile. Les signes locaux que nous avons exposés plus haut ne permettent pas de méconnaître cette maladie. On reconnaîtra sa complication avec une lymphatite, une névrite, une artérite, aux signes qui lui sont propres, combinés avec ceux de ces dernières.

Quant à la phlébite intérieure ou des veines profondes, viscérales, on peut la soupçonner, la reconnaître même par voie d'induction, de raisonnement; mais comme les signes locaux, physiques ou fonctionnels nous manquent tous ou presque tous, le diagnostic est dépourvu de sa base principale. En traitant des phlegmasies viscérales et de chaque espèce *anatomique* de phlébite, ou des phlébites des

phlébite suppurative ne soient une des causes principales en vertu desquelles les inflammations viscérales, etc., que nous signalons, passent si promptement à la suppuration.

diverses régions, nous reviendrons sur cet article important.

Le diagnostic des divers accompagnements de la phlébite grave, tels que les ramollissements, les abcès des viscères, les épanchements purulents, etc., repose sur les données que nous ferons connaître dans les chapitres relatifs à ces maladies. Nous ne devons pas nous en occuper ici.

Les diverses altérations *organiques* dont la phlébite chronique peut être *l'origine* seront reconnues à des signes particuliers que nous exposerons en traitant spécialement de ces altérations, telles que l'hypertrophie, les dégénérescences, le rétrécissement, l'oblitération des veines, etc.

§ III. Causes.

1° Les violences traumatiques; exemples : phlébite à la suite de la saignée, des amputations, des incisions avec ou sans extraction de corps étrangers, des excisions, des ligatures, des diverses opérations chirurgicales en un mot, des plaies par instruments tranchants, piquants, contondants, etc.

2° On voit aussi survenir très souvent la phlébite à la suite de plaies ou de solutions de continuité d'origine non traumatique, comme à la suite de l'accouchement, de solutions de continuité ou ulcérations produites par un travail inflammatoire des organes extérieurs ou intérieurs.

3° La phlébite peut également se développer par l'effet de violentes inflammations, qui n'ont encore déterminé aucun travail d'ulcération, et qui se propagent par voie de contiguïté aux veines des parties enflammées. Quoi de moins rare que la phlébite, comme accompagnement de violents phlegmons ou érysipèles, de rhumatismes articulaires intenses ! Si la phlébite extérieure n'est pas rare dans les inflammations extérieures, il en est, sans doute, de même de la phlébite intérieure à l'occasion des grandes inflammations intérieures, lesquelles ne sont pour ainsi dire que les phlegmons, les érysipèles, les rhumatismes des organes intérieurs. Ce point de vue n'a pas été suffisamment étudié par les auteurs.

4° Enfin la phlébite peut se déclarer sous l'influence de l'introduction de matières irritantes, de principes putrides dans les veines, et de la plupart des autres causes que nous avons assignées aux phlegmasies en général, telles que des alternatives de chaud et de froid, etc. (1).

§ IV. Durée.

Comme je n'ai pas encore fait de recherches *spéciales* sur la durée de la phlébite et de ses diverses variétés, je ne puis que renvoyer à ce que j'ai dit ailleurs de la durée des phlegmasies en général. On peut, en toute assurance, appliquer à la phlébite les principes généraux que j'ai formulés sur le point qui nous occupe, d'après les nombreuses observations recueillies par moi sur les autres phlegmasies.

§ V. Pronostic.

Le pronostic de la phlébite simple, non typhoïde, n'est pas grave, pourvu qu'elle soit bien traitée. Quant à la phlébite *typhoïde*, c'est une des maladies les plus meurtrières. Pour s'en assurer, on n'aura qu'à consulter les registres de mortalité relatifs à la phlébite consécutive aux grandes plaies, aux grandes opérations chirurgicales, aux piqûres faites en disséquant ou en ouvrant des cadavres, et à la phlébite utérine. Dans le pronostic, il ne faut pas négliger les complications primitives de cette maladie et les affections intercurrentes qui ont pu s'ajouter à elle.

§ VI. Traitement.

La phlébite pure et simple réclame la méthode antiphlogistique formulée d'après les principes que nous avons

(1) Tout le monde sait l'influence du froid sur la production de cette espèce de phlegmasie connue sous le nom d'*engelure*. Eh bien, si l'on y réfléchit attentivement, on verra qu'une phlébite plus ou moins prononcée des veinules des parties affectées est bien souvent un des principaux éléments de l'engelure.

exposés en nous occupant du traitement de l'inflammation
en général.

Lorsque la phlébite n'a pas été enlevée avant qu'elle ait
donné naissance à cet ensemble de symptômes et d'accidents qui caractérise l'état désigné sous le nom d'*infection
purulente*, tous les moyens de l'art sont on ne peut plus
précaires. Voici comment M. le professeur Cruveilhier
s'exprime à cet égard :

« Toniques diffusibles ou fixes (acétate d'ammoniaque,
quinquina), sudorifiques pris à l'intérieur, applications
extérieures très chaudes; bains de vapeur partiels; purgatifs, vomitifs, tartre stibié à haute dose; vésicatoires
répétés, diurétiques énergiques, calomélas pour attirer sur
la muqueuse intestinale une fluxion considérable; tout a
échoué entre mes mains, comme en celles de tous les observateurs.

» Il est donc évident que le traitement de la phlébite
doit, en quelque sorte, se concentrer dans la première période, la période de la coagulation du sang; car une fois
la suppuration déclarée, une fois que le pus est en circulation avec le sang, la médecine est généralement impuissante. »

ARTICLE II.

DES PHLÉBITES OU DES INFLAMMATIONS DES PRINCIPALES VEINES EN PARTICULIER.

A. Inflammation des veines des membres et des troncs dont elles naissent immédiatement (1).

a. Les *caractères anatomiques* de cette espèce de phlébite
ne présentent rien qui n'ait été exposé à l'article de la phlébite en général. Nous n'y reviendrons pas.

b. Les *symptômes locaux* de l'inflammation des principaux

(1) Ces veines sont : les veines axillaires, céphaliques, basiliques, brachiales, radiales et cubitales pour les membres supérieurs ou thoraciques ;
les veines iliaques primitives. hypogastriques ou iliaques internes, iliaques
externes, fémorales, saphènes, poplitées, tibiales antérieures et
tibio-péronières pour les membres inférieurs ou abdominaux.

troncs veineux des membres, tels que le gonflement, la tension, la dureté, l'état d'oblitération des veines affectées, et par suite la cessation du cours du sang dans ces vaisseaux, etc., sont faciles à constater quand il s'agit des veines superficielles ou sous-cutanées; mais il n'en est plus de même quand les veines profondes des membres sont le siége de l'inflammation. Dans cette phlébite, quand il s'est formé des caillots qui oblitèrent complétement ou à peu près les gros troncs veineux, il survient rapidement un œdème, une infiltration des membres, hydropisie qui tient essentiellement à ce que l'oblitération indiquée s'oppose à l'absorption de la sérosité par les extrémités des veines devenues imperméables. (Longtemps on avait ignoré la véritable cause de cet œdème aigu.)

Cet œdème constitue un des éléments séméiologiques les plus importants de la maladie connue sous le nom de *phlegmasia alba dolens.* Or, il est bien reconnu aujourd'hui que cette maladie, qui se rencontre particulièrement chez les femmes récemment accouchées, consiste essentiellement en une phlegmasie des veines iliaques et crurales, soit simple, soit compliquée de lymphangite, de névrite et quelquefois même d'artérite (1). Dans cette *phlegmasia alba dolens,* la douleur est le résultat de la coexistence de la névrite ou d'une simple irritation des nerfs satellites des veines enflammées. Dans la phlébite pure et simple, ainsi que nous l'avons déjà noté, on n'observe aucune douleur notable.

Quand l'inflammation occupe les veines superficielles des membres, et qu'elle s'éparpille dans leurs réseaux, les régions de la peau correspondantes à ces derniers présentent une rougeur érysipélateuse, et cette circonstance milite

---

(1) Il survient quelquefois, pendant le cours de la grossesse, par l'effet de la compression des veines iliaques, de simples œdèmes des deux membres inférieurs ou de l'un d'eux seulement. Il ne faudrait pas confondre cet œdème simple avec la phlegmasie qui nous occupe en ce moment.

puissamment en faveur de l'opinion de M. Ribes, qui considère la phlébite ramusculaire comme l'élément prédominant de l'érysipèle.

La *réaction générale* ou la fièvre plus ou moins forte qui est la compagne ordinaire de l'inflammation des veines des membres, est simple, purement inflammatoire, dans la première période de cette phlébite (quand celle-ci n'a pas été produite par une cause septique ou miasmatique); mais lorsque la phlébite n'a pas été arrêtée dans sa première période, l'appareil typhoïde ne tarde pas à se déclarer, et la maladie se comporte alors ainsi que nous l'avons expliqué en traitant de cette complication dans nos généralités sur la phlébite.

c. Les *causes* de l'inflammation des veines des membres sont celles que nous avons indiquées en nous occupant de l'étiologie de la phlébite en général. Parmi les causes particulières de l'inflammation des veines des membres supérieurs, nous devons mentionner les *saignées malheureuses*, les piqûres avec les instruments dont on se sert pour les dissections et les ouvertures de cadavres, l'absorption de matières septiques à la suite de ces piqûres ou de simples écorchures, etc. Les phlébites de cette dernière espèce ne sont malheureusement que trop fréquentes, et l'on sait qu'il ne se passe guère d'année à Paris sans que quelques uns de nos jeunes étudiants en soient les malheureuses victimes.

d. L'*état puerpéral* est une des causes les plus communes de l'inflammation des veines des membres inférieurs. Dans ce cas, l'inflammation atteint d'abord les veines iliaques internes, d'où elle s'étend d'une part dans les veines des membres inférieurs, et d'autre part du côté de la veine cave inférieure pour remonter souvent jusqu'au cœur droit. Une phlébite utérine, un phlegmon du tissu cellulaire du bassin, de celui de la fosse iliaque en particulier, avec ou sans péritonite, accompagnent souvent l'inflammation *puerpérale* des veines des membres inférieurs. C'est cette espèce de phlegmasie, simple ou compliquée, qui a été particulièrement désignée sous le nom de *phlegmasia alba dolens*.

e. Pour la *marche*, la *durée*, le *pronostic*, le *traitement* de l'inflammation des veines des membres, nous renvoyons à ce que nous avons dit, à cet égard, dans nos généralités sur la phlébite.

B. De l'inflammation des veines utérines (*utérophlébite*) (1).

a. Les *caractères anatomiques* de cette phlébite ne diffèrent point de ceux que nous avons exposés en traitant de la phlébite en général. Des concrétions sanguines, des pseudo-membranes, un pus, tantôt homogène et bien lié, tantôt sanieux, fétide, dans la cavité des sinus utérins, la rougeur de la membrane interne de ces sinus, son épaississement et celui des parois tout entières des sinus, telles sont, en effet, les altérations que laisse à sa suite la phlébite utérine aiguë, altérations qui se modifient selon les périodes de la maladie. Ces altérations coïncident assez souvent avec celles qui caractérisent une lymphatite utérine et une métrite. Elles coïncident souvent aussi avec les mêmes altérations dans les veines iliaques et crurales, la *phlegmasia alba dolens* étant un des accompagnements les plus ordinaires de la phlébite utérine.

L'examen des organes autres que l'utérus fait constater les lésions dont nous avons parlé précédemment, entre autres les abcès multiples, les épanchements purulents, etc., etc.

b. Les *signes locaux* font ici défaut, puisque les sinus utérins ne sont point à la portée de nos sens. Quant aux *signes dits généraux*, ce sont exactement ceux que nous avons indiqués en traitant de la phlébite en général. La phlébite utérine est, en effet, l'une des causes les plus communes et les plus puissantes de cette fièvre *puerpérale* qui, d'abord

(1) Dance est le premier observateur qui ait bien étudié cette phlegmasie. On ne saurait trop recommander la lecture de son beau travail. (*Archives de médecine*. Paris, 1828, t. XVIII, p. 286, 473.)

inflammatoire, revêt très promptement la forme typhoïde, si l'on ne parvient pas à l'arrêter dans sa marche, et si faussement rapportée aux *fièvres essentielles* par certains auteurs, déjà combattus par Pinel lui-même, lequel néanmoins ne connaissait encore que la péritonite *puerpérale*. La péritonite, la métrite, la lymphatite utérine, le phlegmon du tissu cellulaire du bassin, l'inflammation des muscles iliaque et psoas, jouent aussi un rôle important dans le développement de cette fièvre, et il n'est pas rare de voir coïncider une ou plusieurs de ces phlegmasies avec la phlébite utérine. Pendant la vie, il est difficile de faire une juste part à chacune de ces maladies dans la production des accidents locaux et généraux observés. Néanmoins on reconnaîtra facilement la péritonite à l'existence de douleurs plus ou moins vives et aux signes physiques d'un épanchement abdominal. Quand la phlébite ou la lymphangite utérines existent seules ou bien avec la métrite, on n'observe aucune douleur notable. Il n'en est pas de même du phlegmon du tissu cellulaire du bassin. Celui-ci est, en effet, accompagné d'une douleur vive, plus ou moins profonde, occupant la région du tissu cellulaire enflammé.

Pour le mécanisme de la production des accidents généraux qui se manifestent dans le cours de la phlébite utérine, je renvoie à ce que nous avons dit dans d'autres articles de cet ouvrage.

c. La phlébite utérine n'a guère été observée qu'à la suite de l'accouchement. Il est facile de se rendre compte de son développement dans cette circonstance. En effet, les femmes qui viennent d'accoucher peuvent, sans rapprochement forcé, être assimilées aux individus chez lesquels de graves opérations chirurgicales viennent d'être pratiquées. Le détachement du placenta laisse après lui une vaste surface saignante qui peut être comparée à une large plaie. Or, on sait combien est fréquente la phlébite traumatique.

d. Ce que nous avons dit du pronostic et du traitement de la phlébite en général est applicable à la phlébite utérine. Malheureusement jusqu'ici cette maladie, seule ou compliquée avec les autres affections puerpérales, a été le désespoir des médecins qui l'ont combattue par les anciennes pratiques. On sait combien est grande la mortalité qu'elle entraîne à la Maternité et à la Clinique d'accouchements. Cette mortalité est telle que, pour l'expliquer, on a fait intervenir la mauvaise disposition des lieux, l'encombrement, l'infection (1), que sais-je? Mon expérience personnelle ne me permet pas de me prononcer en toute connaissance de cause sur le sujet important que nous examinons. Je suis loin de me dissimuler la gravité du mal, et de méconnaître la part des circonstances environnantes dans les résultats observés jusqu'à ce jour ; mais je ne puis m'empêcher de croire que si, dès les premiers temps des phlegmasies puerpérales, une méthode antiphlogistique suffisamment énergique, et bien mesurée dans son application à chaque cas particulier, était mise en pratique, on verrait singulièrement baisser le chiffre de la mortalité. Il va sans dire que les saignées *suffisantes* qui constituent le fond de cette méthode ne conviennent plus ou seraient même nuisibles dans la période où les phénomènes typhoïdes sont pleinement développés.

C. Phlébite des veines hémorrhoïdales.

C'est une des maladies variées auxquelles on a donné le nom d'hémorrhoïdes. En général, elle existe alors à un degré très faible et ne paraît pas, en général, s'élever jusqu'à celui qui est caractérisé par la production du pus. Mais cette forme peut être le résultat d'opérations prati-

(1) On me dispensera, j'espère, de discuter la contagion de la phlébite utérine ou des autres phlegmasies dont nous avons parlé. S'il y avait quelque chose de contagieux dans les maladies des nouvelles accouchées, ce ne serait pas dans ces phlegmasies elles-mêmes, mais dans d'autres conditions morbides qu'il faudrait le placer.

quées pour diverses maladies de la région de l'anus (ligatures, cautérisations, extirpations, incisions, etc.). Elle peut s'étendre au loin et jusqu'aux veines du foie. M. Cruveilhier a vu un exemple de ce genre à la suite de *tentatives immodérées* de réduction dans un cas de chute ancienne du rectum.

D. Phlébite des os (*ostéophlébite*).

Elle rentre parmi celles dont les chirurgiens s'occupent spécialement. Il est juste de mentionner ici les travaux de M. le professeur Cruveilhier sur cette très importante espèce de phlébite : « La phlébite suppurée des os, dit-il, est extrémement commune à la suite de fractures comminutives par écrasement, par armes à feu, à la suite d'opérations pratiquées sur les os; les veines des os du crâne suppurent souvent dans les plaies de tête. Aucune phlébite n'est plus fréquemment accompagnée que celle des os d'abcès viscéraux du foie ou des autres organes. Mes expériences sur le mercure introduit dans la cavité médullaire ou dans le tissu spongieux des os prouvent avec quelle rapidité le liquide introduit dans les voies de la circulation est porté dans le système capillaire du poumon et du foie et y détermine des abcès. »

E. De l'inflammation des veines jugulaires internes et externes.

On ne possède encore aucune monographie sur cette espèce *anatomique* de phlébite.

J'ai rencontré un certain nombre d'exemples d'oblitération des veines jugulaires par des concrétions, et il est plus que probable que dans quelques uns de ces cas l'inflammation avait été l'origine de cette altération.

Je crois que dans les violentes inflammations des amygdales, du tissu cellulaire du cou, etc., les veines jugulaires s'enflamment quelquefois à un degré plus ou moins considérable, de manière que le sang se coagule dans leur intérieur. Dans un cas de ce genre, les concrétions s'étendirent de proche en proche jusque dans les cavités droites du cœur, et elles furent diagnostiquées à l'arrivée du malade à l'hôpital. Entré trop tard pour pouvoir être traité convenablement, il succomba rapidement, et l'autopsie cadavérique confirma le diagnostic. Des congestions veineuses, des épanchements séreux dans le cerveau et ses membranes, etc., sont l'effet nécessaire de l'interruption du cours du sang dans les veines jugulaires.

F. De l'inflammation des sinus de la dure-mère et des veines encéphalo-rachidiennes en général (*encéphalophlébite*).

L'histoire de cette espèce anatomique de phlébite est à peine ébauchée. Dans un mémoire publié en 1828, M. Ribes a rapporté un cas qui paraît être un exemple de cette phlegmasie. Le mémoire de M. Tonnellé sur les maladies des sinus veineux de la dure-mère, publié en 1829 (1) contient quelques observations qui doivent être rapportées à la phlébite de ces sinus et des veines cérébrales. De ce nombre sont particulièrement 1° les observations 6e et 7e, ayant pour titre : *Concrétions sanguines avec présence de pus;* 2° les observations 8e, 9e, 10e, intitulées : *Concrétions pseudo-membraneuses et suppuration;* 3° enfin les observations 12e, 13e, 14e et 15e, portant pour titre : *Concrétions pseudo-membraneuses sans collections purulentes.*

Dans l'observation 6e, il existait une *concrétion purulente et du pus* à l'intérieur du sinus longitudinal supérieur, et la cavité pleurale était le siége d'un épanchement purulent. — Dans la 7e observation, *mêmes lésions* du sinus longitudinal supérieur : de plus, tubercules pulmonaires, mésentériques et intestinaux. — Dans la 8e observation, *concrétions pseudo-membraneuses et suppuration* du sinus longitudinal supérieur et des veines de la pie-mère; ecchymose dans le tissu de cette membrane et ramollissement superficiel du cerveau. — Dans l'observation 9e, *concrétions pseudo-*

(1) *Journal hebdomadaire de médecine*, t. V, p. 337 et suiv.

membraneuses et suppuration du sinus latéral droit; méningite avec ramollissement superficiel du cervelet, ulcère du cuir chevelu. — Dans l'observation 10°, *fausses membranes et collection purulente* dans le sinus longitudinal supérieur; hémorrhagie cérébrale, cachexie. — Dans la 12° observation, *concrétions pseudo-membraneuses* dans le sinus longitudinal supérieur et latéral droit. — Dans l'observation 13°, *concrétion pseudo-membraneuse* dans le sinus longitudinal supérieur; suffusion sanguine à la surface du cerveau; infiltration du tissu sous-arachnoïdien; inflammation et ulcération des plaques de Peyer; stomatite couenneuse et gangréneuse. — Dans l'observation 14°, *fausses membranes* dans le sinus longitudinal supérieur; hémorrhagie dans la cavité de l'arachnoïde; stomatite couenneuse. — Dans la 15° et dernière observation, *concrétions pseudo-membraneuses* dans le sinus longitudinal supérieur; hémorrhagie dans la cavité de l'arachnoïde; fausses membranes à la surface du gros intestin.

Les observations de M. Tonnellé ont été toutes recueillies chez des enfants (service de M. Jadelot). Chez quelques uns des jeunes malades, une ulcération du cuir chevelu ou bien une éruption teigneuse semblent avoir été le point de départ de l'inflammation des sinus. Sous ce rapport, cette espèce de phlébite ne fait point exception aux principes que nous avons posés en traitant de l'étiologie de la phlébite en général, et il en sera de même sans doute des autres causes déterminantes et prédisposantes de l'inflammation des sinus, quand elles auront été constatées par des observations précises.

M. Tonnellé ne nous apprend malheureusement rien sur les signes *particuliers* de la phlébite qui nous occupe; il en est de même du traitement : « Y a-t-il, se demande cet observateur, quelques signes particuliers qui puissent faire sûrement reconnaître les maladies des sinus que nous venons d'étudier? L'appréciation exacte des symptômes

observés chez nos malades nous conduit à la négative (1)...
S'il est si difficile de reconnaître cette altération pendant
la vie, comment pourrions-nous y porter remède? »

G. De l'inflammation des veines du cœur (*cardiphlébite*).

L'inflammation des veines cardiaques n'a pas encore été
l'objet de recherches spéciales. Il est probable qu'elle se
rencontre dans quelques cas de violente inflammation des
tissus séro-fibreux du cœur, ou de phlébite diffuse. C'est un
intéressant sujet d'études.

H. De l'inflammation des veines pulmonaires (*pneumophlébite*).

Les auteurs ne nous fournissent rien sur l'inflammation
des veines pulmonaires. M. le professeur Cruveilhier ne l'a
pas même mentionnée dans son article *Phlébite* déjà cité.

Je suis porté à croire que ces grandes et importantes
veines s'enflamment dans les mêmes circonstances que
l'artère pulmonaire, comme dans les violentes inflammations de la plèvre et des poumons, du péricarde, de l'endocarde, et par la *diffusion* des autres phlébites, tant extérieures qu'intérieures. Cette phlébite coïncide avec ces
abcès multiples et superficiels qui fourmillent en quelque
sorte dans les poumons, à la suite de la phlébite diffuse
ou généralisée. Ces collections purulentes elles-mêmes ne
sont-elles pas le résultat d'une phlébite capillaire et du
tissu cellulaire qui les enveloppe de toutes parts?

(1) Les concrétions fibrineuses, pseudo-membraneuses, avec oblitération plus ou moins complète des sinus de la dure-mère, donnent lieu à
des épanchements de sérosité dans la cavité de l'arachnoïde et dans les
sinus, conformément à la loi que j'ai établie, dès 1822 et 1823, dans
mon *Mémoire sur l'oblitération des veines*, etc. (*Archives de médecine*,
t. II, p. 188; t. V, p. 94.) « On peut rapprocher, dit M. Tonnellé, l'épanchement de sérosité qui a eu lieu dans nos observations de ces hydropisies
partielles qui sont dues aux concrétions sanguines formées dans les veines,
et sur lesquelles M. Bouillaud a publié de beaux travaux. » Nous sommes
heureux de voir un observateur aussi distingué que M. Tonnellé partager
notre opinion.

I. **De l'inflammation des veines du système de la veine porte et des veines sur-hé-patiques** (*hépatophlébite, gastrophlébite, splénophlébite, entérophlébite.*

Bien plus commune qu'on ne l'a pensé généralement, la phlébite du système de la veine *porte* et des veines sur-hépatiques mérite toute l'attention des médecins et des chirurgiens. On sait aujourd'hui que les abcès du foie, à la suite des plaies en général et des plaies de tête en particulier, abcès qui avaient tant exercé l'esprit des chirurgiens, sont, comme ceux des poumons, de la rate, etc., les résultats d'une phlébite *locale* généralisée. Je passe rapidement sur ce point de la question, attendu qu'il se trouve explicitement traité dans les ouvrages de chirurgie. Mais la phlébite *médicale* du système de la veine porte n'est pas aussi connue que la phlébite traumatique ou *chirurgi-cale* de ce même système. J'en ai dit quelque chose dès 1826, dans mon premier *Traité sur les fièvres essentielles*, et j'ai tâché de prouver que, dans la fièvre entéro-mésen-térique (fièvre ou affection typhoïde de quelques auteurs), cette phlébite se rencontrait assez souvent (1), et méritait d'être prise en sérieuse considération pour l'explication complète des phénomènes et des accidents observés dans le cours de cette maladie. Depuis cette époque, je n'ai cessé de m'occuper cliniquement de ce sujet, et je crois que dans les violentes inflammations de l'estomac, des intestins, de la rate et du foie, il y a souvent coïncidence de phlébite des veines appartenant à ces organes, comme il y a coïn-cidence fréquente de phlébite des veines des membres avec les violents phlegmons et érysipèles de ceux-ci, de phlébite des sinus utérins avec l'inflammation puerpé-rale de la membrane interne et du tissu même de l'uté-rus, etc., etc.

M. Robert a communiqué à la Société anatomique un

(1) Ce fut à l'occasion de cette assertion, fondée sur des faits recueillis par moi, que M. Ribes rappela qu'avant la publication de mon ouvrage, il avait lui-même émis une opinion analogue.

cas de phlébite hépatique qui, selon lui, fut déterminé par le passage de la bile d'un conduit biliaire dans la veine qui l'accompagnait. Quoi qu'il en soit de cette étiologie, ce qu'il est bon d'ajouter, c'est que le sujet de cette observation mourut au milieu des symptômes de la *fièvre* dite *typhoïde*.

Un certain nombre de ramollissements de la rate ne coïncident-ils pas réellement avec une phlébite splénique? M. Cruveilhier, qui dit n'avoir observé dans la rate que la phlébite capillaire traumatique, en a fait figurer les degrés depuis l'induration rouge ou le foyer apoplectiforme jusqu'à la formation du pus.

Dans mes travaux sur l'oblitération des veines, j'ai montré qu'une hydropisie partielle spéciale, l'ascite, était l'effet de cette oblitération affectant le tronc de la veine porte, comme l'infiltration partielle des membres supérieurs et inférieurs était produite par l'oblitération des gros troncs veineux de ces membres.

L'inflammation des veines sur-hépatiques n'a pas encore été l'objet de recherches particulières. Son histoire est donc au nombre des *desiderata* de la médecine.

J. De l'inflammation des veines des reins (*néphrophlébite*).

Divers observateurs, et entre autres Dance, Dugès, MM. Rayer, Velpeau, Robert Lée, etc., ont recueilli des cas de néphrophlébite (1). M. Cruveilhier a rencontré aussi un exemple de néphrophlébite chez une femme récemment accouchée. Un foyer purulent existait au milieu de caillots sanguins.

Malheureusement aucun de ces auteurs ne nous a donné une monographie spéciale de cette *espèce* de phlébite. Nous renvoyons donc à ce que nous avons dit de la phlébite en général.

Nous ajouterons seulement que la phlébite des veines rénales existe rarement seule. Presque toujours elle coïn

(1) M. Rayer en a fait figurer plusieurs. (*Traité des maladies des reins*, Paris, 1837, atlas. pl. VI. in-fol., col.

cide avec d'autres phlébites, dont elle n'est souvent qu'une extension. Ainsi, dans les cas observés par Dugès, MM. Velpeau et Robert Lée, l'inflammation avait débuté par les veines de l'utérus et des ovaires, et s'était propagée aux veines émulgentes, dans lesquelles existaient des grumeaux puriformes jaunâtres. Dans un cas rapporté par M. Rayer, il existait une inflammation simultanée de la veine ovarique, de la veine rénale et de la veine cave inférieure. Dans le cas rapporté par Dance, la phlébite de la veine rénale coïncidait avec une néphrite suppurative. (La cavité de la veine rénale gauche était recouverte d'une couche de pus, commençant à s'organiser en fausse membrane; ses parois étaient épaissies; sa membrane interne offrait une couleur rougeâtre.)

Parmi les altérations *chroniques-organiques* assez communes des veines rénales et du sang qu'elles contiennent il en est qui ont certainement pour origine un état phlegmasique. J'ai, le premier parmi les auteurs modernes, signalé dans ces veines la présence de concrétions sanguines altérées offrant une grande ressemblance avec la matière dite encéphaloïde. (Dans le cas que je rapportai, recueilli à l'hôpital Cochin, en 1822, ces concrétions coïncidaient précisément avec une dégénérescence encéphaloïde du rein, et la ressemblance dont il s'agit était frappante.) Or, sans vouloir, tant s'en faut, exagérer le rôle que joue l'inflammation dans la production de ces altérations, toujours est-il qu'on aurait grand tort de vouloir lui refuser toute participation à ce travail pathologique.

K. Phlébite vésicale (*vésicophlébite*).

M. Cruveilhier a fait représenter un cas (1) dans lequel toutes les veines vésicales étaient remplies de pus. Mais cette espèce de phlébite, comme celle des autres organes génito-urinaires, est du domaine particulier des chirurgiens.

1) *Anat. pathologique du corps humain.* 36ᵉ livraison , in-fol., fig. col

L. **Phlébite des veines caves, et des grande et petite veines azygos.**

1° La phlébite de la veine cave inférieure paraît êtr
plus fréquente que celle de la veine cave supérieure. Il es
assez rare de rencontrer la phlébite de la veine cave, tan
inférieure que supérieure, isolée de celle des veines de
membres supérieurs, de la tête et du cou pour la phlébit
de la veine cave supérieure; de celle des membres infé
rieurs, du bassin, des organes génitaux, des reins pou
la phlébite de la veine cave inférieure.

Les altérations anatomiques auxquelles elle donne lieu
les effets physiologiques, les accidents divers dont elle es
accompagnée rentrent dans ce que nous avons dit en nou
occupant de la phlébite en général. L'oblitération de l
veine cave inférieure par les concrétions *inflammatoires*
comme par toute autre, amène l'hydropisie des men
bres inférieurs; celle de la veine cave supérieure, l'hy
dropisie des membres supérieurs, des méninges, du cer
veau, etc.

2° Nous manquons complétement d'observations su
l'inflammation des veines grande et petite azygos.

CHAPITRE II.

ARTICLE UNIQUE.

DE L'ARTHRITE RHUMATISMALE OU DU RHUMATISME ARTICULAIRE (1).

§ Ier. Caractères anatomiques.

A. ÉTAT AIGU. — I. *Lésions de l'appareil séro-fibreux et de
cartilages articulaires.* — Rougeur, injection, épaississe

(1) Le génie ou caractère inflammatoire du *rhumatisme articulaire* a ét
nié par certains auteurs. Je crois avoir, dans mon traité sur cette mala
die, démontré de la manière la plus évidente que le rhumatisme arti
culaire bien caractérisé méritait, au contraire, le premier rang parmi le
maladies franchement inflammatoires. Cette opinion est d'ailleurs généra
lement adoptée aujourd'hui. (Voyez, à la fin de ce volume, la note III.

ment, ramollissement plus ou moins prononcés selon l'intensité de la maladie.

II. *Altération de la synovie, présence de pus et de pseudomembranes, épanchements articulaires.* — La matière de tous les épanchements articulaires ne consiste pas assurément en un véritable pus ou même en une véritable synovie purulente ou pseudo-membraneuse. De tels épanchements ne se rencontrent qu'à la suite d'un rhumatisme articulaire aigu très intense ; mais ils se rencontrent réellement alors, et après les cas que j'en ai rapportés dans mon *Traité du rhumatisme articulaire*, le nier serait nier l'évidence et la lumière même.

Dans le cas que nous signalons, la synovie est à la fois modifiée et dans sa *quantité* et dans sa *qualité*, si tant est même qu'il faille conserver le nom de synovie altérée à des épanchements de pus *vrai* ou d'un liquide plastique, pseudomembraneux, variété de cette *lymphe* coagulable dont nous avons si souvent parlé. Dans les cas où la maladie a été moins violente, les épanchements ne consistent guère qu'en une véritable synovie, seulement un peu plus épaisse, plus visqueuse en même temps et plus abondante qu'à l'état normal. Pour les détails relatifs à la quantité variable et aux diverses natures d'épanchements, je ne puis que renvoyer à l'ouvrage cité tout-à-l'heure. Au reste, ce n'est pas uniquement dans les synoviales articulaires, mais quelquefois aussi dans les synoviales de tendons et dans le tissu cellulaire inter-musculaire, que l'on trouve des traces de phlegmasie, et entre autres des collections purulentes. Des lésions de même genre se rencontrent aussi souvent, et conformément à cette loi de *coïncidence* que, nous formulerons plus loin, dans les vaisseaux des membres rhumatisés, dans les tissus séro-fibreux du cœur, dans la plèvre, etc. Nous nous contentons de rappeler ce fait anatomo-pathologique en passant.

B. État chronique. — Je noterai, dès en commençant,

que la plupart des lésions *organiques* survenant à la suite de l'arthrite rhumatismale chronique sont plutôt du ressort de la chirurgie que de la médecine proprement dite, ces lésions constituant, en effet, le plus souvent, une des espèces des maladies désignées par les chirurgiens sous les noms de *tumeurs blanches* ou *ankyloses* (*tumeurs blanches* ou *ankyloses rhumatismales*).

I. *Lésions de l'appareil séro-fibreux, des extrémités articulaires des os et des parties adjacentes.* — 1° Les membranes et les franges synoviales sont plus ou moins épaissies, hypertrophiées, avec ou sans *dégénérescence* bien notable de tissu ; quelquefois on trouve des *érosions, des ulcérations, des destructions plus ou moins étendues;* d'autres fois, des dépôts de matière crétacée, plâtreuse, crayeuse, soit à la surface libre, soit au-dessous de la surface adhérente des synoviales. 2° Les ligaments et les capsules fibreuses s'épaississent aussi, s'hypertrophient, s'indurent, *dégénèrent,* altérations qui sont à celles des synoviales elles-mêmes ce que sont aux lésions de l'endocarde celles des tissus fibreux et musculaire du cœur à la suite de l'endocardite rhumatismale chronique. Les ligaments inter-osseux ou inter-articulaires participent spécialement aux diverses lésions des synoviales : ils peuvent être ramollis, érodés, *cariés,* parfois même entièrement détruits. 3° Les extrémités articulaires des os sont plus volumineuses qu'à l'état normal, véritablement hypertrophiées (1), tantôt ramollies, tantôt indurées, *éburnées,* soit dans leur totalité, soit dans quelqu'une de leurs parties seulement.

II. *Produits de sécrétion* ou SECRETA *anormaux.* Les épan-

---

(1) On se tromperait fort si l'on croyait que l'hypertrophie commençante des extrémités articulaires ne se manifeste que *très longtemps* après le début d'un violent rhumatisme articulaire aigu. En effet, d'après un certain nombre de faits que j'ai recueillis depuis quelques années, il m'est démontré que cet accident, qu'il ne faut pas confondre avec un simple gonflement *aigu* des parties indiquées, peut s'établir vers la fin du premier mois, si l'arthrite rhumatismale n'a pas été arrêtée par un traitement convenable.

chements purulents que nous avons signalés parmi les lésions de l'état aigu sont également au nombre des altérations que l'arthrite rhumatismale chronique entraîne à sa suite. On peut ranger parmi les produits anormalement sécrétés, mais déjà plus ou moins *transformés*, les concrétions plâtreuses, *tophacées*, dont nous avons parlé un peu plus haut. Elles sont pour le tissu séro-fibreux des articulations ce que sont pour le tissu séro-fibreux du cœur et des artères les concrétions calcaires, fibro-cartilagineuses, etc., qu'on y rencontre à la suite de son inflammation chronique. Ces concrétions, dans l'un et l'autre cas, constituent l'une des *métamorphoses* que subissent les *secreta* accidentels des parties indiquées : ce sont, pour ainsi dire, des *cristallisations organiques* (1).

III. *Lésions de rapports, soudure et vices de conformation des extrémités articulaires.* Au lieu d'être contiguës et mobiles les unes sur les autres, comme à l'état normal, les surfaces articulaires peuvent contracter entre elles des adhérences générales ou partielles : elles se soudent, s'*ankylosent*, tantôt *médiatement* ou par l'interposition d'une lymphe plastique organisée en *adhérences*, tantôt *immédiatement* en quelque sorte et par *continuité* de substance, à la suite de caries, d'ulcérations des cartilages. Selon les divers *accidents* de ces réunions anormales, les articulations offrent extérieurement différentes sortes de déviations et de contorsions. On rencontre même dans quelques cas des luxations complètes ou incomplètes, appelées *spontanées* pour les distinguer de celles qui sont le résultat de violences extérieures. Nous n'insistons pas plus longtemps sur ce sujet, pour ne pas usurper le domaine de l'anatomie pathologique *chirurgicale* proprement dite.

IV. Nous ne ferons que mentionner ici pour mémoire les lésions *organiques* que l'on rencontre chez les individus

(1) **Voyez**, à ce sujet, la note des pages 228 et 229 de mon *Traité du rhumatisme articulaire.* Paris, 1840, in-8.

qui ont été atteints d'endocardite, de péricardite, de pleurésie rhumatismales, en même temps que d'arthrite également rhumatismale, et qui, comme celle-ci, ont affecté primitivement ou secondairement la forme *chronique*.

§ II. Signes et symptômes. — Diagnostic.

A. Arthrite rhumatismale aiguë bien caractérisée.

I. Symptômes et signes locaux ou idiopathiques. — 1° *Douleur* dans les articulations affectées, tantôt légère, tantôt très vive et *atroce*, selon l'énergique expression de Sydenham, augmentant par la pression, le simple toucher, le moindre mouvement, etc., et de là la nécessité de préserver les parties malades du moindre contact, même du poids des couvertures, au moyen de cerceaux. Lorsque le rhumatisme articulaire est général, universalisé, il en résulte une attitude d'immobilité des plus remarquables, et jusqu'à un certain point *caractéristique* pour le praticien exercé. Les malades redoutent singulièrement le plus léger déplacement, ainsi que l'approche des assistants de leur lit, et quelques uns poussent des cris aigus aux mouvements les plus ménagés que peut exiger l'exploration des parties *souffrantes*. La douleur peut d'ailleurs disparaître complétement ou à peu près, lorsque plusieurs des autres symptômes locaux dont nous allons parler persistent encore (1).

2° La *chaleur* est augmentée à un degré plus ou moins élevé, que nous avons précisé un grand nombre de fois par l'application du thermométre (voyez les observations rapportées dans mon *Traité du rhumatisme articulaire*).

3° La *rougeur* de la peau des articulations n'est pas constante, mais elle manque rarement néanmoins, quand l'arthrite rhumatismale est violente; elle n'occupe ordinairement qu'une portion de la surface des articulations, elle est *partielle;* elle offre, en général, une teinte ver-

(1) Consultez ce que nous avons dit précédemment des conditions spéciales sans lesquelles la douleur ne saurait exister dans les phlegmasies en général

meille ou rosée (elle constitue un des symptômes d'une
véritable *roséole rhumatismale*, et non un symptôme *direct*
de l'arthrite rhumatismale elle-même). Elle est en quelque
sorte un *reflet* de la rougeur de la synoviale, symptôme qui
échappe à notre observation en raison de la situation profonde de cette dernière. Règle générale: la rougeur ou mieux
la *roséole* rhumatismale se rencontre de préférence dans
les arthrites rhumatismales qui affectent des articulations
assez superficielles, telles que celles des mains, des pieds,
des poignets, des coudes-pieds; et lorsqu'elle a lieu dans
les arthrites rhumatismales qui ont pour siége des articulations profondément situées, elle en occupe les régions
les plus voisines de la peau (c'est ainsi que dans l'arthrite
rhumatismale des genoux, c'est à leur partie interne qu'on
l'observe le plus ordinairement).

4° La *tuméfaction* des articulations est plus ou moins
considérable, et, dans l'immense majorité des cas, dépend
à la fois et de l'afflux du sang dans toutes les parties qui
concourent à former l'articulation, et de la présence du
secretum accidentel qui s'est formé au sein des synoviales,
épanchement sur les signes duquel nous reviendrons plus
bas (ainsi que nous l'avons fait chez la plupart de nos malades, il sera bon de déterminer exactement le degré de la
tuméfaction par la *mensuration* au moyen d'une bande divisée en centimètres, millimètres, etc.). Quand un groupe
de petites articulations, telles que celles de la main et du
pied, est le siége d'une violente arthrite rhumatismale,
ces parties sont gonflées, tendues, luisantes, comme *po-
telées*, et l'inflammation se présente avec une sorte de
caractère *phlegmoneux*.

5° Voici quelques autres phénomènes locaux qui, tout pa-
tents qu'ils sont, n'ont pourtant pas encore été même indiqués par aucun auteur. Les veines sous-cutanées qui serpentent autour des articulations *rhumatisées* sont gonflées,
saillantes, tendues, turgescentes, et leur développement

hypernormal est d'autant plus apparent que la peau est en général amincie et luisante par suite de la tension dont elle est le siége. N'est-ce pas là en quelque sorte un diminutif de ces véritables phlébites qu'il n'est pas très rare de rencontrer, et dont nous avons rapporté ailleurs des exemples, chez les individus atteints d'une violente arthrite rhumatismale? Les branches artérielles qui occupent le contour des articulations malades offrent des pulsations *réellement* plus prononcées qu'à l'état normal (abstraction faite, bien entendu, de l'influence fébrile). Depuis que j'ai fixé une attention soutenue sur cette particularité, je l'ai fait constater un bon nombre de fois par plusieurs médecins et par une foule d'élèves. Cette participation des branches vasculaires péri-articulaires au mouvement fluxionnaire, au travail de congestion inflammatoire, nous montre, jusqu'à un certain point, comment les gros troncs vasculaires du voisinage peuvent se prendre eux-mêmes. Au reste, n'oublions pas que les vaisseaux ne s'enflamment pas toujours consécutivement à la synoviale articulaire et par voie de propagation, de diffusion, de contiguïté, mais aussi quelquefois primitivement sous l'influence *directe* de la cause rhumatismale. Tout-à-l'heure, en parlant de la douleur, nous avons eu soin de rappeler que celle-ci n'était au fond que le signe de la participation des nerfs sensitifs de l'articulation à l'affection inflammatoire du tissu *sinovi-fibreux*, ou d'une sorte de névralgie rhumatismale coïncidant avec cette dernière. Tous ces rapprochements méritent d'être médités par les vrais observateurs.

6° *L'épanchement* dont les articulations pourront être le siége sera diagnostiqué à la faveur des signes suivants : *tuméfaction* générale des *articulations* par suite de la dilatation de leurs membranes synoviales et de leurs capsules avec *fluctuation* plus ou moins manifeste, dernier signe qui ne peut être constaté que dans les cas où les articulations ont un volume assez considérable, comme celles des genoux plus particulièrement. La dilatation se fait surtout remarquer dans les régions des articulations qui résistent le moins à la pression du liquide, sur les parties latérales et supérieures du genou, par exemple, quand l'épanchement s'est opéré dans cette jointure. En même temps, dans le cas que nous avons choisi pour exemple, la rotule est soulevée par le liquide et cesse d'être en contact avec les surfaces articulaires correspondantes du fémur, rapport qu'il est facile de rétablir par une pression exercée sur cet os d'avant en arrière. Cette pression, quand elle est opérée brusquement, produit un bruit appréciable, ainsi que nous l'avons souvent constaté. Si l'épanchement est considérable, le genou présente une forme arrondie, et on n'observe plus les saillies et les enfoncements qui existent à l'état normal.

7° Lorsque l'on imprime des mouvements aux extrémités articulaires des os qui concourent à former les articulations rhumatisées, on *sent* quelquefois un frémissement vibratoire obscur, et on entend un bruit de raclement ou de craquement plus ou moins fort, en même temps que le toucher fait très distinctement percevoir le *frottement* qui produit les bruits de craquement ou de raclement et le frémissement vibratoire. De toutes les articulations, l'articulation du genou est celle où il est le plus facile de constater ces phénomènes *physiques* sur lesquels les observateurs n'avaient pas jusqu'ici fixé leur attention (1), et qui sont les *analogues* de ces bruits anormaux et de ce frémissement vibratoire que l'on rencontre dans la pleurésie, la péricardite, etc., lorsque les feuillets opposés de la plèvre et du péricarde, dépourvus de leur poli, tapissés de pseudo-membranes, etc., viennent à frotter l'un contre l'autre, pendant les mouvements du cœur dans un cas et pendant ceux des agents de la respiration dans l'autre cas.

(1 M. Récamier mérite une exception en ce qui concerne un de ces phénomènes. (Voyez l'observation XXXI de mon *Traité du rhumatisme*.)

II. Symptômes dits généraux, sympathiques, réactionnels. — Les symptômes de cet ordre sont subordonnés à *l'intensité et à la dissémination* variables de l'arthrite rhumatismale. Ajoutons que les diverses phlegmasies intérieures qui, conformément à des lois que nous avons posées plus loin, peuvent coïncider avec l'arthrite rhumatismale, réagissent à leur tour sur l'ensemble de l'économie, et que dans ces cas il est fort difficile de faire une juste part à chacune des maladies coïncidentes dans la production de la réaction générale. Les considérations suivantes suffiront, nous l'espérons, à la solution de la question grave qu'il s'agit ici de traiter.

1° Dans les cas où l'arthrite rhumatismale est très légère, ou qu'étant assez intense, elle n'occupe qu'un certain nombre de petites articulations, *à moins de complications,* elle ne donne ordinairement lieu à aucune réaction fébrile notable. Lorsque, au contraire, l'arthrite rhumatismale est intense et généralisée (et alors, elle coïncide souvent, comme nous le démontrerons bientôt, avec une endocardite, une péricardite, etc.), on observe une fièvre violente, offrant les caractères les plus purs, les plus sincères de la fièvre dite inflammatoire ou angioténique : 1° le pouls est en général fort, plein, large, tendu; il est d'un quart, d'un tiers plus fréquent qu'à l'état sain, c'est-à-dire qu'il bat de 100 à 120 fois environ par minute, chez les sujets qui, à l'état normal, ont un pouls qui donne 72 pulsations dans le même espace de temps.

2° La chaleur de la peau est augmentée à un degré plus ou moins élevé (nous avons trouvé de 37 à 40° c., le thermomètre étant appliqué sur l'abdomen). Il existe ordinairement une sueur abondante, un peu visqueuse, d'une odeur fade ou acescente, un peu nauséabonde (1). Lorsque

____

(1) Elle est tantôt neutre, tantôt acide, quelquefois acide en un point, et neutre ou même alcaline dans un autre. (Voyez notre *Clinique médicale* sur l'état de la sueur dans les maladies fébriles en général.)

cette diaphorèse persiste durant quelques jours, on aperçoit sur différentes régions du corps des sudamina ordinairement très nombreux, accompagnés ou non d'une véritable éruption miliaire et de taches rouges, tout-à-fait semblables à celles de la roséole (1).

3° Le caillot que fournissent les saignées bien faites, à la période de complet développement de l'arthrite rhumatismale, est fortement rétracté, à bords renversés en manière de *cupule* ou de *champignon*, ferme, recouvert d'une couenne qui s'organise rapidement en une sorte de membrane, épaisse de 4, 6, 8 millimètres et même plus, dense, résistante, et que je compare souvent à une peau de chamois. Le caillot flotte au milieu d'une sérosité parfaitement limpide, jaunâtre ou verdâtre, plus ou moins abondante, suivant la constitution des malades, selon que les saignées ont été plus ou moins répétées, etc. Lorsque le rhumatisme est à l'état naissant ou qu'il touche à son déclin, la couenne est très mince ou même nulle, mais le caillot est ferme, élastique à la manière du gluten (de là le nom de caillot glutineux sous lequel j'ai coutume de le désigner), d'un rouge vermeil partout où il est en contact avec l'air. On peut agiter ce caillot, le rouler, le presser dans la main sans qu'il se rompe et sans qu'il abandonne une quantité notable de sa matière colorante rouge aux parties qui le touchent et le pressent.

Le sang que nous avons retiré cent et cent fois par le moyen des ventouses scarifiées, sans manquer jamais de l'examiner, fournit des rondelles bien formées, qui se réunissent le plus souvent en une seule masse imitant le

(1) De modernes auteurs n'ont absolument rien dit de ces éruptions, et notamment des sudamina, en général plus abondants et plus constants dans cette forme du rhumatisme articulaire que dans la fièvre dite typhoïde. L'éruption miliaire que nous venons de signaler n'avait point échappé à l'esprit observateur de Stoll. « La fièvre rhumatismale, dit-il, était accompagnée quelquefois d'*éruption miliaire, blanche, rouge ou mélée*. (*Méd. prat.*, t. I. Const. méd. de 1777.)

caillot d'une saignée ordinaire, plus ou moins rétractée, entourée alors d'une sérosité semblable à celle des saignées du bras, très rarement rougie par la matière colorante du caillot. Un très grand nombre de fois, j'ai constaté et fait constater aux assistants une couenne plus ou moins épaisse sur les rondelles fournies par les ventouses.

Par ce qui vient d'être exposé, on voit que le sang retiré par les saignées générales et locales doit être considéré comme le type de ce qu'on appelle le sang inflammatoire, tel que nous l'avons décrit à l'article *Angiocardite franche* (fièvre *inflammatoire* ou *angioténique*).

Dans ces derniers temps, MM. Andral et Gavarret ont trouvé une proportion de fibrine beaucoup plus considérable qu'à l'état normal dans le sang des individus atteints d'un rhumatisme articulaire aigu. Ce fait, s'il en eût été besoin, aurait contribué à confirmer la doctrine que nous avons soutenue contre ces faux observateurs qui nient le *génie inflammatoire* du rhumatisme articulaire bien caractérisé.

4° Les urines sont, en général, rares, et cela d'autant plus que les sueurs ont été plus copieuses. Elles se troublent ordinairement très peu de temps après leur émission, et sont quelquefois si épaisses, si bourbeuses ou jumenteuses, qu'elles ressemblent à du *moût* de raisin. Elles rougissent alors plus fortement qu'à l'état normal le papier bleu de tournesol (1).

5° Une *soif* ordinairement très vive accompagne les autres symptômes fébriles dont nous venons de parler ; en même temps anorexie, etc., etc.

---

(1) Cet état des urines se rencontre dans les autres maladies fébriles franchement inflammatoires, et ne suppose pas ordinairement une affection *directe* des reins. Néanmoins, un bon nombre d'observations me portent à penser que, plus souvent qu'on ne le croit, les enveloppes du rein, et celui-ci lui-même, se *prennent* par loi de *coïncidence* dans les grands rhumatismes articulaires.

La fièvre est tellement inhérente au rhumatisme articulaire aigu intense et généralisé, que plusieurs auteurs ont désigné cette maladie sous le nom de *fièvre rhumatismale*. Parmi les cas désignés sous ce nom, il s'en trouvait dans lesquels on voyait persister une *fièvre* plus ou moins violente, lorsque tous ou presque tous les symptômes provenant de l'affection des articulations avaient disparu, en sorte qu'il était bien clair, bien évident que cette affection ne constituait pas toujours toute la maladie, n'en représentait qu'un des éléments. Restait à déterminer d'où provenait cette fièvre qui survivait ainsi à la maladie articulaire. Les temps de la solution de ce difficile problème se sont fait attendre jusqu'à notre ère médicale actuelle. Ces *fièvres rhumatismales sans rhumatisme*, pour parler le langage de certains auteurs, ayant fixé l'attention de quelques modernes observateurs, ils essayèrent de les *expliquer*, et il faut convenir qu'ils ne furent pas heureux dans leurs explications. Quelques uns d'entre eux s'applaudissaient d'avoir trouvé là je ne sais quelle nouvelle *fièvre essentielle;* et leur doctrine commençait à se propager, à prendre même quelque consistance, lorsque parurent nos recherches sur la loi de coïncidence de l'endocardite et de la péricardite avec le rhumatisme articulaire aigu (sans préjudice des autres coïncidences moins communes). La découverte de ces deux grands accompagnements du rhumatisme articulaire aigu généralisé, *fébrile*, éclaira la singulière et importante particularité qui nous occupe d'une lumière aussi vive qu'elle était imprévue.

III. Diagnostic différentiel. — La connaissance de la cause spéciale de l'arthrite rhumatismale est, au fond, le seul vrai caractère qui la différencie de toutes les autres inflammations des articulations. Les causes traumatiques étant de celles qui tombent sous les sens, on ne confondra point une arthrite produite par elles avec une arthrite rhumatismale. D'ailleurs, une pareille erreur ne pourrait avoir lieu que quand il s'agit d'une arthrite rhumatismale partielle, l'arthrite généralisée ne pouvant, en effet, être le résultat d'une cause traumatique, qui est toute locale. Mais il est une autre espèce d'arthrite qui pourrait, si l'on n'y prenait garde, être confondue avec l'arthrite rhumatismale : je veux parler de ces suppurations à l'intérieur et à l'extérieur des articulations, ordinairement multiples, disséminées, et coïncidant souvent avec des abcès également multiples, soit extérieurs, soit intérieurs, *accidents* que l'on voit survenir à la suite des grandes plaies extérieures, de l'accouchement, et généralement dans tous les cas de cet état morbide général, assez vulgairement désigné sous les noms divers d'infection purulente, de résorption purulente, de diathèse purulente, de fièvre purulente, etc. (dans cet état, on observe un cortége de phénomènes typhoïdes bien caractérisés, dont des phlébites suppuratives constituent un des éléments fondamentaux, que ces phlébites soient ou non accompagnées d'un empoisonnement *virulent* ou miasmatique, comme dans la morve, la variole, etc.). Toutefois, en y prêtant une suffisante attention, une erreur du genre de celle que nous signalons ne saurait être réellement commise. En effet, dans l'arthrite rhumatismale pure, la fièvre, comme nous l'avons vu, offre les traits les plus évidents de celle qu'on appelle *inflammatoire,* tandis que la fièvre dite *typhoïde,* au contraire, est la compagne ordinaire de l'état morbide que nous venons de rappeler. Les seuls cas vraiment embarrassants sont ceux dans lesquels les deux affections que nous cherchons à distinguer peuvent coexister chez un seul et même individu. C'est ainsi, par exemple, que, chez les femmes en couches, il survient assez souvent de véritables arthrites rhumatismales, ou par refroidissement, en même temps qu'il peut exister chez elles la phlébite utérine suppurative, et les autres éléments de l'infection purulente, typhoïde, etc. Même dans ces cas compliqués ou *mixtes,* un praticien exercé et un peu doué du tact médical ne se trompe guère. Cependant il peut enfin se trouver quelques cas exceptionnels, réfractaires à tout diagnostic suffisamment éclairé ou motivé, et il faut alors se renfermer dans ce doute philosophique qui n'est ni la science ni l'ignorance, ni la vérité ni l'erreur, et dont l'abus ne serait pas moins funeste qu'une trop grande facilité à admettre ce qui n'est pas rigoureusement démontré.

B. Arthrite rhumatismale chronique.

Les symptômes de l'arthrite rhumatismale aiguë se retrouvent, seulement à un degré inférieur et comme en petit, dans l'arthrite rhumatismale chronique, qui n'en est pour ainsi dire que la continuation. Mais, comme nous l'avons vu, par sa prolongation indéfinie, la phlegmasie articulaire, plus ou moins *mitigée,* entraîne à sa suite diverses *lésions organiques* qui, devenant *causes* après avoir été *effets,* donnent lieu à un certain nombre de symptômes *spéciaux.*

I. La *rougeur* et la *chaleur* des articulations sont très peu marquées ou bien nulles. La *douleur* peut être aussi fort légère ou même avoir entièrement disparu ; mais il est aussi des cas où elle persiste avec assez d'intensité, et constitue le symptôme prédominant de la maladie, ce qui avait conduit Cullen à désigner sous le nom d'*arthrodynie* la forme d'arthrite rhumatismale qui nous occupe. La *tuméfaction* ne manque jamais dans la véritable arthrite rhumatismale chronique, et elle peut provenir à la fois, et du gonflement hypertrophique avec ou sans dégénérescence des parties constituantes des articulations, et des épanchements articulaires. Les tuméfactions hypertrophiques des articulations contrastent avec la diminution de volume, l'amaigrissement, l'*atrophie* des membres, condamnés par la maladie à un long repos.—Les veines sous-cutanées qui serpentent autour des grosses articulations, telles que le genou, etc., sont remarquables par leur développement en quelque sorte variqueux ou mieux hypertrophique. — Par suite des lésions organiques de leurs ligaments, de la présence de concrétions tophacées, etc., etc., on observe des nodosités, des incurvations variées des articulations, même des luxations ; les doigts et les orteils en particulier offrent les déviations et les contorsions les plus singulières. — Les mouvements, toujours plus ou moins gênés ou douloureux, sont accompagnés de *bruits de craquement* plus ou moins forts, résultant du frottement réciproque des surfaces articulaires dépolies, rugueuses et comme raboteuses. Plus tard, les mouvements peuvent être tout-à-fait impossibles, en raison des lésions physiques dont nous avons parlé, et les malades sont, comme on dit, *impotents* et *perclus*.

II. Si le nombre des articulations chroniquement *rhumatisées* est peu considérable, et si ces articulations sont petites (*rhumatisme dit goutteux*), à moins de complications ou de *coïncidences*, la fièvre est nulle ou presque nulle. Lorsque, au contraire, un grand nombre d'articulations sont prises à la fois, surtout si quelques unes d'entre elles sont volumineuses, il existe ordinairement une réaction fébrile qui peut revêtir la forme hectique (il suffit de l'inflammation rhumatismale chronique d'une très grosse articulation pour produire cet effet). Cette fièvre a lieu particulièrement dans les cas où quelque travail de carie et de suppuration s'accomplit au sein des articulations. Lorsque, après avoir déterminé l'épaississement, l'hypertrophie, l'induration, etc., des parties molles et des parties dures des articulations, l'inflammation chronique s'éteint, la fièvre cesse également, et alors il ne reste plus de cette inflammation que ses produits, lesquels constituent à leur tour des affections spéciales dont nous avons traité en divers chapitres de cet ouvrage (*Hypertrophie, produits accidentels*, etc.).

III. Parmi les accidents que l'on voit survenir pendant le cours d'une arthrite rhumatismale chronique, qui a condamné les malades à un alitement permanent, il ne faut pas oublier la formation d'escarres et, par suite, d'ulcérations, de suppurations dans les parties qui supportent principalement le poids du corps (régions du sacrum, des trochanters, des coudes, etc.). Il se manifeste aussi quelquefois des infiltrations des membres, par suite de l'oblitération des veines qui ont pu être enflammées en même temps que les jointures, et dont l'inflammation est également devenue chronique. (Les cas de *phlegmasia alba chronique* d'origine rhumatismale ne sont pas extrêmement rares.)

IV. On reconnaîtra à leurs signes propres les phlegmasies rhumatismales intérieures chroniques coïncidant avec l'arthrite rhumatismale de même forme. Qu'on n'oublie pas que ces phlegmasies intérieures, entre autres l'endocardite, à moins de l'emploi de la méthode thérapeutique dont nous parlerons plus loin, persistent souvent après que l'arthrite a disparu, amenant à leur suite d'incurables *lésions organiques.* Hélas! par la non-application de cette méthode, combien est grand le nombre de ceux qui, au bout d'un temps plus ou moins long, meurent victimes de lésions *chroniques-organiques* des valvules du cœur avec hypertrophie du tissu musculaire de cet organe, etc.!

§ III. Causes de l'arthrite rhumatismale.

1. *Cause occasionnelle ou déterminante.* — Ainsi que divers auteurs l'avaient déjà établi, et comme je crois l'avoir démontré dans mon *Traité du rhumatisme articulaire,* la véritable cause *déterminante* de cette maladie consiste dans l'action du froid, soit sec, soit surtout humide, action d'autant plus puissante qu'elle s'exercera chez un individu dont le corps aura été préliminairement échauffé outre mesure, et quelquefois jusqu'à production d'une sueur abondante, comme il arrive à la suite des grandes fatigues musculaires, des violents exercices du corps, etc. Ces

exercices eux-mêmes produisent dans tout l'organisme en général et dans les articulations en particulier, **un état d'excitation évidemment favorable au développement de la maladie sous l'influence de la cause indiquée. D'a**près ce qui précède, on ne sera pas étonné si, comme toutes les autres maladies produites par le froid, l'arthrite rhumatismale est plus commune dans les saisons froides que dans les saisons chaudes, chez les personnes exposées par leur profession à des alternatives de chaud et de froid, comme les boulangers, les marchands de vin, les limonadiers, etc., que chez celles qui ne sont pas exposées à de pareilles alternatives. Je ne dis pas que des causes autres que le froid ne puissent produire une arthrite : diverses violences extérieures, par exemple, en produisent de fort graves; ce que j'enseigne ici sur la foi de l'expérience la plus exacte et la plus répétée, c'est que l'espèce d'arthrite à laquelle on a donné le nom de rhumatisme articulaire diffère de toutes les autres espèces en ce qu'elle a pour cause formelle et spéciale le froid. Cette cause étant bien admise, on conçoit aisément comment plusieurs articulations sont le plus souvent atteintes en même temps; on conçoit également la raison de ces *coïncidences* sur lesquelles nous allons bientôt revenir. En effet, le froid agit à la fois sur un grand nombre d'articulations, et en même temps sur un grand nombre d'autres parties tant externes qu'internes, lesquelles sont susceptibles aussi pour leur part de contracter des phlegmasies plus ou moins intenses sous son influence. Il n'est donc pas étonnant, je le répète, que plusieurs articulations se prennent en même temps ou successivement, et qu'on voie se prendre, en même temps qu'elles, le cœur, certains vaisseaux, la plèvre, les poumons, la gorge, etc., etc. Mais pourquoi, dans un refroidissement général, toutes les articulations ne sont-elles pas frappées à la fois et au même degré non plus que les organes divers qui peuvent être atteints en même temps qu'elles? Cela tient à des prédispositions organiques et à d'autres circonstances qu'il n'est pas toujours possible d'analyser et de préciser. Nous pourrions, au reste, insister plus longtemps sur ce sujet, si nous ne craignions de dépasser les bornes qui nous sont prescrites par la nature de cet ouvrage.

II. *Prédisposition et causes prédisposantes.* — Il existe *certainement* pour l'arthrite rhumatismale ou *à frigore* une véritable *prédisposition organique*, comme il en existe pour tant d'autres maladies. Quelles sont les conditions formelles et positives de l'*organisation* ou de la *constitution* qui prédispose à l'arthrite rhumatismale? Je ne prétends pas posséder toutes les données nécessaires à la solution de ce problème étiologique; mais je ne crois pas me tromper en affirmant que, parmi les plus importantes de ces données, on peut compter le tempérament qu'on appelle sanguin, ou mieux encore celui connu sous le nom de lymphatico-sanguin, une peau blanche, fine, mince, transpirant facilement, des cheveux blonds ou châtains. Je ne dis point que les individus qui n'offrent pas les caractères ci-dessus exposés soient à l'abri de l'arthrite rhumatismale: je prétends seulement qu'ils n'y sont pas prédisposés *organiquement* comme les précédents; et attendu que les dispositions organiques se transmettent souvent des parents à leurs enfants, on comprend facilement pourquoi l'affection qui nous occupe est au rang de celles où l'*hérédité* joue souvent aussi un rôle incontestable.

Nous avons noté un peu plus haut que certaines *professions* constituaient de véritables *causes prédisposantes*, en ce qu'elles plaçaient ceux qui les exercent dans des conditions propres à faire subir au corps tout entier ou à certaines parties du corps des alternatives de chaud et de froid. Ce que nous trouvons dans les auteurs relativement à l'influence prédisposante de l'*âge*, du *sexe*, du *régime*, des *excès en tout genre*, ne repose pas sur des recherches suffisamment exactes. L'âge en particulier, quel qu'il soit, ne préserve pas *absolument* de l'arthrite rhumatismale. Cette maladie paraît sévir néanmoins de préférence sur les sujets de douze à quarante ans. Elle n'épargne pas toujours les enfants très jeunes encore. J'ai vu des enfants de sept ans et au-dessous frappés de cette maladie avec coïncidence de très forte endocardite.

Les *excès vénériens* me paraissent devoir être rangés parmi les causes *prédisposantes*. Mais il faudrait être bien malheureusement inspiré pour admettre, avec certains auteurs, que les *prouesses de la lune de miel* (ce sont leurs expressions) sont parfois la *principale cause déterminante d'un véritable rhumatisme articulaire*, tandis que *l'influence du froid humide ne serait qu'une cause prédisposante*.

§ **IV**. **Loi de coïncidence des inflammations du cœur** (1) **avec l'arthrite rhumatismale ; de quelques autres coïncidences.**

I. Les recherches que je n'ai cessé de faire depuis dix ans sur les *accompagnements* divers de l'arthrite rhumatismale, et spécialement sur la coïncidence de l'endocardite et de la péricardite avec cette affection, ont, si l'on veut bien me permettre de l'oser dire, changé la face de la science, et constituent réellement une ère nouvelle en cette matière. La connaissance exacte de ces accompagnements a jeté un jour éclatant sur une foule de points profondément obscurs que présentait la *clinique* du rhumatisme articulaire aigu, et, sous plusieurs rapports, elle peut être considérée comme la clef de l'étude de cette importante maladie.

On trouvera dans mon *Traité du rhumatisme* l'exposition historique des longs et patients travaux que j'ai faits sur le sujet dont il s'agit. Je dois me borner ici à présenter les résultats généraux ou les lois qui dérivent des cas

---

(1) Cette loi s'applique, jusqu'à un certain point, aux inflammations des gros vaisseaux et à celle de l'aorte en particulier.

particuliers recueillis par moi au nombre de plusieurs centaines. D'après ces faits, qui se reproduisent malheureusement chaque jour et dans la pratique des hôpitaux et dans celle dite civile (1),

1° *Dans l'arthrite rhumatismale aiguë, violente, généralisée, la coïncidence d'une endocardite, d'une péricardite ou d'une endo-péricardite, est la* RÈGLE*, la* LOI*, et la non-coïncidence l'*EXCEPTION *(2).*

2° *Dans le rhumatisme articulaire aigu, léger, partiel, apyrétique, la non-coïncidence d'une endocardite, d'une péricardite ou d'une endo-péricardite, est la* RÈGLE*, et la coïncidence l'*EXCEPTION *(3).*

3° L'endocardite rhumatismale est beaucoup plus commune que la péricardite également rhumatismale. La pre-

(1) Au moment où je rédige cet article (17 novembre 1842), je viens de voir, en consultation avec mon honorable confrère M. le docteur Sorlin, un remarquable exemple des coïncidences qui nous occupent. Chez un jeune homme de vingt-et-un ans, atteint depuis sept à huit jours d'un rhumatisme articulaire aigu généralisé, on entend dans la région précordiale un beau bruit de frottement péricardique, double comme les battements du cœur, auxquels il est isochrone, tirant un peu sur le bruit de cuir neuf en un point, ailleurs imitant le bruit de souffle râpeux de l'endocardite, mais plus diffus, plus superficiel, accompagné d'un léger frémissement vibratoire, etc. Mais ce n'est pas tout : en arrière et en bas, du côté gauche, nous avons constaté les signes positifs d'un épanchement pleurétique (matité, souffle bronchique, égophonie, etc.). Les articulations se sont entièrement dégagées sous l'influence de plusieurs émissions sanguines, et cependant la fièvre persiste à un haut degré. Nulle douleur n'existe ni n'a existé du côté du cœur et de la plèvre.

(2) Parmi les 114 cas de rhumatisme articulaire aigu cités dans mon Traité sur cette maladie (page 143), 74 appartenaient aux catégories de grande intensité et d'intensité moyenne. Or, dans ce nombre, on en comptait 64 qui étaient des exemples de la *coïncidence* CERTAINE d'une endocardite ou d'une endo-péricardite.

(3) Parmi les 114 cas ci-dessus notés, 40 avaient trait au rhumatisme articulaire *léger*. Eh bien ! dans ces 40 cas, on n'en trouve qu'un seul dans lequel ait eu lieu la coïncidence indiquée.

Les faits nombreux que j'ai recueillis depuis ceux dont il s'agit en ce moment m'ont donné les mêmes résultats.

mière existe souvent sans la seconde, tandis qu'il est assez rare que celle-ci existe sans l'autre, pour peu qu'elle soit intense du moins.

Pour qu'il ne manque rien à la solidité de la loi que nous venons de formuler, il importe d'ajouter que, chez un très grand nombre d'individus atteints de lésions organiques du cœur, et spécialement de lésions organiques des valvules de ce viscère, je me suis assuré par la plus exacte interrogation que ces lésions étaient consécutives à une ou plusieurs attaques d'un violent rhumatisme articulaire aigu, qui s'était prolongé pendant plusieurs semaines ou pendant plusieurs mois (1). Or, les *lésions organiques* dont il s'agit sont précisément celles qui succèdent à une endocardite ou à une endo-péricardite passées à l'état chronique : ce sont les suites naturelles et pour ainsi dire les reliquats de ces maladies. Combien de fois, à la grande surprise de certains malades, affectés de *maladies organiques du cœur,* d'*anévrisme*, comme le dit encore le vulgaire des médecins et comme le répètent ensuite les malades, à la surprise non moins grande d'élèves et de confrères non encore initiés à la connaissance de la loi que nous étudions, combien de fois n'ai-je pas annoncé, et, si j'ose le dire, *deviné* la préexistence d'un rhumatisme articulaire aigu! et, pour le noter en passant, un grand nombre des malades dont il s'agit, en rendant compte de leurs *antécédents*, oublient de faire mention des affections rhumatismales ou goutteuses qu'ils ont essuyées.

(1) « Sur 300 individus au moins chez lesquels, dans l'espace d'environ
» sept ans, j'ai reconnu l'existence de lésions *chroniques-organiques* du
» cœur consécutives à une endocardite ou à une endo-péricardite, que
» j'ai tous interrogés avec l'exactitude suffisante, plus de la moitié fai-
» saient remonter les symptômes de ces lésions à une ancienne attaque de
» rhumatisme articulaire intense, prolongée pendant plusieurs semaines
» ou même plusieurs mois. » (*Traité du rhumatisme articulaire*, p. 145.)
Depuis que ceci est écrit, j'ai rencontré plus de cent nouveaux cas du
même genre. Il ne se passe guère de jours sans que j'en constate quelque
nouvel exemple, soit à l'hôpital, soit en ville.

II. *a.* Après l'endocardite et la péricardite, les phlegmasies qui coïncident le plus souvent avec l'arthrite
rhumatismale intense, généralisée, sont la pleurésie,
la pleuro-pneumonie. Je dois faire remarquer que, dans
les cas où l'on rencontre une *coïncidence* de pleurésie et
même de pleuro-pneumonie, c'est le plus ordinairement
sans préjudice de l'endocardite ou de l'endo-péricardite.
Je n'ai pas présents à la mémoire tous les cas de pleurésie
et de pleuro pneumonie rhumatismales que j'ai recueillis,
et je n'ai pas le temps d'en faire la statistique exacte. Je
rappellerai seulement ici que dans 6 des 64 cas de coïncidence d'endocardite et de péricardite dont il vient d'être
question plus haut, il existait en même temps une pleurésie ou une pleuro-pneumonie (trois fois une pleurésie
simple, trois fois une pleuro-pneumonie). Le cas récent que
j'ai mentionné dans la note de la page 487 est un nouvel
exemple de la double coïncidence qui nous occupe. Chez
M. le docteur Richard, d'Évreux, dont j'ai rapporté ailleurs
l'observation, il existait en même temps une endocardite,
une péricardite avec épanchement considérable et une
double pleurésie avec épanchement également considérable (1).

b. Quelques malades se plaignent de *mal de gorge*, et,
dans les cas de ce genre, nous avons constaté la coïncidence d'une angine pharyngée plus ou moins intense.

c. Depuis dix ans que mon attention est fixée sur toutes
les *coïncidences* de l'arthrite rhumatismale, je n'ai recueilli
aucun exemple *évident, incontestable,* de gastrite ou d'entérite rhumatismale. Je n'ignore pas que Stoll a fait de belles
recherches sur une espèce de dysenterie qu'il appelle *rhu-*

.(1) Voyez ce bel exemple de coïncidence et de guérison dans mon
Traité du rhumatisme, p. 204, observ. 11. J'ajouterai que, l'année après
cette première atteinte, notre honorable et excellent confrère fut pris d'une
nouvelle *fièvre rhumatismale* des plus violentes avec même genre de *coïn-*
cidence, et que nous fûmes encore assez heureux pour le guérir, grâce à
la méthode que nous exposerons plus tard.

matism-de, rhumatisme des intestins. Je reconnais, avec cet illustre praticien, que, comme le rhumatisme articulaire aigu, la dysenterie peut éclater sous l'influence d'un refroidissement succédant à une forte chaleur du corps, mais je suis obligé d'ajouter que cette cause *seule,* sans circonstances adjuvantes, auxiliaires, prédisposantes, produit bien rarement la dysenterie, et je persiste à soutenir que la coïncidence de cette maladie avec une arthrite rhumatismale aiguë est aussi peu fréquente que la coïncidence des inflammations de l'endocarde et du péricarde avec cette dernière est commune.

d. La coïncidence d'une phlegmasie rhumatismale des méninges, soit cérébrales, soit rachidiennes, avec une arthrite rhumatismale aiguë n'est heureusement rien moins que commune. On lit dans Storck, Stoll et Scudamore quelques cas qui paraissent se rapporter à cette espèce de coïncidence. M. le professeur Marjolin et M. le docteur Coqueret m'ont cité chacun un cas qui pourrait aussi s'y rapporter. Le docteur Leloutre, mort à la fleur de l'âge, il y a quelques années, *tomba, peu de jours après l'invasion d'un rhumatisme articulaire aigu, dans un état comateux et apoplectiforme qui l'emporta rapidement.*

Pour moi, depuis une douzaine d'années, je n'ai encore rencontré que deux cas de *méningite cérébrale* coïncidant avec une arthrite *rhumatismale.* J'ai rencontré aussi quelques cas de grave affection des membranes de la moelle spinale, et de cette moelle elle-même, dont les premiers symptômes avaient coïncidé avec une arthrite rhumatismale. On sait assez, d'ailleurs, que le tétanos, cette affection si formidable, se développe souvent sous l'influence des mêmes causes que l'arthrite rhumatismale elle-même (1).

(1) J'ai rapporté ailleurs (*Traité clinique des maladies du cœur*) un exemple de cette espèce de tétanos ; et, chose remarquable, c'est que dans ce cas de *rhumatisme* de la moelle, ou du moins de ses membranes, il

e. Des travaux que je n'ai pas encore suffisamment mûris me portent à croire que les reins et surtout leurs enveloppes sont beaucoup plus souvent qu'on ne le pense le siége de fluxions rhumatismales, qui peuvent coïncider avec un violent rhumatisme articulaire aigu. C'est là un sérieux objet de nouvelles recherches.

§ V. Degrés divers d'intensité; nombre variable des articulations affectées, soit simultanément, soit successivement; mobilité ou fixité de l'affection articulaire; métastases.

I. Relativement à ses divers degrés d'intensité, l'arthrite rhumatismale peut être divisée en trois espèces principales : elle est *légère, moyenne* ou *grave.* Chacune de ces divisions comprend d'ailleurs elle-même plusieurs nuances que la pratique apprend à bien distinguer. A son plus haut degré d'intensité, la maladie marche presque à l'instar d'un phlegmon qui tend à une prompte suppuration. A son degré le plus inférieur, elle offre à peine le caractère inflammatoire et se perd dans cette classe de maladies qui portait autrefois le nom de *fluxions*, véritables états sub-inflammatoires. Il n'est pas besoin de dire combien la distinction ou la *catégorisation* ci-dessus est importante sous tous les rapports, et particulièrement sous celui du traitement.

II. L'arthrite rhumatismale peut n'envahir qu'une seule ou du moins qu'un très petit nombre des diverses articulations des membres et du reste du corps : c'est là l'arthrite rhumatismale *partielle* ou *mono-articulaire* (Dance). Elle peut s'emparer de toutes les articulations : *arthrite* rhumatismale *universelle, générale.* Enfin, elle peut sévir sur un bon nombre d'articulations sans les envahir toutes : arthrite rhumatismale *généralisée* ou *poli-articulaire.*

On donne assez vulgairement le nom de *rhumatisme articulaire* proprement dit à celui qui attaque les grosses

existait une coïncidence de péricardite qui fut constatée par la nécropsie. Il y a quelques années (juillet 1839), on a publié, dans un journal italien, un cas de *tétanos rhumatique.* (Voyez la page 250 de mon *Traité du rhumatisme.*)

et moyennes articulations, tandis qu'on appelle *rhumatisme goutteux* celui qui affecte les petites articulations.

Lorsque l'*arthrite rhumatismale* persiste longtemps dans les mêmes articulations, on l'appelle *fixe*; on lui donne le nom de *mobile* ou d'*ambulante* lorsqu'elle parcourt successivement un plus ou moins grand nombre d'articulations, en ne faisant pour ainsi dire que passer sur chacune d'elles sans s'y arrêter ou s'y *fixer*. Qu'elle soit *fixe* ou *mobile*, il est bien rare que l'arthrite rhumatismale qui doit envahir un grand nombre d'articulations les envahisse toutes simultanément. Le plus ordinairement, elle ne les atteint que *successivement*, les unes se prenant à mesure que les autres se dégagent. Il n'est pas très rare de voir les articulations *dégagées* se prendre une seconde, une troisième et même une quatrième fois.

La disparition prompte et comme subite des symptômes de l'arthrite rhumatismale n'a lieu que dans les degrés les plus inférieurs de cette maladie (simple *fluxion*, sub-inflammation). On ne l'observe point dans cette arthrite intense qui revêt en quelque sorte la forme phlegmoneuse.

Toutes choses d'ailleurs égales, l'arthrite rhumatismale *partielle* est plus opiniâtre, plus rebelle, plus tenace, plus *fixe*, plus *inamovible* (Dance) que l'arthrite rhumatismale *universelle* ou *généralisée*, comme si la maladie avait de plus en profondeur, en énergie, ce qu'elle a de moins en étendue, et que ces deux éléments fussent en raison inverse l'un de l'autre.

Qu'on se garde bien, au reste, de prendre trop à la lettre ces expressions de *déplacement, ambulation, transport, pérégrination* de l'arthrite rhumatismale. Cette *fluxion* cesse dans un point et se développe dans un autre : voilà le fait, et c'est à cela qu'il faut s'en tenir aujourd'hui. Ajoutons qu'en s'éparpillant plus ou moins, l'affection n'existe pas au même degré partout, et que dans les cas où elle s'empare de nouvelles articulations sans abandonner celles qu'elle avait d'abord envahies, elle perd notablement de son intensité dans ces dernières, comme si les *fluxions* qui s'établissent sur de nouvelles jointures jouaient le rôle des agents dits révulsifs.

Il ne faut pas confondre la disparition des douleurs articulaires avec la disparition de l'arthrite elle-même. Ainsi que nous l'avons déjà dit, celle-ci peut persister avec tous ses symptômes *essentiels*, en l'absence de la douleur, ce dernier symptôme n'étant que l'expression d'une sorte d'irritation des nerfs péri-articulaires sur-ajoutée à la phlegmasie synoviale, jouant ainsi un rôle analogue à celui que joue le *point de côté* dans la pleurésie (1).

III. C'est ici le lieu de dire quelques mots de ces *métastases* et *rétrocessions rhumatismales* si célèbres dans la plupart de nos auteurs, phénomène si mal observé et si mal interprété jusqu'ici. La découverte de la coïncidence de l'endocardite, de la péricardite et de quelques autres phlegmasies avec l'arthrite rhumatismale, a dissipé encore les profondes obscurités qui régnaient sur ce point de l'histoire de la *fièvre rhumatismale*. Lisez dans mon *Traité du rhumatisme articulaire* l'analyse des opinions de Stoll, de Ponsard, de M. Chomel, de M. Villeneuve (2), de M. Andral (3), etc., etc. Qu'y trouvez-vous qui puisse satisfaire un esprit ami de la clarté, de la précision, de la vérité scientifique? Qu'est-ce que cette prétendue *humeur rhumatisante* de Stoll, abandonnant les membres *subitement et au moment où on s'y attendait le moins*, et se portant sur la poitrine (4)? Qu'est-ce que *l'alternative du rhumatisme avec les affections des viscères, et qu'une in-*

(1) C'est ce qui a fait dire à Sydenham : *Dolor adest atrox, nunc in hoc, nunc in illo artu, vicissim hos relinquens et illos occupans, rubore et tumore in parte, quam postremam afferit, adhuc residuis.*

(2) Article RHUMATISME du *Dictionnaire des sciences médicales.*

(3) *Clinique médicale*, article PÉRICARDITE, 2e édition.

(4) Il est assez digne de remarque, assurément, que signalant, en di-

flammation de la plèvre et du poumon qui semble cesser par son retour? (M. Chomel.) La théorie des *métastases rhumatismales* et de toutes les *métastases* en général, telle qu'elle nous est donnée par les auteurs, ne supporte guère un sérieux examen, et bien souvent, à cette occasion, ces derniers ont en quelque sorte renversé l'ordre suivant lequel se passaient les phénomènes qu'ils désignaient sous ce nom de *métastases* ou de *rétrocessions*. Je veux dire que certaines phlegmasies intérieures, par exemple, regardées par eux comme le résultat de la *métastase* d'une phlegmasie extérieure, de l'arthrite rhumatismale entre autres, préexistaient à cette prétendue *métastase* ou du moins existaient en même temps que l'affection rhumatismale, et avaient agi contre elle conformément à cette loi d'Hippocrate tant de fois citée : *Duobus laboribus* (ou *doloribus*) *simul obortis, non in eodem loco, vehementior obscurat alterum*. Je ne prétends pas néanmoins que, dans un certain nombre de cas rapportés aux *métastases*, l'affection intérieure n'ait point succédé à la maladie extérieure ; mais ce fait de succession est bien loin de suffire à la démonstration de la *théorie* des métastases, telle qu'elle a été enseignée jusqu'ici dans nos écoles. Depuis dix ans passés que j'étudie avec la plus grande attention la question de la *métastase rhumatismale* en particulier, je suis obligé de déclarer que, parmi plus de trois cents observations que j'ai recueillies sur cette maladie, il n'en est aucune qui dépose clairement en faveur de cette théorie. Personne plus que moi, on le sait, ne s'est occupé des divers accompagnements de l'arthrite rhumatismale, et je les ai démontrés dans bien des cas où ils avaient échappé à mes devanciers comme ils échappent encore malheureusement à tant de médecins contemporains ; mais il ne faut pas confondre avec l'ancienne *doc-*

vers endroits de son ouvrage, les *métastases*, les *transports*, les *rétrocessions du rhumatisme*, Stoll ait précisément oublié d'indiquer le cœur parmi les organes sur lesquels peuvent s'opérer ces *déplacements*.

trine des métastases rhumatismales les lois que nous avons formulées d'après tant de faits exacts sur la coïncidence de l'endocardite, de la péricardite, de l'angine, etc., avec l'arthrite rhumatismale.

§ VI. Évolution, périodes, marche, durée de l'arthrite rhumatismale.

I. Dans le cours de sa complète *évolution*, l'arthrite rhumatismale passe par les trois grandes périodes que nous avons signalées ailleurs (voyez les considérations sur l'inflammation en général), savoir : la période de développement ou d'*augment* (*incrementum*), la période d'*état* et la période de *déclin* ou de décroissement (*decrementum*). Mais l'arthrite rhumatismale ne parcourt pas toujours, et d'une manière fatale, les trois périodes indiquées ; elle peut en quelque sorte *avorter* dans la première ou la seconde de ces périodes, et ne parcourir ainsi qu'une portion de la courbe qui représente son évolution pleine et entière. Cet *avortement* de la maladie, une fois bien caractérisée, n'est jamais *naturel* ou *spontané*, comme on le dit ; mais on le produit par l'application d'une méthode thérapeutique convenable, telle que nous l'exposerons plus loin.

II. La *marche* de l'arthrite rhumatismale avec ou sans accompagnements intérieurs, bien qu'essentiellement *continue*, est assez ordinairement *entrecoupée* de *paroxysmes* et de *rémissions*. Les premiers se développent le plus souvent le soir et la nuit. Il ne faut pas les confondre avec les *recrudescences* ou les *récidives*, accidents assez communs dans la maladie qui nous occupe. La *récidivité* de l'arthrite rhumatismale peut avoir lieu à des intervalles plus ou moins éloignés de l'attaque ou des attaques précédentes, intervalles qu'il est impossible de soumettre à aucun calcul rigoureux.

III. La *durée* de l'arthrite rhumatismale, sous l'influence des méthodes de traitement jusqu'ici usitées, est, de l'aveu de tous les auteurs, généralement fort longue, et subordonnée d'ailleurs à l'intensité, à l'étendue, aux accompagnements, aux complications de la maladie, à la constitution individuelle, etc., etc. Sydenham et Stoll ont beaucoup insisté sur cette particularité (1). Suivant M. Fauchier, en cela parfaitement d'accord avec les deux célèbres observateurs ci-dessus indiqués, *un des caractères distinctifs de l'inflammation rhumatismale est d'être de longue durée* (*Journ. génér. de méd.*, 1815). D'après Haygarth, le rhumatisme articulaire aigu peut se prolonger jusqu'au 80e jour. Selon Pinel, cette maladie dure de 7 à 60 jours. Selon M. Roche (*Dict. de méd. et de chir. prat.*), la durée moyenne du rhumatisme articulaire est de 40 jours. Dance nous fournit les documents suivants sur la durée du rhumatisme articulaire aigu, chez 20 individus traités par le tartre stibié à haute dose, soit seul, soit combiné avec les émissions sanguines selon les anciennes pratiques : « Chez 10 malades atteints de rhumatismes, ou très aigus, ou médiocrement intenses, ou fixés sur un petit nombre d'articulations, la durée de la maladie fut INDÉFINIE dans 2 cas, de 60 JOURS dans 4 cas, de 45 JOURS dans 1 cas, de 42 JOURS dans 2 cas, de 30 JOURS dans 1 seul cas. »

(1) Voici l'opinion de Sydenham : *Licet rarissimè hominem è medio tollat* (rheumatismus), *tamen et vehementia doloris et* DIUTURNITAS *eum proirsus contemni non sinunt. Etenim si minus peritè tractetur, non ad menses tantum, sed ad annos etiam aliquot, imo per omnem adeo vitam miserum haud infrequenter discruciat.*

On lit ce qui suit dans Stoll : Le *rhumatisme se prolonge* souvent pendant plusieurs semaines ; et rarement se termine-t-il en peu de temps lorsqu'il est abandonné à la nature... La LONGUEUR du rhumatisme fébrile est au nombre des circonstances qui tourmentèrent beaucoup les malades... Des malades restaient PLUSIEURS SEMAINES sans pouvoir se remuer... Le plus souvent la maladie était rebelle et résistait à tous mes efforts..... Chez quelques malades, les rhumatismes, après les avoir fait souffrir LONGTEMPS, se tournèrent en suppuration.

Dans le livre où Celse traite des maladies des articulations, on trouve un passage applicable à l'arthrite rhumatismale, et cet auteur y évalue la durée de la maladie à quarante jours. (Voyez l'extrait de ce passage dans mon *Traité du rhumatisme articulaire*.)

La durée de l'arthrite rhumatismale, sous l'influence de la méthode de traitement que nous lui opposons, n'est que de 1 à 2 septénaires (il est très rare que la maladie se prolonge pendant 2 septénaires dans les cas où notre méthode est exactement appliquée, et souvent même elle est arrêtée dès les deuxième, troisième ou quatrième jours). Cette diminution dans la durée de la maladie est si extraordinaire, qu'on n'y peut réellement ajouter foi sans en avoir été témoin. Ce résultat n'en est pas moins réel, et il a été constaté par plusieurs centaines de personnes, depuis douze ans que nous avons traité par notre méthode plus de 200 individus atteints d'arthrite rhumatismale aiguë, d'intensité extrême ou moyenne. Je renvoie le lecteur à l'article de mon *Traité du rhumatisme articulaire aigu*, où j'ai consigné statistiquement les succès que nous avons obtenus. On y verra la durée de la maladie selon que les cas étaient *graves*, *légers* ou *moyens*. D'ailleurs, un peu plus loin, dans le présent ouvrage, en exposant les effets de notre méthode thérapeutique, nous aurons occasion de revenir sur la question de la durée de l'arthrite rhumatismale.

§ **VII. Pronostic; mortalité.**

On chercherait bien vainement dans nos auteurs des données précises sur l'objet qui doit nous occuper ici. En effet, de telles données supposent que les observations particulières ont été recueillies d'une manière suffisamment exacte, et qu'elles l'ont été en assez grand nombre pour servir de base à une statistique bien éclairée. Or, cette hypothèse ne s'était point réalisée jusqu'ici. Que penser, par exemple, de ce que nous disent du pronostic du *rhumatisme articulaire*, de l'*arthritis*, des auteurs qui n'ont tenu aucun compte des phlegmasies coïncidentes du cœur, et qui n'en pouvaient effectivement tenir aucun compte, puisqu'ils les ignoraient?

Sydenham, Stoll et la plupart des observateurs qui les ont

suivis, s'accordent à dire que la maladie qui nous occupe conduit rarement à la mort; mais ils considèrent comme graves les lésions qu'elle peut entraîner à la longue dans les articulations (1). Tous ces auteurs auraient singulièrement modifié leur pronostic, s'ils avaient connu les *accompagnements* les plus ordinaires de l'arthrite rhumatismale, entre autres l'endocardite, la péricardite, leur passage à l'état chronique et les *lésions* dites *organiques* qui en résultent. Que l'on se rappelle bien ce que nous avons établi précédemment à cet égard, et que l'on calcule après, s'il se peut, combien de milliers d'individus ont été jusqu'ici, sans qu'on ait paru s'en douter, victimes de la fatale coïncidence indiquée!

Dans sa Dissertation sur le rhumatisme, M. Chomel dit avoir vu trois individus succomber à des rhumatismes chroniques, ce qu'il attribue, tantôt à la formation d'escarres au sacrum et aux trochanters, tantôt à la *fièvre adynamique*, suite de la faiblesse et du long séjour au lit. Deux malades sont morts, il y a quelques années, dans le service de cet auteur à l'Hôtel-Dieu, entre autres une femme, atteints de cette endocardite rhumatismale dont il niait alors l'existence.

Dans une thèse soutenue à la Faculté de médecine de Paris (1er mars 1836), M. Étienne-William Vergne cite trois cas de rhumatisme articulaire aigu terminés par la mort, à l'Hôtel-Dieu, en 1835. Les malades avaient été traités par l'opium à haute dose (2).

(1) Pour donner une idée de la gravité de quelques unes de ces lésions (certaines tumeurs blanches rhumatismales), qu'il nous suffise d'ajouter qu'elles exigent parfois le sacrifice de la partie malade, et que ce sacrifice, si grand en lui-même quand il s'agit de tout un membre, est quelquefois suivi de la perte de la vie.

(2) Dans l'article RHUMATISME du grand *Dictionnaire de médecine*, on lit ce qui suit : «Sur 168 affections rhumatismales aiguës (on ne dit pas s'il s'agit du rhumatisme articulaire ou de tout autre), Haygarth en perdit 12 par suite de *rétrocession* (on ne spécifie pas la rétrocession); Ray-

Au mois de septembre 1839, M. le docteur Nonat, alors chargé d'un service à la Charité, a perdu un *rhumatisant*, traité par les saignées ordinaires (il existait des accidents du côté du cœur).

Aucun des malades qui, depuis douze ans, ont été traités dans mon service, par la méthode que je ferai bientôt connaître, n'a succombé. Mais assez récemment (21 novembre 1842), j'ai eu la douleur de voir succomber dans la ville une jeune femme de vingt-deux ans auprès de laquelle j'avais été appelé en consultation, et qui fut traitée par les saignées selon l'ancienne méthode, le sulfate de quinine, le calomel, etc. Il existait une endocardite bien caractérisée quand je fus appelé pour la première fois. L'état de la malade s'était amendé sous l'influence de trois nouvelles saignées pratiquées en trois jours. Malheureusement il survint tout-à-coup des accidents cérébraux qui emportèrent la malade en vingt-quatre heures. Il est à peu près certain qu'employée dès le début, notre méthode eût prévenu cette funeste terminaison.

§ **VIII. Traitement.**

Il serait trop long de rapporter tous les moyens qui ont été proposés contre la maladie qui nous occupe. J'ai fait connaître les principaux dans un autre ouvrage auquel je renvoie. Je me contenterai d'exposer ici le traitement qui convient essentiellement à cette maladie comme à toutes celles de la même classe, savoir, la méthode antiphlogistique proprement dite, appliquée d'après une formule bien précisée, convenablement modifiée selon les particularités de chaque cas (1).

mond, sur 490, en perdit 16; dans les tables de mortalité d'une partie de la ville de Londres, pour 1816, on trouve que sur 20,316 décès, 14 ont été causés par la maladie qui nous occupe. »

(1) La méthode contro-stimulante ou par l'émétique à haute dose, tant vantée d'abord par certains praticiens, ne méritait guère les éloges qui lui étaient décernés, et a fini par être à peu près généralement abandonnée. Dance, qui en a étudié les résultats dans un mémoire que j'ai déjà cité,

A. Arthrite rhumatismale à l'état aigu.

1. *Émissions sanguines selon la nouvelle formule.* Élément principal de notre méthode, les émissions sanguines, dans cette phlegmasie comme dans les autres, ne peuvent donner tous les résultats avantageux qu'on a droit d'en attendre et que nous en avons obtenus, qu'à l'*expresse condition d'être formulées dans de justes mesures*, et d'être par conséquent accommodées aux circonstances si diverses de l'intensité de la maladie, de la force, de l'âge, de la constitution du sujet, des *coïncidences* et des complications, etc.

Nous supposons pour le moment qu'il s'agit de sujets adultes, d'une bonne constitution, et chez lesquels l'arthrite rhumatismale est encore récente et assez intense

lui préfère la méthode anti-phlogistique ancienne, méthode pourtant si impuissante dans les cas un peu graves. Qu'eût-il donc dit de la méthode par l'émétique à haute dose, s'il l'eût comparée à la méthode antiphlogistique telle que nous la pratiquons ? Voici les propres termes dans lesquels Dance a jugé la méthode rasorienne : « Si nous avions recours à cette mé-» dication contre le rhumatisme, ce serait au début de cette maladie, et » non à une période avancée ; *mais nous aurions une plus grande confiance* » *dans le traitement antiphlogistique*, et nous n'insisterions pas sur l'em-» ploi du tartre stibié, dans la persuasion où nous sommes que le rhuma-» tisme aigu a quelque chose de fixe dans sa marche et sa durée, malgré » les moyens les plus actifs et les plus perturbateurs. » (Si Dance avait été témoin des effets de la méthode qui nous est propre, il se fût bien gardé de s'exprimer ainsi sur la durée du rhumatisme articulaire.) « On se » tromperait beaucoup si l'on pensait que la médication par le tartre stibié » est moins débilitante que les émissions sanguines, et les praticiens qui » redoutent la saignée dans le rhumatisme, parce qu'elle affaiblit l'énergie » vitale et *nuit à la résolution de l'inflammation*, ne trouveront pas, » dans tous les cas, leur compte à substituer sous ce rapport l'émétique » aux antiphlogistiques. »

Le sulfate de quinine, le nitrate de potasse, l'opium, à haute dose, qui, je gémis de le dire, ont été, depuis quelques années, opposés à la nouvelle formule des émissions sanguines, n'ont jamais réellement créé un rhumatisme articulaire aigu intense, et ces moyens auront le sort du tartre stibié à haute dose. On sait d'ailleurs que l'opium et le sulfate de quinine à haute dose n'ont pas toujours été administrés impunément, et que même les accidents qu'ils ont produits ont quelquefois été suivis de mort.

pour réclamer un traitement énergique (dans les cas *légers*,
ce serait un grave contre-sens thérapeutique que de recourir à la méthode réservée pour les cas graves ou même
moyens).

Premier jour de traitement. — Une saignée de trois palettes
et demie à quatre palettes matin et soir, et dans l'intervalle une application de ventouses scarifiées de quatre
palettes environ, soit autour des articulations les plus
malades, soit sur la région précordiale ou sur les côtés de
la poitrine, selon les accompagnements de l'arthrite rhumatismale.

Second jour. — Une ou deux nouvelles saignées (quelquefois au lieu de deux saignées générales, on en fait une
seule de ce genre et une saignée locale), suivant l'intensité
du cas, la force du sujet, etc. La dose des saignées sera
celle du premier jour ou moindre d'une palette ou d'une
demi-palette.

Troisième jour. — Dans certains cas, l'amélioration est
telle qu'on peut s'abstenir de nouvelles émissions sanguines.
Mais, en général, il n'en est pas ainsi dans les cas graves
et très graves. Alors on pratique une quatrième ou une
cinquième saignée de trois à quatre palettes, et, au besoin,
une saignée locale de la même dose sur les points où
le mal sévit encore avec le plus de force.

Quatrième jour. — Dans les cas de moyenne gravité, la
fièvre, les douleurs, le gonflement des articulations, en
un mot tout l'appareil inflammatoire a le plus souvent
cessé dès ce jour, et l'on s'abstient de nouvelles émissions sanguines. Dans les cas où la résolution n'est pas
encore franchement décidée, on pratique une cinquième
ou sixième saignée générale.

Cinquième, sixième et septième jours. — En général, à cette
époque, la résolution est en pleine activité pour l'arthrite
rhumatismale dont la gravité n'a pas été au-delà de la
moyenne. Mais parfois, dans l'arthrite rhumatismale très

grave avec endocardite, péricardite, pleurésie ou pleuro-pneumonie, soit isolées, soit réunies, et à un degré très prononcé, le temps des émissions sanguines n'est pas encore passé. Dans l'espace des trois jours dont il s'agit, on pratiquera donc une, deux ou même trois nouvelles saignées générales, et une nouvelle saignée locale, en même temps qu'on aura recours aux moyens adjuvants que nous indiquerons tout-à-l'heure. Chez quelques uns des malades appartenant à cette dernière catégorie, nous avons été obligé de tirer jusqu'à 4, 4 1/2 et 5 kilogrammes de sang, et nous avons été assez heureux pour sauver, sans *reliquat du côté du cœur*, tous les malades chez lesquels, en raison de l'*extrême gravité de l'affection*, nous avons dû recourir à cet *extrême remède* (1).

Quoi qu'il en soit, dans la majorité des cas très graves eux-mêmes, dès le sixième, le septième ou le huitième jour, la convalescence se déclare franchement, et, règle générale, on peut commencer à donner du bouillon aux malades.

Je dois noter ici que, dans l'arthrite rhumatismale partielle ou mono-articulaire très intense, il faut répéter jusqu'à trois, quatre et même cinq fois les saignées locales, si l'on en veut venir à bout. Mais, en général, le nombre des saignées générales doit alors être moins considérable. Il ne faut pas les négliger toutefois, s'il existe une forte réaction fébrile et tant qu'elle persiste.

Il va sans dire que, selon l'époque de la journée à laquelle on sera appelé auprès des malades, et aussi selon quelques autres circonstances, la formule ci-dessus exposée sera plus ou moins modifiée. C'est ainsi, par exemple, que chez nos malades de l'hôpital qui ne sont vus pour la

(1) Même dans ces cas extrêmes, nous n'avons jamais dû retirer 6 kilogrammes de sang, ainsi que M. Chomel dit l'avoir fait, sans néanmoins arrêter le cours de la maladie (*Lancette française*, 1ᵉʳ octobre 1835). Il est bien certain que si les saignées eussent été pratiquées selon notre formule, on eût fait perdre moins de sang au malade et que *le cours de la maladie eût été arrêté*.

première fois qu'à la visite du soir, on pratique une seule saignée du bras le premier jour, et quelquefois une saignée locale, tandis que le lendemain deux ou trois saignées sont pratiquées, etc.

Dans les cas légers, très légers, sans fièvre ou avec fièvre très faible, on peut s'abstenir d'émissions sanguines, surtout si les sujets sont peu vigoureux ou qu'il existe quelque autre circonstance qui contre-indique, jusqu'à un certain point, ce moyen. Toutefois, comme les cas légers, abandonnés à la méthode expectante, peuvent parfois se transformer en cas plus sérieux, il est, en général, assez prudent de pratiquer une ou deux saignées (générales ou locales) d'environ trois palettes.

Je ne saurais trop insister ici sur ce que j'ai si souvent répété, savoir, que pour employer avec succès la nouvelle formule, il est indispensable de *diagnostiquer* avec la dernière exactitude, de *distinguer*, de *catégoriser* les cas, d'en *peser* toutes les circonstances; et ces *opérations intellectuelles*, ces *distinctions* sont tout ce qu'il y a de plus difficile en médecine, ce qui exige le plus une longue habitude de bien *voir* les malades, une véritable *vocation clinique*, vocation beaucoup plus rare qu'on ne saurait l'imaginer.

Rappelons maintenant les *moyennes* calculées sur soixante des faits que nous avons exactement recueillis, pris uniquement parmi les cas graves ou moyens. (Nous laissons ici de côté les cas *extrêmement graves*, comme les cas *légers*.)

Dans la *première catégorie*, comprenant les cas de moyenne gravité, cinq saignées, tant générales que locales, de trois à quatre palettes (2 kilogrammes 1/2 environ de sang) ont été pratiquées en quarante-huit heures.

Dans la *seconde catégorie*, affectée aux cas de gravité plus que moyenne, six à sept saignées, tant générales que locales, de trois ou quatre palettes (2 kilogrammes 1/2 à 3 kilogrammes de sang) ont été faites en trois à quatre jours.

II. *Moyens adjuvants ou auxiliaires.* — Ce sont les cataplasmes émollients ou laudanisés, les larges vésicatoires soit sur les articulations, soit sur la région précordiale, sur les côtés de la poitrine, etc., une compression modérée exercée autour des articulations, quand la résolution commence à s'opérer. (Ordinairement nous combinons ce moyen, dont nous avons beaucoup à nous louer, avec l'application sur les jointures de compresses enduites de cérat mercuriel, ou trempées, ainsi que la bande qui les soutient, dans une solution astringente, celle d'alun entre autres.)

La diète, et les boissons délayantes, diaphorétiques, quelquefois des doses très modérées d'opium, complètent la liste de nos moyens adjuvants.

Les succès vraiment extraordinaires de notre formule ont été *constants* depuis douze ans, et constatés chaque jour depuis cette époque par les nombreuses personnes qui assistent à notre clinique. Récapitulons les trois grands résultats dont cette expérience de douze ans, qui se confirme tous les jours et se confirmera toujours, dans les mêmes conditions, a *clairement démontré* la réalité.

1° La nouvelle formule, bien appliquée à temps, réduit à zéro la mortalité, même dans les cas les plus graves de l'arthrite rhumatismale, sauf toutefois les cas, heureusement très rares, de complication avec une méningite violente, cas sur lesquels notre expérience ne nous permet pas de prononcer.

2° Elle prévient le passage de la maladie à l'état chronique, terminaison fâcheuse, même lorsqu'elle n'a lieu que pour les articulations, mais très grave, et le plus souvent mortelle, au bout d'un temps plus ou moins long, quand elle a lieu également pour l'endocardite qui accompagne si fréquemment les grandes arthrites rhumatismales généralisées.

3° Elle abrège la durée de l'arthrite rhumatismale aiguë intense, à ce point que cette durée n'est plus ordinairement que d'un septénaire, ou même moins, très rarement de deux, tandis qu'elle est de sept à huit septénaires sous l'influence des autres méthodes de traitement. Or, il ne faut pas laisser ignorer au lecteur que la très grande majorité des individus chez lesquels la maladie a duré aussi long-temps, meurent plus tard victimes d'une *maladie* dite *organique du cœur*.

La durée de la maladie, traitée par notre formule, est d'ailleurs d'autant plus courte, et la convalescence d'autant plus rapide, que, tout étant égal sous les autres rapports, cette formule a été appliquée à une époque plus voisine du début de la maladie.

Ai-je besoin d'ajouter qu'arrivée à une période trop avan-cée au moment où le médecin est appelé, l'arthrite rhu-matismale ne comporte plus les saignées telles que nous venons de les formuler?

Dans tout ce qui précède, nous avons supposé les ma-lades bien constitués. Que s'il s'agit de sujets faibles, mal nourris, plus ou moins anémiés, *nerveux*, nous pratiquons des saignées moins copieuses et moins multipliées, et il peut même se trouver quelques cas où les conditions indi-viduelles constituent des contre-indications tellement for-melles aux émissions sanguines que nous y renonçons complétement, ou que du moins nous ne les pratiquons plus selon la nouvelle formule dont nous venons de faire connaître quelques unes des principales *variantes*. Ces der-niers cas constituent heureusement des exceptions assez rares, et ne peuvent d'ailleurs être combattus avec un plein succès par aucune autre méthode. Quiconque, en effet, se sera donné la peine d'étudier sérieusement au lit des malades la grande phlegmasie dite *rhumatisme ar-ticulaire aigu,* ne tardera pas à reconnaître combien elle est rebelle à toutes les méthodes autres que celle dont nous venons de tracer les règles, et il déplorera l'erreur de ceux qui ont pu écrire ce qui suit :

« Le rhumatisme cède aux saignées (1), cède au tartre stibié, cède à tous les traitements imaginables ; il cède surtout au simple séjour au lit et aux boissons adoucissantes. JAMAIS, *à mon hôpital, je n'ai recours à la lancette, ni à l'émétique, ni aux sangsues pour combattre ce genre d'affection, et, je ne crains pas de le dire, j'ai vu guérir autant de rhumatismes que j'en ai traité* (2). »

Nous sommes obligé de renvoyer à notre *Traité du rhumatisme articulaire* pour l'exposition des pratiques d'après lesquelles on avait jusqu'à nous employé les saignées contre cette affection ; on y verra que toutes sont plus ou moins impuissantes. (Voy. la note II, à la fin de ce volume.)

On y trouvera les singulières objections qui ont été faites à notre pratique, et les raisons par lesquelles nous les avons victorieusement réfutées. Là se trouve aussi la réplique à ce qui a été avancé, sans aucune espèce de preuves sérieuses, positives, sur l'incompatibilité des saignées avec le règne de certaines constitutions médicales. (Voyez d'ailleurs plus haut nos *Généralités sur le traitement de l'inflammation.*)

B. Arthrite rhumatismale chronique.

L'arthrite rhumatismale, passée à l'état chronique faute d'un traitement suffisamment énergique, entraîne des lésions dont la plupart sont au-dessus des ressources de la médecine proprement dite, et réclameraient les secours de la chirurgie, si ces secours étaient toujours applicables, ce qui n'est malheureusement pas quand il s'agit de ces lésions *chroniques-organiques du cœur,* etc., que nous sommes obligé de rappeler encore ici : tant il est vrai que les accompagnements intérieurs de l'arthrite rhumatismale, si longtemps ignorés cependant, se trouvent, en

(1) Il ne cède point aux saignées telles qu'on les avait employées jusqu'ici.

(2) Magendie, *Leçons sur les phénomènes physiques de la vie faites au Collége de France.* Paris, 1842, t. II, p. 179.

effet, mêlés à tous les points de l'histoire de l'arthrite rhu- matismale! Ajoutons que, par une fatalité cruelle, les lésions chroniques-organiques du cœur sont bien plus communes encore que celles des articulations, parce que, pour des raisons que nous avons exposées en temps et lieu, une vio- lente endocardite guérit plus difficilement qu'une arthrite rhumatismale de même intensité, et résiste par conséquent à ces demi-moyens, qui, à la longue, et secondés par *les efforts de la nature*, finissent par triompher des lésions ar- ticulaires.

Quoi qu'il en soit, lorsqu'on se trouve en présence d'une arthrite rhumatismale chronique, et qu'il n'est plus permis de recourir aux émissions sanguines soit générales, soit surtout locales, il faut insister sur les vésicatoires plus ou moins renouvelés, les cautères, les moxas autour des ar- ticulations, les préparations opiacées à l'intérieur ou à l'extérieur pour calmer les douleurs, la compression bien exercée, les bains simples ou de vapeur, les bains sulfu- reux en particulier, dont j'ai pour ma part obtenu de très bons effets.

Ce n'est pas à nous qu'il appartient de parler des opéra- tions que peuvent réclamer les *lésions organiques* articu- laires (*tumeurs blanches*, *caries*, etc.), qui ont résisté à tous les moyens médicaux.

NOTES.

NOTE I.

Extrait des recherches de M. Dubois (d'Amiens) sur le système capillaire (1).

A. Harvey, Malpighi, Haller, Bichat, M. Magendie, admettent des anastomoses entre les extrémités artérielles et les extrémités veineuses; tandis que Wilbrand et Doellinger nient cette communication.

Selon ce dernier, dans le corps des animaux, il y a des courants qui ne possèdent aucune paroi vasculaire. La matière élémentaire des organes retient les courants isolés du sang et forme leurs parois. C'est ainsi que le fleuve, recevant son lit du sol dans lequel il coule, n'a pas besoin d'être contenu dans des tuyaux pour couler régulièrement.

Selon Kaltenbrunner, élève de Doellinger, le sang circule en formant des courants dont les plus grands ont des parois qui leur sont propres : des observations *innombrables* prouvent, au contraire, que les plus petits courants n'ont aucune espèce de parois; de telle sorte que les globules sanguins ne rencontrent aucun obstacle pour pénétrer dans la matière animale.

D'après Müller, il faut se représenter les parois des courants capillaires comme de simples limites plus condensées de la substance animale.

Dans ses *Recherches sur les causes du mouvement du sang dans les vaisseaux capillaires*, M. Poiseuille admet que dans certains organes, tels que les branchies, les poumons des salamandres et des grenouilles, les capillaires apparaissent sous forme de canaux creusés dans l'épaisseur des tissus.

Les expériences de M. Dubois (d'Amiens) l'ont conduit à reconnaître, avec Doellinger, deux ordres de capillaires : ceux du premier ordre sont pourvus de parois spéciales; ceux du second

(1) *Préleçons de pathologie expérimentale.* Paris, 1841, p. 274 et suiv.

ordre, subdivision des précédents, n'ont pas de parois percep-
tibles, et là le sang a paru à M. Dubois (d'Amiens) véritablement *ruisseler* à travers la matière animale. Les courants de ce
dernier ordre sont limités par deux lignes *ombrées*, parallèles à
ces courants.

Les capillaires du calibre le plus considérable peuvent être
distingués en artériels et en veineux. Ceux du second ordre,
simples canaux sans parois, ne livrent passage qu'à un seul
globule de front, constituent un réseau intermédiaire entre les
capillaires artériels et veineux du premier ordre, dans lequel on
n'observe plus les distributions *dendritiques* des capillaires proprement dits, et ne peuvent pas être, comme ceux-ci, nettement
distingués en artériels et en veineux. Les îles de matière animale, où se répandent les canaux du second ordre, forment,
en général, des espaces irrégulièrement quadrilatères d'une
étendue variable.

Le calibre des capillaires du premier ordre permet à plusieurs globules d'y circuler de front, lesquels colorent leur
trajet, et sont enveloppés à leur périphérie par une couche de
sérum. Ces capillaires communiquant parfois directement entre
eux, on a pu fort judicieusement les comparer à un système
d'*aqueducs* établi dans la trame de quelques parties. Leur forme
est cylindrique, et ils vont en s'amoindrissant, les artériels, à
mesure qu'il s'en détache de nouvelles branches ; les veineux, à
mesure que des radicules s'y adjoignent. Les capillaires du second ordre, courants sans parois, conservent toujours sensiblement le même volume, malgré la multitude de leurs anastomoses, par la raison que celles-ci ne résultent pas d'adjonc-
tions ou de distributions, mais bien de simples communications.
Ils peuvent être considérés comme un véritable système réticulé
d'*irrigations*, dans lequel les capillaires artériels représentent
des tubes d'*importation* pour cette espèce de sol à vivifier, et
les capillaires veineux des tubes d'*exportation*. Quant aux îles
de substance animale, circonscrites par ces mêmes courants, on
ignore comment elles y puisent leurs éléments de réparation,
de sécrétion, etc., et la nature de cette substance nous échappe
à peu près complétement.

B. Lo squ'on examine attentivement la marche du sang dans
les capillaires, dit M. Dubois (d'Amiens), on voit qu'à l'état

normal ses courants ne sont en aucune manière précipités ou
ralentis par un mouvement quelconque dû aux parois des capillaires ou à la substance animale quand il n'y a plus de parois.
Dans les capillaires pourvus de parois, les globules courent de
front et comme par fusées continues avec tant de précipitation
qu'on ne voit plus ces globules qu'en masse, et sans que ces
capillaires offrent de pulsations. Dans les courants capillaires
privés de parois, le mouvement du sang paraît encore se faire
avec une excessive rapidité, les globules isolés se précipitant les
uns à la suite des autres, sans que la matière animale qui les
limite soit le siége du moindre mouvement. La direction du
courant sanguin n'est pas toujours la même dans les canaux
de ce dernier ordre, comme elle l'est dans les canaux du premier (capillaires pourvus de parois). M. Dubois (d'Amiens)
reconnaît avec Haller, contrairement aux assertions de quelques
autres auteurs, qu'on ne peut apprécier rigoureusement la vitesse des courants capillaires. L'expérience prouve qu'elle est
plus grande dans les capillaires artériels que dans les veineux,
et au centre même du courant qu'à sa périphérie. Ajoutons
qu'outre leur mouvement de propulsion, les globules paraissent
en éprouver un de rotation sur eux-mêmes. Le mouvement est
favorisé par une couche de sérum intermédiaire aux globules,
ainsi que Haller l'avait établi; et dans ces derniers temps
M. Poiseuille a insisté sur la présence d'une couche semblable
à la paroi interne des vaisseaux, dont il a signalé l'importance
dans le mécanisme de la circulation.

Les anomalies, les ralentissements, les oscillations, les sac-
cades, les mouvements rétrogrades, les suspensions plus ou
moins prolongées qu'on observe parfois dans les courants capillaires ne tiennent ni à la prétendue contraction des vaisseaux
capillaires, ni à la prétendue mobilité *intrinsèque ou spontanée*
des globules, mais aux accidents divers des résistances que le
sang doit vaincre, et aux degrés variables de la force propulsive
du cœur.

NOTE II.

Sur la manière dont on employait les saignées avant la nouvelle formule, et sur les effets des anciennes pratiques.

Il est vraiment intéressant de mettre en regard de ce que nous avons établi, avec une rigueur presque mathématique, sur les effets si puissants des émissions sanguines selon notre formule dans le traitement des phlegmasies, les opinions de divers auteurs sur les effets plus ou moins précaires de ces mêmes émissions sanguines selon les anciennes pratiques.

On sera pleinement convaincu, d'ailleurs, par la lecture de cette note, que nul de ces auteurs n'avait songé à formuler avec le degré de précision que comporte la matière la grande méthode des émissions sanguines.

1° *Opinion de Pinel.*

Pinel n'a nulle part donné de *règles*, de formule sur l'emploi des saignées en général dans le traitement des phlegmasies ; mais voici quelques passages de sa *Nosographie philosophique* qui feront suffisamment connaître le fond de ses doctrines sur ce point. Après avoir loué les recherches d'observation de Sydenham, il ajoute (1) : « Sa pratique est bien loin de mériter les mêmes éloges ; et comment concilier avec les principes éternels de la *force médicatrice de la nature* ce qu'il dit au sujet du traitement de la pleurésie, qui, suivant lui, ne peut être guérie dans un adulte qu'en lui faisant perdre quarante onces de sang par des saignées successives (2) ! »

(1) *Nosog. philos.*, 6ᵉ édit. Paris, 1818, t. I, p. 63.

(2) Pinel se doute si peu de l'importance de la question de l'espace de temps dans lequel les saignées ont été pratiquées, qu'il ne prend pas même la peine de dire quelle était à cet égard la pratique de Sydenham. Nous rappellerons au lecteur que Sydenham ne faisait pratiquer qu'une saignée par jour, et nous ajouterons qu'en enlevant seulement 40 onces de sang dans l'intervalle de temps indiqué par Sydenham, la plupart des pleurésies d'une grande ou même d'une moyenne intensité ne seraient point guéries. Sauf quelques exceptions, elles n'entraîneraient pas néanmoins la mort prompte des malades, mais elles passeraient à l'état chronique et amèneraient une mort lente.

Dans son article *Pleurésie*, Pinel accuse aussi Triller de *sa prévention extrême en faveur de la saignée. Il pense que les saignées ont en général un effet très indirect sur les inflammations de la plèvre, et que l'application des sangsues est préférable*. (Il ne dit rien d'ailleurs ni du nombre des sangsues qu'il convient d'appliquer, ni du nombre des applications.)

Enfin, à l'article *Pneumonie*, il lance en passant un trait contre cette *divine lancette*, tant prônée, dit-il, par quelques médecins, et laisse les lecteurs dans l'ignorance la plus complète de ce qu'il faut faire dans les cas de cette maladie qui, de son aveu même, *exigent les secours les plus prompts de la médecine active.*

2° Opinion de Schwilgué.

Dans la troisième édition du *Traité de matière médicale* de cet auteur, l'un des élèves les plus distingués de Pinel, on ne trouve que les lignes suivantes sur les saignées : « Il existe, dit-il, beaucoup de fièvres angioténiques, de pneumonie, etc., dans lesquelles la saignée n'est pas nécessaire... Ce n'est pas d'après le poids ou d'après le volume du sang évacué qu'il faut évaluer les saignées, mais uniquement d'après leurs effets secondaires... *On ne peut rien dire sur la quantité pondérique du sang à évacuer.* En général, une saignée d'un hectogramme (3 onces) est petite pour un adulte, et une saignée de 7 hectogrammes (20 onces) très forte.» Rien, absolument rien, sur le nombre *approximatif* des saignées qu'il est convenable de faire, dans un temps donné, pour la guérison des phlegmasies en général...

Opinion de Broussais.

C'est une chose bien singulière que cet illustre chef d'une école thérapeutique où les émissions sanguines jouaient un si grand rôle, n'ait pas songé à formuler ce moyen. On ne trouve rien de précis à cet égard dans ses divers ouvrages. Il y insiste seulement sur la distinction des cas qui réclament les saignées générales ou locales, et l'on sait qu'il avait pour ces dernières une prédilection portée beaucoup trop loin.

3° Opinion de M. Martin Solon.

Dans son article Saignée, du *Dictionnaire de médecine et de chirurgie pratiques*, article publié en 1835, cet auteur établit que

« dans les maladies aiguës, tant que la période inflammatoire dure ou se reproduit, on doit, *si les forces du malade le permettent*, avoir recours aux émissions sanguines. » Mais il ajoute qu'il est impossible de poser des préceptes généraux sur le nombre et la dose des saignées générales et locales. Il veut seulement que les premières saignées soient ordinairement *abondantes*.

M. Martin Solon se dispense, d'ailleurs, de dire le plus petit mot sur la nouvelle formule et ses résultats. Toutefois, après avoir dit que les résultats numériques donnés par M. Louis tenaient à une fausse application de la méthode numérique, il ajoute : « Quand on voudra que ces chiffres aient une véritable signification, il faudra, ainsi que l'a fait M. Bouillaud dans son article PNEUMONIE (1), établir autant de tableaux qu'il y a de groupes de faits différents (2). »

(1) *Dictionnaire de médecine et de chirurgie pratiques*, t. XIII, p. 359.

(2) Parmi les médecins qui ont peu de foi dans l'emploi des saignées, je dois nommer en passant M. Magendie. Je ne crois pas qu'il soit nécessaire de relever plusieurs de ses sorties plus que gratuites contre la nouvelle formule. Le passage suivant suffira pour faire apprécier l'autorité de ce savant physiologiste en matière de pratique médicale : « Si, à la suite de certaines maladies aiguës, dit-il, vous voyez si fréquemment survenir des inflammations du poumon et de la plèvre, ne sont-elles pas souvent le résultat mécanique des évacuations sanguines trop multipliées? Observez ce qui se passe dans le rhumatisme. Je sais qu'on peut quelquefois, par la saignée, abréger la durée de la maladie; mais il survient dans la suite l'infiltration œdémateuse des membres, de la roideur dans les articulations, et souvent la convalescence est enrayée par l'invasion subite de pneumonies ou de pleurésies. *Jamais dans mon service je n'ai recours aux émissions sanguines pour combattre le rhumatisme; jamais aussi je n'ai vu apparaître de ces phlegmasies intercurrentes.* » Le célèbre expérimentateur du Collége de France dit *, à l'occasion de la *nouvelle* méthode, laquelle, selon lui, n'est pas nouvelle, ce qu'il se garde bien de prouver : « Je n'ai point à me prononcer sur sa valeur, que depuis longtemps l'expérience a jugée. *Disons toutefois qu'il est au moins fort douteux que ce soit toujours la maladie qu'on jugule.* » Je laisse aux lecteurs éclairés le soin de faire justice d'une pareille assertion. Mais qu'il me soit permis de plaindre sincèrement les sujets atteints d'un violent rhumatisme articulaire aigu placés dans le service de certains médecins.

* *Leçons sur les phénom. phys. de la vie*, t. III, p. 363.

1.   33

4° *Opinion de MM. Mérat et Delens* (1).

« C'est surtout dans les affections inflammatoires que la saignée est employée comme curative ; lorsque la phlegmasie est très intense, la saignée générale doit être pratiquée, répétée même ; si elle est locale, les saignées topiques sont préférables... Dans les fièvres graves, si elles sont accompagnées de phénomènes inflammatoires, il faut employer aussi la saignée, mais plus modérément, et presque toujours localement, et la pratiquer sur l'épigastre, l'abdomen, ou à la marge de l'anus... La saignée générale convient surtout dans les maladies aiguës ; la locale plus volontiers dans celles qui sont chroniques. »

5° *Opinion de M. Andral.*

A l'occasion d'une péricardite mortelle chez un rhumatisant dont il a consigné l'observation dans le tome 1ᵉʳ de sa *Clinique médicale* (2ᵉ édition), M. Andral dit : « Remarquons combien furent infructueuses, dans ce cas, les nombreuses émissions sanguines, soit pour faire cesser le rhumatisme articulaire, soit pour prévenir l'invasion de l'inflammation du péricarde (2)... Nous trouverons dans cet ouvrage de bien fréquents exemples de phlegmasies qui, attaquées dès leur début ou pendant leur cours, par d'abondantes saignées, n'en continuent pas moins leur marche, soit qu'elles doivent se terminer par la santé ou par la mort. Il y a, je crois, très peu de cas dans lesquels une maladie puisse être ainsi enlevée tout-à-coup par une émission sanguine (3). »

Dans ses notes sur Laënnec, publiées en 1836, par conséquent à une époque où les résultats obtenus par la *nouvelle formule* étaient déjà de notoriété publique, M. Andral, à l'occasion de l'une des phlegmasies contre lesquelles cette formule a été

(1) *Dictionn. univ. de mat. médic. et de thérap. génér.*, Paris, 1834, t. VI.

(2) Si les nombreuses saignées dont il s'agit eussent été pratiquées dans un moindre espace de temps, conformément à la formule que nous avons exposée, elles eussent très vraisemblablement sauvé le malade.

(3) Tout cela est rigoureusement exact, appliqué aux saignées selon les anciennes pratiques, et tout cela, heureusement, est complétement erroné, appliqué à la nouvelle pratique.

employée avec des succès si éclatants, s'exprime ainsi : « Comme nous, comme tous les praticiens, Laënnec avait vu des pneumonies résister aux émissions sanguines, *quelque abondantes et quelque répétées qu'eussent été ces dernières*. Ce furent sans doute ces insuccès qui l'engagèrent à essayer, contre l'inflammation du poumon, l'administration du tartre stibié à haute dose, suivant la méthode rasorienne (1). »

On voit assez, par ce dernier passage, que M. le professeur Andral ne s'est pas constitué le défenseur de la *formule nouvelle*. Il n'a pas même cru devoir alors lui accorder une mention expresse. Dans son *Essai d'hématologie*, tout récemment publié (1843), M. Andral s'est encore abstenu de citer cette formule en traitant des effets que peuvent exercer sur le sang les différents moyens ordinairement employés contre l'état phlegmasique, moyens au premier rang desquels il place, comme nous, la saignée. Toutefois, M. le professeur Andral sait très bien que l'on peut compter sur l'exactitude des succès que nous avons attribués à la nouvelle formule, et qui, depuis plus de douze ans qu'elle est mise en pratique, ne se sont pas démentis un seul jour. Nous regrettons que notre savant confrère n'ait pas cru devoir signaler ces succès, et donner ainsi l'appui de son autorité à une pratique qui exerce une si grande influence sur l'heureuse et prompte terminaison des plus graves phlegmasies, en même temps qu'elle arrache à la mort tant de malades que les anciennes pratiques ne pouvaient sauver.

Selon M. Andral, « il semble qu'une fois que le sang s'est mis à produire un excès de fibrine, il faille un *certain temps*, « QUOI » QU'ON FASSE, pour que cette disposition s'épuise. »

Je ne demanderai pas ici à M. Andral comment le sang lui-même *se met ainsi à produire un excès de fibrine*, et si cette fibrine ne se produit pas sous une autre influence, que nous avons essayé

(1) On ne trouve dans Laënnec absolument rien, aucun fait qui prouve cette assertion de M. Andral, savoir, que Laënnec avait vu des pneumonies résister aux émissions sanguines, *quelque abondantes et quelque répétées qu'elles eussent été*. Il eut été bien à désirer, d'ailleurs, que M. Andral se fût donné la peine de spécifier les pneumonies dont il s'agit. Ce que l'expérience nous autorise à proclamer, c'est que, par l'emploi des saignées formulées à notre manière, les pneumonies n'exposent pas aux *insuccès* dont parle M. Andral.

de faire entrevoir, sinon de démontrer positivement, dans nos considérations générales sur l'inflammation. Qu'il faille, au reste, *un certain temps* pour que la quantité de fibrine diminue et soit réduite à la proportion normale, c'est une vérité que personne ne contestera. Il faut, en effet, à toute *guérison*, *un certain temps* pour s'opérer. Mais il s'agissait de savoir si la nouvelle formule des saignées, en même temps qu'elle a si considérablement diminué le chiffre de la mortalité, n'a pas diminué aussi, d'une manière presque merveilleuse, ce certain temps; et M. le professeur Andral ne peut pas ignorer qu'il en est réellement ainsi.

6° *Opinion de M. Louis.*

Dans la seconde édition de ses *Recherches sur les effets de la saignée*, etc., publiée en 1835, c'est-à-dire à une époque où les résultats de la nouvelle formule étaient bien connus du public, M. Louis, persistant dans ses anciens errements, pose en principe que, dans les phlegmasies, dans la pneumonie en particulier, *l'étude des symptômes généraux et locaux, la mortalité et les variations de la durée moyenne de cette maladie, suivant l'époque à laquelle les émissions sanguines furent commencées, tout dépose des bornes étroites de l'utilité de ce moyen de traitement.* « L'influence de la saignée, chez les malades soumis à mon observation, dit M. Louis, n'a pas été plus marquée dans les cas où elle a été copieuse que dans ceux où elle a été unique et peu abondante. On ne jugule pas les inflammations, comme on se plaît trop souvent à le dire...; les maladies inflammatoires ne pouvant être jugulées, on ne doit pas multiplier les saignées dans l'intention d'atteindre ce but IMAGINAIRE (1). »

Comme M. le professeur Andral, M. Louis n'a point jugé nécessaire de mentionner la nouvelle formule et de discuter les résultats que nous avions obtenus, résultats si formellement op-

---

(1) M. Louis ne paraît pas s'imaginer qu'on puisse d'ailleurs employer concurremment les saignées générales et locales dans les maladies dont il s'est occupé (pneumonie, érysipèle, angine gutturale), puisqu'il dit : « Enfin, l'utilité (quelle utilité!) des saignées générales étant mieux démontrée par mes observations que celle des saignées locales, la lancette paraît devoir être préférée aux sangsues dans les maladies dont il vient d'être question. »

posés à son opinion. Je laisse aux lecteurs le soin d'expliquer un semblable silence. Quant à moi, je n'en suis nullement affligé, ni surtout étonné, et je souhaite que ceux de mes confrères qui paraissent attacher si peu de prix à tout ce que mes faibles efforts m'ont permis de faire pour la connaissance et le traitement des maladies, n'aient jamais à s'en repentir, ni pour eux ni pour les personnes confiées à leurs soins.

NOTE III.

Sur la nature du rhumatisme articulaire.

Sydenham et Stoll avaient formellement reconnu le génie inflammatoire du rhumatisme articulaire, bien que le dernier de ces illustres praticiens ait essayé d'établir entre ce qu'il appelle l'*inflammation vraie* et l'*inflammation rhumatismale*, des caractères distinctifs qui ne reposent sur aucune base solide, ainsi que je crois l'avoir démontré ailleurs. (*Traité du rhumatisme*, p. 309 et suiv.)

Pinel, à la fin du siècle dernier, et Bichat, au commencement du siècle présent (1), considérèrent le rhumatisme articulaire comme une inflammation des *tissus fibreux* des articulations. Ils méconnurent la part principale que prenaient les synoviales dans cette affection. Leur opinion prévalut assez longtemps, à tel point que la dénomination de *rhumatisme fibreux* fut substituée à celle de rhumatisme articulaire dans les écrits qui parurent sur cette maladie pendant que ces deux grands maîtres régnèrent dans nos écoles.

L'auteur d'une *Dissertation sur le rhumatisme*, soutenue en 1813, et qui a fait un certain bruit, nia la nature inflammatoire du rhumatisme en général et du rhumatisme articulaire en particulier. Il eut la singulière idée d'en faire une maladie à part, *sui generis*, qu'il suspendit en quelque sorte entre les hémorrhagies et les phlegmasies. Cet auteur, qui exerce sur l'enseignement une influence que je ne conteste point, mais dont l'obstination est trop connue quand il s'agit de lutter contre le progrès et les vérités nouvelles, continue, à ce qu'il paraît, à soutenir

____

(1) *Anatomie pathologique*, dernier cours de Xav. Bichat, publié par F.-G. Boisseau, Paris, 1825, in-8.

la même doctrine, bien que nous en ayons fait ailleurs (1) une assez éclatante justice.

Voici les raisons triomphantes, les arguments victorieux qui militent en faveur du génie inflammatoire du rhumatisme articulaire bien caractérisé : 1° chez les sujets qui succombent à un violent rhumatisme articulaire, ainsi que j'en ai rapporté plus de trente exemples dans mon traité de cette maladie, on rencontre à l'intérieur des articulations les caractères anatomiques les plus irréfragables d'un état inflammatoire, et spécialement des épanchements de pus ou de synovie mêlée avec des pseudo-membranes. D'un autre côté, chez ceux de ces sujets qui, en raison d'une loi de coïncidence que j'ai formulée ailleurs, avaient été atteints d'une affection rhumatismale de l'endocarde, du péricarde, de la plèvre, etc., on a également trouvé dans ces parties des altérations qui ne permettaient aucune espèce de doute sur l'existence d'une inflammation. 2° Les symptômes locaux, tels que la tuméfaction, la chaleur, la rougeur, la douleur ; la réaction fébrile qui est si prononcée pour peu que la maladie soit intense ; la couenne-modèle qui se forme sur le caillot des saignées pratiquées aux malades (ajoutons que dans cette maladie, comme dans la pneumonie et les autres inflammations franches, le sang présente une proportion de fibrine beaucoup plus forte qu'à l'état normal, ainsi que l'ont prouvé les travaux de MM. Andral et Gavarret) : ne sont-ce pas là les caractères séméiologiques de la plus franche inflammation? 3° La cause réelle, les conditions atmosphériques sous l'influence desquelles se développe le rhumatisme articulaire, sont essentiellement et précisément les mêmes que celles qui donnent le plus souvent naissance aux inflammations les plus *légitimes*, j'ai presque dit les plus normales, telles que la pneumonie, la pleurésie, la péricardite, l'endocardite, l'angine, etc. (Et, sous ce nouveau rapport, faut-il s'étonner si ces dernières phlegmasies, l'endocardite et la péricardite spécialement, coïncident très fréquemment avec le rhumatisme articulaire aigu intense ?) Or, qu'est-ce donc qu'une maladie qui, sous le rapport de ses caractères anatomiques, de ses symptômes et de ses causes, est identique aux inflammations les plus franches et les mieux connues, sinon une inflammation? Oui, sans doute, c'est bien une inflammation,

(1) *Traité du rhumatisme articulaire*, Paris, 1840, p. 319 et suiv.

et le type des maladies inflammatoires d'origine non traumatique (1).

Il est superflu, je l'avoue, de rien ajouter en faveur de cette
opinion. Néanmoins qu'il me soit permis de ne pas terminer
sans répéter, pour complément de la discussion, que le rhumatisme articulaire aigu ne cède réellement qu'au même mode de
traitement qu'on doit employer pour triompher des maladies
inflammatoires, et sans rappeler ici cette sentence du divin vieillard : *Naturam morborum ostendunt curationes.*

(1) Croirait-on qu'il s'est trouvé un auteur qui, pour révoquer en
doute la nature inflammatoire du rhumatisme articulaire, a particulièrement insisté sur cette circonstance, savoir, que cette maladie n'était pas
exactement semblable à l'arthrite traumatique? Autant vaudrait dire que
la pleurésie, la pneumonie, l'endocardite, la péricardite, etc., qui se développent sous l'influence de la même cause que le rhumatisme articulaire aigu, et qui coïncident souvent avec lui, ne sont pas non plus des
maladies inflammatoires, parce qu'elles ne ressemblent pas exactement
non plus à la pleurésie, à la pneumonie, à la péricardite, etc., traumatiques! Assurément, un coup, une chute sur une seule articulation ne
donneront pas lieu à une inflammation d'un grand nombre d'autres articulations ou d'organes intérieurs, comme il arrive dans le rhumatisme
articulaire généralisé, produit par un refroidissement général, et, si j'ose
le dire, par un *coup* d'air qui *aura frappé* à la fois les diverses articulations, une foule d'organes intérieurs et en quelque sorte l'économie tout
entière. Mais cela n'empêche pas que dans l'un et l'autre cas il n'existe
une maladie de nature inflammatoire. D'ailleurs, dans les cas où le rhumatisme affecte une seule articulation, mais à un haut degré, il se comporte, sous bien des rapports, à l'instar de certaines arthrites d'origine
traumatique.

FIN DU TOME PREMIER.

TABLE DES MATIÈRES.

LIVRE PREMIER.

CLASSE PREMIÈRE DE MALADIES.

SECONDE PARTIE.

DES PHLEGMASIES ET DES IRRITATIONS EN PARTICULIER , MALADIES DANS LESQUELLES
SE TROUVENT COMPRISES LES ANCIENNES FIÈVRES ESSENTIELLES.

FIN DE LA TABLE DU TOME PREMIER.